Kohlhammer

Otto Braun

Sprachstörungen bei Kindern und Jugendlichen

Diagnostik – Therapie – Förderung

Verlag W. Kohlhammer

Die Deutsche Bibliothek – CIP-Einheitsaufnahme

Braun, Otto:
Sprachstörungen bei Kindern und Jugendlichen : Diagnostik -
Therapie - Förderung / Otto Braun. - Stuttgart ; Berlin ; Köln :
Kohlhammer, 1999
ISBN 3-17-013188-5

Alle Rechte vorbehalten
© 1999 Verlag W. Kohlhammer GmbH
Stuttgart Berlin Köln
Verlagsort: Stuttgart
Umschlag: Data Images GmbH
Gesamtherstellung:
W. Kohlhammer Druckerei GmbH + Co. Stuttgart
Printed in Germany

Inhaltsverzeichnis

Einleitung		7
1.	**Sprache aus mehrdimensionaler Perspektive**	**11**
1. 1	Sprache als System – Gegenstand der Linguistik	13
1. 2	Sprache als Prozeß – Gegenstand der Psycholinguistik	29
1. 3	Sprache als Handlung – Gegenstand der Pragmatik	33
2.	**Sprachstörung – Definition und Klassifikation**	**37**
2. 1	Der Begriff der Sprachstörung und sein Verständniswandel	37
2. 2	Klassifikation von Sprachstörungen	46
2. 2. 1	Methoden und Modelle der Klassifikation	46
2. 2. 2	Entwicklung der sprachpathologischen Deskription und Klassifikation	51
3.	**Erscheinungsformen, Ursachen und Bedingungen von Sprachstörungen bei Kindern und Jugendlichen** **Pädagogisch orientierte Sprachpathologie**	**63**
3. 1	Organisch verursachte Sprachstörungen	63
3. 1. 1	Dyspnoe	63
3. 1. 2	Dysphonie	70
3. 1. 3	Dysglossie	102
3. 1. 4	Orofaziale Dysfunktion	139
3. 1. 5	Dysarthrie	143
3. 1. 6	Sprechapraxie	156
3. 1. 7	Aphasie	162
3. 2	Entwicklungsbedingte Sprachstörungen - Entwicklungsdysphasie	200
3. 2. 1	Dyslalie	213
3. 2. 2	Dysgrammatismus	234
3. 2. 3	Lexikalische Erwerbsstörung	246

3. 3	Kommunikativ reaktive Sprachstörungen - Redestörungen	257
3. 3. 1	Stottern	257
3. 3. 2	Poltern	272
3. 3. 3	Logophobie	281
3. 3. 4	Mutismus	285
4.	**Pädagogische Sprachdiagnostik und Sprachtherapie bei Kindern und Jugendlichen mit Sprachstörungen**	290
4. 1	Pädagogische Sprachdiagnostik	290
4. 1. 1	Erfassung des sprachlichen Problems	293
4. 1. 2	Bestimmungsuntersuchung	295
4. 1. 2. 1	Phonetische Funktionsanalyse des Hörens und Sprechens	295
	1. Hörprüfung bei Kindern	295
	2. Pädagogische Stimmdiagnostik	297
	3. Artikulationsprüfung	298
4. 1. 2. 2	Linguodiagnostische Analyse	303
	1. Diagnostik des sprachlichen Entwicklungsstandes	303
	2. Aphasiediagnostik	315
4. 1. 2. 3	Diagnostik der Redestörungen	317
4. 2	Pädagogische Sprachtherapie	322
4. 2. 1	Definition und Strukturierung	322
4. 2. 2	Syndromspezifische Sprachtherapie	328
4. 2. 3	Sprachtherapeutische Verfahren	329
4. 2. 3. 1	Therapie der phonetischen Störungen	329
4. 2. 3. 2	Therapie der Entwicklungsdysphasie	344
4. 2. 3. 3	Aphasietherapie	357
4. 2. 3. 4	Therapie der Redestörungen	363
5.	**Organisationsformen zur sprachheilpädagogischen Förderung**	374
Literaturverzeichnis		380
Sachwortverzeichnis		397

Einleitung

Sprachstörungen nehmen zu, vor allem im Kindes- und Jugendalter. Besonders auffällig sind organisch verursachte, entwicklungsbedingte und kommunikativ reaktive Sprachstörungen. Da Sprache ein sehr komplexes und diffiziles Phänomen darstellt, umfaßt auch der Begriff der Sprachstörungen mehrere Formen von Störungen: Aussprache- und Stimmstörungen, Sprech- und Redestörungen sowie Störungen der Sprache als kognitives und kommunikatives System.

Wenn auch exakte Statistiken über die Häufigkeit von Sprachstörungen in den verschiedenen Lebensaltersstufen fehlen, gibt es seit der ersten wissenschaftlichen Zählung zur Verbreitung des Stotterns bei Schulkindern von E. Mandowski 1876 in Halle a. S. immer wieder Häufigkeitserhebungen und statistische Schätzungen, die bis in die jüngste Zeit relativ konstante Zahlen zum Vorkommen von Sprachstörungen allgemein und der differenzierten Syndrome speziell angeben. Für das Schulalter wird auf die schulamtliche Statistik der Kultusministerkonferenz von 1972 zurückgegriffen, in der bei Bezugnahme aller Schüler in der allgemeinbildenden Schulpflichtzeit von 8 bis 15 Jahren für Sprachbehinderte eine Bedarfsschätzung an Sprachheilschulplätzen von 0,5% angegeben wird. Der Deutsche Bildungsrat geht in seinen Empfehlungen „Zur pädagogischen Förderung behinderter und von Behinderung bedrohter Kinder und Jugendlicher" (1973) von 0,7% für „behindert" und von 2,5% für „von Behinderung bedroht" aus. Den amtlichen Schätzwerten liegen mehrere statistische Erhebungen und Expertenschätzungen aus früheren Jahren zugrunde, die ebenfalls Daten für die Häufigkeitsverteilung der speziellen Sprachstörungssyndrome enthalten. Ergänzt man diese Statistiken durch neuere Befunde, ergibt sich folgendes Verteilungsbild:

Sprachentwicklungsstörungen kommen zu etwa 25% bei 3;6 bis 4;0jährigen Kindern vor; davon sind etwa die Hälfte leichtgradig und jeweils ein Viertel mittel- bis hochgradig in der Sprachentwicklung verzögert. Bei Schuleintritt hat man mit etwa 10% therapie- bzw. förderbedürftigen Kindern zu rechnen. In den 70er Jahren lagen die Schätzungen bei den 3jährigen Kindern bei 4%, bei den 6jährigen bei 1%. Während das Häufigkeitsverhältnis bei *Lippen-Kiefer-Gaumenspalten* vor 50 Jahren 1:1000 war, liegt es heute bei 1:500.

Stimmstörungen treten nach den vorliegenden Stimmuntersuchungen bei etwa 20-30% der Kinder im Alter von 3 bis 10 Jahren auf, während in früheren Berichten bei 1,5% der Schulkinder pathologische Stimmbefunde mitgeteilt werden.

Stottern hat zu sehr vielen Statistiken veranlaßt, obwohl der relative Anteil in der Bevölkerung konstant mit 1% angegeben, neuerdings auf 4 – 5% geschätzt wird. Bei etwa 1% aller Kinder persistiert das Stottern. Allerdings nimmt das kindliche Stottern einen signifikant entwicklungsabhängigen Verlauf. Es beginnt bei 50% der Kinder im Alter von vor 4 Jahren, bei 75% vor 6 Jahren und bei fast allen vor dem 12. Lebensjahr.

Poltern tritt vorwiegend in Kombination mit Stottern auf, in 20 - 25% der Fälle. Bei Schülern der ersten und zweiten Klassen fällt es in einer relativen Häufigkeit von 0,7 – 0,8% auf, bei allen Altersgruppen mit etwa 0,4%.

Zu den *zentralen Sprach- und Sprechstörungen* (Aphasien, Dysarthrien und Sprechapraxien) werden meist absolute Zahlen genannt. Der Bundesverband für die Rehabilitation der Aphasiker nennt die Zahl 400.000. Bei den Dysarthrien gehen die Schätzungen von 300.000 Hirnverletzungen im Jahr aus. Verbale Dyspraxien werden in 1 – 2 Fällen pro 1000 Kinder (0,125%) festgestellt. Alle Zahlenangaben verweisen auf eine stetige Zunahme der zentralen Störsyndrome, vor allem im Kindes- und Jugendalter.

Besonders bemerkenswert ist – neben der Altersabhängigkeit der Sprachstörungen – die Geschlechtsverteilung, die generell ein Verhältnis von 2:1 zuungunsten des männlichen Geschlechts, bei Stottern ein Verhältnis von 4:1 zeigt.

Sprachstörungen gefährden die Persönlichkeits- und Sozialentwicklung der Kinder und Jugendlichen, sie beeinträchtigen vor allem die kognitive Entwicklung und die Kommunikations- bzw. Beziehungsgestaltung. Sie rechtzeitig und problemadäquat zu erkennen und die notwendigen pädagogischen Präventions- oder Interventionsmaßnahmen einzuleiten, setzt ein gründliches und differenziertes Fachwissen voraus.

Das Buch soll als *Einführung in die pädagogisch angewandte Sprachpathologie* das Grundwissen für die spezifisch pädagogische Sprachdiagnostik und Sprachtherapie bei Kindern und Jugendlichen vermitteln. Dabei können nicht alle pädagogisch relevanten sprachpathologischen und sprachdiagnostischtherapeutischen Problemstellungen bearbeitet werden. Die Schwerpunktsetzung liegt auf den sprachpathologischen Grundbegriffen, Beschreibungs- und Erklärungsansätzen einschließlich ihrer bezugswissenschaftlichen Basisinformationen, vor allem der Linguistik, Phonetik und Entwicklungspsycholinguistik. Im Unterschied zu vorliegenden Übersichtsdarstellungen der Sprachstörungen sollen diejenigen lautsprachlichen Störsyndrome in den Vordergrund gerückt werden, die bei Kindern und Jugendlichen nicht nur häufig sind, sondern auch ihre Entwicklung und ihre Alltagsbewältigung beeinträchtigen. Notwendige Beschränkungen betreffen vor allem schriftsprachliche Störungen. Das Kapitel zur pädagogischen Sprachdiagnostik und Sprachtherapie kann nur ein Strukturierungsversuch sein, da angesichts der vielfältigen Spezialisierungen und der überaus zahlreichen Therapiekonzepte und Therapieverfahren für Sprachstörungen allgemein, die verschiedenen Störungsgruppen und einzelnen Störsyndrome im besonderen eine ausführliche Darstellung nicht möglich ist. Für die Stottertherapie beispielsweise werden über 300 Einzelverfahren geschätzt.

Der Anstoß zu einer Darstellung des sprachheilpädagogischen Grundwissens geht auf Anfragen vieler Studentinnen und Studenten des Faches zurück, die in der Feststellung zusammengefaßt werden können, daß *Sprachheilpädagogik* bzw. *Sprachbehindertenpädagogik* vielerlei Theorieansätze, Fachbegriffe und Einzeldaten umfaßt, die nur schwerlich Zusammenhänge erkennen lassen. Möge das Buch dazu verhelfen!

1. Sprache aus mehrdimensionaler Perspektive

Sprache ist als multidisziplinäres Phänomen Gegenstand mehrerer theoretischer, empirischer und praktischer oder angewandter Wissenschaften.

Für die Sprachpathologie und Sprachheilpädagogik relevant ist eine Aufgliederung des Gegenstandes *Sprache* nach vier Bedeutungsrichtungen:

1. Sprache als allgemeine *menschliche Fähigkeit*; als Sprachvermögen; als Sprach- und Sprechfähigkeit; als Möglichkeit und Anlage; die Sprachbefähigung; die Anlage für Sprache; das Vermögen, Sprache zu erwerben, auszubilden und sich ihrer angemessen zu bedienen; als Teilfähigkeit der allgemeinen Denk-, Abstraktions- und Symbolfähigkeit; als *Kompetenz*, beliebig viele Sätze zu bilden und zu verstehen; als Fähigkeit, über Identität und Abweichungsgrad, Bedeutungsgleichheit und Mehrdeutigkeit usw. zu befinden; als Dispositionalität; „la faculté du langage" als Gegenstand der *Sprachphilosophie*, der philosophischen Anthropologie.

2. Sprache als soziales *System von Zeichen*; als jeweilige Mutter- oder Landessprache; als Sprachbesitz; als System von Zeichen; als System der sprachlichen Ausdrucksmöglichkeiten; als System von Sprachsymbolen; als Ergon im Sinne eines objektiven Kulturgebildes; als Formalität und Systematik; „la langue" als Gegenstand der *Linguistik* und *Soziolinguistik*.

3. Sprache als *Sprachhandlung;* als Handlung mit und in Sprache; als Sprechakt; als besondere Form menschlichen Handelns, eingebettet in nichtsprachliche Handlungskontexte; als Energeia im Sinne sozialkommunikativ-sprachlicher Tätigkeit; als verbale Realisierung von Intentionen; als Verwirklichung der pragmatischen Komponente der Sprache; als Komponente des sozialen Handelns; als Gebrauch oder Verwendung von Sprache in sozialen Situationen; als Organon mit Ausdrucks-, Darstellungs- und Appellfunktion; als Funktionalität; „le parler" als Gegenstand der *Pragmatik*.

4. Sprache als aktueller *Sprechvorgang,* in dem physiologische, psychologische und linguistische Komponenten realisiert werden; als individueller Gebrauch der Sprache; als psychophysischer Vollzug des Sprechens; als Prozessualität; „la parole" als Gegenstand der *Psycholinguistik, Neurolinguistik* und der *Phonetik*.

	Sprache als			
↓	↓	↓	↓	
Sprachfähigkeit	Sprachhandlung	Sprachsystem	Sprechvorgang	
Sprachphilosophie	*Pragmatik*	*Linguistik* i. e. S.	*Phonetik*	
= Wissenschaft von Sinn und Bedeutung der Sprache für den Menschen sowie den Bedingungen der Möglichkeit von Sprache	= Wissenschaft des sprachlichen Handelns Sprachhandlungstheorie Pragmalinguistik = Wissenschaft von den Beziehungen zwischen den sprachlichen Zeichen und ihren Benutzern	= Wissenschaft von der Beschreibung und Erklärung der Sprache als strukturiertes System von Zeichen und Regeln, das der konkreten Rede zugrunde liegt ↓	= Wissenschaft von der Bildung (artikulatorische Phonetik), der Übertragung (akustische Phonetik) und Wahrnehmung (auditive Phonetik) der Sprachlaute	
	Soziolinguistik			
	= Wissenschaft von der sozialen Bedeutung und Abhängigkeit des Sprachsystems und des Sprachgebrauchs			
		Psycholinguistik		
		= Wissenschaft von den sprachlichen Wahrnehmungs-, Verarbeitungs- und Produktionsvorgängen sowie den Wechselbeziehungen zwischen sprachlichen und anderen psychischen Prozessen ↓		
		Neurolinguistik		
		= Wissenschaft von der Abhängigkeit der Sprache vom Zentralnervensystem		

Abb.1: Die verschiedenen wissenschaftlichen Zugänge zur Sprache

Aus pädagogisch-therapeutischer Verstehens- und Handlungsperspektive ist Sprache als *Sprachfähigkeit* die Ausgangsbasis und die Zielkategorie zugleich. Sie wird als Sprachhandlungsfähigkeit verstanden, die sich in linguistische, psycholinguistische und pragmatische Teilfähigkeiten aufgliedern läßt. Die fundamentale Voraussetzung der Sprachverwendung ist die Verfügbarkeit des *Sprachsystems* mit seinen linguistischen Subsystemen. Ihre lautsprachliche Umsetzung erfolgt über psycholinguistische und phonetische Prozesse und realisiert sich in den Modalitäten des Verstehens und Sprechens. Ihre schriftsprachliche Umsetzung erfolgt über ebenfalls psycholinguistische und graphematisch-motorische Prozesse in den Modalitäten des Lesens und Schreibens. Das gesamte sprachliche Geschehen wird als *Semioseprozeß* (= Zeichenprozeß) interpretiert, der drei Bezugsdimensionen beinhaltet: die Beziehung der Zeichen untereinander (*syntaktische Dimension*), die Beziehung zwischen Zeichen und Gegenständen (*semantische Dimension*) und die Beziehung zwischen Zeichen und Interpret bzw. Interpretant (*pragmatische Dimension*).

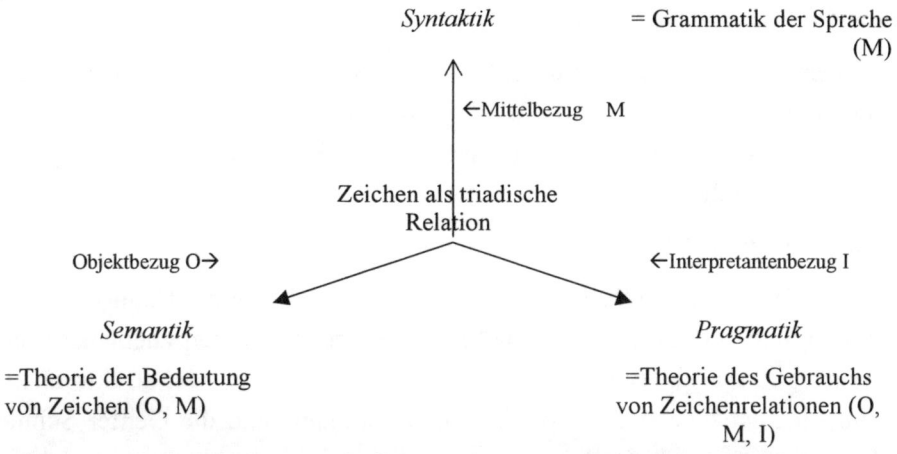

Abb.2: Semiotisches Grundschema der Zeichenfunktion

1.1 Sprache als System - Gegenstand der Linguistik

Linguistik, synonym mit Sprachwissenschaft, ist die wissenschaftliche Betrachtung und Erforschung der Sprache mit Hilfe theoretischer Analysen und kontrollierter, empirisch nachprüfbarer Beobachtungen in bezug auf eine allgemeine Theorie des Sprachsystems. Sie untersucht Strukturen und Funktionen der Sprache auf den Ebenen der Phonologie, Morphologie, Syntax, Semantik und Pragmatik.

Linguistik im engeren Sinne wird als Bezeichnung für eine bestimmte Richtung der Sprachwissenschaft verwendet: für die strukturalistische Sprachwissenschaft im Unterschied zur vorstrukturalistischen (historisch orientierten) und nichtstrukturalistischen (inhaltsbezogenen) Sprachwissenschaft.

Das Wort Linguistik stammt wahrscheinlich aus der Zeit des zuende gehenden 18. Jahrhunderts und ist bei M. Denis (Einleitung in die Bücherkunde, 1778) neben Rhetorik, Poetik, Literaturgeschichte ein Teilgebiet der Philologie und besteht aus Glossologia, Graphica, Grammatica und Vocabularia. Kant teilt in seiner Logik (1800) die Philologie in Literatur (Bücherkenntnis) und Linguistik (Sprachkenntnis) ein.

Für den Wandel des sprachheilpädagogischen Verständnisses der Sprache sind vor allem drei Hauptströmungen der Linguistik bedeutsam geworden:

1. die *inhaltsbezogene Linguistik*

    Ausgehend von W. von Humboldt (1767- 1835) werden in erster Linie die Inhalte, die Leistungen und die Wirkungen der Sprache in den Blick genommen. Hauptvertreter sind L. Weisgerber, E. Cassirer, W. Porzig, H. Glinz, G. Kandler, H. Gipper u. a.

2. der *linguistische Strukturalismus*

    Ausgehend von F. de Saussure (1857 - 1919) werden in der Hauptsache die Formen und Strukturen der Sprache sowie ihre Relationen zueinander untersucht, so daß die Sprachwissenschaft als strukturelle oder strukturalistische Linguistik verstanden wird. Hauptrichtungen sind die Genfer Schule (F. de Saussure, Ch. Bally), die Prager Schule (N. Trubetzkoy, R. Jakobson), die Yale-Schule (L. Bloomfield, Z. S. Harris).

3. der *linguistische Generativismus*

    Ausgehend von N. Chomsky ist die Hauptaufgabe der generativen Linguistik, den Erzeugungsvorgang (die Generierung) von Sätzen zu beschreiben, d. h. die grammatischen Sätze einer Sprache von ungrammatischen Sätzen zu unterscheiden und die Struktur der grammatischen Sätze aufzuklären.

Das zentrale Thema der generativen Grammatik ist die Syntax, das syntaktische Regelsystem der Sprache.

Bedeutung der inhaltsbezogenen Grammatik
Bis in die 70er Jahre werden sprachphilosophische und sprachtheoretische Reflexionen und Argumentationen zur Begründung der Erziehung, Bildung und Therapie sprachgestörter und sprachbehinderter Kinder mit der Sprachauffassung von W. von Humboldt und ihrer Rezeption durch L. Weisgerber angestellt. Dabei wird vor allem auf die Unterscheidung von Sprache als Ergon und als Energeia zurückgegriffen. Ergon meint Sprache als grammatisches System, in dem jedes sprachliche Zeichen formale und inhaltliche Eigenschaften hat. Es ist Voraussetzung für die Energeia (Kraft, Wirkung) der Sprache, deren Leistung und Wirkung in der Vermittlung der außersprachlichen Welt besteht. Nach Humboldts Auffassung erwirbt das Kind mit seiner Muttersprache zugleich das mit der Sprache verknüpfte Weltbild. Jede Sprache vermittelt eine spezifische Weltansicht. Die ganzheitliche Sprachbeschreibung von Weisgerber wird in den 50er und 60er Jahren zur theoretischen Grundlage der Klassifikation von Sprachstörungen (z. B: bei H. Jussen) und der muttersprachlichen Erziehung und Sprachbildung in der Sprachheilschule.

Der linguistische Strukturalismus
Als Begründer des linguistischen Strukturalismus gilt F. de Saussure, der mit den früheren Sprachtheorien der vorstrukturalistischen (historisch orientierten) Sprachwissenschaft der Junggrammatiker bricht und durch mehrere Dichotomisierungen Sprache inhaltlich und methodisch zu strukturieren versucht. Zunächst trennt er zwischen *synchronischer* und *diachronischer* Sprachbetrachtung und unterscheidet damit zwei grundlegend verschiedene Sprachwissenschaften: eine historisch vorgehende, den Sprachwandel untersuchende diachronische Sprachwissenschaft und eine den aktuellen Zustand der Sprache erfassende synchronische Sprachwissenschaft. Dabei setzt letztere Art von Sprachbetrachtung voraus, daß das Sprachsystem aus relativ konstanten synchron gegebenen Elementen und Beziehungen besteht und eine gewisse Stabilität aufweist.

Sodann wird zum ersten Mal in der Geschichte der Sprachwissenschaft Sprache konsequent als System aufgefaßt, und zwar als Teilsystem einer allgemeinen Zeichenlehre, die bei de Saussure Semiologie – heute Semiotik – heißt. Das Sprachsystem (langue) wird dem Sprachgebrauch gegenübergestellt (parole). Ein Zeichen ist eine Assoziation von Bezeichnendem (signifiant) und Bezeichnetem (signifié), und zwar eine beliebige (arbiträre konventionelle) Assoziation zwischen Lautzeichen und Sinn:

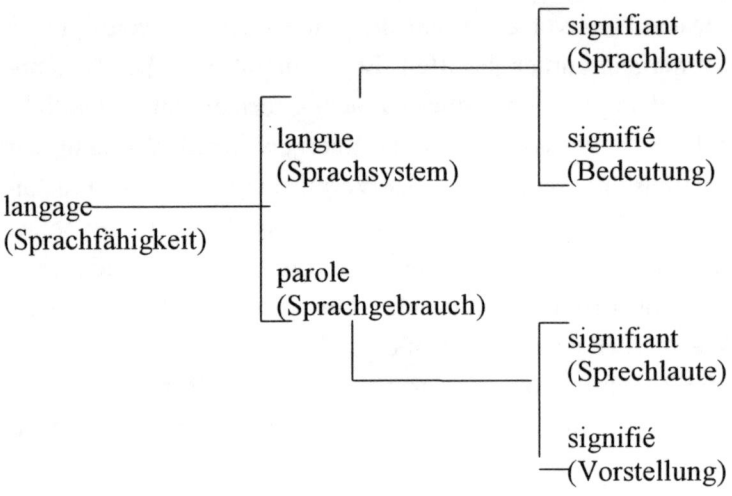

Abb.3: Deskriptives Strukturmodell der Sprache (nach de Saussure)

Der linguistische Strukturalismus sieht seine Aufgabe in der Beschreibung der Sprache als abstraktes Zeichensystem in synchroner Perspektive. Dazu werden linguistische Ebenen unterschieden, die in sich geordnete Systeme aus Analyseeinheiten darstellen und entsprechende linguistische Teildisziplinen erforderlich machen.

Phonologische Ebene → Phonologie → phonologisches System → Phonem
Morphologische Ebene→ Morphologie → morphologisches System → Morphem
Syntaktische Ebene → Syntax → syntaktisches System → Satz
Semantische Ebene → Semantik → semantisches System → Semem

Die strukturalistische Phonologie

⇒ untersucht (1.) die *Invarianz des Lautsystems* auf der Basis der in ihrer ganzen Varianz realisierten Rede. Durch fortgesetzte Minimalpaarbildung werden die kleinsten Segmente der Rede (Phone) gewonnen (Segmentierung) und zu Klassen von Lauten gleicher distinktiver Funktion zusammengefaßt (Klassifikation).

⇒ bestimmt (2.) die *Funktion der Laute* als Zeichen in einer gegebenen Sprache zum Zwecke der Kommunikation. Ob ein Minimalpaar als gleich oder als ungleich zu bewerten ist, hängt nicht nur von der phonetischen Ähnlichkeit oder Unähnlichkeit ab, sondern wird letztlich von Bedeutungsgleichheit bzw. -verschiedenheit her entschieden.

⇒ ermittelt (3.) das *Phoneminventar*, d.h. die Gesamtheit der kleinsten bedeutungsdifferenzierenden Einheiten einer Sprache.

⇒ erstellt (4.) ein abstraktes System der Laute als erste oder unterste Ebene des Sprachsystems im ganzen. Sie beschreibt die Struktur des *phonologischen Systems* einer Sprache, indem sie die verschiedenen Grade der Verwandtschaft zwischen den Phonemen herausarbeitet.

Während sich die *Phonetik* als Wissenschaft von der materiellen Seite der menschlichen Rede (Trubetzkoy 1967, 14) mit den gesprochenen Lauten, ihrer Hervorbringung durch die Sprechorgane, ihrer akustischen Beschaffenheit sowie ihrer Aufnahme durch das Ohr befaßt (= Sprechaktlautlehre), betrachtet die *Phonologie* das am Laut, was eine bestimmte Funktion im Sprachgebilde erfüllt (Trubetzkoy 1967, 14). Sie untersucht nicht die konkrete Erscheinungsform der Laute, sondern ihre bedeutungsdifferenzierende Funktion. In der Eigenschaft als bedeutungsdifferenzierende Funktionsträger realisieren die Laute *Phoneme*. Die Laute werden nicht unter den phonetischen Gesichtspunkten der Hervorbringung, Übertragung und Aufnahme betrachtet, sondern in ihrem phonologischen Stellenwert innerhalb des Sprachsystems (= Sprachgebildelautlehre).

Das methodische Verfahren der strukturalistischen Analyse besteht in der Erstellung eines Corpus von konkreten Äußerungen, in der Segmentierung der Äußerungen in kleinste Einheiten (Laute = Phone), in der Klassifizierung der Phone zu Phonemen nach dem Kriterium der bedeutungsunterscheidenden Funktion und in der Beschreibung von konkreten Lauten als Realisierungsformen der Phoneme. Es gibt wesentlich weniger Phoneme in einer Sprache als Laute, die artikulatorisch unterschieden werden können. Ein Phonem kann unterschiedliche konkret lautliche (phonische) Repräsentationsformen oder Varianten annehmen, sogenannte *Allophone*. Man unterscheidet zwei Typen von Realisationen eines Phonems: komplementär distribuierte Allophone und freie Allophone. Ein Beispiel für komplementär distribuierte Allophone sind die beiden phonetisch unterschiedlichen [k]- Phone in den Wörtern "Kind" und "Kur." Das hellere [k] in "Kind" und das dunklere [k] in "Kur" sind Aussprachevarianten, die von der Lautumgebung, hier von dem jeweils nachfolgenden Vokal abhängig und daher phonetisch nicht austauschbar sind, zwangsläufig aber nie in Opposition stehen und somit keine bedeutungsunterscheidende Funktion haben. Die meisten Allophone sind positionelle Lautvarianten und verhalten sich komplementär zueinander. Ein Beispiel für freie Allophone sind die beiden verschiedenen [r]- Phone des Deutschen, das Zäpfchen-[R] und das Zungenspitzen- -[r], die keine bedeutungsunterscheidende Funktion haben und gegeneinander austauschbar sind. Aufgrund der funktionalen Phonemdefinition und der Kommutationsprobe (= Austauschprobe) erhält man für die deutsche Sprache folgende Phonemsysteme:

1. System der Vokale und Diphthonge

Kurzvokale	Langvokale	Diphthonge
/I/, /ʏ/, /ʊ/	/i/, /y/, /u/	/æ/, /ɔø/, /ao/
/e/, /œ/, /ɔ/	/e:/, /ø/, /o/	
/a/	/ɛ:/, /ɑ/	

Das Vokalsystem der deutschen Sprache besteht aus 18 Phonemen: 7 Kurzvokalen, 8 Langvokalen und 3 Diphthongen.

2. System der Konsonanten:

/p/, /t/, /k/   /f/, /s/, /ʃ/, /ç, x/, /h/
/b/, /d/, /g/   /v/, /z/, /ʒ/, /j/
/m/, /n/, /ŋ/   /pf/, /ts/
/l/, /r, R/

Das Konsonantensystem der deutschen Sprache besteht aus 21 Phonemen (/ʒ/ nicht mitgezählt). Die wichtigsten Korrelationsmerkmale sind die Beteiligung der Stimme (stimmhaft = phonisch oder stimmlos = aphonisch) und die Nasalität (oral oder nasal), welche folgende Oppositionen charakterisieren:

/p/-/b/   /t/-/d/   /k/-/g/   /f/-/v/   /s/-/z/   /ç, x /-/j/   /p/-/m/   /d/-/n/   /g/-/ŋ/

Drei Reihen bilden Korrelationsbündel (mit relativer Verwandtschaft und zugleich auch Verwechslungsgefahr):

/p/	/t/	/k/	stimmlose Verschlußlaute
/b/	/d/	/g/	stimmhafte Verschlußlaute
/m/	/n/	/ŋ/	nasale Verschlußlaute
labial	alveolar dental	velar	

Die *strukturalistische Morphologie* ermittelt nach derselben Vorgehensweise über die Segmentierung und Klassifikation wie die strukturalistische Phonologie das Morpheminventar. Sie identifiziert durch Bildung von Minimalpaaren die Morphe als kleinste bedeutungstragende Einheiten, die noch nicht klassifiziert sind, und klassifiziert die Morphe zu Morphemen. Sie beschreibt die Morphe als Realisierungsformen (= Allomorphe) der Morpheme. *Morphe* sind die kleinsten formalen bedeutungstragenden Bauelemente der Rede. Beispielsweise werden „fischen, ich fische, der Fischer" mit Hilfe der Minimalpaaranalyse die folgenden Morphe identifiziert: „fisch-", „-en", „-e", „-er"; diese Morphe werden nun zu *Morphemen* klassifiziert: Stammorphem: „fisch-" und Wortbildungsmorpheme: Infinitivmorphem „–en". Morphem 1. Person Singular „–e" und Substantivmorphem „–er".

Alle Verben im Deutschen bestehen aus mindestens zwei Morphemen, aus einem Stammorphem und einem Flexionsmorphem: „bitten": Stammorphem „bitt", Infinitivmorphem „-en"; „bittet": Stammorphem „bitt-" und Flexionsmorphem 3. Person Singular „-et". Man unterscheidet *freie Morpheme*, die als eigenständige Wörter isoliert auftreten (z. B: „Tür") und *gebundene Morpheme*, die nur in Verbindung mit anderen Morphemen auftreten (z. B. „-er" in Fahrer). Die häufigsten gebundenen Morpheme sind *Affixe*, die je nach ihrer Stellung im Wort in *Präfixe* (ver- gessen), *Suffixe* (ver- geßlich), *Infixe* (un- ver- geßlich) und *Zirkumfixe* (un- ver- geß- lich) eingeteilt werden. Innerhalb der Morphologie unterscheidet man eine *Flexionsmorphologie*, die sich mit der Bildung flexivischer Wörter oder sogenannter Flexive beschäftigt, und eine *Wortbildungsmorphologie*, die Prinzipien und Verfahren der Wortbildung untersucht. Flexion meint die Deklination der Nomina und die Konjugation der Verben. Die wichtigsten Flexionskategorien sind Kasus (Nominativ, Genitiv, Dativ, Akkusativ), Numerus (Singular, Plural), Genus (Aktiv, Passiv), Tempus (Vergangenheit, Gegenwart, Zukunft), Modus (Indikativ, Konjunktiv, Imperativ). Die beiden häufigsten Wortbildungsverfahren sind Komposition (Hausbau), Derivation (ab-fahren), Konversion (essen → das Essen), Abkürzung (Trafo), Entlehnung (Computer) und Amalgamierung (Kurlaub).

Strukturalistische Grammatikmodelle spielen in der Sprachheilpädagogik, insbesondere in der Sprachtherapie und im sprachtherapeutischen Unterricht eine zentrale Rolle. Drei Modelle werden praktiziert:

1. Traditionelle Grammatik (= Duden-Grammatik) mit der Auffassung, daß Sätze linear geordnete Einheiten sind.

Der Satz als gegliederte Einheit besteht nicht nur aus nebeneinandergereihten Einzelwörtern sondern aus Gliedern. Wir erkennen diese Glieder mit Hilfe der Ersatzprobe und der Verschiebeprobe.

z. B.   Ich habe |ein Buch| in der Hand.
          Ich habe |ein Heft| in der Hand.
          In der Hand habe ich ein Buch.

Beide Proben zeigen, daß der Satz eine gegliederte Einheit ist. Jede Sprache besitzt eine überschaubare Zahl von Satzbauplänen (Weisgerber) oder Satzschemata (J. Erben) oder Satzmuster (H. J. Heringer), nach denen sich alle Sätze vollziehen. Für das Deutsche werden 23 Haupt- und 14 Nebensatzbaupläne ermittelt (Duden 1973, 488-489).

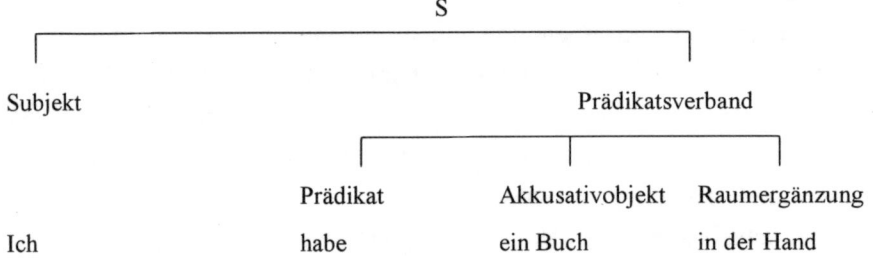

Die deutsche Grammatik ist eine *Subjekt - Prädikat - Grammatik*. Die Satzglieder sind Stelleninhaber der syntaktischen Positionen. In der traditionellen

Satzanalyse in Satzteile geht man von einer linearen Abfolge des Satzes aus, in der alle Satzteile das gleiche Gewicht auf einer Ebene haben.

Als Nachfolger von de Saussure haben B. L. Tesnière ein Dependenzmodell und L. Bloomfield ein Konstituentenstrukturmodell der Grammatik entwickelt.

2. Dependenzgrammatik

ist die Analyse der Abhängigkeitsstrukturen in konkreten Sätzen. Tesnière geht davon aus, daß jeder Satz ein strukturelles Zentrum hat. Das ist das Verb als wichtigster Konstituent des Satzes. Es hat Valenz, die im Satz eine oder mehrere Ergänzungen hervorruft. Es ist der Regens, der die abhängigen Elemente (die Dependentien) bestimmt. Hinter jedem Satz verbirgt sich eine strukturale Ordnung, die der Sprecher erzeugt und der Hörer erkennen muß. Sie besteht aus dem strukturalen Zentrum (Verb), den Aktanten (obligatorische und fakultative Ergänzungen) und den Beziehungen (Konnexionen) zwischen ihnen. Sie wird in Form eines Stammbaumes (Stemma) dargestellt, der die syntaktischen Relationen anzeigt.

Beispiel einer dependentiellen Beschreibung der Satzmuster:

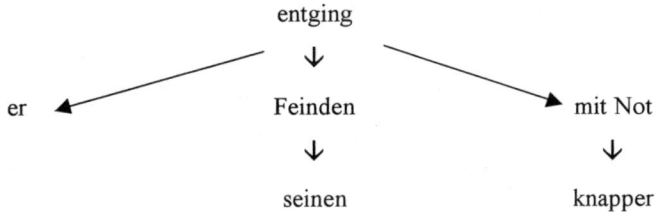

3. Konstituentenstrukturgrammatik

oder Phrasenstrukturgrammatik, Phrasenstruktursyntax, ist die syntaktische Analyse, bei der die Struktur eines Satzes durch Zerlegung des Satzes in seine unmittelbar benachbarten Konstituenten (=Immediate Constituent Analysis oder IC- Analyse) beschrieben wird.

Grundkonstituenten des Satzes sind die Moneme, die zu größeren Konstituenten verkettet sind. Um syntaktische Strukturen von Sätzen nach der Verteilung von Konstituenten zu entdecken, werden Kommutationstests oder Permutionstests, Substitutionstests und Eliminierungs- oder Deletionstests durchgeführt. Um die Konstituenten einer Äußerung zu bestimmen, wird zunächst in Moneme segmentiert: z. B. Buch   Hand   hab/ e. Die erhaltenen

Moneme werden nun probeweise in ihrer Reihenfolge vertauscht, um zu sehen, ob diese völlig beliebig ist (= *Permutationstest*). Er deckt auf, welche syntagmatischen Beziehungen im Satz bestehen:

Hand Buch hab / e-, hab/ e Hand Buch-, hab/ e Buch Hand-, e/Hand Buch hab usw.

Die gefundenen Satzkonstituenten sind: Buch Hand habe. Der *Substitutionstest* ergibt die paradigmatischen Beziehungen im Satz. Bei jedem Segment wird gefragt, was in der gleichen Umgebung an seiner Stelle hätte auftreten können. Alle möglichen Elemente bilden eine paradigmatische Klasse, da sie in der gleichen Umgebung als Satzkonstituenten füreinander substituiert werden können. Beispiel:

Tasche	Hand	halte
Heft	Arm	nehme
Stift	Finger	trage
	Tasche	
↓	↓	↓

Der *Deletionstest* zeigt, welche Konstituenten unabdingbar zu einem Satz gehören und welche als zusätzliche Erweiterungen anzusehen sind. Was ich durch den Deletionstest erhalte, ist immer noch ein Satz. Dieser Satz kann seinerseits nicht mehr vereinfacht werden. Man nennt ihn Kernsatz. Die unmittelbaren Konstituenten des Kernsatzes sind jeweils Nominalphrase NP und Verbalphrase VP. Nebensätze werden nicht als eigene Sätze behandelt, sondern so wie alle anderen Konstituenten, die Erweiterungen des Kernsatzes darstellen. Komplexe Sätze lassen sich auf Kernsätze zurückführen, dadurch wird für sie eine übersichtliche Konstituentenstrukturbeschreibung erst möglich. Beispiel: Ich habe ein Buch in der Hand. Ich habe ein Buch (= Kernsatz).

Die Konstituentenstrukturanalyse geht von der binären Teilbarkeit eines Satzes in die unmittelbaren Konstituenten Subjekt und Prädikat aus, wobei das Subjekt syntaktisch der Kategorie Nominalphrase NP, das Prädikat der Kategorie Verbalphrase VP angehört. VP wird wiederum in Verb V, mögliche Objekte NP, Präpositionalphrasen PP u. a. geteilt. Grundlegende Hypothese ist, daß jeder Satz zwei unmittelbare Konstituenten hat: die eine ist die NP im Nominativ, die andere ist der Rest des Satzes.

Beispiel:

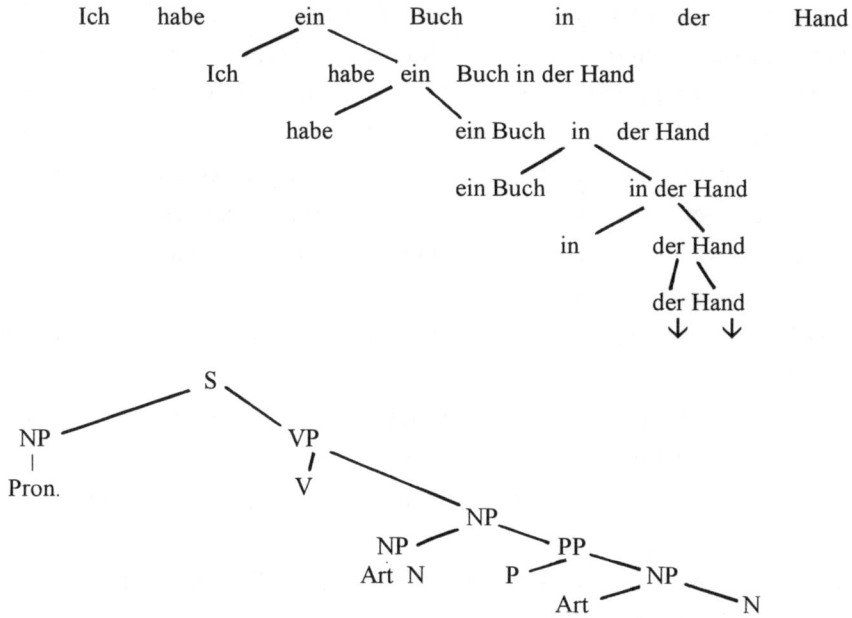

Die Konstituentenstrukturanalyse veranschaulicht, daß der Satz ein hierarchisches Gebilde ist. Sätze haben eine hierarchische, also eine nichtlineare Struktur, die sich als Ergebnis wie bei der Dependenzanalyse in Form von Stemmata darstellen läßt. Im Unterschied zur Dependenzgrammatik ist die Spitze der Hierarchie der Satz als Ganzes, der in jedem Fall zuerst binär zerlegt wird. In der Dependenzgrammatik bildet das Verb die Spitze der Hierarchie, von der die Auftretensmöglichkeit der in der NP bezeichneten Teile allein abhängt. Charakteristisch für die Konstituentenstrukturanalyse ist die Festlegung der Positionen der Konstituenten im Satz.

Während die Konstituentenstrukturanalyse sich auf die analytische Feststellung der Konstituentenstrukturen der Sätze beschränkt, zielt die Phrasenstrukturgrammatik auf die dahinter liegenden Erzeugungsregeln (= generative Grammatik).

Zur strukturalistischen Analyse der *semantischen Systemebene*, d. h. der formalen und inhaltlichen Struktur der Lexeme (der Stichwörter im Lexikon als Lexikoneinträge), haben sich im wesentlichen folgende Konzeptansätze gebildet:

1. das Konzept der *lexikalischen Struktur*, das auf de Saussure zurückgeht und eine paradigmatische und syntagmatische Semantik entstehen ließ. Paradigmatisch konstruierte semantische Aufstellungen verlangen, daß Wörter in ihren semantischen Relationen zu anderen Wörtern verglichen werden. Der umgangssprachlichen Verständigungspraxis entsprechend verfährt man beispielsweise so, daß man die Bedeutung eines weniger bekannten Wortes durch ein Wort anzugeben versucht, von dem man annimmt, daß es in seiner Bedeutung bekannt ist (lexikalische Synonymie). In entsprechender Weise werden die anderen Relationstypen der lexikalischen Struktur bestimmt:

⇒ die Hyponymie als Suche eines untergeordneten Wortes (z. B. Specht zu Vogel),

⇒ die Hyper- oder Supernymie als Zuordnung zu einem übergeordneten Wort (z. B. Münze zu Geld),

⇒ Kohyponymie als Gleichordnung von Wörtern (z. B. Tisch, Stuhl, Schrank),

⇒ die Polysemie als Vieldeutigkeit von Wörtern (z. B. Wende) und

⇒ die Antonymie als Bildung semantisch entgegengesetzter Wortpaare (z. B. alt-jung).

Die Analyse syntagmatischer Bedeutungsbeziehungen beschränkt sich nicht auf die Ebene der Wortbildung, sondern betrifft auch und vor allem die Satzbildung und die Textgestaltung.

2. das Konzept der *semantischen Felder*, das in der "Trier-Weisgerber- Wortfeldtheorie" eine besondere Ausprägung erfahren hat, geht von der Annahme aus, daß Wortbedeutungen in Wortfeldern durch die gegenseitige Abgrenzung voneinander erfaßt werden können. In einer relationalen Struktur der lexikalischen Einheiten werden die inhaltlichen Beziehungen der sprachlichen Elemente untereinander nach Nähe und Ferne im Bilde des Feldes dargestellt.

3. das Konzept der *Komponentialanalyse* versucht, die Bedeutungen der einzelnen Lexikoneinträge in Form von Merkmalbündeln zu beschreiben und zu analysieren.

4. das Konzept der *semantischen Relationen* legt der Analyse des semantischen Systems die Untersuchung der Sinnrelation innerhalb der sprachlichen Bedeutungsfelder zugrunde und gelangt zur Unterscheidung eines binären Kontrasts, der zwischen zwei sprachlichen Zeichen besteht, und eines nichtbi-

nären Kontrasts, der mehrere sprachliche Zeichen betrifft. Binäre Kontraste bestehen bei den semantischen Relationstypen der Antonymie (z. B. klug-dumm, heiß-kalt, glücklich-traurig), der komplementären Opposition (z. B. ledig-verheiratet, lebendig-tot), der konversen Opposition (z. B. Arzt-Patient, Lehrer-Schüler) und der direktionalen Opposition (z. B. nach-vor, kommen-gehen). Nichtbinäre Kontraste unterliegen der Hyponymie (z. B. Pferd ist ein Tier, Tulpe ist eine Blume), der Kohyponymie (z. B. Pferd, Kuh, Hund unter Säugetier), der Synonymie (...ist dasselbe wie..., z. B. Fahrstuhl, Aufzug, Lift) sowie der Teil-von-Relation(...ist ein Teil von..., z. B. die Seite ist ein Teil des Buches, das Buch ist ein Teil der Bibliothek).

5. das Konzept der *semantischen Netzwerke*, das die dominierende Akzeptanz zu haben scheint und in der Grundannahme besteht, daß die Bedeutungen bzw. Konzepte in netzartigen Formen mit anderen Konzepten in spezifischer Art verbunden ist. Die Bedeutung des einzelnen Wortes ist durch seine Stellung im Netz der Verbindungen mit anderen Wörtern definiert.

Der linguistische Generativismus
Mit den beiden Arbeiten „Syntactic Structures"(1957) und „Aspects of the Theory of Syntax" (1965) wird N. Chomsky zum Initiator eines Paradigmenwechsels in der Linguistik, der allerdings in der deutschen Sprachheilpädagogik erst in den 70er Jahren Beachtung findet. Dabei wird vor allem die *Theorie der Sprachkompetenz* rezipiert und auch modifiziert, indem zum einen eine *grammatische* und eine *pragmatische Kompetenz* unterschieden werden, zum anderen die Kompetenz der *Performanz* gegenübergestellt wird. Die grammatische Kompetenz gliedert sich in modulare phonologische, morphologische, syntaktische und semantische Teilkompetenzen. Die pragmatische Kompetenz beinhaltet perzeptive, motorische, motivationale und affektive Teilsysteme. Kompetenz steht für allgemeine Sprachfähigkeit, Performanz für die individuelle Sprachverwendung, die ihrerseits grammatische und pragmatische Performanz umfaßt.

Sprachkompetenz ist das im Spracherwerbsprozeß entwickelte neutrale Wissen über die Muttersprache, über das ein idealer Sprecher/Hörer einer Sprachgemeinschaft verfügt. Auf der Basis der Universalgrammatik - der genetisch determinierten biologischen Grundlage des Spracherwerbs - entwickelt das Kind durch Aktualisierung der muttersprachlichen Regeln und Beschränkungen die spezifische Grammatik der Muttersprache. Es kann mit Hilfe eines endlichen Repertoires an Elementen (Lauten, Wörtern) und Regeln eine unendliche Zahl von Äußerungen produzieren und verstehen, auch Bewertungen über die Grammatikalität von Sätzen vornehmen. Die häufig anzutreffende Gleichsetzung von Kompetenz und Performanz mit langue und parole von de Saussure ist nur zum Teil korrekt. Langue meint das objektive Sprachsystem, Kompetenz den subjektiven kreativen Erzeugungsmechanismus unendlich vieler Sätze. Parole und Performanz erscheinen synonym.

Zur praktischen sprachtherapeutischen und sprachdidaktischen Anwendung der generativen Linguistik sind bislang vorwiegend Aspekte aus der *generativen Phonologie* und der *Transformationsgrammatik* aufgenommen worden.

Grundansatz der generativen Phonologie
Im Gegensatz zur Annahme der strukturalistischen Phonologie, daß Phoneme als Bündel von distinktiven Merkmalen die kleinsten bedeutungsunterscheidenden Einheiten eines Sprachsystems sind, ist Chomsky der Auffassung, daß *distinktive Merkmale* die elementaren Einheiten der phonologischen Ebene sind und die grundlegende phonologische Beschreibungskategorie darstellen. Die Phoneminventare verschiedener Sprachen bauen sich aus verschiedenen Kombinationen derselben Merkmale auf. Die distinktiven Merkmale sind keine absoluten, sondern relative Größen, deren Wesen in ihrer Oppositionsfunktion besteht. Was ein Phonem von einem anderen Phonem in einer Opposition unterscheidet, ist das distinktive Merkmal: / p / und / b / stehen in Opposition. Sie sind beide bilabiale Plosive, unterscheiden sich aber in der Beteiligung der Stimme: aphonisch- phonisch.

Das Phonemsystem einer Sprache wird durch das Repertoire der distinktiven Merkmale strukturiert. R. Jakobson und M. Halle (1956) nehmen zwölf oppositionelle Merkmale als universales Inventar an: z. B. vokalisch-nichtvokalisch, konsonantisch-nichtkonsonantisch, nasal-oral, stimmhaft-stimmlos, gespannt-ungespannt usw. Augenfällig ist zum einen die Aufgliederung der Kategorien nach akustisch-phonetischen Merkmalen, zum anderen die binäre Klassifikation vorhanden (+) oder nicht vorhanden (-). Eine erste Anwendung der Theorie der distinktiven Merkmale auf das deutsche Sprachsystem hat W. U. Wurzel (1970) versucht und eine „Phonologische Matrix des Deutschen" erstellt. In dieser Matrix wird beispielsweise das Phonem / p / durch folgende durch folgende distinktive Merkmale beschrieben: vokalisch -, *konsonantisch* +, nasal -, *obstruent* +, hinten -, *anterior* +, niedrig -, hoch -, rund -, koronal -, dauernd -, frikativ -, stimmhaft -, lateral -, und durch drei distinktive Merkmale vollständig charakterisiert, da es sich in ihnen gegenüber allen anderen Phonemen abgrenzt.

Aufbau der Transformationsgrammatik
Die Transformationsgrammatik beschreibt die Texte als Ergebnis der Anwendung von Regeln. Sie ordnet den Sätzen nicht nur Oberflächenstrukturbeschreibungen zu, sondern führt sie auf eine diesen Oberflächenstrukturen zugrundeliegende *Tiefenstruktur* zurück. Zur Generierung von Sätzen ist die Anwendung einer geordneten Folge unterschiedlicher Regeln nötig. Zur Herstellung von Tiefenstrukturen dienen Konstituenten- oder Basisregeln =*Basiskomponente* als Formationsteil.

Auf die abstrakten Strukturen werden *Transformationsregeln* angewandt, die Tiefenstrukturen in konkrete Sätze mit den sprachlichen Oberflächenstrukturen überführen =*Transformationskomponente*. Durch solche Transformationen wird der semantische Gehalt der Äußerung prinzipiell nicht mehr verändert. Verschiedene Oberflächenrepräsentationen einer Aussage (aktiv, passiv, imperativ, interrogativ etc), die aus ein und derselben Tiefenstruktur erzeugt werden, haben also alle eine gemeinsame Bedeutung.

Unter Anwendung von Erzeugungsregeln und Subkategorisierungsregeln (einschließlich Lexikonregeln und morphologischer Regeln) wird die Tiefenstruktur eines Satzes konstruiert. Diese Tiefenstruktur ist semantisch interpretierbar. Ihr ist ein bestimmter Satzsinn, eine bestimmte Bedeutung, fest zugeordnet.

1. Erzeugungsregeln
= Regeln, nach denen die syntaktische Grundform, die Basis, des Satzes gebildet wird.

2. Subkategorisierungsregeln
= morphologische Regeln; nach der Erzeugung der syntaktischen Grundform müssen für die im Strukturbaum jeweils unten stehenden terminalen Konstituenten (Pron, V, Art, N, P) bestimmte Wörter eingesetzt werden. Für diese Zwecke benötigt man ein Lexikon, das diese Wörter enthält, und sogenannte

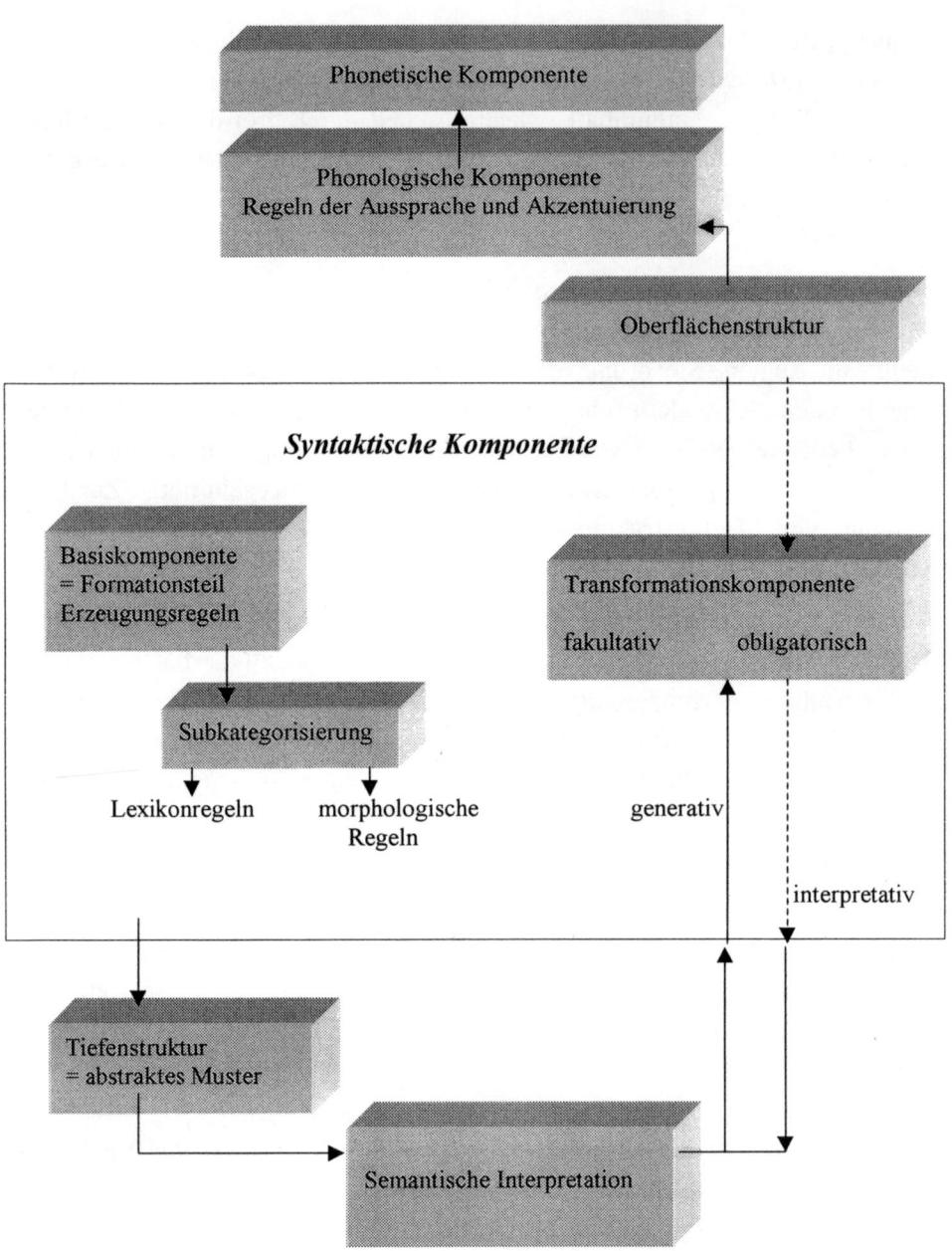

Abb. 4: Aufbau der generativen Transformationsgrammatik

Subkategorisierungsregeln, denen zufolge die richtige Wortart, das richtige Einzelwort, die richtige Wortendung usw. ermittelt werden können. Durch die Anwendung von Transformationsregeln erhält man aus einer Tiefenstruktur verschiedene Oberflächenstrukturen. Die einzelnen Formative des Satzes werden zu grammatisch korrekten Wörtern zusammengefaßt (Morphologie), und die Wörter werden in linearen Ketten zu grammatisch korrekten Syntagmen, Phrasen und Sätzen angeordnet (Syntax).

Beispiel: Ich habe ein Buch in der Hand.

z. B. S → NP + VP
       NP = Pron.
       VP → V +NP + PP

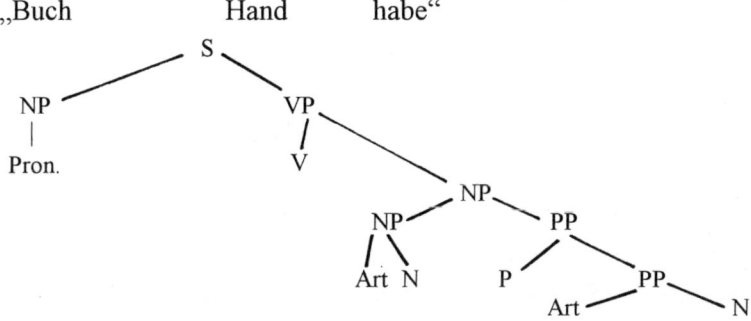

1.2 Sprache als Prozeß - Gegenstand der Psycholinguistik

Mit der Fähigkeit, Sprache zu verstehen und Sprache zu produzieren, beschäftigt sich die *Psycholinguistik*, synonym mit *Sprachpsychologie*. Sie stellt einen eigenständigen psychologischen Arbeits- und Forschungsbereich dar, dessen Gegenstand der Sprachprozeß ist. Sprachpsychologie ist ein Teilbereich der allgemeinen Psychologie und untersucht Sprachverhalten als einen besonderen Ausschnitt des gesamten Verhaltens – analog der Wahrnehmungspsychologie, der Denkpsychologie usw. Nach dem Verständnis eines ihrer Begründer, Ch. E. Osgood, befaßt sie sich mit den Prozessen der sprachlichen De- und Enkodierung, der sprachlichen Ent- und Verschlüsselung. Die allgemeine Psycholinguistik erforscht Formen, Bedingungen und Konsequenzen des sprachlichen Verhaltens und Erlebens, um deskriptive

Klassifikations-, Struktur- und Prozeßmodelle sowie Erklärungstheorien zu erarbeiten. Sie fragt nach den Interdependenzen zwischen sprachlichen Strukturen und Prozessen einerseits und sensomotorischen, kognitiven, emotionalen, motivationalen und sozialen Verhaltens- und Entwicklungsbereichen andererseits.

Unter *Psycholinguistik im engeren Sinne* wird die Erforschung der sprachlichen Vorgänge in Abhängigkeit von linguistischen Variablen (Laut, Wort, Satz, Text) verstanden. Die Aufgabe der *angewandten Psycholinguistik* ist die Anwendung der psycholinguistischen Erkenntnisse auf Problemstellungen der gesellschaftlichen Praxis, vor allem der pädagogischen und klinischen Praxis.

Die *Entwicklungspsycholinguistik* beschreibt und erklärt die kindliche Sprachentwicklung als ein entwicklungspsychologisches Phänomen, zu dessen Erklärung sie psychologische Entwicklungstheorien in Abgrenzung bzw. Ergänzung zu linguistischen Erwerbstheorien heranzieht.

Da Sprache nicht nur in ihrem Aufbau als linguistisches Zeichen- und Regelsystem, sondern auch in ihrer Entwicklung und als aktuelles Prozeßgeschehen nicht einfach, sondern mehrfach strukturiert ist, gibt es verschiedene Ansatzpunkte, um Einblick in die vielschichtige und differenzierte Gestaltetheit zu gewinnen. Das Ganze des Sprachgeschehens läßt sich in einem Zugang nicht erfassen. Zum Verständnis der komplexen Sprachprozeßstruktur kann man nur über mehrere Wege gelangen. Damit ist die Frage gestellt, wie man mit der Konzept- und Modellpluralität umgeht. Mit Blick auf die pädagogisch-therapeutischen Praxisaufgaben werden zwei Wege beschritten:

1. die *synthetische Modellierung* der sprachlichen Verstehens- und Produktionsprozesse in eklektischer Vorgehensweise, z. B. Modelle der Artikulation, der Wortverarbeitung oder der Satzproduktion usw.

2. die *integrierte Modellierung* der sprachlichen Teilprozesse in einem ganzheitlichen Sprachverwendungs- oder Sprachbenutzermodell.

Aktuelle Beispiele für ganzheitlich ansetzende Beschreibungsmodelle für den komplexen Prozeß des Sprachverstehens und der Sprachproduktion sind das „Sprachbenutzermodell" von T. Dijkstra und G. Kempen (1993) und der „Plan für den Sprecher" von W. J. M. Levelt (1989).

Das Sprachbenutzermodell läßt sich „als ein System von Verarbeitungseinheiten vorstellen, die jeweils ihre eigene Funktion erfüllen" (Dijkstra u. Kempen 1993, 14). Es sind dies das Spracherkennungssystem, das Worterkennungssystem, das Satzanalysesystem, das konzeptuelle System, das grammatische Kodierungssystem, das phonologische Kodierungssystem und der Artikulator. Grob skizziert, geht das Sprachprozeßmodell von Levelt vom strukturellen und prozessualen Zusammenhang des Sprechens und Verstehens aus und gliedert den Aufbau des gesamten Sprachverarbeitungssystems in fünf Verarbeitungskomponenten und zwei Wissensspeicher. Der Sprecher wird als *Informationsverarbeiter* und zugleich als *Gesprächsteilnehmer* betrachtet. Um zu sprechen und Sprache zu verstehen, müssen Sprecher und Hörer über verschiedene Formen des Wissens verfügen.

Einen ersten Wissensspeicher bilden drei nichtsprachliche Wissensformen:

1. Das Wissen eines Sprechers und Hörers vom Inhalt oder der Thematik des Gesprächs wird *Diskursmodell* genannt. Es verändert und erweitert sich mit jedem Gesprächsbeitrag.

2. Das *situative Wissen* ist das Wissen des Sprechers und Hörers über die gegenwärtige Gesprächssituation. Beide sind sich ihrer Gesprächspartner bewußt, wo sie sind und wer sie sind. Dazu nehmen sie Gegenstände, akustische Informationen ihrer Umgebung wahr.

3. Das *enzyklopädische Wissen* ist das strukturierte Wissen im Langzeitgedächtnis, der allgemeine oder enzyklopädische Wissensbestand, den der Sprecher im Laufe seines Lebens über die Welt und sich selbst aufgebaut hat.

In einem zweiten Wissensspeicher wird das sprachliche Wissen als überdauernder Sprachbesitz vorgestellt: Sprecher und Hörer müssen die Sprache ihrer Sprachgemeinschaft beherrschen: das *Lexikon* und die *Grammatik*. Sprechen und Verstehen beginnen und enden immer mit konzeptueller, d. h. begriffsbildender Verarbeitung. Die wichtigsten Verarbeitungsschritte beim Sprechen sind das Entwerfen von Informationen, das Formulieren und das Artikulieren, beim Verstehen das Hören, die grammatische Analyse (Parsing) und die Interpretation des Gesagten.

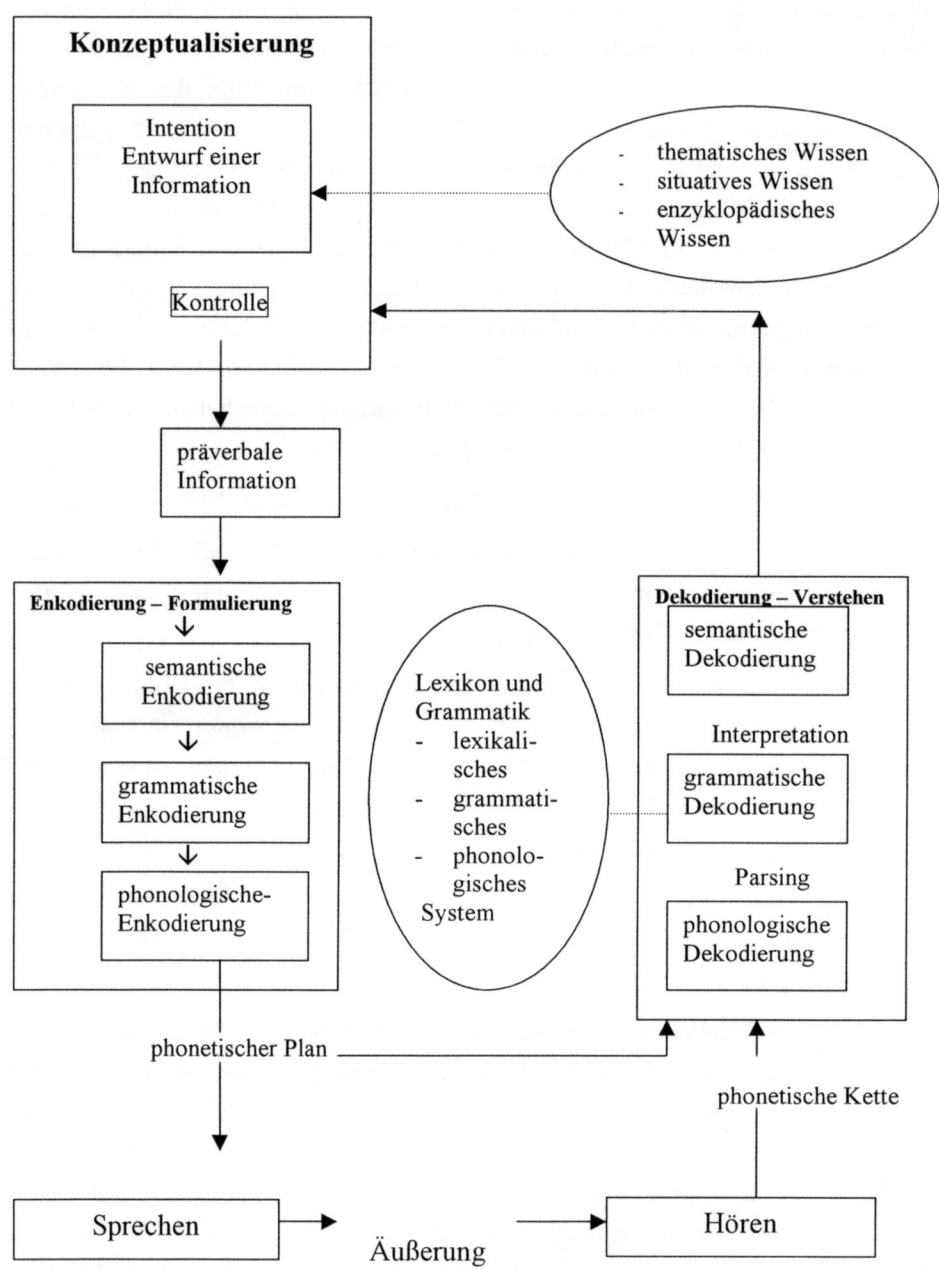

Abb. 5: Plan für den Sprecher (nach Levelt 1989, 9)

Levelt macht den Versuch einer theoretischen Integration aller Prozeßkomponenten „von der Intention zur Artikulation", ohne den komplementären Prozeß „vom Hören und Verstehen" außer acht zu lassen. Er integriert auch die mentale Informationsverarbeitung, die der Sprechtätigkeit zugrunde liegt. Das vorgelegte Sprachverarbeitungsmodell ist das Resultat theoretischer und empirischer Erkenntnisse aus verschiedenen wissenschaftlichen Disziplinen, die Sprache erforschen: Pragmatik, Diskurssemantik, Kognitionstheorie, Phonetik, Psycholinguistik und Linguistik.

1. 3 Sprache als Handlung - Gegenstand der Pragmatik

Seit Platons (427- 347) Dialog „Kratylos oder über die Richtigkeit der Wörter" gibt es die *Organontheorie* der Sprache, nach der Sprache ein Werkzeug ist, um dem anderen etwas über die Dinge mitzuteilen. K. Bühler (1934) knüpft an diese Sprachauffassung an und expliziert den Zeichenbegriff in seinem *„Organon- Modell"*, in dem die wesentlichen drei Zeichenfunktionen als Relationen dargestellt sind: die Darstellungsfunktion (Symbol), die Ausdrucksfunktion (Symptom) und die Appellfunktion (Signal).

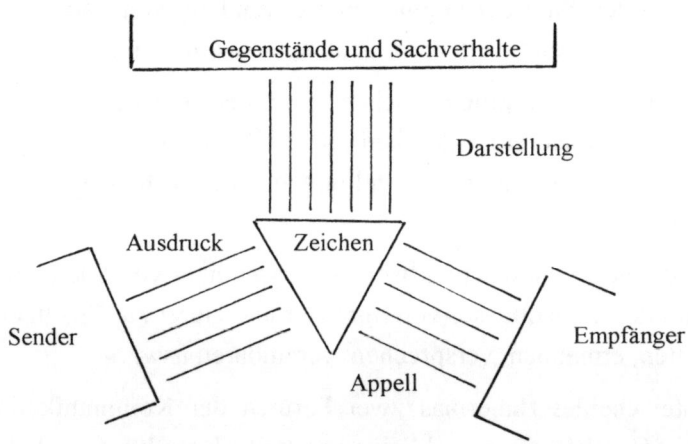

Abb. 6: Organon-Modell (nach K. Bühler)

Da Bühlers Sprachmodell kommunikativ ausgerichtet ist, gilt es als Vorläufer der *Sprechakttheorie* von J. L. Austin (1972) und J. R. Searle (1971), die in den 80er Jahren für die didaktische Theoriebildung zum sprachtherapeutischen Unterricht in ein vereinfachtes Sprachhandlungsmodell reduziert wird (Braun 1983). Austin unterscheidet bei der Produktion sprachlicher Äußerungen drei Teilakte, die er lokutiven, illokutiven und perlokutiven Akt nennt. Der lokutive Akt ist die Produktion der Äußerung durch den phonetischen Akt (erzeugt die Schallgebilde), den phatischen Akt (äußert Wörter in bestimmten grammatischen Strukturen) und den rhetischen Akt (verwendet Wörter, um sich über etwas zu äußern). Der illokutive Akt ist die Übermittlung einer hörergerichteten Intention und der perlokutive Akt die beabsichtigte Wirkung des Sprechaktes. Für den illokutiven Akt gibt Searle sogenannte Verwendungsindikatoren an, nämlich Wortstellung, Intonation, Interpunktion und performative Verben.

In seinen „vorbereitenden Bemerkungen zu einer Theorie der kommunikativen Kompetenz" (1971) unterscheidet J. Habermas vier Klassen von Sprechakten, die Sprechsituationen hervorbringen und insofern pragmatische Universalien darstellen:

- Kommunikativa, die den pragmatischen Sinn der Rede ausdrücken: sagen, fragen, antworten usw.

- Konstativa, die den Sinn der kognitiven Verwendung von Sätzen ausdrücken: beschreiben, mitteilen, erklären, deuten, bezweifeln usw.

- Repräsentativa, die den pragmatischen Sinn der Selbstdarstellung eines Sprechers vor einem Hörer ausdrücken. Sie erklären den Sinn des zum Ausdruckbringens von Absichten, Einstellungen usw.: offenbaren, gestehen, enthüllen usw.

- Regulativa, die den Sinn der praktischen Verwendung von Sätzen ausdrücken, den Sinn des Verhältnisses von Sprecher und Hörer zu Regeln erklären: befehlen, bitten, ermahnen, versprechen, vereinbaren usw.

Weiterhin unterscheidet Habermas zwei Formen der Kommunikation: das *kommunikative Handeln* als sprachlich vermittelte Interaktion und den *Diskurs* als sachliche Diskussion zwischen Hörer und Sprecher mit dem Ziel des Einverständnisses, angesiedelt in einer idealen, völlig zwangfreien Sprechsituation unter wirklich gleichberechtigten Sprechern. Er entwirft auch ein *universalpragmatisches Sprachmodell*, das das dreifunktionale Organon-Modell von Bühler durch die sogenannten Geltungsansprüche ergänzt. Der Hörer geht davon aus, daß die Aussagen des Sprechers nicht nur verständlich, sondern wahr, richtig und wahrhaft sind. Habermas macht folgende Zuordnung:

Funktionen der Sprechhandlung	Geltungsansprüche	Realitätsbezüge
Darstellung von Sachverhalten	Wahrheit	Objektivität
Herstellung von Beziehungen	Richtigkeit	Normativität
Ausdruck von Erlebnissen	Wahrhaftigkeit	Subjektivität

Kinder entwickeln sich in ihrer Sozialisation zu selbständigen, sprachlich bzw. kommunikativ handelnden Subjekten und lernen, sich nach den Regeln der Universalgrammatik zu verhalten und die universalen Bedingungen möglicher Verständigung einzuhalten.

Während die Sprechakttheorie den Satz als kleinste Einheit der sprachlichen Kommunikation ansieht, geht die russische Psycholinguistik (A. Lurija, A. N. Leontjew) vom Grundbegriff der *Tätigkeit* aus und postuliert, daß sprachliche Prozesse nur in Tätigkeitszusammenhängen erklärt werden können. *Sprechtätigkeit* ist eine besondere Art der geistigen Tätigkeit, die sich - motiviert durch kommunikative Bedürfnisse - zur Vermittlung der individuellen geistigen Tätigkeit in kollektive Tätigkeitsbereiche einordnet. Die Sprechtätigkeit realisiert sich in konkreten Sprach- bzw. Kommunikationshandlungen, z. B. in den Formen des Sagens, Erzählens, Behauptens, Erörterns, Grüßens usw.

Zur pragmatischen Explikation der kindlichen Sprachentwicklung wird in erster Linie auf den sogenannten *Interaktionsansatz* rekurriert, der die Entstehung der Sprache aus der vorsprachlichen Kommunikation ableitet und in der Sprache die Fortführung des *gemeinsamen Handelns* von Mutter und Kind sieht. Nach der Auffassung von J. Bruner, der die interaktionistische Sichtweise des kindlichen Spracherwerbs theoretisch und empirisch am intensivsten elaboriert hat, „bedeutet der Eintritt in die Sprache einen Eintritt in einen wechselseitigen sprachlichen Umgang" (Bruner 1987, 31).

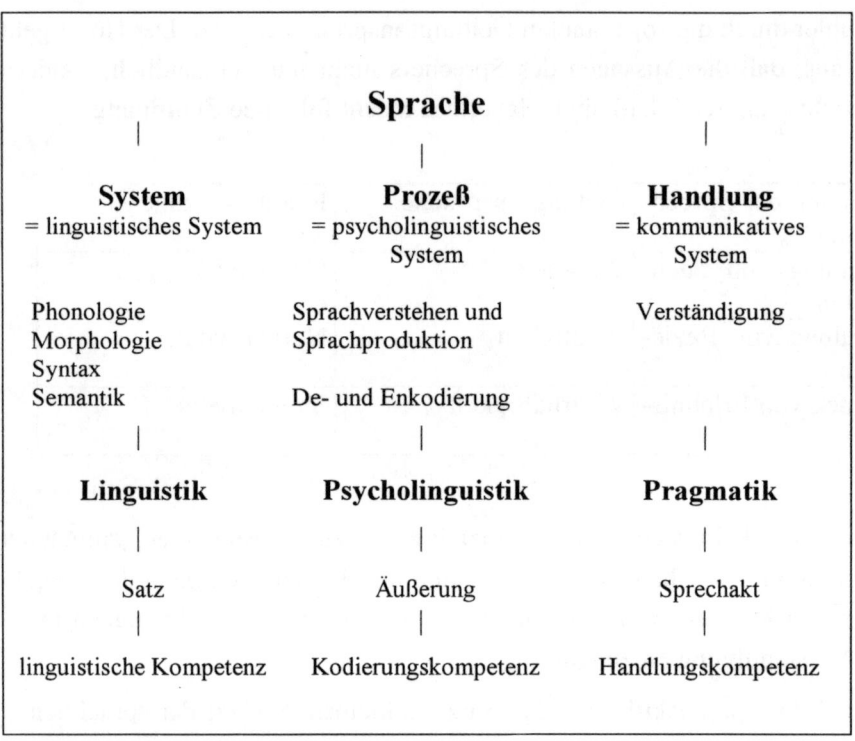

Abb. 7: Zusammenschau der dreidimensionalen Sprachauffassung.

2. Sprachstörung – Definition und Klassifikation

2.1 Der Begriff der Sprachstörung und sein Verständniswandel

Die Begriffe Sprachstörung, Sprachbehinderung und Sprachschädigung

Um personalisierten Etikettierungen und Stigmatisierungen entgegenzuwirken, sollen Ausdrücke wie Sprachgestörte, Sprachbehinderte oder Sprachgeschädigte nach Möglichkeit vermieden werden. Deshalb wird im folgenden für die pädagogische Disziplin bei Kindern und Jugendlichen mit Sprachstörungen, Sprachbehinderungen oder Sprachschädigungen entweder auf die klassische Bezeichnung *Sprachheilpädagogik* zurückgegriffen oder im gegenwärtigen Verständnis des Vorliegens eines besonderen pädagogisch-therapeutischen Förderbedarfs im Bereich Sprache und Kommunikation von einer „*spezifisch pädagogischen Sprach- und Kommunikationsförderung*" gesprochen.

Die *Sprachheilpädagogik* als eigenständige Disziplin der Pädagogik hat sich um die Jahrhundertwende etabliert und seitdem in einer wechselvollen geschichtlichen Entwicklung zu einem vielfältigen Wissenschaftsgebiet entfaltet, das sich für Theorie und Praxis der Erziehung, Bildung und sprachtherapeutischen Behandlung von Kindern und Jugendlichen mit Sprachstörungen als zuständig ansieht.

Dieses Begriffsverständnis von Sprachheilpädagogik hat die verschiedenen terminologischen Wendeversuche der Fachdisziplin zu Sprachgeschädigtenpädagogik, Sprachsonderpädagogik, Sprachbehindertenpädagogik und Sprachförderpädagogik bis zum heutigen Tage überdauert.

Der geschichtliche Wandel, der konkurrierende theoretische Konzepte und widersprüchliche Auffassungen über die pädagogische Bedeutung von Sprachstörungen hervorgebracht hat, spiegelt sich dabei vor allem im Wandel der Markierung des Grundbegriffes Sprachstörung wieder.

In der älteren Terminologie werden Sprachstörungen als krankhafte Sprachanomalien (z.B. R. Coën 1886, L. A. Kwint 1928), als Sprachgebrechen (z.B. W. A. Fett 1889, Th. Flatau 1930, K. Hansen 1930, A. Rösler

1930, O. Godtfring 1934) oder Sprachkrankheiten (E. Fröschels 1913, E. Hasenkamp 1930, H. Gutzmann 1931) bezeichnet, ohne daß jeweils nähere Begriffsbestimmungen gegeben werden.

Die synonym verwendeten Ausdrücke stellen mehr oder weniger extensive Sammelbegriffe für verschiedene Formen der Sprachstörungen dar, wobei in der Hauptsache Stammeln und Näseln, Stottern und Poltern, Aphasie und Dysarthrie gemeint sind.

Erst im Zuge der Eigenständigkeitsbestrebungen der Sprachheilpädagogik in den 60er Jahren und des verstärkten Ausbaus ihrer Institutionalisierung in der Gestalt der *Sprachheilschule* in den 70er Jahren erwächst die Notwendigkeit einer genaueren pädagogischen Wesensbestimmung der Sprachstörung. „Grundsätzlich sei ... gesagt, daß weniger die Sprachstörungen an sich, sondern die Folgen der Störung für auszulösende pädagogische Maßnahmen determinierend werden" (Orthmann 1969, 111).

Zur symptom- und syndromspezifischen Kennzeichnung der verschiedenen Sprachstörungsformen, wie sie die klassische Sprachheilpädagogik auf der Grundlage der medizinischen Sprach- und Stimmheilkunde – der *Phoniatrie* – vornimmt, tritt eine allgemeine, wissenschaftstheoretisch angesetzte Begriffsreflexion über gestörte Sprache hinzu, die zu unterschiedlichen Definitionen von Sprachstörung führen.

Allgemeine Beachtung findet der Definitionsvorschlag von Ch. van Riper, der in der Auflagenserie seines Buches „Speech correction" bemerkenswert verändert und in unterschiedlicher Weise rezipiert wird. Die ursprüngliche Definition : „Speech is defective when it deviates so far from the speech of other people, that it calls attention to itself, interferes with communication or causes its possessor to be maladjusted" (1939) wird später in "Speech is abnormal ..., or causes the speaker or his listeners to be distressed" (1984, 34) modifiziert. Dessen ungeachtet werden die Bestimmungsmomente der Aufmerksamkeitszuwendung auf das Sprechen selbst, die Unterbrechung der Kommunikation und die Fehlanpassung des Sprechers bzw. die Streßwirkung auf Sprecher und Hörer für die gegenwärtig geltenden Störungsdefinitionen bedeutsam. Van Ripers Definition des gestörten oder normabweichenden Sprechens überschreitet die symptomspezifische Sichtweise und verweist auf die Folgen für den kommunikativen Umgang.

W. Orthmann (1969, Sp. 3414) und G. Knura (1971, 111) übersetzen die ursprüngliche Fassung van Ripers nahezu gleichlautend und erkennen dann eine Störung der Sprache, wenn sie so weit von der Norm abweicht, daß sie die Aufmerksamkeit auf sich selbst lenkt, die Kommunikation unterbricht oder die Fehlanpassung des Sprechers bewirkt. In einer konstruktiven Feinanalyse dieses Störungsbegriffs macht H. J. Scholz (1974) auf das Problem der Normierung bei der Urteilsfindung über richtiges und falsches Sprechen aufmerksam und erinnert an die Wirkung des Sprachgefühls, das – so stellt er fest – im Konstrukt der linguistischen Kompetenz von Chomsky konkreter verdeutlicht und explizierbar wird.

Auch für K. P. Becker und M. Sovak (1971, 1975^2) stellt eine Sprachstörung prinzipiell eine Sozialstörung dar. Sie umschreiben den Begriff als das „totale oder partielle Unvermögen ..., die normale Umgangssprache laut- oder schriftsprachlich nach Inhalt und Form zu gebrauchen, so daß die Erkenntnistätigkeit eingeschränkt, der Gedankenaustausch beeinträchtigt oder das ästhetische Empfinden erheblich verletzt werden" (Becker und Sovak 1971, 15).

Das bis dahin umfassendste Begriffsverständnis entwickelt Knura. Sie grenzt Sprachstörung und Sprachbehinderung gegeneinander ab, indem sie *Sprachstörung* als „individuell unterschiedlich verursachte und ausgeprägte Unfähigkeit zum regelhaften, alters- und entwicklungsgerechten Gebrauch der Muttersprache" definiert, „die sich auf eine, mehrere oder alle Strukturebenen und Teilfunktionen des Sprachsystems erstrecken und vorübergehend, langandauernd oder bleibend sein kann" (Knura 1980, 11), und *Sprachbehinderung* als die durch die Sprachstörung bewirkte Gefährdung oder Beeinträchtigung der Persönlichkeits- und Sozialentwicklung sowie der seelisch-geistigen und körperlichen Leistungsfähigkeit versteht. Da der Begriff der Sprachbehinderung die Komplexität der mit der sprachlichen Beeinträchtigung verbundenen möglichen Folgewirkungen in der Persönlichkeitsentwicklung, im Sozial-, Lern- und Leistungsverhalten umfaßt, der Begriff der Sprachstörung lediglich den sprachspezifischen Funktionsausfall bedeutet, präferiert sie Sprachbehinderung als Oberbegriff.

Demgegenüber wird vielfach (z. B. J. Wiechmann 1964, G. Heese 1967, Orthmann 1969, L. Werner 1974, J. Teumer 1977 u. a.) der Terminus *Sprachschädigung* als Sammelbezeichnung für alle von der Sprachnorm auffallenden

Abweichungen vorgeschlagen und *Sprachgeschädigtenpädagogik* als Oberbegriff für die Teilgebiete Sprachheilpädagogik und Sprachbehindertenpädagogik verwendet. Dabei wird Sprachheilpädagogik als Theorie und Praxis der in besonderer Weise organisierten direkten sprachtherapeutischen Behandlung der Sprachstörungen gefaßt und Sprachbehindertenpädagogik als Theorie und Praxis der Erziehung und Bildung Sprachbehinderter verstanden.

Auf dem Hintergrund der Weiterentwicklung der pädagogischen Behinderungstheorien, die Behinderung als intervenierende Variable in der Erziehung und Bildung aus unterschiedlichen wissenschaftstheoretischen Perspektiven thematisieren, etabliert sich der Sprachbehinderungsbegriff als zentrale Kategorie der Sprachheilpädagogik, die damit zur Sprachbehindertenpädagogik wird und gleichsam in sie eingeht.

Sprachbehinderung als umfängliche, schwerwiegende und langfristige individuale sprachliche Beeinträchtigung ist zwar primär ein medizinischer und/oder psychologischer Sachverhalt, wird aber pädagogisch relevant, wenn sie Erziehung und Bildung in ihren Möglichkeiten gefährdet und verstellt. Als sprachbehindert gilt, wer infolge einer Sprachstörung in der sprachlichen Kommunikation, im Sozialverhalten und insbesondere in seinem Lernen soweit beeinträchtigt ist, daß seine Teilhabe am Leben der Gesellschaft wesentlich erschwert ist, und besondere pädagogische Förderung notwendig wird. Sprachbehindertenpädagogik wird Oberbegriff und amtliche Bezeichnung der Fachdiziplin und „bezeichnet die Theorie und Praxis von Erziehung, Unterricht und Therapie sprachbehinderter Menschen mit dem Ziel der Rehabilitation in Familie, Beruf und Gesellschaft" (Knura 1980, 3). Als Kristallisationskategorie für die Verbindung von Erziehung, Unterricht und Therapie wird *Lernen* als Grundvorgang der Persönlichkeitsentwicklung angesehen, das alle funktionalen und intentionalen Modifikationen des Erlebens und Verhaltens im sprachlichen, kognitiven, kommunikativen, motorischen, sensorischen, emotionalen und sozialen Bereich umfaßt. Erziehung, Unterricht und Therapie erfahren sprachbehindertenpädagogische Bestimmungen und werden zu sprachtherapeutischer Erziehung, zum sprachtherapeutischen Unterricht und zur pädagogischen Sprachtherapie (Braun, Homburg, Teumer 1980).

Die weitere Akzentuierung der funktionalen Sichtweise der Sprache in Form der Fokussierung auf ihre kommunikative Funktion bedingt einen erneuten

Verständniswandel von Sprachstörung. Kommunikationsperspektivisch kann eine Sprachstörung zu einer *Kommunikationsbehinderung* führen, „wenn der betroffene Mensch und seine Kommunikationspartner in der Erfüllung der Funktionen menschlicher Kommunikation (Informationsaustausch, Bedürfnisbefriedigung, Ausdruck der Persönlichkeit, Regulation der Beziehung u. a.) beeinträchtigt sind" (Braun u. a. 1995, 317). Gegenstand der Sprachbehindertenpädagogik ist demzufolge der durch eine Sprachstörung in seiner Kommunikationsfähigkeit, Lernfähigkeit und Persönlichkeitsentwicklung beeinträchtigte Mensch.

Ein grundlegender Wandel im Verständnis von Sprachstörungen wird in der *integrationspädagogischen Sichtweise* vollzogen, die im Sinne der Grundannahme des sogenannten Normalisierungsprinzips den Behinderungsbegriff zu überwinden sucht und eine Dekategorisierung der von den verschiedenen Behinderungsformen Betroffenen anstrebt. Wenn auch die wenigen Ansätze zur schulischen Integration sprachbehinderter Kinder und Jugendlicher von sehr unterschiedlichen Integrationsbegriffen ausgehen und zur theoretischen Fundierung Grundthesen, Postulate und Einzelargumente aus verschiedenen integrationspädagogischen Konzepten herangezogen werden, scheint der *ökosystemische Behinderungsbegriff* von Sander (1988) besondere Berücksichtigung zu finden. Er geht davon aus, daß Behinderungen „als Auswirkungen von Schädigungen unter bestimmten Umweltbedingungen" (Sander 1985, 29) zu verstehen sind. Auf Sprachbehinderungen im Schulalter übertragen, bedeutet dies, daß das Umfeld Schule so zu verändern ist, daß das Kind mit einer sprachlichen Schädigung und Leistungsminderung eine optimale Förderung und spezifische Unterstützung in sozialer Akzeptanz erfahren kann. Im Blickpunkt steht nicht die Sprachbehinderung, sondern der *sonderpädagogische Förderbedarf* des Kindes im Bereich der Sprache und der Kommunikation.

Die Begriffsverwendung in der sprachpathologischen Theorie und pädagogisch-therapeutischen Praxis von ihren Anfängen bis in die Gegenwart zeigt, daß *Sprachstörung* als Schlüsselbegriff fungiert, der im geschichtlichen Entwicklungsverlauf sehr unterschiedliche Interpretationsmuster angenommen hat: vom Verständnis als Sprachgebrechen und Sprachkrankheit in der Vorläufer- und Gründungsphase der Sprachheilpädagogik über die Auffassung als Sprachschädigung und Sprachbehinderung in der behindertenpädagogischen Ausbauphase in den 60- und 70er Jahren bis zur heutigen Sicht als *Kommunikationsbehinderung* zur pädagogischen Konzeptualisierung als spezifischer sprachlich-kommunikativer Förderbedarf.

Sprachstörung			
⇩	⇩	⇩	⇩
Sprachgebrechen Sprachkrankheit ⇨	Sprachbehinderung Sprachschädigung ⇨	Kommunikations- behinderung ⇨	Spezifischer sprach- kommunikativer Förderbedarf

Abb 8: Wandel der Grundbegriffe

Aktuell sind die Bemühungen, alle defizitorientierten Begriffsbildungen zu überwinden und stattdessen von den jeweiligen individuellen pädagogisch-therapeutischen Förderbedürfnissen auszugehen. Sprachstörung wird förderorientiert als spezifisch sprachkommunikativer Förderbedarf konzeptualisiert.

Da bei einer personorientierten ganzheitlichen Sichtweise Sprachstörungen nicht nur pädagogische Aufgabenstellungen beinhalten, ist es im Sinne der notwendigen interdisziplinären Zusammenarbeit zur bestmöglichen persönlichen Rehabilitation und sozialen Integration der Betroffenen erforderlich, die Komplexität einer Sprachstörung zu erfassen.

Eine begriffliche Eingrenzung von Sprachstörung läßt sich nur in einer Zusammenhangsbetrachtung mit den Begriffen Sprachschädigung und Sprachbehinderung vornehmen, wie dies in der Klassifikation der Weltgesundheitsorganisation WHO (1980) für Behinderung allgemein vorgenommen wird.

Die ältere Sprachheilpädagogik übernimmt die Terminologie der phoniatrischen oder klinischen Sprachpathologie und hat zunächst keine eigene Theoriebildung. Die Sprachgeschädigten- und Sprachbehindertenpädago-gik übernehmen ebenfalls die nosologische Begriffsbildung der Phoniatrie, allerdings nur insoweit, als sie auf die klinischen Differentialdiagnosen und pädaudiologischen sowie phoniatrischen Behandlungsmaßnahmen angewiesen sind. Ihre Hauptaufgabe ist das prozeß-, struktur- und bedingungsanalytische Erfas-

Ursachen	**Sprachschädigung**	**Sprachstörung**		**Sprachbehinderung**
			Erschwernisse	
		Fehlen oder Einschränkung der Sprachfähigkeit	⇒	der alltäglichen personalen und sozialen Lebensbezüge:
				der Orientierung
		prozessual:		der Selbständigkeit
		• Einschränkung der Sprach-, Sprech- und Stimmfunktionen		des Rollenverhaltens
		• totale oder partielle Einschränkungen der Perzeptions-, Integrations- und Produktionsprozesse	⇒	der sprachlichen Kommunikation
			⇒	der Persönlichkeits- und Sozialentwicklung
		strukturell:		
		• der psycholinguistischen Funktionen auf einer, mehreren oder allen Strukturebenen des Sprachsystems	⇒	der Teilnahme am gesellschaftlichen Leben
			⇒	der sozialen Integration
	der strukturellen und/oder funktionellen Voraussetzungen des Gehörs, der Sprache, des Sprechens und der Stimme	• vorübergehend, langdauernd oder bleibend	⇒	der Bildungsmöglichkeiten, der schulischen und beruflichen Laufbahn
Krankheit ➔			⇑	....
• organisch				
• psychosomatisch				
• psychisch				

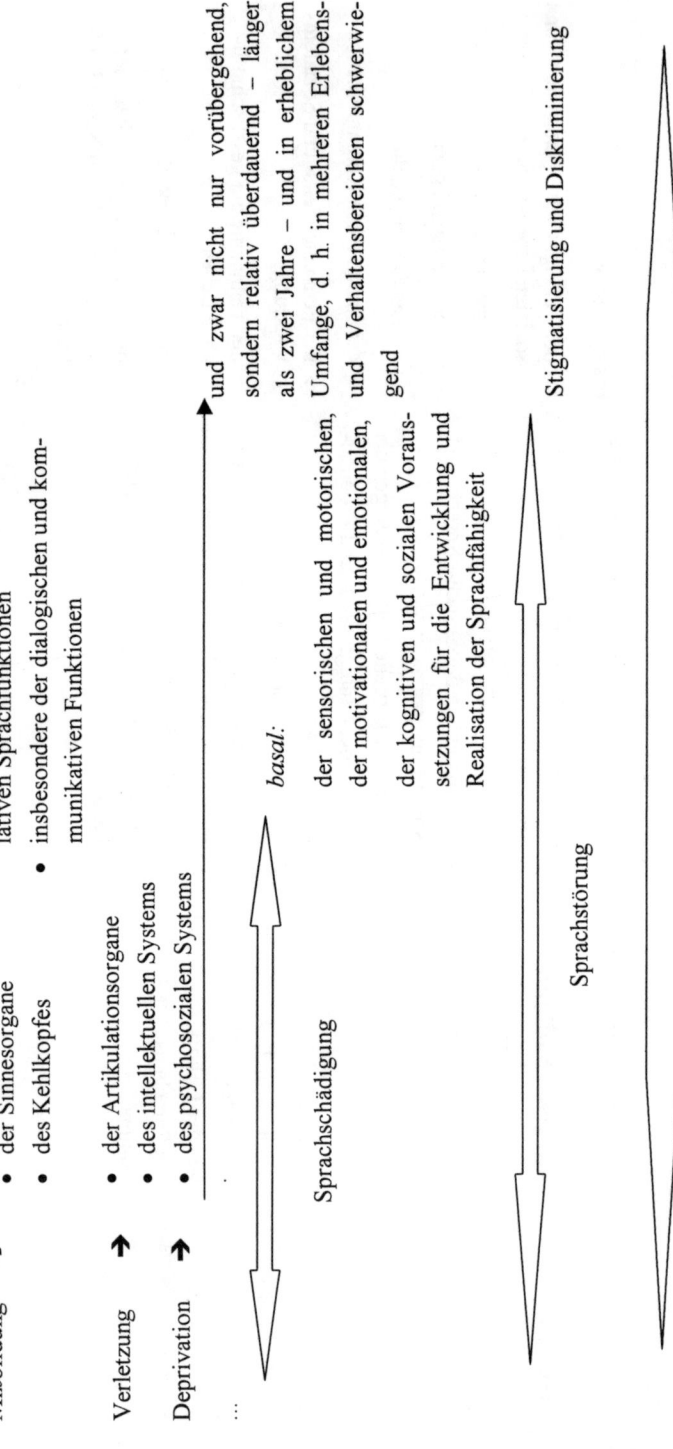

angeborenes Leiden,	z. B.	*funktional:*
Mißbildung ↑	• des Zentralnervensystems	• der kognitiven, pragmatischen und regulativen Sprachfunktionen
	• der Sinnesorgane	• insbesondere der dialogischen und kommunikativen Funktionen
	• des Kehlkopfes	
Verletzung ↑	• der Artikulationsorgane	
Deprivation ↑	• des intellektuellen Systems	
…	• des psychosozialen Systems	

basal:
der sensorischen und motorischen, der motivationalen und emotionalen, der kognitiven und sozialen Voraussetzungen für die Entwicklung und Realisation der Sprachfähigkeit

und zwar nicht nur vorübergehend, sondern relativ überdauernd – länger als zwei Jahre – und in erheblichem Umfange, d. h. in mehreren Erlebens- und Verhaltensbereichen schwerwiegend

Sprachschädigung

Sprachstörung

Stigmatisierung und Diskriminierung

Sprachbehinderung

Abb. 9: Biopsychosoziales Definitionsmodell für Sprachschädigung, Sprachstörung und Sprachbehinderung

sen der beeinträchtigten sprachlichen kommunikativen Fähigkeiten und Fertigkeiten mit dem Ziel der bestmöglichen spezifisch pädagogischen Förderung.

Sprachheilpädagogik heute versteht sich nicht mehr nur als Korrektur bzw. Beseitigung von Sprachstörungen oder nur als Kompensation von Sprachschädigungen, sondern auch als Vermeidung oder Überwindung von Sprach- und Kommunikationsbehinderungen, die als triadische Problemkomplexe Schädigungen, funktionelle Einschränkungen und soziale Beeinträchtigungen in sich bergen.

Das Klassifikationsschema der WHO (1980, 30), das in Schädigung (impairment), funktionelle Beeinträchtigung oder Störung (disability) und soziale Benachteiligung oder Behinderung (handicap) gliedert, läßt sich unschwer in ein biopsychosoziales Verstehensmodell der allgemeinen Sprachpathologie überführen, so daß Sprachschädigung, Sprachstörung und Sprachbehinderung in einem Strukturzusammenhang definiert werden können.

Eine *Sprachschädigung* betrifft den organismischen Bereich der Sprache und meint Mängel oder Abnormitäten der organischen, physiologischen und neuropsychologischen Strukturen und Funktionen als Voraussetzungen einer intakten Sprachfähigkeit.

Eine *Sprachstörung* liegt dann vor, wenn die Fähigkeit zum regelhaften Gebrauch der Muttersprache fehlt oder normabweichend eingeschränkt ist. Sie erscheint als Funktionsmangel, als Funktionseinschränkung oder Desintegration der sprachlichen Prozesse aufgrund einer Schädigung und betrifft die psychologische bzw. psycholinguistische Ebene der Sprache.

Eine *Sprachbehinderung* bringt die Komplexität der Störung zum Ausdruck. Sie umfaßt die durch die Schädigung bedingte Einschränkung oder das Fehlen der Sprachfähigkeit und die damit zusammenhängende, belastete personale und soziale Gesamtsituation. Sie äußert sich allgemein als Hemmung und Verformung der Persönlichkeits- und Sozialentwicklung, speziell als Beeinträchtigung des schulischen Lern-, Leistungs- und Sozialverhaltens. Ihr dominantes Merkmal ist die Kommunikationsbehinderung, die die gesamte soziale Ebene beeinträchtigt.

Während sich eine Sprachschädigung am ehesten objektivieren läßt, ist eine präzise Abgrenzung zwischen normaler und gestörter Sprache nur schwer möglich. Es gilt die *Kontinuitätsthese*, die besagt, daß die Übergänge zwischen nichtgestörter und gestörter Sprache fließend sind. Es läßt sich keine objektiv feststellbare qualitative Grenze zwischen nichtgestörtem und gestörtem sprachlichen Verhalten finden. Kriterien für sprachliches Gestörtsein sind vor allem die Häufigkeit des Auftretens, die Intensität und die Dauer der sprachlichen Störungssymptome sowie Art und Grad des von den Betroffenen und ihren Bezugspersonen erlebten Beeinträchtigtseins durch die Symptome.

Aufgrund der Tatsache, daß Sprachstörungen kaum isoliert auftretende Phänomene sind, sondern stets in unterschiedlicher Art und Weise und in unterschiedlichem Maße in konkrete Lebensbezüge eingebettet sind, sind sie nach der *Kontextthese* nur dann angemessen versteh- und erklärbar, wenn die betroffenen Personen und Situationen möglichst umfassend berücksichtigt werden. Sprachstörungen sind de facto konkrete Phänomene und nicht nur im Erleben des Betroffenen *subjektiv,* sondern auch in der Einschätzung der anderen. Sprachliche Störungen treten immer in sozialen bzw. quasisozialen Situationen auf und haben in diesen unterschiedliche Reaktionen zur Folge. Sie werden aus unterschiedlichen Standpunkten und Normorientierungen bewertet. Da sie zu einem nicht geringen Teil von Außenkriterien abhängen, ist ihre Feststellung auch *relativ.*

Ebenso wie symptomspezifische Sprachstörungen werden auch personspezifische Sprachbehinderungen neben der Art und dem Grad ihrer Ausprägung durch das Eigenerleben und die Eigenwahrnehmung einerseits und die Normvorstellungen der Kommunikationspartner andererseits mitbestimmt. Sie sind subjektive und relative Begriffsbildungen.

2. 2 Klassifikation von Sprachstörungen

2. 2. 1 Methoden und Modelle der Klassifikation

Daß Sprachstörungen nicht nur als schwer definierbare komplexe Phänomene erscheinen, sondern auch aus verschiedenen theoretischen und praktischen Perspektiven betrachtet werden können, zeigen die vielen Klassifikationskonzepte und Systematisierungsmodelle, die für eine differenzierende Übersicht in der *Sprachpathologie*, insbesondere in der Diagnostik und Therapie, bedeutsam geworden sind.

Eine Systematik der Sprachstörungen hat neben dem wissenschaftlichen Erkenntnisinteresse vor allem den Zweck, als Grundlage für therapie- und förderdiagnostisches Vorgehen zu dienen. Sie soll die einzelnen Sprachstörungen klar kennzeichnen, Auskunft über ihre begriffliche Zuordnung geben und die fachliche Verständigung garantieren. Da ein einheitlich definiertes Bezugssystem für die Beschreibung gestörter Sprache nicht zur Verfügung steht, gibt es auch keine einheitliche *sprachpathologische Systematik* der Sprachstörungen. Es ist sehr schwierig, die Vielfalt der Klassifikationsmodelle und Systematisierungsversuche in eine überschaubare logische Ordnung zu bringen. Sie sind zu divergent, weil sie methodisch und inhaltlich sehr unterschiedlich ansetzen. Sie gehen entweder beschreibend (deskriptiv) oder erklärend (explikativ) vor. Sie verwenden entweder keine Einteilungsgesichtspunkte und bilden voneinander unabhängige, für sich stehende, jedoch weitgehend homogene Störungsbilder, die sie – nominal – mit einer Sammelbezeichnung belegen (z.B. Stottern für alle krampfartigen Redeunterbrechungen), oder sie verwenden verschiedene Einteilungskategorien, z.B. linguistische oder ätiologische oder auch nosologische.

Die bisherigen Unterscheidungen, wie die Unterscheidung in symptomatologische, ätiologische und nosologische Systematisierungen, befriedigen nicht.

Die *symptomatologische* Klassifikation beschreibt die wahrnehmbaren sprachlichen Auffälligkeiten und faßt sie nach bestimmten hypothetischen Funktionen (z.B. nach artikulationsphonetischen Funktionen) zu Syndromen (z.B. Dysglossie) zusammen, wobei die Störspezifität mit charakteristischen Kernsymptomen (z.B. falsch gebildete Laute) begründet wird. Die Zuordnung zum Syndrom erfolgt aufgrund von Ähnlichkeiten der Symptome. Problematisch ist neben der typisierenden Vorgehensweise die Frage nach den Syndromgrenzen, deren Nichtbeantwortung die Frage nach der Zahl der Sprachstörungssyndrome offen läßt. Wieviel Syndrome gibt es überhaupt?

Die *ätiologische Klassifikation* differenziert Sprachstörungen nach Ursachen, zu denen bei einigen Sprachstörungen gesichertes Wissen vorliegt, in der Mehrzahl der Fälle jedoch nur Hypothesen oder Hypothesengefüge mehr oder weniger wahrscheinlich sind, vielfach aber unspezifische Verhältnisse bestehen, und zwar derart, daß gleiche Ursachen unterschiedliche Syndrome bedingen und gleiche Syndrome unterschiedliche Ursachen haben können.

Die *nosologische Klassifikation* umfaßt eine genaue Symptomzuordnung und eine bestimmte ätiologische sowie pathogenetische Differenzierung. Nosologische Einheiten sind Störungseinheiten, die im Erscheinungsbild, in der Verursachung, im Verlauf und in der therapeutischen Ansprechbarkeit einheitlich sind (z.B. Aussprachestörung bei einer Gaumenspalte = Palatolalie). Da die Feststellung nosologischer Störungseinheiten eher die Ausnahme als die Regel darstellt, und die vorgenannten kritischen Punkte ebenfalls zu bedenken sind, kann auch eine nosologische Einteilung der Sprachstörungen die Erwartungen an eine pädagogisch-therapeutisch relevante Systematik nicht erfüllen.

Innerhalb der sprachpathologischen Forschungs- und Untersuchungsarbeit zeigt sich aber, daß auf klassifikatorische Zuordnungen nicht verzichtet werden kann. Wenn im Einzelfall gezielte spezifizierte Präventions- und Interventionsmaßnahmen gefunden werden sollen, sind möglichst valide und zuverlässige differentialdiagnostische Befunde vonnöten. Allgemeine Zuordnung zu Grobklassen von Sprachstörungen sagen wenig aus, zumal präzise Bedeutungsfestlegungen der verwendeten Symptom- und Klassenbegriffe meist fehlen. Wie begründet sich, ob ein sprachliches Symptom Störungs- oder gar Behinderungscharakter hat? Während in der Klinischen Psychologie und in der Kinder- und Jugendpsychiatrie nach übersichtlichen multiaxialen Klassifikationsschemata verfahren wird, verlangt die Sprachpathologie die Kenntnis mehrerer Systematisierungsmodelle, zu deren Handhabung sie allerdings wenig Entscheidungshilfen gibt.

In der *phoniatrischen Sprachpathologie* werden Sprachstörungen entweder als Syndrome ohne erkennbar verbindende Gesichtspunkte nebeneinander gestellt (A. Schilling 1963, M. Seemann 1974[4], G. Wirth 1983[2]) oder in übergeordnete sich gegenseitig ausschließende Störungsgruppen eingeordnet (G. Böhme 1983, J. Wendler 1987, P. Biesalski und F. Frank 1994[2]).

Bei der ersten Vorgehensweise, der *nominalen Systematisierung*, werden die gebildeten Syndrome in additiver Folge als für sich stehende Störungsbilder behandelt: bzw. bei Wirth (1983) von Dyslalie (Stammeln), Sigmatismus (Lispeln), Schetismus, Rhotazismus (Schnarren), akustische Agnosie,

Dysgrammatismus, Lese-Rechtschreib-Schwäche (Legasthenie), Näseln (Rhiniphonie), Gaumenspaltensprache, Stottern, Poltern, Aphasie, Sprachstörungen bei neurologischen Erkrankungen, Apraxie (Dyspraxie), Störungen der Sprache bei psychiatrischen Erkrankungen, psychogene (Logoneursen) und psychopathische Störungen der Rede (Dysphrenien) bis zu Störungen der Sprache bei Intelligenzminderung (Dyslogien).

Bei der zweiten Vorgehensweise, der *kategorialen Systematisierung*, werden die Syndrome in übergeordnete Störungskategorien klassifiziert. Biesalski und Frank (1994) unterscheiden als Hauptgruppen Sprach- und Sprechstörungen, Sprach- und Sprechstörungen bei neurologischen und psychiatrischen Erkrankungen und bei Hörstörungen.

Bei beiden Systematisierungsweisen stehen ätiologische und pathogenetische Gesichtspunkte im Vordergrund. Nach der Art der Ursachen und Entstehungsbedingungen werden somatische, psychische oder psychosoziale und soziokulturelle Schädigungen, nach der Herkunft der schädigenden Einwirkung endogene (auch genuine oder idiopathische) und exogene Störungen, nach der Art der Auswirkung organische und funktionelle Störungen, nach dem Zeitpunkt der Schädigung früh- und späterworbene Störungen, nach der Intensität der Auswirkung physiologische (entwicklungs- oder situationsbedingte) und pathologische Störungen, schließlich nach den beeinträchtigten Funktionen sensorische und motorische oder periphere und zentrale Störungen der Sprache und des Sprechens unterschieden. Die erfaßten Syndrome sind nicht nur morphologische Syndrome (Symptomenkomplexe), sondern auch pathogenetische Syndrome und ätiologische Syndrome mit weitgehend geklärter und bekannter Verursachung.

Dem Versuch, eine einigermaßen strukturierte Übersicht über die Klassifikationsmodelle der *pädagogischen Sprachpathologie* zu gewinnen, soll ebenfalls das *methodische* Vorgehen bei der Klassifikation als Übersichtskriterium zugrunde gelegt werden. Danach kann man folgende Systematisierungen von Sprachstörungen unterscheiden:

1. deskriptive Systematisierungsmodelle
2. explikative Systematisierungsmodelle.

Beide methodischen Wege können jeweils zu einer nominalen oder einer kategorialen Systematik der Sprachstörungen führen.

Deskriptive Systematisierungsmodelle
beruhen auf einer systematischen Erfassung und Beschreibung aller charakteristischen Symptome, der Primär- und Sekundärsymptome, der sprachlichen Störung. Dabei ist ein möglichst objektiver und repräsentativer Querschnittsbefund des problematischen Sprachverhaltens zu erheben, was durch protokollarische Aufnahme aller wahrnehmbaren und berichteten Einzelsymptome geschieht. Voraussetzung für ein strukturiertes Vorgehen ist ein methodisch realisierbares Sprachbeschreibungsmodell, das im Unterschied zu dem des naiven Beobachters zunächst nach phonetischen und linguistischen Analyseebenen aufgegliedert werden kann. Welche und wieviele sprachliche Einzelsymptome beobachtbar sind, hängt von der Art der *phonetischen* und *linguistischen Einheitenbildung* ab. Übereinstimmend werden Symptome auf der Laut-, Wort- und Satzebene unterschieden. Weitergehende phonetische und linguistische Ausdifferenzierungen betreffen die Ebene der Stimme (Respiration und Phonation) und die linguistischen Ebenen der Phonologie, Morphologie, Syntax, Semantik und Pragmatik.

Zugleich hat ein hinlängliches Sprachbeschreibungsmodell die *neuropsychologischen* und *psycholinguistischen Prozesse* einzubeziehen, die alle beteiligten rezeptiven, kognitiven und expressiven Elementar- und Komplexvorgänge bei der Sprach- und Sprechtätigkeit umfassen. Dazuhin sind die *kommunikationsrelevanten Situationsvariablen* zu berücksichtigen. Das heißt, sowohl die sprachlichen Produkte als auch die sprachlichen Wahrnehmungs-, Verarbeitungs- und Erzeugungsvorgänge in verschiedenen aktuellen Kommunikationssituationen bilden die wesentlichen Aspekte einer systematischen Erfassung sprachlicher Störungen.

Explikative Systematisierungsmodelle
bestimmen nicht nur die Störungsmerkmale, nach denen sich die Sprachstörungen voneinander unterscheiden, sondern auch, weshalb sie sich in der beschriebenen Weise unterscheiden. Sie dienen der Erklärung des gestörten Sprachverhaltens und der Ableitung der pädagogisch-therapeutischen Konse-

quenzen. Explikative Systematisierungsmodelle sind zugleich immer auch deskriptive Modelle. Die Erklärungskonstrukte sind Ursachen- und/oder Bedingungshypothesen. Da die pädagogische Sprachpathologie Sprachstörungen in ihrer Bedeutung für Erziehung und Bildung betrachtet, nach den Problemen, Möglichkeiten und Grenzen der Erziehung und Bildung der Kinder und Jugendlichen mit Sprachstörungen fragt, steht nicht die Suche nach linearen Kausalitäten im Vordergrund, sondern die Konstruktion nach interdependenten Bedingungsstrukturzusammenhängen, aus denen sich pädagogisch-therapeutische Fördermöglichkeiten ableiten lassen. Bei der Entstehung von Sprachstörungen wirken meist mehrere – biologisch-organische und psychosoziale Faktoren – zusammen und beeinflussen sich wechselseitig. In der Regel geht man von *multifaktoriellen Erklärungsmodellen* aus.

2. 2. 2 Entwicklung der sprachpathologischen Deskription und Klassifikation

Anfangsphase
Zu den Anfängen der Beschreibung und Klassifikation von Sprachstörungen gibt es nur wenige literarische Hinweise. Der wahrscheinlich älteste Beleg für Sprechstörungen ist das Wort „nitit", das in einem Papyrus aus der Zeit der mittelägyptischen Dynastie (2100-1785 v. Chr.) enthalten ist und mit „stokkend sprechen" übersetzt wird.

Als erste geschichtliche Quelle, in der die Begriffe „stumm" (griechisch κωφός), „stammelnd" (τραυλός) und stotternd (ἰσχόφωνος) zum ersten Mal vorkommen, gelten die „Historien" von Herodot (490-430 v. Chr.). Weitere Bezeichnungen für gestörte Sprache finden sich im Corpus Hippocraticum (400-200 v. Chr.), in dem aphoristische Aussagen zu den Stotternden (ἰσχνόφωνοι), den Stammelnden (τραυλοὶ καὶ ψελλοί) und den Polternden (ταχυγλωσσοί) gemacht werden und insgesamt von Unverständlichkeit der Sprache (ἀσαφίη γλώττης) die Rede ist. Aristoteles (384-322 v. Chr.) unterscheidet drei Formen der Unfähigkeit, deutlich und zusammenhängend zu sprechen. Er definiert Lallen (τραυλότης) als Unfähigkeit, einen bestimmten Laut auszusprechen, und Stottern (ἰσχνοφωνία) als Unfähigkeit eine Silbe schnell mit den anderen zu verbinden. Stammeln (ψελλότης) bedeutet, etwas auszulassen, entweder einen bestimmten Laut oder eine Silbe.

Ohne die sprachpathologische Begriffsbildung, insbesondere den Wort- und Bedeutungswandel im einzelnen weiter verfolgen zu können, sei die erste theoretische Gesamtdarstellung der Sprachstörungen von H. Mercurialis (1584) erwähnt, in der die drei aristotelischen Formen der „locutio depravata" begrifflich noch erkennbar terminologisch einheitlich mit *Balbuties* belegt werden. Dieser Ausdruck wird im 15. Jahrhundert niederdeutsch mit „stöten" oder „stoten" und im 16. Jahrhundert hochdeutsch mit „Stottern" übersetzt. Blancard (1710) erläutert Balbuties als „mangel der rede, da die zung entweders nicht fort will oder sich in währendem aussprechen anstoszt oder den thon einicher buchstaben nicht aussprechen kann" (vgl. J. u. W. Grimm 1957, 577), was im wesentlichen mit der Bedeutung des bereits im Althochdeutschen vorhandenen „stamalon" gleich „stammeln" übereinstimmt.

Beide Wörter, Stottern und Stammeln, werden bis zur begrifflichen und terminologischen Festlegung von R. Schulthess (1830) synonym verwendet. B. de Sauvages (1768) und J. Frank (1823), die die ersten sprachpathologischen Systematisierungsversuche vornehmen, wechseln lediglich die oberbegrifflichen Bezeichnungen aus. De Sauvages ersetzt Balbuties durch Psellismus, und Frank bezeichnet die Schwierigkeit und Unmöglichkeit zu sprechen als Mogilalie. In deutlichem Rückgriff auf Aristoteles unterscheidet er ischnophonische, traulismische und psellismische Mogilalien. Schulthess (1830) analysiert diese drei Mogilalieformen und kommt zu erstmaligen und heute allgemein gültigen begrifflichen Gegenüberstellungen von Stammeln und Stottern. „Diejenigen Fehler, wo einzelne oder mehrere Buchstaben nicht richtig oder gar nicht ausgesprochen werden können, und deswegen in der Rede weggelassen oder mit anderen vertauscht, oder wenigstens fehlerhaft artikuliert werden" (Schulthess 1830, 36-37), heißen Stammeln. Demgegenüber besteht Stottern „in einem momentanen Unvermögen, ein Wort oder eine Sylbe auszusprechen", wobei das „Stocken der Rede ... sowohl im Anfange, als in der Mitte oder am Ende eines Wortes oder einer Periode, häufiger oder seltener, eintreten" kann. Mögliche „Folge davon ist, daß der Anfang der Sylbe oder die vorhergehende mehrere Male wiederholt wird, bis es gelingt, das Hindernis zu überwinden und in der Rede fortzufahren" (Schulthess 1830, 69). Die spezifizierende Abgrenzung des ebenfalls im Corpus Hippocraticum schon genannten Polterns nimmt M. Colombat (1831) erstmals vor, indem er den „Sprechfehler, die Worte verwirrt vorzubringen, und mit einer Schnelligkeit, welche sie gebrochen und nur halb artikuliert hervortreten läßt" (Colombat 1831, 33) bredouillement nennt.

Zusammenfassend kann gesagt werden, daß die Anfangsphase der Entwicklungsgeschichte der sprachpathologischen Begriffsbildung und Systematisierung ganz eindeutig durch eine *symptombeschreibende Begriffsbildung* und eine *nominale Klassifikation* der Sprachstörungen geprägt ist. Die ersten sprachpathologischen Begriffe - Stammeln, Stottern und Poltern – werden auf dem Hintergrund einer phonetischen Sprachsicht definiert und nominal klassifiziert.

Differenzierungsphase
Den Übergang zu einer kategorialen Systematisierung der Sprachstörungen stellt die beschreibende Einteilung der „Störungen des menschlichen Stimm- und Sprachorgans" von H. Klencke (1844) dar, der Fehler im Sprachvehikel der Stimme (Aphonia und Dysphonia), Fehler der Sprache (Sprachunfähigkeit und Sprachbeschränkung) und Fehler der Sprachlaute (Stammeln und Stottern) auflistet. Mit der Dreiteilung der Störungen nach Stimme, Sprache und Sprachlaute erweitert er die phonetische Sichtweise durch die Beachtung der Sprachfähigkeit und ihrer Entwicklungsbedingungen, deren Störungen er als Alalia bezeichnet, womit heute das Ausbleiben der Sprachentwicklung angezeigt wird.

Das Verdienst, die erste „systematisch geordnete, umfassende Abhandlung über die Sprachstörungen geliefert" (R. Coën 1886, 2) zu haben, auf welche „die meisten der jetzigen Bezeichnungen" (G. E. Arnold 1970, 824) zurückgehen, wird übereinstimmend A. Kussmaul zugeschrieben. Sein Werk „Die Störungen der Sprache" (1877) gilt allgemein als Beginn der wissenschaftlichen Sprachpathologie, da er nicht nur eine sprachtheoretisch orientierte Klassifikation der Sprachstörungen begründet, sondern auch entscheidend zur klassischen Lehre von den Aphasien beigetragen hat. Seine Unterscheidung in Störungen der Artikulation (Dysarthrien), der Diktion (Dysphasien), der Gedankenführung (Dyslogien) und der Rede (Dysphrasien) ist Grundlage für alle folgenden Systematisierungsvorschläge geworden. Auf der einen Seite wird sein neurologisches Grundschema der corticalen Sprachfunktionen zur Hauptkomponente der *phoniatrischen Klassifikationen* von Sprachstörungen, auf der anderen Seite ist sein psychophysiologisches Prozeßmodell der Rede ein wichtiger Markstein für die späteren *sprachheilpädagogischen Klassifikationen*. Mit der Phasengliederung der Vorgänge der Rede in die Stadien der Gedankenkonzeption, der Diktion und der Artikulation hat er die sprachliche Outputseite psycholinguistisch und phonetisch vordifferenziert. Die fehlende Inputkomponente des Sprechvorgangs wird bald darauf von W. Preyer (1882) entsprechend ergänzt, so daß ein „Hör-Sprech-Schema" entsteht. H. Gutzmann (1893) übernimmt dieses Schema und entwirft nach einer intensiven Beschäftigung mit der Psychologie der Lautsprache, vor allem mit ihrem inneren Aufbau, das Bild vom „Kreislauf der Sprache" (H. Gutzmann 1924, 65), das selbstverständlich geworden ist.

Die Differenzierung in impressive, zentrale und expressive Sprachstörungen wird zum Grundmuster sprachpathologischer Klassifikation: bei M. Nadoleczny (1926) zur Unterteilung der „Entwicklungshemmungen der Sprache", bei F. Wurst (1973) zur Kennzeichnung der Sprachentwicklungsstörungen und bei Becker und Sovak (1975) als Untergliederungspunkt der „früh- und späterworbenen Störungen der ausgebildeten Sprache".

Phoniatrische Systematisierung
Daß die phoniatrische Systematisierung eine Entwicklung von der symptomatologischen bzw. syndromatologischen Klassifikation zur ätiologischen und topologischen Differenzierung und damit zu explikativen kategorialen Systematiken der Sprachstörungen genommen hat, zeigt ein Blick auf einige – sprachheilpädagogisch relevante – phoniatrische Einteilungen.

W. Pascher, H. S. Johannsen und U. Petersen (1975) beschreiben und ordnen Sprech- und Sprachstörungen, Aphasien und Stimmstörungen in erster Linie ätiologisch und topologisch. Wendler und W. Seidner (1987) verwenden für die Symptomenkomplexe der gestörten Stimme und der gestörten Sprache die Bezeichnungen Krankheiten der Stimme und Krankheiten der Sprache und stellen die pathologischen Syndrome hauptsächlich ätiopathogenetisch dar. Wenn auch Pascher und H. Bauer (1984) in der medizinischen Differentialdiagnose von Sprachstörungen ätiologische und nosologische Kriterien für nicht ausreichend halten, steht bei der differentialdiagnostischen Abgrenzung zwischen und innerhalb der Syndrome doch die Suche nach den wahrscheinlichen ätiologischen Faktoren im Mittelpunkt. Wie dies im Rahmen eines interdisziplinären Ansatzes erfolgen kann, zeigen sie an den komplexen Funktionsstörungen Sprachentwicklungsverzögerung und Artikulationsstörungen, Stottern, Näseln, Dysarthrie und Aphasie. Aus phoniatrischer Sicht „sind durch Diagnostik festgestellte Symptome oder Symptomkomplexe, die eine Funktionsstörung bilden, noch keine Diagnose. Erst bei Angabe der Ursache einer Störung – häufig auch mehrerer Ursachen – oder notfalls durch den Zusatz ‚unklarer Ätiologie' kann von einer Diagnose gesprochen werden" (O. v. Arentsschild 1994, 63). Dementsprechend macht v. Arentsschild im Modell des „Hör-Sprach-Kreises" den versuch, „phoniatrische Störungsbezeichnungen anatomischen Strukturen zuzuordnen" (v. Arentsschild 1994, 67). Er sieht im „Hör-Sprach-Kreis" die Grundlage für eine differentialdiagnostisch ausgerichtete Systematisierung von Sprach- und Sprechstörungen, die die symptomatologische Ordnung durch eine ätiologische und topologische Einteilung ablöst. Der „Hör-Sprach-Kreis" gliedert sich in einen impressiven und einen expressiven Schenkel, so daß ein fast symmetrisches Verhältnis entsteht. Die gestrichelten senkrechten Linien entsprechen den Hirnhäuten und markieren die peripheren Abschnitte der Hör-Sprechvorganges. Die unterste Zeile gibt den Entstehungsort der Artikulationsstörung an. Das Ausmaß einer Hör-Sprachstörung kann in der Weise abgelesen werden, daß eine Schädigung im Ablaufmodell sich jeweils nach rechts auswirkt, von sekundären Rückwirkungen abgesehen. Eine Schallempfindungsstörung hat beispielsweise eine audiogene Sprachstörung über den gesamten Hör-Sprach-Kreis hinweg zur Folge, eine Gaumenspalte im peripheren Abschnitt Näseln. Allerdings lassen sich einige Sprachstörungen wegen ihrer Komplexität nur annäherungsweise bzw. partialisiert einordnen. Stottern und Poltern können nicht topologisch zugeordnet werden. Daß das Modell nur die inneren neurophysiologisch und neuropsychologisch zentrierten Systembedingungen der Sprache und ihrer Störungen darstellt, ist kein Nachteil, wenn es in den Rahmen der äußeren Systembedingungen gestellt wird.

In einer systemtheoretisch gefaßten Systematisierung der Sprachstörungen versuchen Becker und Sovak (1975^2) auf der Grundlage eines Kommunikationsmodells die Vielfalt an Störmöglichkeiten und Störquellen in eine schema tisierte Übersicht zu bringen. Da das Erscheinungsbild einer Sprachstörung durch das Wechselspiel unterschiedlich wirksamer individueller und sozialer

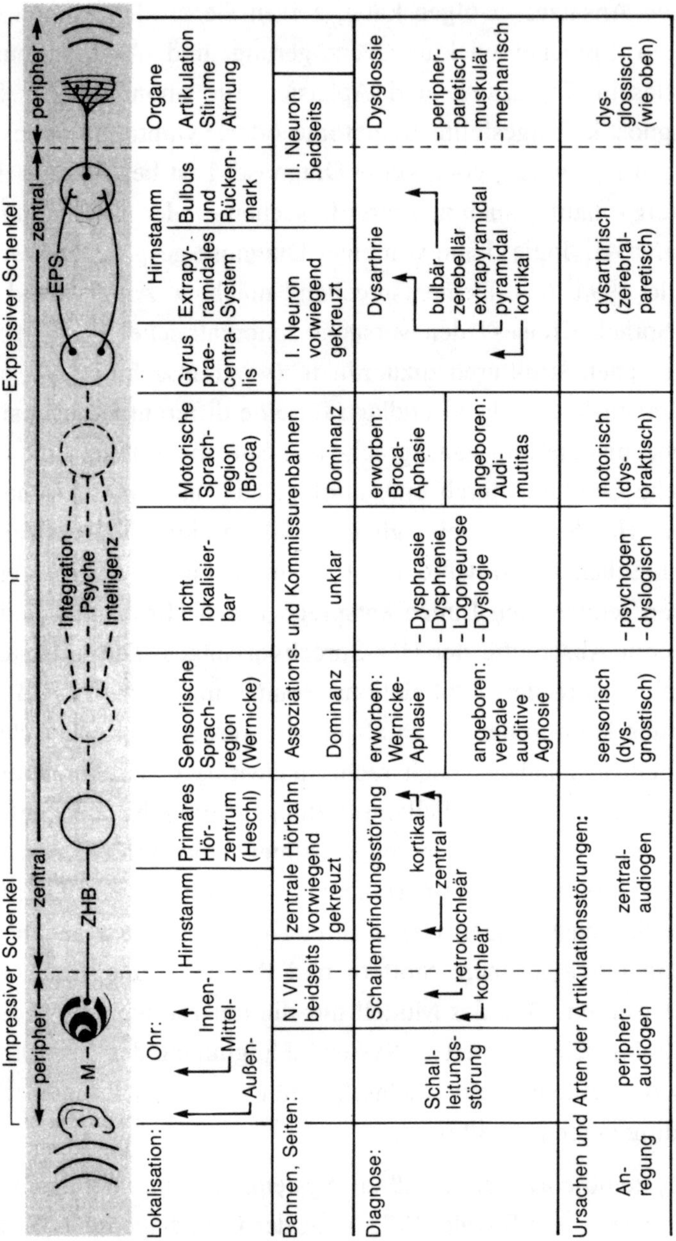

Abb. 10: Der Hör-Sprach-Kreis und seine Störungen (von Arentsschild 1994, 65)

Faktoren zustande kommt und in Art und Ausprägung vom Alter des Betroffenen und vom Zeitpunkt der Verursachung der Störung abhängt, gliedern sie in „Störungen der Sprachentwicklung" und in „früh- oder späterworbene Störungen der ausgebildeten Sprache". Unter Entwicklungsstörungen der Sprache subsumieren sie verzögerte Sprachentwicklung, Dyslalien, Agrammatismus und Entwicklungsstörungen des Lesens und Schreibens. Für die Untergliederung der früh- oder späterworbenen Störungen übernehmen sie das neurophysiologische Funktionsschema impressiv – zentral – expressiv. Die prinzipielle Schwierigkeit, Stottern, Poltern und Mutismus logisch stimmig zu klassifizieren, lösen sie durch ihre Zusammenfassung als reaktive Sprachstörungen bzw. Sprachneurosen.

Dem Grundverständnis, Sprachheilkunde als medizinisch-pädagogische Wissenschaft anzusehen, werden die Autoren insofern gerecht, daß sie in der Darstellung den einzelnen Sprachstörungen der Ursachenbeschreibung Priorität einräumen, aus der sich medizinische und logopädische Maßnahmen ableiten lassen.

Sprachheilpädagogische Systematisierung
Eigenständige sprachheilpädagogische Deskriptions- und Klassifikationsansätze entstehen erst in den 60er Jahren im Rahmen der erziehungs- und sozialwissenschaftlichen Begründungsversuche der Sprachheilpädagogik, in denen gestörte Sprache zum Gegenstand pädagogischer Reflexion und empirisch pädagogisch-psychologischer Untersuchungen wird. Die Besinnung auf Wesen, Struktur und Funktion der Sprache überhaupt und ihre pädagogische Bedeutsamkeit im besonderen führt zu sprachtheoretischen Analysen, die sprachphilosophisch und sprachwissenschaftlich ansetzen. Zu den ersten, die nach dem „sprachwissenschaftlichen Aspekt in der Sprachheilpädagogik" fragen, gehört Jussen, der „für ein echtes Verständnis der verschiedenen Sprachstörungen" feststellt, daß in jedem Einzelfall der Störung „die Sprache als ein wesentliches Mittel der geistigen Entfaltung und der sozialen Kommunikation mitbeeinträchtigt" (Jussen 1964, 203) ist. Er entwirft eine Übersichtsskizze über die Störungsformen der Sprachkräfte, die als viersektorielles Klassifizierungsmodell nicht nur für die sprachheilpädagogische Theoriebildung, sondern auch für die Richtlinienfassung für Erziehung, Unterricht und Therapie

in der Schule für Sprachbehinderte wegweisend geworden ist. Weit mehr Verbreitung hat plausiblerweise das Dreifeldschema von Heese (1967) gefunden, das in *Sprachstörungen* (im eigentlichen Sinn), *Redestörungen* und *Sprechstörungen* aufteilt. Es scheint so, als ob diese Klassifikationsart mit der gesonderten Nennung der Stimmstörungen das heute gebräuchlichste Systematisierungsraster abgibt. Ausgehend von der Dichotomisierung Sprache - Sprechen legt Orthmann (1969) ein Zweifeldschema vor, das in Störungen der Sprache im Sinne des Sprachbestandes und Störungen des Sprachvollzuges im Sinne der lautlichen und schriftlichen Realisation des Sprachbestandes gliedert. Während die qualifizierende Unterscheidung der Störungen der Sprachkräfte von Jussen in Störungen des Sprachvermögens, der Sprachfähigkeit, der Sprachgestaltung und der Sprachwirklichkeit auf dem Hintergrund der inhaltsbezogenen Sprachtheorie der Weisgerber- Schule (Weisgerber, Porzig, Glinz) begründet wird, legitimieren sich die reduzierten Feldmodelle von Heese (Sprache-Rede-Sprechen) und Orthmann (Sprache - Sprechen) eher alltagstheoretisch.

Demgegenüber argumentiert Homburg (1978) bei seiner Unterscheidung von „Störungen des Sprachsystems" und „Störungen der Sprachverwendung" sprachdiagnostisch und sprachdidaktisch, indem er für erstere den Rückgriff auf systemlinguistische Kategorien für letztere die Anwendung pragmalinguistischer und handlungstheoretischer Kategorien zur Erfassung und didaktischen Planung fordert. Im Grunde löst er indessen seine Zweiteilung der Sprachstörungen in sich selbst auf, wenn er den Zugang zum Sprachsystem nur über die Sprachverwendung eingesteht. Implizit deutet er damit an, daß für die diagnostische und pädagogisch-therapeutische Praxis nicht sprachpathologische Klassenbildungen, die Sprachstörungen voneinander trennen, weiterbringen, sondern im Einzelfall mehrdimensionale sprachpathologische Beschreibungs- und Analysemodelle der Sprachtätigkeit als Ganzheitsgeschehen hilfreich sind. Ein patholinguistisches Konzept der Verbindung von sprachwissenschaftlichen Kategorien mit ätiologischen Kriterien entwirft G. Peuser (1978), mit dem er zugleich das Arbeitsfeld der *Patholinguistik* umreißt. Ausgangskriterium ist die neurophysiologische Unterscheidung in zentrale und periphere Sprech- und Sprachstörungen, die jeweils Störungen des Sprachbesitzes und des Spracherwerbs sein können. Die so entstandenen Kategorien, z.B. zentrale Störungen des Sprachbesitzes, werden sodann in orga-

Jussen 1964	Heese 1967	Orthmann 1969	Homburg 1978
S t ö r u n g e n ⇩	⇩	⇩	⇩
des Sprachvermögens ⇒ Dyslogie des Sprachaufbaus ⇒ Alalie ⇒ Hörstummheit ⇒ Seelentaubheit ⇒ Taubstummheit ⇒ Audiogene Dyslalie	der Sprache ⇒ Stummheit ⇒ Hörstummheit ⇒ akustische Agnosie ⇒ Agrammatismus ⇒ Aphasie ⇒ Agraphie, Dysgraphie ⇒ Alexie, Dyslexie	des Sprachbestandes ⇒ Sprachverlust ⇒ Hörstummheit ⇒ Seelentaubheit ⇒ Taubstummheit ⇒ Dysgrammatismus	des Sprachsystems ⇒ Aphasie ⇒ Anarthrie ⇒ Dysgrammatismus ⇒ Artikulationsstörungen ⇒ Stimmstörungen
der Sprachgestaltung ⇒ Stimmstörungen ⇒ Hör- und Lesestörungen ⇒ Sprech- und Schreibstörungen ⇒ Legasthenie ⇒ Agrammatismus ⇒ Redestörungen	der Rede ⇒ Poltern ⇒ Stottern ⇒ Mutismus ⇒ Dysphrasie	des Sprachvollzuges ⇒ Atmungsstörungen ⇒ Stimmstörungen ⇒ Artikulationsstörungen ⇒ Sprechstörungen ⇒ Schreibstörungen ⇒ Lesestörungen	der Sprachverwendung ⇒ Stottern ⇒ Poltern ⇒ Mutismus
der Sprachwirklichkeit ⇒ Aphasie ⇒ Dysphasie	des Sprechens ⇒ Anarthrie ⇒ Dysarthrie ⇒ Stammeln ⇒ Näseln ⇒ Stimmstörung ⇒ Lese- und Schreibschwäche		

Abb. 11: Feldmodelle zur Klassifikation von Sprachstörungen

nisch und nichtorganisch bedingte Sprech- und Sprachstörungen aufgeteilt, z.B. organisch bedingte zentrale Störungen des Sprachbesitzes = Aphasie. Das Ziel des Modells ist eine ätiologisch orientierte Zuordnung der Sprech- und Sprachstörungen.

Mit einem nachdrücklichen Verweis auf die Zuständigkeitsfunktion der Sprachwissenschaft für die Sprachpathologie als einschlägige Grundwissenschaft greift Scholz bereits zu Beginn der 70er Jahre die linguistische Betrachtung von Sprachstörungen wieder auf und legt theoretisch begründete und empirisch belegbare phonologische Analysen gestammelter Sprache vor. Seine Befunde und Erkenntnisse führen zur Unterscheidung von *phonetischen Störungen* (in der Sprechschallproduktion) und *phonologischen Störungen* (Sprechen aufgrund eines abweichenden phonologischen Systems). Sein linguistischer Ansatz hat zur Folge, daß fürderhin die *linguistische Klassifikation* von Sprachstörungen in Störungen auf der phonetischen, phonologischen, morphologischen, syntaktischen, semantischen und pragmatischen Ebene zum Grundbestand sprachpathologischen Wissens wird.

Aus der Vielzahl an linguistischen Modellen sind zur Beschreibung und Einteilung von Sprachstörungen vor allem zwei Systeme aus der angelsächsischen Sprachpathologie übernommen worden: das „General System for Nonspeech language" von R. Schiefelbusch (1980) und das „form-content-use-Modell" von Bloom und Lahey (1978).

Das Modell von Schiefelbusch beinhaltet als Grundkomponente die Kommunikationsanalyse und die Analyse der psycholinguistischen Prozesse. Stark vereinfacht wird das sprachpathologisch interpretierte komplexe reziprokale Kommunikationssystem Sprache *verhaltensanalytisch* überschaubar, indem vier Systemebenen unterschieden werden, auf denen umschriebene Störungsformen entstehen können.

Das semiotisch orientierte Sprachmodell von Bloom und Lahey (1978) geht davon aus, daß Sprache immer einen Inhalt und eine Bedeutung (content) hat, die durch eine bestimmte linguistische Form (form) zur Verwendung in einem bestimmten Kontext (use) repräsentiert werden, so daß normalerweise Überschneidungsverhältnisse bestehen.

S	→	O	→	R
Störungen des sensorischen Inputs • auditiv • visuell • taktil • kinästhetisch z.B. Hörschädigung		Störungen der Integrations- und Mediationsfunktion • Imitation • Symbolisation • Konstruktion • Transformation z.B. Entwicklungsdysphasie		Störungen der verhaltens- motorischen Realisation • Sprechen • Schreiben • Gebärden • Mimik und Pantomimik z.B. Dysarthrie

S-O	O-R
Dekodierungsstörung (der Stimulusanalyse) • Repräsentation • selektive Aufmerksamkeit • Ersetzung z.B. sensorische Aphasie	Enkodierungsstörung • phonologisch • morphologisch • syntaktisch • semantisch • pragmatisch z.B. motorische Aphasie

◄───

R-S

Störungen der Reaktionsanalyse-Rückkopplung = Feedbackstörungen
• Modulation
• Modifikation
z.B. Hörschädigung, Dysarthrie

S-O-R

Störung des gesamten Kommunikationssystems
nicht funktionsfähiges Kommunikationssystem
„Nonspeech language"
z.B. globale Aphasie, Autismus, geistige Behinderung

Abb. 12: Kommunikationsstörungen: ein reziprokes System
(nach Schiefelbusch 1980)

Das Schaubild zeigt nicht nur Schnittstellen der drei Sprachkomponenten, sondern auch die triadische Zeichenrelation, das heißt, die dreifache Funktion des sprachlichen Zeichens der Bedeutungskodierung, der formalen Gestaltung und der Verwendungsweise.

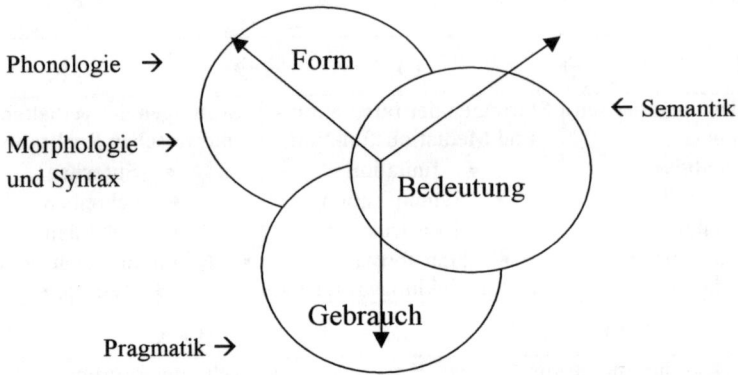

Abb. 13: Das form-content-use-Modell der Sprache von Bloom und Lahey (1978)

Sprachstörungen können auf zwei Ebenen entstehen:
1. auf der Ebene der einzelnen Sprachkomponenten (intrakomponentiell) als
⇒ Störungen der Sprachform: des phonologischen, morphologischen und syntaktischen Systems
⇒ Störungen der Sprachbedeutung: des semantischen Systems
⇒ Störungen des Sprachgebrauchs: des pragmatischen Systems
2. auf der Ebene der Interaktion der Sprachkomponenten (interkomponentiell) in verschiedenen Kombinations- und Ausprägungsformen.

Inwieweit sich die verschiedenen Formen der Artikulations- und der Redestörungen in dieses Sprachmodell einordnen lassen, ist nicht zuletzt von ihrer Interpretation abhängig.

Logisch konsequent legt das *linguistische Modell* der Sprache und ihrer Störungen folgende Klassifikationen nahe:
1. linguistische Störungen (language disorders)
⇒ intrakomponentiell
⇒ interkomponentiell
2. phonetische Störungen (speech disorders)
⇒ der Stimme (Phonationsstörungen)
⇒ der Artikulation (Artikulationsstörungen)
⇒ der Prosodie (Störungen der Sprechflüssigkeit, des Sprechrhythmus, der Akzentuierung)
3. kommunikative Störungen (communication disorders).

3. Erscheinungsformen, Ursachen und Bedingungen von Sprachstörungen bei Kindern und Jugendlichen Pädagogisch orientierte Sprachpathologie

3.1 Organisch verursachte Sprachstörungen

3.1.1 Dyspnoe

bedeutet Atemstörung bzw. Atemnot, die subjektiv als stark erhöhtes Luftbedürfnis und als Kurzatmigkeit erlebt wird. Klinisch werden verschiedene Formen unterschieden. Sprach- und stimmpathologisch bedeutsam sind die exspiratorische Dypnoe als erschwerte Ausatmung und die inspiratorische Dyspnoe als Erschwernis der Einatmung, die beide mit Stridor (= pfeifenden Atemgeräuschen) und Heiserkeit auftreten können. Nach den häufigsten Ursachen unterscheidet man pulmonale (obstruktive und restriktive Ventilationsstörungen), kardiale (Herzinsuffizienz), zirkulatorische (Kreislauferkrankungen), laryngeale (Kehlkopferkrankungen), abdominale (Baucherkrankungen) und zerebrale Dyspnoe (bei Störungen des Atemzentrums). Nicht selten ist eine plötzlich einsetzende Dyspnoe auch psychisch bedingt.

Phonation und Artikulation sind ohne Atmung nicht möglich. Ohne Atemluft kann weder Stimme erzeugt werden noch eine Bildung der Sprechlaute, ob stimmhaft oder stimmlos, im Ansatzrohr erfolgen.

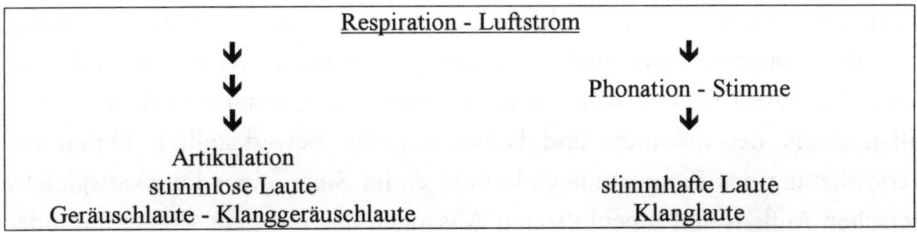

Das respiratorische System und der Atmungsvorgang
Die vitale Aufgabe der Atmungsorgane ist die Versorgung der Lungen mit Luft zum Gasaustausch durch Ein- und Ausatmung. Man bezeichnet die vom

Atemzentrum gesteuerte Belüftung der Lungenalveolen (Lungenbläschen) und den in den Alveolen erfolgenden Gasaustausch (von Sauerstoff und Kohlendioxyd) als physiologische Lungenatmung oder *äußere Atmung* im Unterschied zur *inneren Atmung*, der biochemischen Zellatmung, bei der in der Zelle aus energiereichen chemischen Verbindungen Energie freigesetzt wird. Die sekundäre Leistung der Atmung für das Sprechen besteht in der Bereitstellung der Luft zur Bildung der Stimme und der lautsprachlichen Signale.

Das mechanische Gerüst der Atmung besteht aus dem Becken (pelvis), der Wirbelsäule (columna vertebralis) und dem Brustkorb (thorax) mit Schlüsselbein (clavicular) und Schulterblatt (scapula). Das zentrale Organ des respiratorischen Systems sind die Lungen mit den Bronchien. Der rechte Lungenflügel (pulmo dexter) ist in drei Lungenlappen (lobus superior, medialis und inferior), der linke (pulmo sinister) in zwei Lappen (lobus superior und inferior) unterteilt.

Funktionell sind an der Atmung Muskeln aus ganz verschiedenen Bereichen beteiligt: Hals-, Brust-, Bauch- und Rückenmuskeln. Dabei stellen die Brustmuskeln vorzugsweise Einatmungsmuskeln, die Bauchmuskeln Ausatmungsmuskeln dar. Haupteinatmungsmuskel ist das im Körper querliegende Zwerchfell (Diaphragma), das die Trennwand zwischen Brust- und Bauchhöhle bildet und durch seine Bewegungen den Brustraum erweitert und verkleinert. Es wird vom Nervus phrenicus versorgt und flacht sich auf dessen Reiz hin ab, was Einatmung induziert. Damit sauerstoffreiche frische Luft in den Atemtrakt einströmen kann, erfolgt eine Erweiterung des Brustraumes, die durch Absenken des Zwerchfells und durch gleichzeitige Seitwärtsbewegung der Rippen bewirkt wird. Die Rippenbewegungen werden durch die äußeren Zwischenrippenmuskeln Musculi intercostales externi und die Atemhilfsmuskeln der Schulter- und Halsmuskulatur bewerkstelligt. Durch die Vergrößerung des Lungenraumes kommt es im Sinne eines Druckausgleichs zwischen Außen- und Innenluft zum Ansaugen der Luft, zur Einatmung oder *Inspiration*. Da unmittelbar im Anschluß an die Einatmungsphase das Zwerchfell in seine Entspannungs- oder Ruhelage zurückgeht, und der Thorax bei Nachlassen der Kontraktion der Einatmungsmuskeln und gleichzeitiger Aktion derAusatmungsmuskeln in Verbindung mit der Schwerewirkung der Rippen sich absenkt, resultiert Verkleinerung des Brustraumes, was infolge des Überdrucks ein Herausdrücken der verbrauchten kohlensäurehaltigen Luft aus der Lunge, das heißt Ausatmung oder *Exspiration* zur Folge hat. Ausatmungsmuskeln sind die inneren Zwischenrippenmuskeln Musculi intercostales interni und in der Hauptsache Atemhilfsmuskeln der Bauch- und Lendenmuskulatur.

Die Regulierung der Atmungsvorgänge erfolgt durch das Atemzentrum, das im verlängerten Mark (medulla oblongata) liegt. Der periodische Ablauf des gesamten Atmungsgeschehens ist ein einheitlicher Bewegungsvorgang. Die Einzelbewegungen sind so miteinander verschränkt, daß ein optimaler Luftaustausch bei möglichst geringer Muskelspannung erreicht wird.

Atmungsarten

Man kann folgende Arten der Atmung unterscheiden:
1. Stumme Atmung als Ruhe- und Tiefatmung
2. Stimmatmung beim Sprechen und Singen und
3. Höratmung

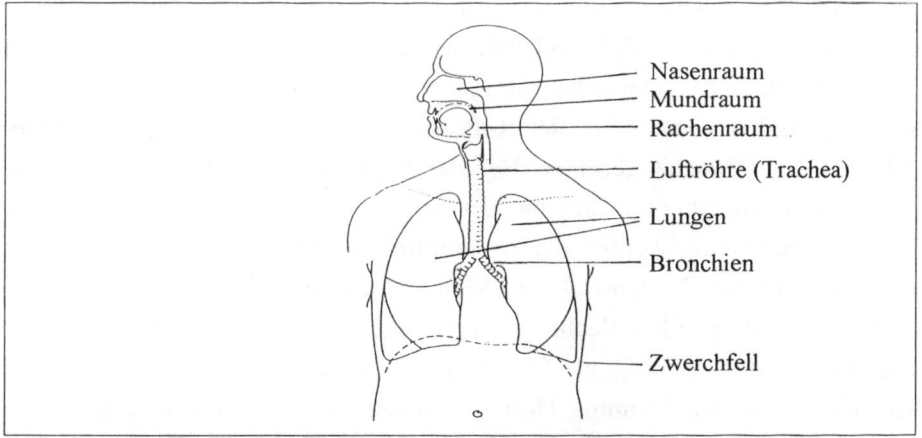

Abb. 14: Atmungssystem (modifiziert nach Levelt 1989, 423)

Ruheatmung (respiratio muta): Im Zustand der Ruhe und des Schweigens arbeiten bei der Einatmung das Zwerchfell und die äußeren Zwischenrippenmuskeln so zusammen, daß die für die Lungenvergrößerung erforderliche Brustraumerweiterung eintritt. Die Ausatmung erfolgt passiv, indem das

Zwerchfell in Entspannungslage übergeht, der Brustkorb absinkt und die Thoraxmuskulatur in ihrer Aktion nachläßt.

Tiefatmung (respiratio muta profunda): Wenn bei körperlicher Anstrengung der Luftverbrauch ansteigt, verstärken sich die Atmungsbewegungen durch intensivere Kontraktionen der Ein- und Ausatmungsmuskulatur und bewirken so Tiefatmung. In Abhängigkeit von Ausmaß und Schnelligkeit der Einatmung können weitere Muskelsysteme des Körpers eingesetzt werden.

Ruheatmung und Tiefatmung unterscheiden sich in der Frequenz und in der Intensität der Ein- und Ausatmungsbewegungen, während das zeitliche Verhältnis der Phasen nahezu ausgeglichen bleibt (Einatmungszeit zu Ausatmungszeit = 1: 1,5).

Stimmatmung (respiratio phonatoria, Phonationsatmung beim Sprechen und Singen): Im Unterschied zur Ruhe- und Tiefatmung zeigt die Sprechatmung kurze Einatmungsphasen und verlängerte Ausatmungsphasen, da exspiratorisch gesprochen wird. Das Verhältnis von Ein- zu Ausatmungszeit kann sich von 1:4 bis zu 12 erstrecken. In der Anfangsphase der Ausatmung bleibt die Einatmungsmuskulatur noch kurze Zeit innerviert, so daß die Luft zurückgehalten und erst allmählich losgelassen werden kann. Mit dem nachlassenden Luftdruck geht eine mehr oder weniger hörbare Abnahme der Tonhöhe der Äußerung einher. Gegenüber der Ruheatmung ist der Luftverbrauch größer und die Atemfrequenz geringer. Bei der Ruheatmung beträgt die bewegte Luftmenge etwa 500-600 cm^3, bei der Sprechatmung etwa 1500-2500 cm^3. Bei der Ruheatmung werden durchschnittlich 18 Atemzüge pro Minute, bei der Sprechatmung 12 Atemzüge pro Minute vollzogen. Generell ist die Atemfrequenz von Alter, Geschlecht und Training abhängig. Ein Säugling macht etwa 40-60, ein Schulanfänger 20-30 und ein Erwachsener 12-25 Atemzüge pro Minute. Die Ruheatmung läuft automatisch ab, die Sprechatmung wird durch willkürliche Innervation der Atmungsmuskeln bei der Einatmung und der Atemführung gesteuert. Die Bauchatmung geht der Brustatmung voraus, so daß *Asynchronie* besteht. Schließlich vollzieht sich die Ruheatmung vorwiegend durch die Nase, die Sprechatmung durch den Mund.

Bei der *Singatmung* sind die Exspirationszeiten noch länger als bei der Sprechatmung, was vor allem durch die *Atemstütze*, die aktive Dosierung der

Ausatmung, erreicht wird. Das Zeitverhalten Inspiration zu Exspiration kann 1:50 sein.

Höratmung (respiratio auditoris): Wenn ein Gesprächspartner aufmerksam zuhört, adaptiert sich seine Atmungsform an die des Sprechers, was bis zur völligen Korrespondenz im Atmungsverhalten führen kann. Das unbewußte Überwechseln in die Atmungsform des Sprechers läßt sich als Verständnishilfe erklären.

Atmungstypen

Je nach akzentuierter Beteiligung der verschiedenen Atmungsmuskulaturen und Organe unterscheidet man verschiedene Atmungstypen oder Atmungsformen:

⇒ Abdominalatmung, Zwerchfell- oder Bauchatmung: *abdominales Atmungsverhalten*

⇒ Kostale Atmung, Brust- oder Rippenatmung: *thorakales Atmungsverhalten*

⇒ Costoabdominale Atmung, gemischte oder kombinierte Atmung: *costoabdominales* Atmungsverhalten

Extreme Abweichungen kann die costale Atmung zeigen, zum einen als *Clavicularatmung* (Schlüsselbeinatmung) oder Hochatmung (costoclaviculäre Atmung), zum anderen als Flankenatmung, die verstärkt im seitlichen unteren Rippenbereich erfolgt.

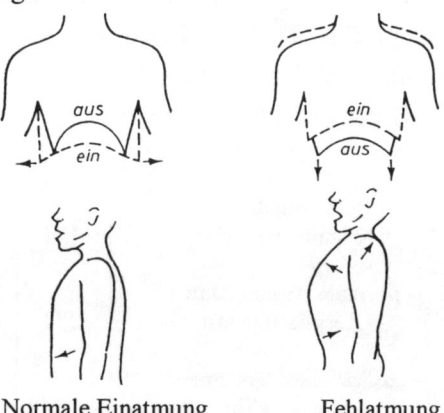

Normale Einatmung   Fehlatmung

Abb. 15: Atmungstypen: 1. Costo-abdominale Normalatmung, 2. Claviculare Fehlatmung (nach Orthmann 1969, Sp. 155)

Von *Bronchialatmung* spricht man, wenn die Luftröhre und die Bronchien so beansprucht werden, daß eine erhöhte Tonhöhe, blasende Geräusche und kurze Pausen zwischen Ein- und Ausatmung auffallen.

Führt die bewußte Kontrolle bei der Atmung zu großem Kraftaufwand beim Versuch zu sprechen, liegt der Verdacht einer kortikalen Atmung vor. Atmung durch die Mundhöhle (*orale Atmung*) läßt auf Fehlgewöhnung oder Verschluß der Nasenhöhle schließen und ist im Unterschied zur Atmung durch die Nasenhöhle (*nasale Atmung*) nicht normal.

Atmungskapazität
Als normales Atemzugsvolumen werden etwa 0,5 Liter angegeben. Es ist jene Luftmenge, die normalerweise während der Ruheatmung ein- und ausgeatmet wird (= *Respirationsluft*). Während der Sprechatmung schwankt die bewegte Luftmenge zwischen 1,5 und 2,5 Litern. Atmet man nach der üblichen Ausatmung noch zusätzlich eine weitere Menge Luft aus, greift man die *Reserveluft* an. Sie umfaßt in der Regel etwa 1,5 Liter (*exspiratorisches Reservevolumen*). Atmet man nach der normalen Einatmungsphase unmittelbar nach, kann man als sogenannte *Komplementärluft* ebenfalls 1,5 Liter an weiterer Luft aufnehmen (inspiratorisches Reservevolumen).

Respirationsluft, Komplementärluft und Reserveluft ergeben zusammen die *Vitalkapazität*, das heißt die Menge Luft, die der Mensch maximal ein- und ausatmen kann (3,5 Liter). Der Rückstand an Luft, der in den Lungen auch nach stärkster Ausatmung verbleibt, wird als *Rest-* oder *Residualluft* bezeichnet. Sie beträgt etwa 1,5 Liter (Residualvolumen).

Totalkapazität (5 l)			Vitalkapazität (3,5 l)
	tiefes Einatmen = Komplementärluft	1,5l	
	normale Atmungsluft = Respirationsluft	0,5l	
	zusätzliches Ausatmen = Reserveluft	1,5l	
	Rest- oder Residualluft	1,5l	

Das gesamte Fassungsvermögen der Lungen beträgt in Abhängigkeit von Körpergröße und Gewicht, Alter und Geschlecht im Durchschnitt etwa 5 Liter (= *Totalkapazität*).

Die Lungenvolumina werden *spirometrisch* bestimmt, die Atmungsbewegungen im Brust- und Bauchbereich *pneumographisch*.

Atmungsstörungen
Schwierigkeiten, Abweichungen und Störungen der Sprechatmung können vielerlei organische und funktionelle Verursachungs- und Entstehungsbedingungen haben. Für das Sprechen sind folgende *deskriptive Atmungsmuster* bedeutsam:

Atembeschleunigung (*Tachypnoe*)	– bei Kleinkindern reduzierte Vokalisation
	– bei älteren Kindern Verhinderung der verlängerten Ausatmung für Sprechen
	– hektisches Sprechen
Atemverlangsamung (*Bradypnoe*)	– abnorme Verlangsamung der Äußerungen
Sprechen mit Residualluft	– unangemessene Intensität und Resonanz
zu geringes Ausströmungsvolumen infolge antagonistischer Muskelbewegungen (Zwerchfell, Brust- und Bauchmuskulatur)	– Schwierigkeit, die Vokalisation aufrechtzuerhalten
unvollständige Ausatmung	– Probleme bei der beginnenden Vokalisation
Schwierigkeiten mit der verlängerten Ausatmung	– Entweichen der Luft vor Vokalisationsbeginn
	– Produktion nur weniger Silben
Schwierigkeiten mit tiefer Einatmung	– Produktion von nur ein oder zwei Silben
	– Erhöhte Anspannung beim Versuch längerer Äußerungen
unwillkürliche Bewegungen der Atmungsmuskulatur	– Unterbrechungen des Sprechvorgangs, der Stimmgebung
	– variierende Lautheit der Stimme

Aus der Reihe der *funktionellen Dyspnoen* sind bei Kindern und Jugendlichen mit Stimm-, Artikulations- und Redestörungen häufig *pathologische Hochatmung* (übermäßiges Hochziehen des Thorax und Verkrampfung), *inspiratorisches Sprechen* (Sprechen in der Einatmungsphase) und *paradoxe Atmung* (Einziehen der Baudecke bei der Einatmung und Vorwölbung bei der Ausatmung) verbunden.

Organische Störungen der Sprechatmung können durch Lungen-, Herz- und Gefäßerkrankungen, durch Zwerchfellähmung und Lähmungen der Kehlkopfmuskulatur verursacht sein.

Bei Atemwegseinengung, z.B. bei Kindern mit Asthma bronchiale, spastischer Bronchitis oder Stimmlippenlähmung kann es zu *obstruktiven Ventilationsstörungen* kommen, das heißt zu Störungen des Transports von Sauerstoff in die Lungenalveolen bzw. von Kohlendioxyd in umgekehrter Richtung, was sich als Ateminsuffizienz mit pfeifendem Ausatmungsgeräusch äußert. *Restriktive Ventilationsstörungen* entstehen durch Verminderung des funktionstüchtigen Lungenvolumens, zum Beispiel durch Lungenödem, Lungenentzündung, Behinderung der Lungenausdehnung bei Wirbelsäulenverkrümmungen, Lungenfibrose oder Verwachsungen der Pleurablätter. Die Ausdehnungsfähigkeit der Lunge ist eingeschränkt.

3. 1. 2 Dysphonie

Dysphonie bedeutet gestörte Stimme und umfaßt als Oberbegriff alle Formen der Störung des Stimmklangs und der Leistungsfähigkeit der Stimme bis zur Stimmlosigkeit, der *Aphonie,* bei der die Stimme tonlos zur geräuschvollen Flüsterstimme wird. Störungen der Singstimme werden als *Dysodie* bezeichnet.

Leitsymptome der Dysphonie sind Heiserkeit, schwache oder zu laute Stimme, zu hohe oder zu tiefe Sprechstimmlage, eingeschränkter Stimmumfang, harte Stimmeinsätze und abnorme Stimmermüdung. Weitere Symptome betreffen den Verlauf der stimmlichen Leistung (Übergang in Flüstern, Unterbrechungen oder Abbrechen der Stimme), sekundär die Atmung (Hochatmung), die Resonanz (Nasalierung) und das Sprechtempo (verlangsamt oder hastig).

Das laryngeale System und die Entstehung der Stimme
Stimme wird im Kehlkopf (Larynx) gebildet und zwar als primärer Stimmklang, der im Rachen-, Mund- und Nasenraum zur individuellen Stimme formiert wird.

Auch der *Kehlkopf* hat primär vitale Aufgaben zu erfüllen. Er dient dem Schutz der Atemwege vor eindringenden Speisen oder anderen Fremdkörpern (Hustenreflex) und der Herstellung der Bauchpresse. Sekundär ist er stimmerzeugendes Organ. Im Prozeß der Stimmgebung (*Phonation*) wird der Luftstrom aus der Lunge in hörbaren Klang umgewandelt. Infolge der verschiedenen Bewegungs- und Einstellungsmöglichkeiten des Kehlkopfes ist der primäre Stimmklang modulationsfähig und reich an Obertönen.

Aufbau des Kehlkopfes
Der Kehlkopf ist ein *Knorpelgerüst*, das durch Gelenke, Bänder und Muskeln zusammengehalten und bewegt wird. Er ist Teil des Atemtraktes und sitzt auf der *Luftröhre* (Trachea) auf. Die obere Begrenzung bildet der *Kehldeckel* (cartilago epiglottica, Epiglottis), die untere der *Ringknorpel* (cartilago cricoidea, Cricoid) mit dem niedrigen Bogen (arcus) nach vorne und der Platte (lamina) nach hinten. Dazwischen liegen die beiden kleinen *Aryknorpel,* auch Stell-, Gießbecken- oder Pyramidenknorpel genannt, (cartilagines arytaenoideae), mit den Stimmfortsätzen (processus vocales) als vordere Ecken und den Muskelfortsätzen (processus musculares) als Vorsprünge nach hinten und der *Schildknorpel* (cartilago thyreoidea, Thyroid). Dieser läßt sich in seiner Form und Beweglichkeit durch den sogenannten Adamsapfel (prominentia laryngea) - besonders beim Schlucken - gut ertasten. Er sitzt mit seinen unteren Hörnern drehbar auf dem Ringknorpel auf. Die Aryknorpel befinden sich auf der breiten hinteren Platte des Ringknorpels und sind ebenfalls drehbar. Beim Schluckakt hebt sich der Kehlkopf und wird durch den Kehldeckel so abgedeckt, daß Speis und Trank nicht in die Luftröhre, sondern in die dahinter gelegene Speiseröhre (ösophagus) gelangen können.

Die *Kehlkopfmuskulatur* wird in äußere und innere Kehlkopfmuskeln unterschieden. Die äußeren Kehlkopfmuskeln sind für die Hebung, Senkung und Fixierung des Kehlkopfes zuständig. Die Innenmuskeln dienen der Erweiterung (Öffnung) und der Verengung (Schließung) der Stimmritze (Glottis) und der Spannungsregulation der Stimmlippen (der Tonhöheneinstellung).

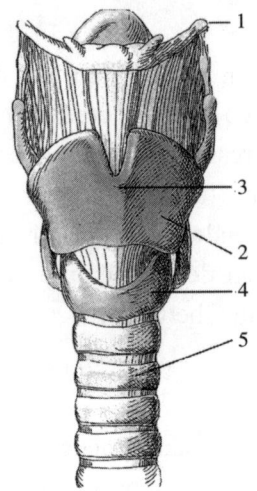
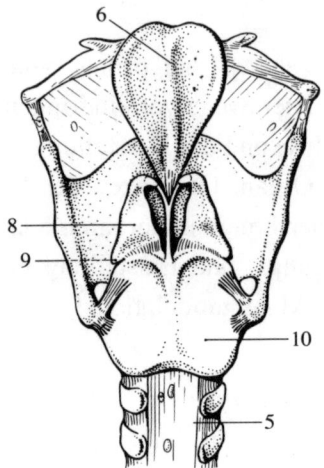

Abb. 16 : Kehlkopf a) Vorderansicht b) Rückansicht (aus „Spektrum der Wissenschaft 1993, 77, und nach Wendler/Seidner 1987, 52)

1. Zungenbein (os hyoideum)
2. Schildknorpel (cartilago thyreoidea)
3. Adamsapfel (prominentia laryngea)
4. Ringknorpel (cartilago cricoidea)
5. Luftröhre (trachea)
6. Kehldeckel (cartilago epiglottica)
7. Stimmfortsätze (processus vocales)
8. Stell- oder Aryknorpel (cartilagines arytaenoideae)
9. Muskelfortsätze (processus musculares)
10. Ringknorpel (cartilago cricoidea)

Zu den äußeren Kehlkopfmuskeln gehören

– Musculus *sternothyroideus*, der vom Brustbein (sternum) zum Schildknorpel verläuft, den Kehlkopf nach unten zieht und den Schildknorpel nach hinten kippt. Ihm wird ein zweifacher Einfluß auf die Länge der Stimmlippen zugeschrieben: bei hohen Tönen Verlängerung der Stimmlippen, bei tiefen Tönen deren Verkürzung.

– Musculus *thyreohyoideus*, erstreckt sich vom Zungenbein bis zum Schildknorpel und bewegt in Aktion den Kehlkopf aufwärts bzw. das Zungenbein abwärts.

- Musculus *cricothyroideus* (Anticus), setzt am vorderen oberen Rand des Ringknorpels an und geht bis zum vorderen unteren Rand des Schildknorpels. Er spannt die Stimmlippen und bewirkt ihre Rahmeneinstellung, indem er die Ringknorpelplatte mit Hilfe der Aryknorpel nach hinten kippt.
- Musculus *stylopharyngeus*, zieht vom Griffelfortsatz (processus styloides) der Schädelbasis zum Schildknorpel, zu den Seitenrändern der Epiglottis und zur Hinterwand des Pharynx. Er bewegt den Kehlkopf nach oben.
- Musculus *constrictor pharyngis inferior*, auch Musculus *laryngopharyngeus*, da er von Ring- und Schildknorpel bis zur Hinterwand des Pharynx reicht. Er bewirkt Fixation und Rückwärtsbewegung des Kehlkopfes und gilt als äußerer Spannmuskel der Stimmlippen.

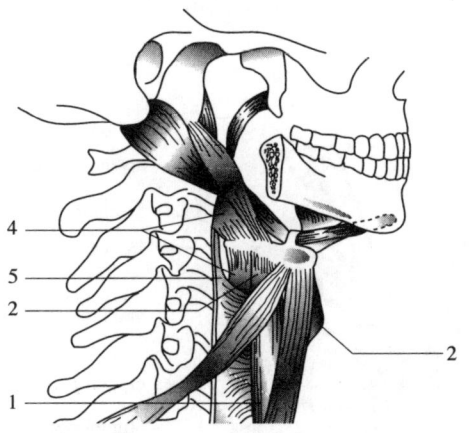 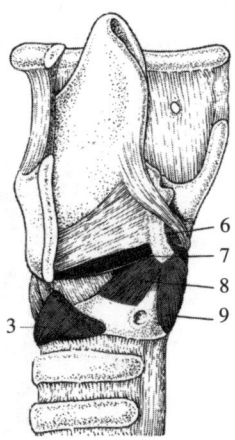

Abb. 17: Kehlkopfmuskeln (aus Boennighaus 1990, 311, und Wendler u. a. 1996, 50)

1 M. sternothyroideus
2 M. thyreohyoideus
3 M. cricothyroideus
4 M. stylopharyngeus
5 M. laryngopharyngeus
6 M. transversus
7 M. vocalis
8 M. lateralis
9 M. posticus

Der Innenraum des Kehlkopfes wird in drei Abschnitte gegliedert:

1. *glottaler* Abschnitt (*Glottis*) ist die Stimmritze als Raum zwischen den Stimmlippen, die aus den Stimmbändern (ligamenta vocalia), den Stimmlippen- oder Vocalismuskeln (Musculi vocales), Bindegewebe, Nerven und Gefäßen bestehen. Die Stimmbänder sind in ihrem vorderen Teil aus Muskel- und Bindegewebe (pars membranacea) und im hinteren Teil aus Knorpel (pars cartilaginea) zusammengesetzt. Sie enthalten die Stimmlippen- oder Vocalismuskeln (Musculi vocales). Die Stimmlippen erscheinen als helle Schleimhautfalten.

2. *supraglottaler* Abschnitt (*Supraglottis*) ist der Raum über der Glottis mit den Kehlkopfventrikeln (ventriculi laryngis) oder Morgagnische Ventrikel (sinus Morgagni), den Taschenbändern (ligamenta ventricularia) bzw. Taschenfalten (plicae ventriculares) und den aryepiglottischen Falten (plicae aryepiglotticae).

3. *subglottaler* Abschnitt (*Subglottis*) als Raum unterhalb der Glottis bis zum Eingang in die Luftröhre.

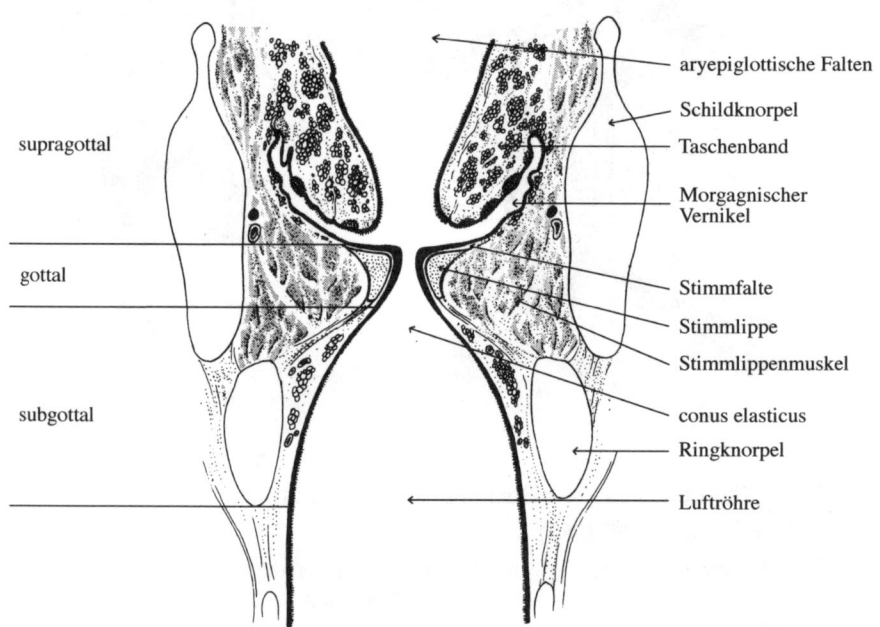

Abb. 18: Frontalschnitt durch den Kehlkopf (nach Zöllner 1974, 271)

Die Glottis oder Stimmritze

Zwischen den Stimmfortsätzen (processus vocales), der Aryknorpel und der Rückfläche des Schildknorpels sind die Stimmlippen gespannt, deren mediale Kanten (Stimmfalten - plicae vocales) die Stimmritze (rima glottidis) in ihrem vorderen Teil begrenzen. Der hintere Teil der Glottis wird durch die Aryknorpel begrenzt. Oberhalb der Stimmlippen liegen die Taschenbänder als „falsche Stimmlippen", zwischen ihnen und den Stimmlippen die Morgagnischen Ventrikel. Sie ermöglichen ein freies Schwingen der Stimmlippen und resonatorische Wirkung. Nach unten gehen die Stimmlippen in den conus elasticus über. Als wichtiges Haftband in Form einer bindegewebeartigen Platte verbindet er den Oberrand des Ringknorpels - über die Anheftung der Innenseite des Schildknorpels – mit den Stimmfortsätzen der Aryknorpel, so daß er mit den Bewegungen der Stimmlippen ständig seine Form ändert. Die Glottis als Bereich zwischen den Stimmlippen kann geöffnet und geschlossen werden. Die Stimmlippen - ungefähr 2 cm lang - bilden dabei eine winkelförmige Öffnung, da sie vorne und seitlich am Schildknorpel befestigt sind und dorsal von den beweglichen Aryknorpeln zusammen- und auseinandergezogen werden. Die Aryknorpel werden durch mehrere Muskeln bewegt: durch den äußeren Musculus cricothyroideus und die inneren Kehlkopfmuskeln Musculus posticus, Musculus lateralis, Musculus transversus und Musculus vocalis.

Der hintere Ringknorpel-Aryknorpelmuskel (Musculus cricoarytaenoideus posterior) oder *Posticus* befindet sich an der Rückseite des Ringknorpels und zieht mit seinen Fasern zum Muskelfortsatz (processus muscularis) des Aryknorpels. Er wirkt hinten an den Aryknorpeln als Glottiserweiterer. Sein - Antagonist ist der seitliche Ringknorpel-Aryknorpelmuskel (Musculus cricoarytaenoideus lateralis) oder *Lateralis,* der am hinteren Ringknorpelbogen entspringt und ebenfalls zum Muskelfortsatz des Aryknorpels zieht und als Schließer der Glottis fungiert. Er bewerkstelligt die Annäherung der Stimmlippen und verengt die Glottis. Wenn sich der Posticus kontrahiert, werden die Muskelfortsätze der Aryknorpel nach hinten gedreht und die Stimmfortsätze nach außen bewegt, so daß sich die Stimmlippen auseinanderbewegen und die Glottis öffnen.

Kontrahiert sich der Lateralis, drehen sich die beiden Aryknorpel um ihre Längsachse nach innen, so daß sich auch die Stimmfortsätze mit den Stimm-

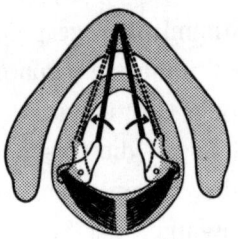 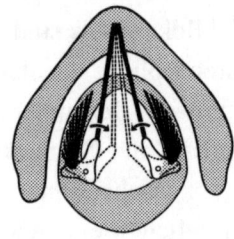

Abb. 19: Öffnen und Schließen der Glottis (Funktionsmodell des Kehlkopfes)

lippen nach innen bewegen. Die Glottis wird in ihrem vorderen Teil geschlossen. Der Musculus arytaenoideus transversus oder *Transversus* nähert die Aryknorpel einander an und vollzieht so die Schließung der Stimmritze in ihrem rückwärtigen Teil. Der Musculus thyreoarytaenoideus schiebt bei Kontraktion die Aryknorpel nach vorne — durch Kippung des Schildknorpels nach hinten – und verkürzt bzw. entspannt somit die Stimmlippen; sein Antagonist, der Musculus cricothyreoideus oder *Anticus*, stellt demgegenüber Verlängerung und Spannung der Stimmlippen her, indem er die Aryknorpel – durch Kippbewegung des Schildknorpels nach vorne – in die Ausgangslage zurückbringt. Der Musculus thyreoarytaenoideus internus oder *Vocalis* hat seinen Ursprung am Muskelfortsatz des Aryknorpels, verläuft in der Stimmlippe und setzt an der Innenseite des Schildknorpelwinkels an. Als Stimmlippenmuskel regelt er die Feineinstellung der Form und Spannung der Stimmlippe, nachdem diese bereits grob gespannt ist.

Die inneren Kehlkopfmuskeln werden vom Nervus recurrens (des Nervus vagus), der Musculus Anticus vom Nervus laryngeus superior innerviert.

Glottiserweiterung	Posticus
Glottisverengung	Lateralis
	Transversus
	Musculus thyreoarytaenoideus lateralis
Stimmlippenspannung	Anticus
	Vocalis

Grundstellungen der Glottis

Je nach Art und Umfang der Kehlkopfbewegungen nimmt die Glottis verschiedene Formen (Atmungs- und Stimmstellungen) ein:

– *Atmungsstellung:* Bei ruhiger Atmung ist die Glottis geöffnet und nimmt eine Dreiecksform an. Die Stimmlippen befinden sich in Indifferenzlage.

– *Atmungsöffnung:* Bei forcierter Atmung werden die Aryknorpel soweit auseinandergezogen, daß gleichsam eine fünfeckförmige Öffnung entsteht; streicht die Luft ohne Stimme, aber gehaucht, durch die Stimmritze, spricht man von Hauchenge oder Blaseöffnung. Die Stimmlippen sind nicht gespannt.

– *Flüsterstellung* oder *Flüsterenge:* Die Aryknorpel werden so gestellt, daß die Stimmritze zwar verengt, aber nicht schwingungsfähig für Stimme ist. Der Luftstrom reibt sich an der Knorpelritze.

– *Phonationsstellung:* Die Stimmlippen werden so eng aneinandergelegt, daß die Glottis nur noch einen ganz feinen Spalt darstellt. Sie ist Ausgangsstellung für die Stimmbildung. Werden die Aryknorpel und die Stimmlippen ganz dicht geschlossen, ist die Stellung des harten Stimmeinsatzes, wie z.B. beim Glottisschlag, gegeben.

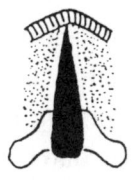 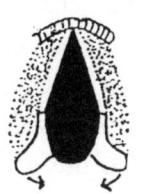 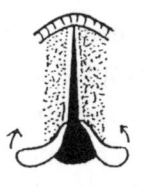 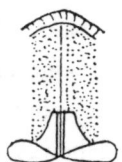

Atmungsstellung   Atmungsöffnung   Flüsterstellung   Phonationsstellung

Abb. 20: Grundstellungen der Glottis

Wie entsteht Stimme?
Stimme entsteht durch Schwingungen der Stimmlippen. Durch das Mitschwingen der Luft kommt es zur Bildung des Stimmklanges. Es gibt mehrere

Theorien zum Schwingungsmechanismus der Stimmlippen (*Phonationstheorien*).

Während früher die „Chronaxie-Theorie" von R. Husson (1950) galt, wird gegenwärtig die ältere Theorie der respiratorischen Aktivation der Stimmlippen, die auf J. Müller (1835) zurückgeht, in revidierter Fassung wieder favorisiert. Die *neuro-chronaxische* Theorie geht von der Annahme aus, daß direkte Nervenimpulse über den Nervus Recurrens vom Vagus kommend die Kehlkopfmuskulatur so anregen, daß die Stimmlippen wie die Saiten eines Musikinstruments in Schwingungen geraten. Haupteinwand gegen diese Theorie ist, daß die Leitfähigkeit der Nervenfasern begrenzt ist, und bei etwa 70 Reizimpulsen pro Sekunde bereits eine Dauerkontraktion der Stimmlippenmuskulatur erfolgt. Zudem sind bislang keine Muskelfasern festgestellt worden, die unmittelbar an den Stimmlippen einsetzen und diese direkt aktivieren. Die *myoelastisch-aerodynamische Phonationstheorie* erklärt demgegenüber die Schwingungen der Stimmlippen insbesondere mit dem sogenannten „Bernoulli-Effekt", dessen Wirkungsmechanismus zusammen mit Resonanzphänomenen in den subglottalen und supraglottalen Räumen die Stimmbildung bewerkstelligt. Aufgrund morphologischer Untersuchungen weist Hirano (1974) drauf hin, daß die Stimmlippe als ein doppelt strukturierter Vibrator zu betrachten ist, der aus einem Körper – dem Musculus vocalis und dem conus elasticus – und einem Deckel - der membrana mucosa - besteht (*Body-Cover-theory*). Nach der klassischen Version der myoelastisch-aerodynamischen Theorie reagieren die Kehlkopfmuskeln auf den pulmonalen Luftstrom in der Weise, daß der subglottale Luftdruck bei jeder einzelnen Schwingung eine Öffnungsbewegung der Stimmlippen erzwingt, die sofort wieder durch gegenseitiges Ansaugen infolge des Luftdruckabfalles und der Eigenelastizität zur geschlossenen Ausgangsstellung zurückschnellen. Entscheidendes Agens für die Stimmlippenschwingungen ist der Anblaseluftstrom aus den Lungen. Zur Phonation kommt es, wenn die Stimmlippen in der Phonationsstellung zusammengezogen sind und durch einen respiratorisch erzeugten Luftdruck auseinandergepreßt werden, was einen Luftstoß freisetzt und den subglottischen Druck vorübergehend reduziert, so daß sich die Glottis wieder schließen kann. Dieser Vorgang wiederholt sich in raschen Zyklen, die bei einer Männerstimme eine durchschnittliche Frequenz von 125 Hz (100-150 Hz), bei einer Frauenstimme 225 Hz (200-250 Hz) haben. Der mittlere Wert wird als *mittlere Sprechstimmlage* bezeichnet. Die Stimmlippenschwingungen sind mit bloßem Auge nicht erkennbar. Die Kehlkopfmuskeln haben theoriegemäß lediglich die Aufgabe, die Stimmlippen zu spannen und in Phonationsstellung zu bringen.

In Zeitlupe kann das Schema eines Phonationszyklus in fünf Momenten dargestellt werden:

1. Bevor ein Stimmklang entstehen kann, müssen die Stimmlippen dicht aneinander liegen und in *Phonationsstellung* sein.

2. Drückt nun die Atemluft von unten gegen die Stimmlippen, gehen zuerst die unteren Ränder der Stimmlippen von hinten her (Aryknorpel) auseinander, dann die oberen. Der Luftstrom überwindet den Widerstand, die Glottis öffnet sich.

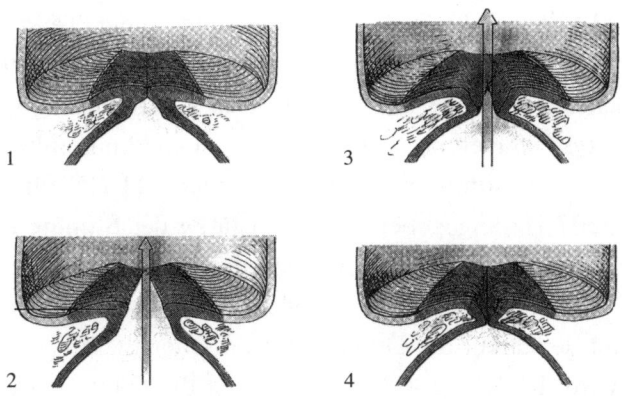

Abb. 21: Verkürztes Schema eines Phonationszyklus
(nach „Spektrum der Wissenschaft" 1993, 79)

3. Mit zunehmender Luftgeschwindigkeit entsteht in der Glottis ein seitlicher Unterdruck, so daß sich die Stimmlippen wie durch eine Saugwirkung sofort wieder schließen. Die Schließbewegung wird durch die Eigenplastizität und die größere Spannung der Stimmlippen dem abgefallenen Luftdruck gegenüber gefördert.

4. Die Schließbewegung beginnt an den unteren Kanten, wobei die Stimmlippen in eine Wellenbewegung versetzt werden. Sodann legen sich auch die Oberkanten wieder aneinander.
5. Durch das stoßweise Austreten und Unterbrechen des Luftstromes entsteht die klangbildende Schwingung.

Die Stimmlippen selbst erzeugen durch ihr Vibrieren lediglich einen komplexen Summton mit einer bestimmten Grundfrequenz, der erst in den Resonanzräumen oberhalb des Kehlkopfes seine Klangfarbe erhält. Die Stimmlippenschwingungen erfolgen hauptsächlich horizontal, nur geringfügig vertikal. Der primäre Kehlkopfklang resultiert aus der Frequenz der Stimmlippenschwingungen (= Grundfrequenz).

Die verschiedene Höhenlage (Tonhöhe) der menschlichen Stimme ist durch die unterschiedliche Länge, Breite, Dicke, Elastizität und durch Training der Stimmlippen, der Ausmaße des Kehlkopfes und seiner Teile bedingt. Die Länge der Innenkante der Stimmlippen liegt bei Männern zwischen 17 und 24 mm, bei Frauen zwischen 13 und 17 mm. Der Stimmumfang beträgt durchschnittlich 2 – 2½ Oktaven pro Person. Er ist entwicklungsabhängig. Für den tiefsten menschlichen Stimmton wird die Frequenz 43 Hz, für den höchsten die Frequenz 2607 Hz angegeben. Die Lautstärke der Stimme hängt weitgehend von der Intensität der Schwingungen der Stimmlippen ab. Diese wird wiederum im wesentlichen von der Größe der Glottis und vom subglottalen Druck bestimmt: je stärker der Druck, um so rascher fließt der Luftstrom und um so lauter wird der Klang. Beim Flüstern ist die Glottis so weit geöffnet, daß periodische Schwingungen der Stimmlippen nicht möglich sind, sehr wohl aber zischende und reibende Geräusche durch die hindurchströmende Luft entstehen können.

Das Schwingungsverhalten der Stimmlippen ändert sich in Abhängigkeit von der Tonhöhe und der Stimmstärke. Anhebung der Tonhöhe erfordert stärkere Spannung der Stimmlippen, Absenkung der Tonhöhe Spannungsabnahme. Gleichzeitig verändert sich der subglottale Druck. Er erhöht sich bei Tonerhöhung und läßt bei niedrigen Tönen nach. Die Stimmstärke wird vom subglottischen Druck bestimmt.

Stimmeinsätze und Stimmabsätze

Als *Stimmeinsatz* werden die Bewegungen der Stimmlippen beim Übergang zur Phonation bezeichnet. Als *Stimmabsatz* sind alle Bewegungen zu verstehen, die sich nach der Beendigung der Phonation vollziehen. Da Stimmeinsätze und Stimmabsätze quasi spiegelbildliche Verläufe zeigen, kann man folgende Formen zusammengefaßt klassifizieren:

1. *Gehauchter Stimmeinsatz* und *–absatz:*

Die Phonationseinstellung wird aus der Atmungsstellung bzw. Hauchenge gleitend vorgenommen. Während der Adduktion der Stimmlippen streicht der Luftstrom durch die sich schließende Glottis, so daß ein Hauchlaut entsteht, der anschwellend in Stimme übergeht: H→und. Der Absatz der Stimme vollzieht sich gleichsam in umgekehrter Richtung in Form einer abschwellenden Abspannung. Die Glottis öffnet sich am Ende der Phonation. Ein leises Atemgeräusch wird vernehmbar.

2. *Weicher Stimmeinsatz* und *–absatz*

Der Übergang von der Atmungsstellung in die Phonation erfolgt durch allmähliches Schließen der Glottis und Beginn der Schwingungen der Stimmlippen ohne Hauchgeräusch. Der zunehmend stärker werdende Atemdruck läßt zunehmend stärker werdende Schwingungen entstehen. Während der weiche Vokaleinsatz im Deutschen weniger üblich ist, wird häufiger ein weicher Vokalabsatz praktiziert. Die Stimme klingt aus.

3. *Fester Stimmeinsatz* und *–absatz*

Die Stimmlippen werden dicht aneinandergelegt, so daß der subglottale Druck den Glottisverschluß gleichsam sprengen muß und ein leiser glottischer Knacklaut hörbar wird. Mit der Sprengung des Glottisverschlusses beginnen die Stimmlippen dann zu schwingen und Stimme zu bilden. Der *Glottisschlag* oder *glottal stop* fungiert als Grenzsignal: z.B. er-innern, ver-einigen. Als Stimmabsatz ist diese Funktionsform, bei der sich die Glottis plötzlich verschließt, in der deutschen Sprechpraxis unüblich. Im Unterschied zum festen Stimmeinsatz ist ein *harter Stimmeinsatz* stimmschädlich, da er die Stimmlippen abrupt und gepreßt sprengt und einen deutlichen Abknall erzeugt.

Die Innervation der Kehlkopfmuskulatur.

Außer dem Schildknorpel-Ringknorpelmuskel (Musculus cricothyroideus), der vom äußersten Zweig des oberen Kehlkopfnerven (Nervus laryngeus superior) innerviert wird, werden alle anderen Kehlkopfmuskeln vom unteren Kehlkopfnerven (Nervus laryngeus inferior) neural gesteuert.

Beide Kehlkopfnerven sind Zweige des Nervus Vagus (X), der den oberen Kehlkopfnerven im Bereich der Schädelbasis abgibt. Der untere Kehlkopfnerv ist der Endast des Nervus laryngeus recurrens, der sich in der Brusthöhle vom Vagus trennt und eine Schleife macht, bevor er zum Kehlkopf zurückkehrt. Dabei reicht die linke Schleife besonders tief. Verletzungen und Entzündungen im Hals-Brustbereich stellen deshalb eine nicht geringe Gefahr für die Kehlkopfnerven dar (Kehlkopflähmungen).

Deskription und Klassifikation der Dysphonien
Da es bislang keine symptomatologische und ätiologische Systematisierung der Dysphonien gibt, die wissenschaftslogisch und wissenschaftsmethodisch so begründet ist, daß sie theoretischen und praktischen Ansprüchen gerecht wird, soll im folgenden pragmatisch verfahren werden.

In diagnostischer Hinsicht werden traditionell *organisch verursachte Dysphonien* oder *organische Stimmstörungen* und *funktionelle Dysphonien* oder *funktionelle Stimmstörungen* einschließlich oder auch eigenständig *psychogene Dysphonien* unterschieden. Einteilungskriterium ist der Nachweis bzw. der Nichtnachweis eines pathologischen Organbefundes.

Organische Dysphonien können durch Mißbildungen, Entzündungen, Traumen, Tumoren und Funktionsstörungen des Kehlkopfes verursacht sein, die primärsymptomatisch zu einer Beeinträchtigung der Stimmlippenfunktion mit Heiserkeit, sekundärsymptomatisch zu hyperfunktionellen Kompensationsmechanismen und tertiärsymptomatisch zu einem Spannungsverlust (hypofunktionelle Symptome) führen.

Funktionelle Dysphonien lassen keine pathologischen Organveränderungen an den Stimmlippen erkennen. Sie äußern sich als Störungen des Spannungszustandes der Phonationsmuskulatur, entweder als hyperfunktionelle Störungen (überhöhter Tonus) oder als hypofunktionelle Störungen (zu niedriger Tonus).

Für ihr Zustandekommen wird ein multifaktorielles Bedingungsgefüge angenommen, an dem in unterschiedlicher Gewichtung somatische, konstitutionelle, habituelle und psychosoziale Faktoren beteiligt sein können. Pathogenetisch klassifiziert man die funktionellen Stimmstörungen in *Phonoponosen* und *Phononeurosen*. Phonoponosen entstehen durch Stimmüberlastung oder falsche Stimmgebung. Phononeurosen sind Stimmstörungen aufgrund von psychischen bzw. psychosozialen Störungen. Dabei werden neurotisch bedingte Störungen von abnormen Erlebnisreaktionen, psychosomatische Störungen, psychotische Einbrüche und Entwicklungen unterschieden. Zu den Phonoponosen zählt man die hyperfunktionelle Dysphonie, die Taschenfaltenstimme, die hypofunktionelle Dysphonie, die Phonasthenie und die Berufsdysphonie. Phononeurosen sind die psychogene Dysphonie bzw. Aphonie, die spastische Dysphonie und die psychogene Fistelstimme.

In der Einzelfalldiagnostik wird von ätiopathogenetischen Wechselbeziehungen zwischen organischen und funktionellen Dysphonien ausgegangen. Zur Spezifikation der individuellen Dysphonie gehört eine genaue Symptomerfassung des Stimmklanges und der stimmlichen Leistungsfähigkeit sowie eine umschriebene ätiologische Abklärung.

Die *klinische Stimmpathologie* klassifiziert Stimmstörungen in weitgehender Übereinstimmung nach ätiologischen Kategorien, wobei unterschiedliche Gruppierungen vorgenommen werden. Friedrich und Bigenzahn (1995) unterscheiden organische, funktionelle und sekundär-organische Stimmstörungen, Miethe und Hermann-Röttgen (1993) funktionelle Stimmstörungen, Dysphonie mit sekundär-organischen Veränderungen und organische Stimmstörungen. Auch Bauer (1994) nimmt eine Dreiteilung vor und gruppiert in Stimmstörungen als Folge primär-organischer Veränderungen des Kehlkopfes und der Kehlkopfnerven, entwicklungsbedingte und hormonelle Stimmstörungen sowie funktionelle Stimmstörungen. Wendler und Seidner (1996) ordnen die Vielfalt der Stimmstörungen in entwicklungsbedingte, hormonelle, funktionelle und organische Dysphonien und verweisen auf die erforderliche Spezifizierung der Einzelfalldiagnostik. Ausführlichere ätiopathogenetische Einteilungen nehmen Arndt (1994) und Wirth (1991) vor. Die phoniatrische Praxis diagnostiziert differentialätiologisch nach Anomalien, Funktionsstörungen, Entzündungen, Traumen und Tumoren des Larynx.

Für eine einzelfallorientierte Diagnostik und *pädagogisch-therapeutische Behandlung* von Stimmstörungen bei Kindern und Jugendlichen ist eine empirisch belegte *nosologische* Erfassung umschriebener Störungsbilder angezeigt, damit spezifizierte Diagnosen und gezielte individuelle stimmtherapeutische bzw. *stimmheilpädagogische* Behandlungspläne erstellt werden können. Bei Kindern und Jugendlichen kommen in der Hauptsache folgende Dysphonien vor: juvenile hyperfunktionelle Dysphonie, hypofunktionelle Dysphonie, funktionelle Aphonie, Mutationsdysphonie, Taschenfaltenstimme, psychogene Dysphonie, spasmodische Dysphonie, dysplastische Dysphonie, entwicklungsbedingte Dysphonie, traumatische Dysphonie, laryngitische Dysphonie, neurogene Dysphonie, hormonelle Dysphonie und tumorbedingte Dysphonie.

Juvenile hyperfunktionelle Dysphonie fällt vor allem durch chronische Heiserkeit, auch durch eine rauhe, belegte, verhauchte, gepreßte, auch kratzende und zu tiefe oder zu hohe Stimme bei Kindern bereits im Vorschulalter auf. Die Stimme erscheint wenig tragfähig, ermüdet rasch und ist nur gering zu verstärken. Die Phonationsdauer ist kurz. Stimmeinsätze sind hart. Die mittlere Sprechtonhöhe wird angehoben. Bei Intensitätssteigerung nimmt die Heiserkeit zu. Beim leisen Sprechen und Singen wird die Stimme brüchig. Hinzu kommen Räusperzwang und Hustenreiz. Die Ursache ist eine chronische Stimmüberlastung durch Mißbrauch der Stimme in Form von überlautem Schreien und Sprechen insbesondere beim Spielen und im Sport. Verstärkende organische Bedingungen können Adenoide oder Infekte der Atemwege sein. Nicht selten kommt es zu sekundär-organischen Veränderungen an den Stimmlippen, zu Stimmlippenknötchen oder umschriebenen Ödemen. Die Knötchen stören den Verschluß der Stimmlippen, der durch verstärktes Pressen zu kompensieren versucht wird. Folge ist eine rauhe, heisere und gepreßt klingende Stimme, vielfach mit harten Stimmeinsätzen und nasalem Beiklang. Bei größeren Knötchenbildungen kann die Stimme aphonisch werden. Weitere Ursachen für hyperfunktionelle Dysphonie können konstitutionelle und psychogene Faktoren sein. Vielfach zeigen die Kinder überaktives, lautes und aggressives Verhalten. Die Inzidenzrate wird bei Kindern im Vorschulalter, insbesondere im Kindergartenalter, auf 20–25%, im Schulalter auf 5-6% geschätzt. Stimmlippenknötchen treten bei Jungen signifikant häufiger als bei

Mädchen auf (3:1). Hyperfunktionelle Dysphonie heißt Überspannung der Stimmlippenmuskulatur.

Hypofunktionelle Dysphonie ist gekennzeichnet durch einen leisen, klangarmen, heiseren, behauchten und wenig tragfähigen Stimmklang. Die Stimme ist rasch ermüdbar und nur gering belastbar. Die Tonhaltedauer ist kurz. Vielfach setzt die Stimme bei Sprechbeginn nicht sofort ein. Bei Steigerung der Lautstärke nimmt die Heiserkeit zunächst ab. Der Tonus der Phonationsmuskulatur ist schwach und signalisiert allgemeine Hypotonie: die gesamte Körperspannung ist niedrig. Formen von hypofunktioneller Dysphonie sind im Kindesalter eher selten, kommen insbesondere bei Mädchen in der Zeit der Pubertät vor und gehen vielfach mit einer laschen Körperhaltung und verminderter Spannung der Gesichts- und Mundmuskulatur einher, so daß die gesamte Aussprache undeutlich und matt imponiert. Sie enthält gelegentlich auch einen nasalen Beiklang, vermischt mit gesteigertem Luftverbrauch. Es wird häufig geräuspert und flach geatmet. Hypofunktionelle Dysphonie heißt Unterspannung der Stimmlippenmuskulatur.

Funktionelle Aphonie ist allmähliches Schwinden oder plötzlich eintretender Verlust der Stimme, so daß nur noch geflüstert werden kann. In der Regel erfolgen Seufzen, Husten, Räuspern, Lachen und Weinen stimmhaft und für sich unauffällig. Nicht selten tritt funktionelle Aphonie gleichsam episodenhaft im Verlauf von hyperfunktionellen Dysphonien auf. Funktionelle Aphonie ist Ausbleiben der Stimmfunktion.

Mutationsdysphonie: Störungen des Stimmwechsels (des Stimmklanges im Zusammenhang mit der Mutation) können unterschiedliche Formen annehmen:

Mutatio prolongata als funktionell bedingte verlängerte Phase des Stimmwechsels oder Stimmbruches (länger als zwei Jahre), in der die Stimme ständig zwischen Kopf- und Bruststimme hin- und herkippt, heiser oder verhaucht klingt, Doppeltöne zeigt, sich nicht dem Kehlkopfwachstum entsprechend in die mittlere Sprechstimmlage stabil absenkt (bei Jungen um eine Oktave, bei Mädchen um eine Terz, im Alter von 10-15 Jahren mit einer Dauer von etwa sechs Monaten bis zu zwei Jahren). Bei einer Störung der Keimdrüsenfunktion bleibt die Kinderstimme unverändert über die Pubertät hinaus bestehen (persistierende Kinderstimme) ohne weitere Stimmsymptome, wohl aber mit kleinem Kehlkopf und fehlenden sekundären Geschlechtsmerkmalen.

Mutatio incompleta, bei der sich die Stimme nicht vollständig um zwölf Halbtöne absenkt, sondern nur um etwa vier bis sechs Halbtöne. Die Folge ist eine mittlere Sprechstimmlage, die bei Männern zwischen der Männer- und Frauenstimme, bei Frauen in der Nähe der Kinderstimme liegt.

Mutatio praecox als endokrin bedingte Frühreife mit der vorzeitigen Pubertät vor dem achten Lebensjahr, die durch eine erwartungswidrige Stimmvertiefung auffällt. Als Ursachen kommen konstitutionelle Faktoren, periphere und zentrale Fehlsteuerungen im endokrinen System in Frage.

Mutatio tarda als verspätetes endokrin bedingtes Einsetzen des Stimmbruches bei Jungen nach dem 16. Lebensjahr, bei Mädchen nach dem 14. Lebensjahr.

Mutationsfistelstimme als funktionell bedingtes Sprechen mit einer erhöhten Knabenstimme trotz erfolgten Kehlkopfwachstums in der Pubertät. Dabei kann die mittlere Sprechstimmlage bis zu einer Oktave überhöht sein, so daß die Stimme gelegentlich schrill klingt. Neben Pressen und Heiserkeit kommt auch Diplophonie vor. Die Ursache wird meist im psychosozialen und konstitutionellen Bereich vermutet. Normalerweise setzt der Stimmwechsel bei den Jungen um das 11./12. Lebensjahr ein und ist um das 14./15. Lebensjahr abgeschlossen, bei den Mädchen jeweils ein Jahr früher. Das Kehlkopfwachstum und die Stimmveränderungen sind bei den Jungen deutlich auffälliger als bei den Mädchen. Während sich der Kehlkopf der Jungen mehr in horizontaler Richtung vergrößert (Adamsapfel), wächst er bei Mädchen mehr vertikal. Die männlichen Stimmlippen verlängern sich um etwa 10 mm, die weiblichen um 3-4 mm. Ein eigentlicher Stimmbruch als Kippeln zwischen den Stimmlagen mit weiteren stimmlichen Auffälligkeiten wird bei etwa 20-25% der Jungen, bei Mädchen so gut wie nicht beobachtet. Die klinische Diagnostik der Mutationsdysphonien geht von einer multifaktoriellen Ätiologie aus, in der funktionelle, endokrine, konstitutionelle und psychosoziale Faktoren angenommen werden.

Taschenfaltenstimme: Die Stimmbildung erfolgt nicht glottal, sondern supraglottal mit den Taschenfalten, die durch Pressen zur Annäherung und damit zum Schwingen gebracht werden. Sie erzeugen einen extrem heiseren, rauhen und knarrenden Stimmklang, der als Taschenfaltenknarren bezeichnet wird. Die Stimme ist meist schwach, monoton, tief und wenig durchdringend, resonanzarm. Stimmeinsätze sind meist hart. Die Phonationsdauer ist sehr kurz, nur wenige Sekunden lang. Häufig gehen kitzelnde Mißempfindungen und Hustenreiz mit einher. Die Taschenfaltenstimme ist quasi die Extremform einer hyperfunktionellen Dysphonie, bei der die Stimmlippen trotz ihrer Funktionsfähigkeit kaum mehr schwingen. Sie wird allerdings therapeutisch bedeutsam, wenn die Stimmlippen funktionsbeeinträchtigt sind. Taschenfaltenstimme ist eine supraglottale hyperfunktionelle Dysphonie.

Psychogene Dysphonie als psychosozial bedingte Störung der Stimme äußert sich in Form von Heiserkeit ohne oder mit anderen Stimmsymptomen (Pressen, Behauchen), die nicht konsistent auftreten, vielfach mit neurovegetativen Reaktionen (Schwitzen, Würgereiz, Tremor) verbunden sind. Die Extremform der psychogenen Dysphonie ist der völlige Stimmverlust oder die Tonlosigkeit der Stimme, bei der nur geflüstert werden kann, die *psychogene Aphonie*. Diagnostisch wichtig ist, daß die reflektorischen Stimmfunktionen Husten und Räuspern volltönend möglich sind. Unterschieden werden hypo- und hyperfunktionelle Formen. Die hypofunktionelle psychogene Aphonie tritt plötzlich auf und verschwindet ebenso plötzlich wieder. Bei der hyperfunktionellen Form ist die Stimme tonlos gepreßt, eventuell ächzend oder auch diplophon (Stimmklang aus zwei verschiedenen Tönen). Die Stimmlippen sind fest geschlossen. Eine gewisse Disponibilität für rein psychogene Dysphonien wird Mädchen in der Phase der Pubertät zugeschrieben.

Spasmodische Dysphonie (früher spastische Dysphonie) entsteht durch eine unwillkürliche, krampfartige muskuläre Überaktivität und äußert sich in einer tonischen Phonation mit Stockungen, was vielfach nicht zutreffend als laryngeales Stottern oder Stimmstottern bezeichnet wird. Der Stimmklang ist anhaltend gepreßt, ächzend, knarrend, scheppernd und abgehackt sakkadierend. Die Stimmeinsätze sind sehr hart und krampfartig. Die Stimmstärke wechselt; es kommt zu unregelmäßigen Unterbrechungen und Abbrüchen der Stimme, zum sogenannten Wackelkontaktphänomen. Bislang wird die spastische Dysphonie als neurotische Fehlentwicklung erklärt. Neuerdings gibt es empirische Hinweise dafür, daß es sich um eine Form von vokaler Muskeldystonie (Störung des Spannungszustandes der Stimmlippenmuskulatur) handelt, die durch extrapyramidal-motorische Erkrankungen verursacht, durch funktionelle und psychogene Faktoren ausgelöst sein kann. Spasmodische Dysphonie ist eine Sonderform der hyperfunktionellen Dysphonie.

Dysplastische Dysphonie: angeborene Mißbildungen des Kehlkopfes (Verwachsung der Stimmlippen, Segelbildungen zwischen den Stimmlippen, Ringknorpelanomalien und Ausreifungsverzögerungen) bedingen in erster Linie *Dyspnoe* (Atemnot); Spaltbildungen und Fisteln haben zunächst *Dysphagie* (Störungen des Schluckaktes) zur Folge; Kehlkopfasymmetrie, Formanomalien der Epiglottis und Stimmlippenfurchen beeinträchtigen die Phonation in Form von Stimmschwäche und geringer Stimmbelastung; Hypoplasie des Kehlkopfs hat ebenfalls Einschränkung der stimmlichen Leistungsfähigkeit mit rascher Stimmermüdung zur Folge. Eine dysplastische Dysphonie ist weniger durch Heiserkeit, vielmehr durch eine verhauchte und klangarme Stimme auffällig. Im einzelnen hervorzuheben sind die *Laryngomalazie* (Ausreifungsverzögerung des supraglottischen Kehlkopfskeletts mit weichen Knorpelstrukturen, so daß die Epiglottis in den Kehlkopfeingang angesaugt und dadurch die Einatmung behindert wird), das *Diaphragma laryngis* (angeborene Segelbildung zwischen den Stimmlippen mit der Folge von Heiserkeit oder Tonlosigkeit und inspiratorischem sowie exspiratorischem Stridor) und *Atresien* (Verwachsungen der Stimmlippen mit der Folge von Apnoe).

Entwicklungsbedingte Dysphonie liegt vor, wenn charakteristische Auffälligkeiten und Veränderungen des Stimmklangs auf angeborene oder früh erworbene zentrale oder periphere Schädigungen hinweisen, wie z.B. bei Kindern mit Langdon-Down-Syndrom oder bei Kindern mit Hörstörungen. Eine Stimmauffälligkeit oder gar Stimmbehinderung bei Kindern mit Morbus Down ist durch eine heisere, tiefe und rauhe Stimme mit begrenztem Umfang gekennzeichnet, die zudem gepreßt und blökend hervorgebracht wird. Der so charakterisierte Frühschrei des Kindes wird als „typisch" bezeichnet. Das Hauptsymptom einer *audiogenen Dysphonie* ist eine instabile Stimme, die aufgrund der eingeschränkten oder fehlenden auditiven Kontrolle zu hoch oder zu tief, zu laut oder zu leise, heiser oder kreischend sein kann. Des weiteren können mehr oder weniger ausgeprägte prosodische (melodische, dynamische und temporale) Abweichungen und Fehlleistungen beobachtet werden.

Traumatische Dysphonie: Es werden innere und äußere Kehlkopftraumen unterschieden. Die stimmliche Symptomatik der Heiserkeit oder auch Stimmlosigkeit (Aphonie) ist unmittelbar nach der Verletzung am stärksten und nimmt im Laufe des Heilungsprozesses allmählich ab bis zu einem bestimmten Endzustand, der sich in einer leisen und verhauchten Stimme anzeigt. Der Grad der Heiserkeit ist nicht in jedem Falle ein Indikator für den Schweregrad des Traumas. Eine Kehlkopfprellung kann z.B. Mikrotraumen der Stimmlippen bewirken, die ihre Feineinstellung so stören, daß Singen unmöglich wird. Zu inneren Kehlkopftraumen kommt es durch Intubationsschäden, Verätzungen, Insektenstiche, Einatmen von Rauch, Gas und Dampf. Bei den äußeren Kehlkopftraumen, die seltener sind, unterscheidet man stumpfe Verletzungen durch Schlag, Prellung, Drosselung, Würgen und scharfe Verletzungen durch Schnitt, Stich und Schuß. Verletzungsfolgen können auch ein- oder doppelseitige Kehlkopflähmungen sein.

Laryngitische Dysphonie: Entzündungen des Kehlkopfes können akut oder chronisch verlaufen. Eine *akute Laryngitis* tritt meist im Rahmen eines grippalen Infektes auf, kann aber auch toxisch (durch Reizgase), klimatisch (trockene oder kalte, auch rauchige Räume) oder mechanisch (durch Stimmüberlastung) verursacht werden und zu Heiserkeit bis Stimmlosigkeit mit Hustenreizen und leichten Halsschmerzen führen. Die Stimme klingt zudem rauh, krächzend und gepreßt oder bleibt ganz weg. Als Sonderform der akuten Laryngitis kommt bei Kleinkindern das sogenannte Kruppsyndrom (Pseudokrupp) vor, bei dem eine entzündliche Schwellung des subglottischen Gewebes eine akute Einengung der Atemwege mit Erstickungsgefahr, bellendem Husten, inspiratorischem Stridor und Heiserkeit hervorruft. Ätiologisch unterscheidet man eine virale, eine bakterielle und eine spastische Form. Bei einer *chronischen Laryngitis* werden ebenfalls drei Formen unterschieden: eine katarrhalische, hyperplastische und atrophische Laryngitis. Sie können aus akuten Entzündungen des Kehlkopfes hervorgehen, durch exogene Einflüsse (trockene staubige Luft) oder aufgrund konstitutioneller Schleimhautdispositionen oder auch durch chronische Stimmüberlastung entstehen. Symptome sind Heiserkeit, Absinken der Sprechstimmlage und herabgesetzte stimmliche Leistungsfähigkeit. Außerdem resultieren Atemnot, Husten und Räuspern. Die Symptomatik induziert hyperfunktionelle Auffälligkeiten und bleibt vielfach noch bestehen, wenn die Entzündung bereits abgeklungen ist. Weitere

Entzündungen des Kehlkopfes, mit denen auch Stimmstörungen einhergehen, sind Epiglottitis (Entzündung des Kehlkopfeinganges), Monochorditis (Schwellung einer Stimmlippe) und das Reinke-Ödem (ödematöse Größenzunahme der Stimmlippen).

Neurogene Dysphonie: Je nach Lokalisation der Nervenschädigung resultieren unterschiedliche Funktionsausfälle.

1. *Zentrale Lähmungen* der Kehlkopfnerven durch Schädigungen der zentralen motorischen Bahnen von der Hirnrinde bis zu den Kerngebieten in der Medulla oblongata führen zu Spastik oder Tremor der Kehlkopfmuskulatur, zu Schluckstörungen, zu unkoordinierter Sprechatmung, zu offenem Näseln, zu Störungen der Artikulation und zu Koordiantionsstörungen der Stimmlippenbewegungen. Es kommt zu *Hyperkinesen* (gesteigerte Bewegungsaktivität) und zu unwillkürlichen Stimmlippenbewegungen: Öffnen der Glottis beim Phonationsversuch, Annähern der Stimmlippen bei der Respiration. Bei *supranukleären Lähmungen* ist die reflektorische Beweglichkeit der Stimmlippen (z.B. beim Würgen) erhalten, während die Beweglichkeit beim Phonationsversuch beeinträchtigt ist. Der Tonus der Kehlkopfmuskulatur ist erhöht. Häufige Ursache bei Kindern sind frühkindliche Hirnschädigungen und Schädeltraumen.

2. *Lähmungen des Nervus vagus* oberhalb des Abganges der Kehlkopfnerven haben einen vollständigen Funktionsausfall der inneren Kehlkopfmuskeln zur Folge und gleichzeitig eine Lähmung der Gaumen- und Rachenmuskulatur. Neben der Dysphonie (schwere Heiserkeit) bestehen offenes Näseln und Dysphagie (Schluckstörung). Bei einer Lähmung in der Nähe des Abganges des oberen Kehlkopfnerven (Parese des proximalen Nervus vagus, auch kombinierte Schädigung des Nervus laryngeus superior und des Nervus recurrens) ist die gleichseitige Kehlkopfhälfte in ihrer Motorik und Sensibilität betroffen. Die Stimmlippen sind in ihrer Beweglichkeit und in ihrem Spannungszustand eingeschränkt. Da der Glottisschluß beim Phonieren nicht möglich ist, klingt die Stimme stark heiser, verhaucht und lasch. Im Falle einer beidseitigen Parese kommt es zur Stimmlosigkeit. Die Sensibiltätsstörung bedeutet Störung des Schluckens. Velum und Pharynx sind nicht betroffen. Eine Besserung der Stimmstörung erfolgt bei

einseitiger Lähmung durch kompensatorische Bewegungen der gesunden Stimmlippe.

3. *Isolierte Lähmung des Nervus laryngeus superior*, der den Musculus cricothyroideus motorisch und die oberen Kehlkopfräume sensibel innerviert, bedingt Funktionsausfall der äußeren gleichseitigen Stimmlippenspannungsfähigkeit und Sensibilitätsstörungen der supraglottalen Schleimhaut. Symptome sind demzufolge schwache und leicht heisere Stimme sowie Störungen des Schluckvorganges (Verschlucken). Bei einseitiger Lähmung erscheint die betroffene Stimmlippe verkürzt und schlaff mit Einschränkung des Tonhöhenumfanges, geringer Dynamik und intonatorischen Auffälligkeiten. Bei beidseitiger Lähmung ist der Ausfall der hohen Töne deutlicher. Die Sprechstimmlage wird abgesenkt, die Sprechmelodie monoton, die Singstimme reduziert.

4. *Isolierte Lähmung des Nervus laryngeus inferior*, auch *Recurrensparese* (durch Verletzungen, Tumoren, Operationsfolgen) führt zum gleichseitigen Funktionsausfall der inneren Kehlkopfmuskulatur. Bei einseitiger Parese fällt die respiratorische Beweglichkeit der Stimmlippe aus, die Stimme klingt nur leicht heiser und wird erst nach atrophischen Prozessen auffällig durch Behauchung. Belastender ist die Atmungsbehinderung bei körperlicher Anstrengung, die in schweren Fällen bei beidseitiger Parese Erstickungsgefahr beinhaltet.

Hormonelle Dysphonie: pathologische Veränderungen im Hormonsystem können morphologische Veränderungen im Kehlkopf oder funktionelle Störungen im Schwingungsvorgang der Stimmlippen auslösen. Eine *thyreogene Dysphonie* ist eine Stimmstörung bei Erkrankungen der Schilddrüse. Eine Schilddrüsenvergrößerung kann Einschränkungen der Phonation hoher Töne und eine rasche Stimmermüdung nach sich ziehen. Unterfunktion der Schilddrüse (Hypothyreose) verursacht bei Säuglingen und Kleinkindern eine schwere Verzögerung der Gesamtentwicklung, bei der neben anderen sehr auffälligen Symptomen der Schrei des Kindes bereits heiser und rauh klingt, und die Stimme sich vertieft und krächzend anhört. Sie kann auch die diplophone (doppeltönige) Symptomatik einer spastischen Dysphonie annehmen und eine Fehldiagnose nahelegen. Erhöhte Schilddrüsenaktivität (Hyperthyreose), die besonders in der Pubertät auftritt, äußert sich neben der allgemeinen erhöhten Erregbarkeit in einer zittrigen, behauchten und klangarmen Stimme, die kaum lauter werden kann und rasch ermüdet. Auch fällt eine geringe Vitalkapazität auf. Neben den Schilddrüsenerkrankungen haben auch Erkrankungen der Keimdrüsen Auswirkungen auf die Stimme. Unterfunktion der Keimdrüsen (Hypogonadismus) vor der Pubertät verhindert das Kehlkopfwachstum und damit den Stimmwechsel. Die Kinderstimme persistiert, so daß man auch von einer eunuchoidalen Stimme spricht. Der Kehlkopf bleibt klein und mit ihm die Stimmlippenlänge. Hormonpräparate, die Androgene enthalten, können bei Mädchen eine Vermännlichung (Virilisierung) der Stimme provozieren, die ein Absinken der mittleren Sprechstimmlage zur Folge hat. Insbesondere kann die Gesangsstimme negativ beeinflußt werden.

Tumorbedingte Dysphonie
1. bei gutartigen Tumoren des Kehlkopfes

Die bei Kindern zwischen dem 5. und 10. Lebensjahr häufigsten gutartigen Veränderungen an den Stimmlippen sind die *Stimmlippenknötchen*, die auch als Schreiknötchen bezeichnet werden. Sie entstehen durch zu starke Aktivität der Stimmlippenspanner und stellen sekundäre organische Veränderungen in Form von Verdickungen an den Stimmlippen im vorderen Glottisabschnitt infolge hyperfunktioneller Dysphonie dar. Die Stimmlippen können nur teilweise geschlossen werden, so daß die Stimme heiser, rauh und relativ tief klingt. Der Wortbeginn folgt gelegentlich stimmlos. Gutartige einseitige Neubildungen an den Stimmlippen (*Stimmlippenpolypen*) provozieren ebenfalls Heiserkeit, eventuell auch Atemnot, wobei die Stimme anhaltend gepreßt, rauh und krächzend klingt. Als mögliche Ursachen werden neben entzündlichen Erkrankungen der Stimmlippen Stimmüberlastung, insbesondere Schreien, angegeben. Durch Scheuerwirkung des Beatmungsschlauches während einer Operation in Narkose kann es zu *Intubationsgranulomen* als Gewebsverdickungen im hinteren Glottisabschnitt kommen, die stimmstörende Wirkung haben. Nach wenigen Wochen verschlechtert sich die Stimmbildung im Verein mit Hustenreiz und Räusperzwang zusehends bis zu ständiger Heiserkeit. Des weiteren können *Taschenfaltenhyperplasie* (entzündliche Verdickung der Taschenfalten), *Stimmlippenzysten* (bläschenartige Verdickungen mit serösem oder schleimigem Inhalt an den Stimmlippenrändern) und *Stimmlippenpapillome* (warzenartige Gebilde auf den Stimmlippen) Formen der Heiserkeit verursachen. Als besonders hartnäckig und folgenschwer gilt die *juvenile Laryxgpapillomatose,* die im frühen Kindesalter mit den Symptomen Heiserkeit, Hustenreiz und Atemnot auftritt.

2. bei bösartigen Tumoren des Kehlkopfes (*Larynxmalignome*) ist die Symptomatik je nach Tumorlokalisation unterschiedlich ausgeprägt (Malignom ist eine ungenaue Bezeichnung für bösartige Geschwulst = Neoplasma). Husten und Dysphagie können auf einen Kehlkopftumor hinweisen; Heiserkeit kann ein erstes Anzeichen für ein *Stimmlippenkarzinom* sein. Eine Heiserkeit, die über drei Wochen dauert, muß HNO-ärztlich abgeklärt werden.

Als häufigste Ursachen für *Kehlkopfkarzinome* werden Tabakrauchinhalation (in über 80% der Fälle), Alkoholkonsum (insbesondere in Kombination mit Tabakabusus), Schadstoffwirkung (Asbest, Teer, Gase, Chrom, Nickel, Uran), Strahlenbelastung, chronische Laryngitis und Papillome genannt. Da Kehlkopfkarzinome bei Kindern und Jugendlichen seltener als bei Erwachsenen sind, ist die Ursachenfrage einzelfallanalytisch anzugehen. Allerdings nehmen Kehlkopfkarzinome bei Kindern und Jugendlichen zu und stellen meist sehr bösartige Tumoren dar. Insgesamt wird der relative Anteil der Kehlkopfkarzinome an allen Krebserkrankungen mit 2-3% geschätzt, im HNO-Bereich allerdings mit bis zu 40%. Larynxmalignome werden in *glottische* (65%), *supraglottische* (30%) und *subglottische* (5%) Lokalisationen unterschieden und nach der TNM-Klassifikation in Tumorstadien differenziert. Dabei bedeutet T Tumorbefund, N regionale Lymphknoten (Node), M Metastasen. Die Ziffern stehen für die unterschiedliche Ausdehnung des Tumors. Für die glottischen Larynxmalignome oder Stimmlippenkarzinome gilt folgende Stadieneinteilung:

T_{is} carcinoma in situ, d. h. Oberflächenkarzinom auf der Stimmlippe, erscheint als verdickter Schleimhautbezirk mit Dysplasiegrad III, gilt als Anfangsstadium des Stimmlippenkarzinoms.

T_1 Tumor beschränkt sich auf die Glottis mit normaler Beweglichkeit

a = Befall einer Stimmlippe, b = Befall beider Stimmlippen;

Therapie: OP oder Strahlentherapie, Prognose: 90-95%

T_2 glottischer Tumor mit Übergang auf die Subglottis oder die Supraglottis bei normaler oder eingeschränkter Beweglichkeit oder Fixation;

Therapie: OP oder Strahlentherapie, Prognose: 70-80%

T_3 glottischer Tumor übergreifend auf die Supraglottis und /oder Subglottis mit Fixation an einer Stimmlippe oder beider Stimmlippen;

Therapie: OP oder kombiniert operativ-radiologisch, Prognose: 50-60%

T_4 glottischer Tumor mit Überschreiten des Larynx, z.B. in das Kehlkopfknorpelgerüst, in den Hypopharynx;

Therapie: OP oder kombiniert operativ-radiologisch, Prognose: weniger als 40-50%

Die Therapie der Wahl ist aus vitalen Gründen die operative Tumorresektion. Bei geringer Ausdehnung des Karzinoms sind Teilresektionen der befallenen Regionen angezeigt, z.B. Ausschneidung einer Stimmlippe (chirurgische Technik, Lasertechnik). Eine bewährte Alternative ist in den frühen Stadien T_1 und T_2 die Strahlentherapie, deren Anwendung jedoch eine gründliche Aufklärung über mögliche Negativwirkungen (z.B. radiogene Kehlkopfperichondritis) erforderlich macht. Im allgemeinen wird eine Strahlentherapie (Radiatio) bei kleineren Stimmlippenkarzinomen mit einer günstigen Prognose versehen, insbesondere bezüglich der Stimmfunktion, wenn die Stimmlippenbeweglichkeit noch vorhanden ist. Bei Stimmlippenkarzinomen der Stadien T_3 und T_4 hat eine alleinige Strahlentherapie kaum Erfolg. Sie erfolgt in der Regel postoperativ etwa vier Wochen nach der Operation und wird in ihrer Wirksamkeit unterschiedlich beurteilt.

Operative Verfahren bei Larynxmalignomen sind:

1. *Dekortikation* der befallenen Stimmlippe (auch Stimmlippenstripping genannt), heißt Entfernung der Stimmlippenschleimhaut bei carcinoma in situ mit Hilfe der Mikrolaryngoskopie (T_{is}).

2. *Chordektomie*, ist die Entfernung einer Stimmlippe entweder endolaryngeal mit Hilfe der Mikrolaryngoskopie oder extralaryngeal mit Spaltung des Schildknorpels (Thyreotomie). Indikation ist bei T_{is} und T_{1a} gegeben. Folge ist meist eine heisere oder rauhe Stimme bei normaler Atmung.

3. *Kehlkopfteilresektion*, kann frontolateral oder horizontal oder auch in Kombination beider Techniken erfolgen. Bei einer frontolateralen Teilresektion wird der Tumor mit einem vertikalen Abschnitt des frontalen Schildknorpels und dem zugehörigen Weichteilgewebe entfernt. Bei der horizontalen Teilresektion wird der Tumor mit dem gesamten oberhalb der

Stimmlippen liegenden Kehlkopfanteil bei Erhalt beider Stimmlippen und ihrer Stellknorpel (Aryknorpel) abgetragen. Beide Verfahren werden vorwiegend mit der Lasertechnik (CO_2–Laser) durch den Mund endolaryngeal durchgeführt und sind weitgehend funktionsschonend. Sie ermöglichen den Erhalt der Stimmbildung und die normale Atmung.

4. *Laryngektomie* bzw. *Laryngopharyngektomie*; bei ausgedehnten, nicht beherrschbaren Tumoren muß der gesamte Kehlkopf vom Zungengrund bis zur Luftröhre entfernt werden. Dabei wird der normale Atemweg vom Speiseweg getrennt. Durch die Entfernung des Kehlkopfes mit dem Kehldeckel sind Luft- und Speiseröhre offen, so daß bei jedem Schluckakt Teile auch in die Luftröhre gelangen können und ständige Hustenreaktionen hervorrufen. Für die Atmung wird deshalb eine Öffnung der Luftröhre oberhalb des Brustbeines am Hals angelegt und die Trachea eingenäht (= *Tracheostoma = Luftröhrenausgang*). Das Tracheostoma muß immer offen bleiben. Deshalb wird zunächst eine Trachealkanüle eingesetzt. Die Atmung über die oberen Luftwege (Nase, Mund und Rachen) ist damit ebensowenig mehr möglich wie die Bildung der Stimme. Der Betroffene muß über das Tracheostoma atmen und eine *Ersatzstimme* erlernen. Die Atemluft wird ohne Filterung, ohne Erwärmung und ohne Anfeuchtung durch das Tracheostoma unmittelbar in die Luftröhre, Bronchien und Lungen geführt, was zu physiologischen Beeinträchtigungen führt. Die Atmung wird nicht nur lauter und in ihrer Strömungsgeschwindigkeit schneller, sondern vor allem durch eine vermehrte Schleim- und Sekretabsonderung der Luftröhre und der Bronchien belastet. Es kommt zu störenden Hustenanfällen und Auswurf mit der Notwendigkeit des Absaugens. Durch die Trennung der oberen Luftwege von den unteren fällt die Nasenatmung weg. Der Betroffene kann nicht mehr ausschneuzen.

Er muß ständig die Nase putzen, am besten mit Wattestäbchen. Das Niesen wird wie bisher in der Nase durch Kribbeln ausgelöst, erfolgt aber als hustendes Niesen über das Tracheostoma. Die Riechfunktion ist mehr oder weniger eingeschränkt. Bei heißen Getränken und Speisen kann keine abkühlende Außenluft eingesogen werden. Die beim Heben und Pressen (vor allem beim Stuhlgang) eingesetzte Bauchpresse ist infolge des Tracheostomas abgeschwächt. Die Vitalkapazität liegt deutlich unter dem

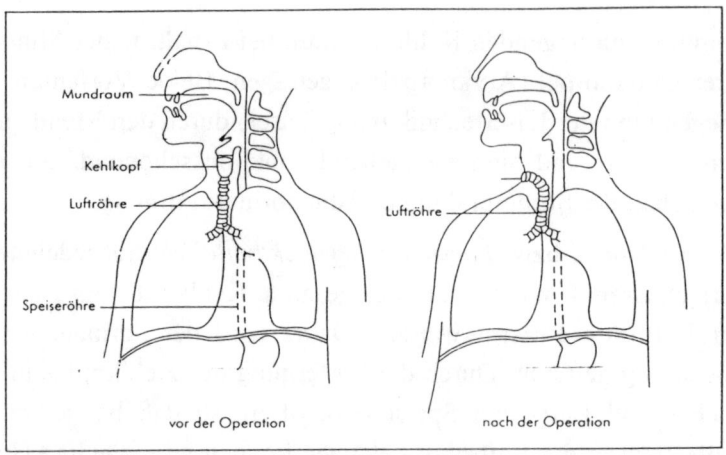

Abb. 22: Schema zum Zustand vor und nach der Kehlkopfoperation
(aus Foertsch und Weiße-Albrecht o. J., 16)

Durchschnitt. Bei körperlichen Anstrengungen besteht die Gefahr der Hyperventilation. Zum Schutz von Tracheostoma, Trachea und Bronchien, insbesondere zur Vorerwärmung und Filterung der Außenluft, wird das Tragen von Stomaschutztüchern, -lätzchen, -schals oder -rollis empfohlen. Da kein Wasser in das Tracheostoma eindringen darf, ist beim Baden und Duschen Vorsorge zu treffen. Für das Schwimmen sind besondere Hilfsgeräte entwickelt worden, die eine wasserdichte Verbindung vom Tracheostoma zum Mund herstellen, so daß durch die Nase geatmet werden kann. Möglich sind auch Schnorchelgeräte. Wenn der Zungenbereich, der Rachen und die Speiseröhre in die Operation einbezogen sind, ist auch die Nahrungsaufnahme beeinträchtigt und die Ernährung über Sonden notwendig.

Eine Laryngektomie hat – zusammengefaßt – anatomische, funktionelle und psychosoziale Folgen:

1. Trennung von Luft- und Speiseweg durch Anlegen eines Tracheotomas
2. Stimmverlust und Artikulationsbeeinträchtigung
3. Veränderungen der Atmung, der Nasen- und Riechfunktion, des Schluck- und Hustenmechanismus, der Bauchpresse
4. Beeinträchtigungen der Nahrungsaufnahme
5. Umstellung in der Körperpflege und sportlichen Betätigung

6. psychosoziale Folgen für die Kommunikation und das Beziehungsverhalten
7. Einschränkungen in der Teilnahme am gesellschaftlichen Leben

Neck dissection: Ab einer gewissen Größe der Tumoren und bei Halsmetastasen muß zusätzlich zur Kehlkopftotalexstirpation eine Halsausräumung vorgenommen werden, eine sogenannte *Neck dissection,* wenn Lymphknotenmetastasen im Halsbereich befundet werden. Dabei werden nicht nur die befallenen Halslymphknoten auf einer oder beiden Seiten entfernt, sondern auch Halsweichteile mit den Lymphknoten und Lymphbahnen. Je nach Radikalität werden konservative und radikale Neck dissections unterschieden, in ihrer therapeutischen Wirksamkeit allerdings nicht einhellig eingeschätzt. Es scheint, daß aufgrund von Studien zur Rezidivrate die konservative, elektiv vorgehende Verfahrensweise, die sich also auf die Entfernung der befallenen Lymphknoten beschränkt, eine günstigere Prognose hat. Folgen einer Neck dissektion sind ungünstige Narbenbildungen und Verwachsungen am Hals, Beschädigungen von Nerven und Blutgefäßen, die insgesamt zu Bewegungseinschränkungen im Hals-, Schulter- und Armbereich führen. Der Betroffene kann z.B. den Arm nicht mehr höher als horizontal heben. Häufig sind auch Sensibilitätsstörungen im Halsbereich. Bei Schädigung des Nervus facialis kommt es zu Einschränkungen der Lippenbeweglichkeit und damit zu Entstellungen der Mimik und der Aussprache. Ist der Nervus hypoglossus betroffen, ist ebenfalls die Aussprache betroffen.

Stimmrehabilitation nach Laryngektomie
Mit der medizinischen Behandlung bösartiger Kehlkopftumoren geht die *Stimmrehabilitation* einher, die präoperative, intraoperative und postoperative Maßnahmen umfaßt.

Präoperative Maßnahmen: Kehlkopfkrebs führt durchschnittlich innerhalb eines Jahres zum Tode (Metastasen, Infektion, Blutung, Auszehrung, Erstickung), wenn er nicht medizinisch behandelt wird. Der Betroffene ist deshalb auf die Operation und ihre Folgen, insbesondere den Verlust der Stimme, vorzubereiten. Er wird über die operativen Therapiemöglichkeiten (Dekortikation, Chordektomie, Kehlkopfteilresektionen, Laryngektomie und Neck dissection) informiert, über Möglichkeiten und Gefährdungen der radiologischen

Behandlungsmethoden sowie die Chemotherapie aufgeklärt und zu Einführungsgesprächen mit der Logopädin veranlaßt.

Intraoperative Maßnahmen: Grundprinzip für das operative Vorgehen ist die Erhaltung bzw. Schonung der physiologisch und stimmfunktionell wichtigen anatomischen Strukturen innerhalb und außerhalb des Kehlkopfes, vor allem im Hinblick auf die Ermöglichung einer Ersatzstimme.

Postoperative Maßnahmen: In der Regel wird nach der Wundheilung und der Entfernung der Magensonde noch vor der Bestrahlung mit der logopädischen Stimmtherapie begonnen (etwa 12 bis 14 Tage nach der Operation). Stimmliche Kompensationsmöglichkeiten in Form einer *Ersatzstimme* nach Laryngektomie sind im wesentlichen:

1. *Die Ösophagusstimme* als körpereigene Ersatzstimme (Speisenröhrenersatzstimme, auch Ruktus-Ösophagusstimme), die im oberen Ösophagusbereich entsteht, indem mit Schleimhautfalten oder Muskelwülsten (Musculus cricopharyngeus) im Bereich des Ösophagusmundes eine „neue Glottis" (= Pseudoglottis) gebildet wird, die durch im oberen Drittel des Ösophagus willkürlich aufgenommene und herausgepreßte Luft in Schwingungen versetzt wird. Die entstehende Ersatzstimme wird auch als Rülps- oder Ruktusstimme gekennzeichnet, da sie den physiologischen Rülpsmechanismus zur Stimmerzeugung verwendet. Zur Ruktusbildung haben sich drei Methoden herausgebildet: die Schluckmethode, die Aspirationsmethode und die Injektionsmethode.

Die *Schluckmethode* wird meist als Einstieg zur Ausbildung der Rülpsgeschicklichkeit eingesetzt, da das Luftschlucken wenig Anstrengung verlangt. Sie eignet sich aber nicht zur Anbildung einer flüssigen Sprechweise, da nach jedem Schluckakt sofort das Rülpsgeräusch zur Bildung eines Lautes, einer Silbe oder eines Wortes erzeugt werden muß und die Luft nicht in den Magen gelangen darf. Es entsteht eine Art Silbensprechen, die zwar unökonomisch und kommunikationsmühsam ist, dem Betroffenen aber Anfangserfolge zeigt und ihn zu einer systematischen Stimmtherapie motiviert.

Bei der *Aspirations-* oder *Inhalationsmethode* wird die Luftaufnahme durch Vorschieben des Unterkiefers und Hochziehen des Schultergürtels bewerkstelligt, wodurch ein thorakaler Unterdruck entsteht, die Muskulatur im Ösophagusmundbereich entspannt und das Einsaugen der Luft in den Ösophagus ermöglicht wird. Dann wird die angesaugte Luft durch Druckerhöhung vom Bauch her (Bauchpresse) und durch Kontraktionen der Ösophagusmuskulatur durch den Ösophagusmund (Pseudoglottis) mit „phonierender" Wirkung herausgepreßt. Mit der aspirierten Luft können fünf bis zehn Silben gesprochen werden; dann muß wieder neu eingeatmet werden, was zu einer oberflächlichen Kurzatmung verführt.

Dieser Nachteil wird bei der *Injektionsmethode* vermieden, da bei ihr die Luftaufnahme in den Ösophagus von der Atemphase unabhängig mit Hilfe von Lippen- und Zungenbewegungen bzw. Bewegungen des Zungengrundes erfolgt. Im Mundraum wird ein Überdruck erzeugt, der den Ösophagusmund öffnet und die Einatmungsluft in den Ösophagus injiziert. Der Überdruck wird durch Pumpbewegungen der Zunge erreicht und durch plosive wie frikative Konsonantenbildung unterstützt. Man drückt die Luft durch Hin- und Herbewegungen der Zunge in Richtung des harten Gaumens in den Ösophagus, was im Grunde nichts anderes ist als das, was in der ersten Phase des Schluckaktes gemacht wird. Es wird eine fließende Sprechweise erzielt, wenn auch immer wieder Luft nachgedrückt werden muß. In der Therapiepraxis haben sich die Aspirationsmethode und die Injektionsmethode gleichermaßen durchgesetzt. Sie haben gemeinsame Anteile und sind in kombinierten Vorgehensweisen erfolgversprechend. Das physiologische Hauptproblem bei der Anbildung der Ösophagusstimme ist die Tonusregulierung des Ösophagusmundes (der Pseudoglottis). Bei jüngeren Betroffenen erscheint die Erlernung des Ruktus (des Herauspressens der Luft) bzw. des Rülpsvorganges leichter als bei älteren.

2. Die *Stimmprothese* oder ein *Shuntventil* (*Prothesen-Ösophagusstimme*), bei der die notwendige Sprechluft über eine Ventilprothese in den oberen Ösophagus aufgenommen wird. Die Ventilprothese oder prothetische Stimmfistel wird entweder bei der Laryngektomie zugleich (primär) oder durch eine Zweiteingriff (sekundär) zu einer Verbindung zwischen Luftröhre und Ösophagus in der Höhe des Tracheostomas angelegt. Zwischen Trachea und Ösophagus wird ein Punktionskanal oder ein sogenannter tracheo-ösophagealer Shunt geschaffen, in den die Stimmprothese eingesetzt wird. Diese sitzt kragenknopfähnlich in der tracheo-ösophagealen Fistel. Funktionsprinzip ist die Umlenkung der Ausatmungsluft aus der Luftröhre

in den Ösophagus durch ein Klappenventil, so daß mit ihr an der Pseudoglottis am Ösophagusmund eine *Ösophagus-Ersatzstimme* erzeugt werden kann. Durch Verschluß des Tracheostomas mit dem Finger oder mit einem zusätzlichen mechanischen Tracheoastomaventil kann die Ausatmungsluft in den Ösophagus gedrückt und zur Pseudoglottis geführt werden. Die entstehende ösophageale Stimme ermöglicht eine flüssige und weitgehend verständliche, allerdings wenig modulationsfähige Sprechweise. Neben der Stimmbildungsfunktion hat das Shunt-Ventil Schutzfunktion für die Luftröhre beim Schlucken; es verhindert ein Eindringen von Speichel, Schleim, Getränken und Speisen in die Luftröhre und beugt damit Hustenanfällen und Entzündungen vor. Gegenwärtig werden im wesentlichen drei Systeme von „Verweilprothesen" verwendet: das Provox-System, die Blom-Singer-Prothese und die Herrmann-Prothese. Für das handfreie Sprechen mit Tracheostomaventilen sind ebenfalls verschiedene Tracheostoma-Klappenventile entwickelt worden. Die Anbahnung des Sprechens mit einem Shunt-Ventil kann bereits drei Tage nach der Kehlkopfentfernung begonnen werden. Wichtig ist die sachgerechte Handhabung des Tracheoastomaverschlusses und der Atemführung als Voraussetzungen für die systematische Stimmtherapie.

3. Die *elektronische Sprechhilfe*, die unmittelbar nach dem laryngektomischen Eingriff zur Verständigung eingesetzt werden kann, beruht auf der Erzeugung eines Ersatzprimärklanges des Kehlkopfes durch einen elektronischen Tongenerator, der am Hals bzw. Mundboden angelegt wird und den Schall in das Ansatzrohr zur Artikulation weiterleitet. Angezeigt ist eine apparative Sprechhilfe, wenn eine Ösophagusstimme nicht gebildet werden kann, zu schwach ist oder versagt. Die Sprechweise klingt sehr technisch, unnatürlich und wenig moduliert, vielfach auch zu laut. Der Hörer hat Mühe zu verstehen. Den Vorteilen einer relativ anstrengungslosen Anwendung steht eine weitgehende Geräteabhängigkeit gegenüber. Aus logopädischer Sicht wird die elektronische Sprechhilfe oder der Elektrolarynx als „erste" Hilfe, als Ergänzung einer Ersatzstimme oder auch als Alternative gesehen und in der Stimmtherapie vor allem zur Motivierung eingesetzt. In der Praxis verbreitet ist die Servox-Inton-Sprechhilfe, die drei Möglichkeiten des Sprechens bietet: Sprechen mit Grundton, Sprechen mit Grund- und Betonungston und Sprechen mit Grundton, Beto-

nungston und Tonhöhenabfall. Es wird als handlich, robust oder einfach bedienbar empfohlen.

Insgesamt wird in der phoniatrischen und logopädischen Stimmrehabilitation nach Laryngektomie die Entscheidungsfähigkeit des Patienten respektiert, indem er mit allen drei Wegen – der Ösophagusersatzstimme, der Stimmprothese und des Elektrolarynx – konfrontiert wird. Er soll nach Möglichkeit selbst erfahren, daß die Ersatzstimmbildung mit einem Shunt-Ventil in der erreichbaren Qualität der Stimmbildung und Sprechweise der Ruktusstimme und der elektronischen Stimme überlegen ist, daß das Erlernen einer körpereigenen Ösophagusstimme gegenüber den körperfremdem Stimmprothesen seinen Stellenwert hat, und daß die Verwendung von elektronischen Tongebern längerfristig gesehen nicht mehr als eine Notlösung darstellt.

Komplikationen nach Shunt-Operationen: Infolge postoperativer Änderungen der tracheo-ösophagealen Trennwand mit Shuntaufweitung (vor allem durch Bestrahlung) kann eine Neuanpassung der Stimmprothese notwendig werden. Dabei muß die Prothese entfernt und der Patient über eine Sonde ernährt werden, bis sich der Shunt verkleinert hat. Ansonsten gelangen Schleim- oder Speiseteile in die Luftröhre. Auch kann sich Granulationsgewebe im Shuntbereich entwickeln, das abgetragen werden muß. Entzündliche Reaktionen im Bereich des Tracheostoma und Shunts werden mit Antibiotika behandelt. Die Stimmprothese kann auch durch Krustenbildung verstopft werden, was eine Durchspülung oder Prothesenwechsel notwendig werden läßt. Eine Prothese kann auch mal verschluckt werden und ist sofort durch eine neue zu ersetzen. Wird die Prothese durch einen Klappendefekt undicht, ist sie ebenfalls umgehend auszuwechseln. Infolge Bestrahlung können Pilz- oder Keimbefall resultieren und die Prothese beeinträchtigen. Sie muß ersetzt werden. Spätkomplikationen können Epithelisierung, Granulationspolypen oder Verdickungen durch Vernarbung sein, die vorübergehende Prothesenentfernung, Abtragung mit Laser bzw. Einsetzen einer längeren Stimmprothese anzeigen. Bei Auslösung eines Spasmus des Musculus constrictor pharyngis inferior kann es zur Umlenkung des Luftstroms in den Magen kommen, so daß eine Myotomie zur Relaxierung vorgenommen werden muß.

Prognose: Die Aussichten auf Heilung bei Kehlkopfkrebs sind besonders in den Frühstadien groß, da die indizierten Operationen ein weiteres Tumorwachstum verhindern. Dies gilt auch für die Laryngektomie in fortgeschritteneren Tumorstadien, die sehr wohl ein folgenschwerer Eingriff bedeutet, aber auch Zukunftsperspektiven eröffnet. Sie garantiert, daß keine Tumorreste zurückbleiben und Rezidive auftreten. Wichtig ist, daß *Frühwarnzeichen*, zu denen Heiserkeit, Kratzen und Kloßgefühl im Hals, Husten, Schluckbeschwerden und Knotenbildung am Hals gehören, frühzeitig erkannt und phoniatrisch diagnostisch abgeklärt werden. Bei einer rechtzeitigen medizinischen Behandlung der Krebserkrankug können über 90% aller Fälle geheilt werden, ohne daß der Kehlkopf entfernt werden muß. Hauptgrund dafür ist, daß Kehlkopfkarzinome bis zu 90% Plattenepithelkarzinome sind, die von den Stimmlippen ausgehen und erst allmählich in die tieferen Kehlkopfstrukturen infiltrieren. Bei Früherkennung und Frühbehandlung – der auf die Stimmlippen begrenzten – Tumoren können kaum Lymphknotenmetastasen entstehen, da die Stimmlippen nur wenig Lymphgefäße enthalten.

Die aus Studien mitgeteilten Dauerheilungsziffern bei glottischen Larynxkarzinomen bewegen sich zwischen 70 und 95% und sprechen für eine relativ gute Prognose. Für Laryngektomien wird eine durchschnittliche Heilungsrate um 60% angegeben, wofür eine maßgebliche Verbesserung der diagnostischen und therapeutisch kombinierten radio-chirurgischen Verfahren verantwortlich zu machen sind.

3. 1. 3 Dysglossie

Dysglossie ist eine Sammelbezeichnung für Störungen der Aussprache infolge von Schädigungen der peripheren Artikulationsorgane oder/und der an der Artikulation beteiligten peripheren Anteile der Hirnnerven. Da die pathologischen Veränderungen an den peripheren Organen des Sprechvorgangs diagnostisch objektiviert werden können, spricht man auch von *peripherorganischen Artikulationsstörungen* oder von peripher-organisch bedingten *phonetischen Störungen*.

Von den gelegentlich verwendeten Ausdrücken „mechanische Dyslalie", „symptomatische Dyslalie" oder „peripher-expressive Dyslalie" sollte man Abstand nehmen, da sie Mißverständnisse des Begriffs Dyslalie provozieren. Auch trifft die Bezeichnung „traumatische Störung des Sprechens" nur teilweise zu. Die *phonetische Aussprachestörung* kann verschiedene Ursachen haben.

Nicht alle pathologischen Veränderungen an den Sprechorganen führen zwangsläufig zu Störungen der Lautbildung. Ist dies der Fall, sind jeweils diejenigen Laute betroffen, für deren Bildung die geschädigten Artikulationsorgane zuständig sind. Der Beschreibung der Folgen der pathologischen Veränderungen an den peripheren Sprechorganen für die Aussprache der Laute liegt deshalb die Benennung der *lokalen Dimension* der Lautbildung (Artikulationsort und artikulierendes Organ) zugrunde.

Aus der Unterscheidung von *Artikulationszonen* leitet man die Formen der Dysglossie ab. Da in der Phonetik keine Übereinstimmung über die Anzahl der Artikulationszonen besteht, gibt es dementsprechend in der Sprachpathologie auch keine Einigkeit über die Anzahl der Dysglossieformen.

Die Artikulationsorgane

Die Artikulationsorgane sind ursprünglich für die vitale Primärfunktion der Aufnahme, Zerkleinerung und Beförderung der Nahrung vorgesehen. Erst sekundär bilden sie zusammen mit den verschiedenen Resonanzräumen von Mund, Nase und Rachen den Lautbildungs-Organismus.

In der Phonetik wird der gesamte Hohl- oder Resonanzraum oberhalb des Kehlkopfs als *supralaryngeales System* oder auch als *Ansatzrohr* bezeichnet. Es wird hinten (caudal) von den Stimmlippen – oberhalb der Ebene der Stimmlippen – und vorne (cranial) von den Lippen und den Nasenöffnungen begrenzt. Es besteht aus drei Räumen:

1. Nasenraum (cavum nasale),

2. Mundraum (cavum orale),

3. Rachenraum (pharynx).

In ihnen wird im artikulatorischen Teilprozeß der im Kehlkopf (larynx) erzeugte Primärklang überformt, oder es werden bei der Produktion von Konsonanten neue Schallquellen hinzugefügt. Dadurch entstehen äußerst variationsfähige akustische Produkte, die dem Sprecher als sprachliche Signale dienen. Während der Nasenraum eine eher statische Struktur darstellt, sind Mund- und Rachenraum veränderbare Resonatoren.

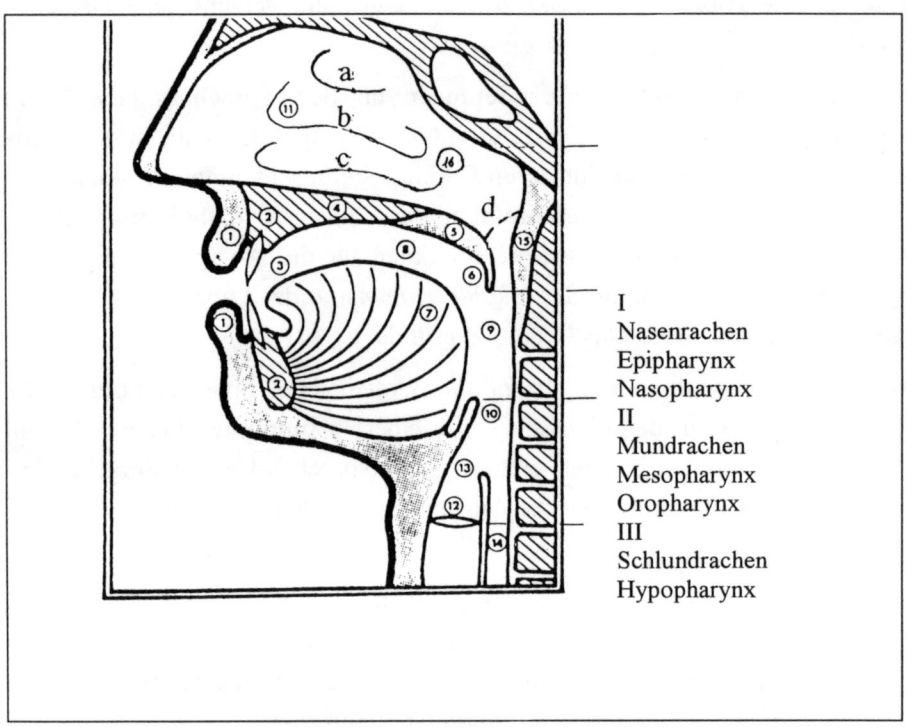

Abb. 23: Artikulationsorgane (Ansatzrohr), modifiziert nach Martens 1966, A8

1 Lippen (labia)
2 Zähne (dentes)
3 Zahndamm oder Zahntaschen (alveoli)
4 harter Gaumen (palatum durum)
5 weicher Gaumen und Gaumensegel (palatum molle et velum)
6 Zäpfchen (uvula)
7 Zunge (lingua oder glossa)
8 Mundraum (cavum oris)
9 Rachenraum (pharynx)
10 Kehldeckel (epiglottis)
11 Nasenraum (cavum nasale)
   a) obere b) mittlere c) untere Nasenmuschel d) Choane
12 Stimmlippen mit Stimmritze (glottis)
13 Luftröhre (trachea)
14 Speiseröhre (oesophagus)
15 Passavantscher Wulst
16 Ohrtrompete oder Eustachische Röhre (tuba auditiva)

Der *Nasenraum* (cavum nasale) kann durch den nasopharyngealen Verschluß, der durch Hebung und Senkung des weichen Gaumens (velum molle mit uvula) bewerkstelligt wird, die Klangfarbe der Sprachlaute entscheidend beeinflussen. Im Falle der Öffnung des Durchgangs zum Nasenraum klingen alle Laute nasal. Lautcharakteristisch ist die Nasalität nur bei den Konsonanten [m], [n] und [ŋ]. Bei allen anderen Lauten der deutschen Sprache muß der nasopharyngeale Verschluß vorgenommen werden.

Der *Rachenraum* (pharynx) hat drei Öffnungen: den Durchgang zum Kehlkopf, die Schlundenge (isthmus faucium) zum Mundraum und die Choanen zur Nase. Er ist an der Bildung aller Sprachlaute beteiligt und trägt durch seine Verformbarkeit in unterschiedlicher Weise zur Klang- und Geräuschgestaltung der Laute bei.

Der *Mundraum* (cavum oris), der vorne von den Lippen (labia), an den Seiten von den Wangen (buccae), nach hinten vom Mundboden und nach oben vom harten und weichen Gaumen (palatum durum et molle) begrenzt wird, stellt den eigentlichen Artikulationsort dar und wird von dem wohl wichtigsten Artikulationsorgan, der Zunge (lingua oder glossa), beherrscht.

Sie ist ein komplexes Muskelsystem und wird vom Nervus hypoglossus (XII), vom Nervus trigeminus (V) und dem Nervus glossopharyngeus (IX) innerviert. Am gesamten Sprechvorgang sind die Hirnnerven XII (N. hypoglossus), X (N. vagus), IX (N. glossopharyngeus) und VII (N. facialis) beteiligt.

Die Sprachlaute und ihre Bildung
Die Sprachlaute entstehen durch fein koordinierte Bewegungen der peripheren Sprechorgane: Lippen, Zunge, Gaumensegel. Auch Bewegungen des Unterkiefers, des Kehlkopfes und der Rachenwand sind beteiligt. Man bezeichnet die spezifischen Vorgänge zur Bildung der Sprachlaute als Artikulation im engeren Sinne im Unterschied zum weiteren Begriff von Artikulation als Gesamtheit der physiologischen Teilvorgänge Respiration, Phonation und Artikulation. Die Artikulation im engeren Sinne vollzieht sich im Ansatzrohr, das resonatorische und artikulatorische Funktion hat: es bietet verschieden große und geformte Räume zur Resonanzbildung (Vokalbildung) und es gestaltet Engen und Verschlüsse zur Reibung und Stauung der Atemluft (Konsonantenbildung). Auf die beiden unterschiedlichen Bildungsprinzipien geht die traditionelle Einteilung der Sprachlaute in Vokale und Konsonanten zurück. Dabei werden die Vokale als Öffnungslaute charakterisiert, die Konsonanten als Hemmungslaute. Sie entstehen durch verschiedenartig gebildete Hemm-

stellen für den Phonationsstrom im Ansatzrohr. Neben weiteren Einteilungen in Vokale, Konsonanten und Gleitlaute ([j], [v], [y], [h]) oder in Vokale, Konsonanten, Gleitlaute und Liquide ([l], [r]) ist in der Geschichte der Sprachheilpädagogik die Einteilung von Forchhammer (1924) in Vokale, Halbvokale ([v], [j]), Konsonanten und Halbkonsonanten ([l], [r], [m], [n], [ŋ]) zur Grundlage der sprachtherapeutischen Arbeit geworden.

Der Artikulation im engeren Sinne sind Respiration und Phonation gleichsam untergeordnet. Ohne Atemluft können keine lautsprachlichen Signale gebildet werden. Das gilt sowohl für die Erzeugung des Stimmklangs (stimmhafte Laute) als auch für die Ausbildung von Sekundärschallquellen im Ansatzrohr (stimmlose Laute). Ohne Respiration sind Phonation und Artikulation unmöglich. Wohl aber kann Artikulation ohne Phonation erfolgen, wenn auch eine tragfähige Stimme der beste Garant für eine wirkungssichere Kommunikation darstellt.

Die Vokale und ihre Bildung
Der erste, der die Vokale schematisch zu ordnen versucht hat, ist C. F. Hellwag (1781). Er hat die Vokale in ein leicht überschaubares Dreiecksschema eingefügt. Ursprünglich sollte das *Vokaldreieck* nach dem Prinzip der Klangverwandtschaft ein auditiv-phänomenales Ordnungsschema abgeben. Doch bereits Hellwag erkannte, daß es zugleich auch im artikulomotorischen Sinne interpretiert werden kann. Denn bei der Vokalreihe A–E–I bzw. A–Ö–Ü hebt sich die Zunge in Richtung obere Alveolen, bei der Reihe A-O-U gegen den hinteren harten bzw. gegen den weichen Gaumen; bei A verbleibt sie in indifferenter flacher Ausgangslage.

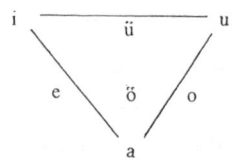
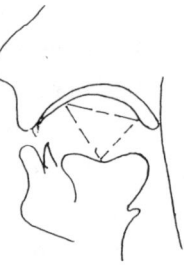

Abb. 24 a:
Vokaldreieck nach Hellwag
(Dissertatio de formatione
loquela. 1781)

Abb. 24 b:
Projektion des Vokaldreiecks
in den Mundraum

Die auf diese Weise abstrahierbare Dreiecksfigur der Vokalbildung läßt sich anschaulich in den Mundraum projizieren.

Das Vokaldreieck Hellwags wurde wiederholt durch differenziertere Systeme ersetzt: durch das System von Winteler (1876), das Vokalviereck von A. M. Bell (1887), das Vokalviereck der Association Phonétique Internationale (API 1926 bzw. 1947 ff.) und das Vokaltrapez von P. Menzerath (1934, 1942). Weitgehende Beachtung bis in die Gegenwart findet das Kardinalvokalsystem von D. Jones (1917), in dem die Kardinalvokale [i] und [a] als artikulatorische Extrempunkte definiert sind: [i] als der eine Eckvokal, der mit der höchsten Stellung der Vorderzunge am weitesten vorn bei größter Enge gebildet wird, und diametral entgegengesetzt der andere Eckvokal [ɑ], der mit der niedrigsten Zungenlage am weitesten hinten bei größter Mundöffnung entsteht. Zwischen beiden liegen die übrigen primären Kardinalvokale, die im Vokaltrapez zum einen als gerundete Hinterzungenvokale [ɔ], [o] und [u] mit zunehmender Hebung der Zunge nach hinten oben positioniert werden, zum anderen als ungerundete Vorderzungenvokale [ɛ] und [e] mit zunehmender Hebung der Zunge nach vorne oben in das Schema eingefügt werden.

Für die Beschreibung des Vokalsystems des Deutschen sind weitere sekundäre Kardinalvokale aufzunehmen, die im *Vokalviereck* von C. und P. Martens (1966) unter Berücksichtigung des Spannungsgrades der Artikulationsmuskulatur systematisch plaziert sind. Auch das Vokalviereck läßt sich anschaulich in den Mundraum projizieren.

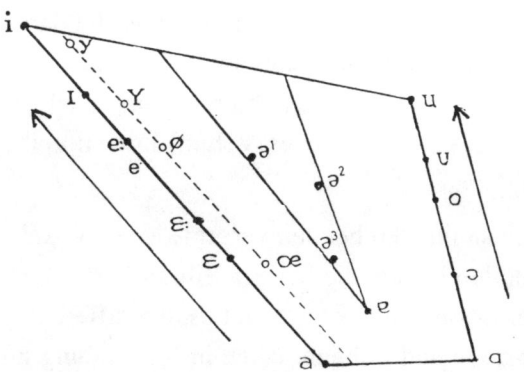
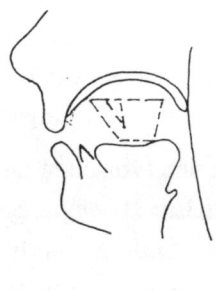

Abb. 25a:
Vokalviereck nach C. und P. Martens
(1966, A 9)

Abb. 25b:
Projektion des Vokalvierecks in den Mundraum

Die Hinterzungenvokale [u], [ʊ], [o] und [ɔ] haben Lippenrundung und Lippenvorstülpung. Die Vorderzungenvokale [i], [ɪ], [eː], [e], [ɛː] und [ɛ] haben Lippenspreizung; die dazugehörigen Vorderzungenvokale [y], [ʏː], [ø] und [œ] haben Lippenrundung und Lippenvorstülpung wie die Hinterzungenvokale.

Die Mittelzungenvokale [ə 1], [ə 2] und [ə 3] sind unbetonte E-Laute, die wegen ihrer zentralen Lage auch als Zentrallaute oder reduzierte Vokale, indifferente Vokale, Murmelvokale oder auch Schwalaute bezeichnet werden. Der niedrige Mittelzungenvokal [ɐ] ist ein vokalisierter R-Laut.

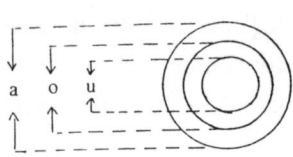 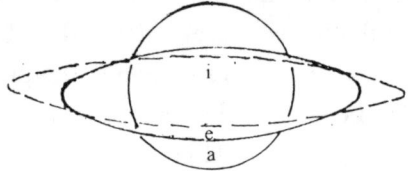

Abb.26: Lippenrundungsbewegung bei den Hinterzungenvokalen und Lippenspreizungsbewegung bei den Vorderzungenvokalen

Die (17) Vokale der deutschen Sprache werden durch die Bewegungen von Zunge (Hebung/Senkung von Vorderzunge/Zungenrücken) und Lippen (Lippenrundung/-spreizung) und den Spannungsgrad der Artikulationsmuskulatur markiert. Genau genommen müßten auch die (Unter-) Kieferbewegungen (Kieferwinkel), die Funktion des Gaumensegels (Hebung/Senkung) und die Phonation mit aufgenommen werden. Für die Störungsanalyse und die darauf aufbauende Sprachtherapie ist jedoch die Kennzeichnung der Vokale nach den Kriterien der Zungen- und Lippeneinstellungen hinreichend, weil alle Vokale im Deutschen orale Öffnungslaute (gehobenes Velum) mit Stimmbeteiligung (Glottis in Stimmstellung) sind.

Da sich aus den typischen Organeinstellungen bei den verschiedenen Vokalen die wesentlichen Bewegungen ableiten lassen, die bei der Bildung der einzelnen Vokale unbedingt durchlaufen werden müssen, genügt es, die differenzierenden Einstellungen von Vorderzunge und Zungenrücken in Verbindung mit den Lippeneinstellungen (Rundung, Vorstülpung, Spreizung, Indifferenzlage) und der Tension der Artikulationsorgane (gespannt/ungespannt) zu beobachten.

Im Rahmen dieses für die Praxis reduzierten artikulationsphonetischen Grobrasters können dann alle Vokale der deutschen Sprache nach dem folgenden Beispiel von

[i] = praedorsaler bzw. Vorderzungen-Vokal bei hoher Zungenlage und gespannter ungerundeter Lippeneinstellung

beschrieben und auf ihre möglichen Störmomente hin überprüft werden.

Entweder klingt der realisierte [i]-Laut nur kurz an, weil er ohne Spannung der Artikulationsorgane gebildet wird, oder er tendiert zum [e]-Laut hin, weil die Einstellung der Vorderzunge nicht hoch genug ist, oder er kommt dem [y]-Laut zu nahe, weil die Lippeneinstellung zu wenig gespreizt ist. Die eingeschränkte diakritische Funktion zeigt sich in möglichen Verwechslungen z.B. Miete–Mitte oder fliehen–flehen oder viele-fühle usw.

Ein kompetenter Sprecher/Hörer der deutschen Sprache verfügt im allgemeinen über das folgende Vokalsystem:

Zungeneinstellung ⇨		praedorsal (vorne)	⇦ ⇨	postdorsal (hinten)
⇩ **Lippeneinstellung** ⇨		ungerundet-gerundet (gespreizt)	indifferent	gerundet
hoch ↑ ↓ tief	**Tension der Artikulationsorgane** ⇩ gespannt ungespannt	i I	y Y		u U
	gespannt ungespannt	e: e	ø œ	ə^1 ə^2 ə^3	o ɔ
	gespannt ungespannt	ɛ: ɛ			
	gespannt ungespannt				ɑ a

109

Diphthonge

Die durch eine Gleitbewegung der Zunge (mit eventueller Veränderung der Lippenform) zustande gekommene Verbindung zweier verschiedener Vokale innerhalb einer Silbe heißt Diphthong.

Diphthonge sind vokalische Doppellaute, Zwielaute oder Vokalgleiter, die die Funktion eines einfachen Vokals haben und nicht in zwei Silben zerteilt werden können. Ein „fallender Diphthong" beginnt mit stärker geöffnetem Eingangslaut und läuft mit schwachem geschlossenen Ausgangslaut aus: [æ], [ao] und [ɔø]. Ein „steigender Diphthong" beginnt mit einem schwachen Vokalelement und endet mit einem stärkeren: [ia], [ua], [oa], [iɔ], [iə]. Die drei Diphthonge im Deutschen sind *fallende Diphthonge*. Ihre gemeinsamen Merkmale bestehen darin, daß

die *erste Komponente* immer kurz gebildet wird und artikulatorisch wie akustisch mehr Intensität besitzt, also betont ist, und

die *zweite Komponente* lang oder mittellang gesprochen wird, fallend, mit zunehmend sich abschwächender exspiratorischer Energie und Sonorität bzw. mit absinkendem Tonfall gebildet wird.

Beide Glieder bilden zusammen eine eigenständige vokalische Einheit, deren Komponenten in direktem Bewegungsanschluß realisiert werden müssen.

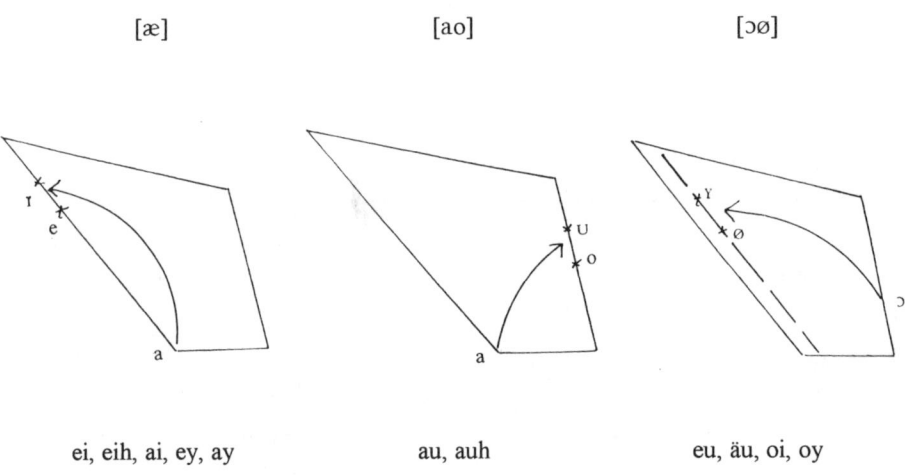

Abb. 27: Die drei Diphthonge im Deutschen

Sie lassen sich aus den Einstellungen der einzelnen beteiligten Vokale ableiten:

[ai]/[æ] →
Einsatz mit [a]-Einstellung, Gleitbewegung der Zunge und Lippen zur [ɪ] / [e]-Einstellung hin (z.B. heiß)

[aʊ]/[ao]→
Einsatz mit [a]-Einstellung, Gleitbewegung der Zunge und Lippen zur [ʊ]/[o]-Einstellung hin (z.B. Haut)

[ɔø]→
Einsatz mit [ɔ]-Einstellung, Gleitbewegung der Zunge und Lippen zur [ø]-Einstellung hin (z.B. heute)

Die Konsonanten und ihre Bildung

Zur Klassifikation der Konsonanten werden verschiedene Vorschläge gemacht. Die wichtigsten Kriterien für die artikulatorische Beschreibung der Konsonanten sind:
- die Artikulationsstelle
- die Artikulationsart oder der Artikulationsmodus und
- die Stimmbeteiligung.

1. Einteilung der Konsonanten nach Artikulationsstellen und Artikulationszonen

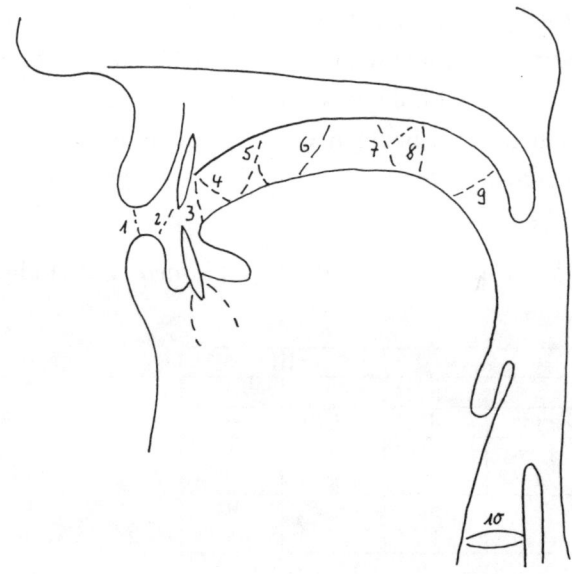

Abb. 28: Artikulationsstellen

Bei der Bestimmung von *Artikulationsstellen* werden zwei Bezugspunkte berücksichtigt, zum einen das bewegliche artikulierende Organ, zum anderen der feste Artikulationsort.

Danach ergeben sich folgende artikulatorische Kennzeichnungen der Konsonanten im Deutschen.

I	1	bilabial	[p], [b], [m]
II	2	labiodental bzw. dentilabial	[f], [v]
III	3	(dental-) alveolar-apikal (koronal, praedorsal)	[s], [z], [n], [d], [t], [ts]
	4	alveolar-koronal	[r], [l]
IV	5	praepalatal-koronal (praedorsal)	[ʃ], [ʒ]
V	6	palatal-praedorsal	[ç], [j]
VI	7	postpalatal (velar-)-postdorsal	[g], [k]
	8	velar-postdorsal	[ŋ], [x]
	9	postdorsal- uvular	[R]
VII	10	laryngeal oder glottal	[h], [ʔ]

Zur besseren Übersicht haben sich in der Sprachpathologie und in der phonetischen Diagnostik mehrere Einteilungen nach Artikulationszonen oder Sprechstellen etabliert. Unter Artikulationszonen versteht man jene Bereiche des Ansatzrohres, in denen die einzelnen Laute gebildet werden. Über die Anzahl der zu unterscheidenden Artikulationsgebiete besteht in der Literatur allerdings Uneinheitlichkeit.

Einteilung der Konsonanten nach *drei Artikulationszonen* (z.B. Führing, M. et. al. 1976, 19):

I		II		III	
	m		n		ŋ
p	b	t	d	k	g
f	v	s, ts	z	ç	j
		ʃ		x	
			r		R
			l		

Abb 29: Dreifeldschema der Artikulationszonen

Auf der linken Seite sind die stimmlosen, auf der rechten Seite die stimmhaften Laute angegeben. Der Laut [h] wird nicht eingeordnet, da bei seiner Artikulation keine Hemmstelle überwunden werden muß. Auch der stimmhafte [ʒ]-Laut fehlt.

Einteilung der Konsonanten nach *vier Artikulationszonen* (z.B. Becker, K. P. und Sovak, M. 1971, 61):

I		II		III		IV
b	p	d	t	g	k	ʔ
m		n		ŋ		
v	f	z	s	j	ç	h
		ʒ	ʃ		x	
		l				
		r			R	

Abb.30: Vierfeldschema der Artikulationszonen

Gegenüber der Dreiersystematik von Führing et. al. fügen Becker und Sovak als vierte und neue Artikulationszone die laryngeale Zone mit den beiden Lauten [h] und [ʔ] hinzu. Sie ordnen auch [ʒ] ein und nehmen [ts] heraus. Außerdem berücksichtigen sie die Artikulationsart.

2. Einteilung der Konsonanten nach dem Artikulationsmodus

Dabei wird präzise nach *Artikulationsart* (Öffnung und Enge sowie totaler, partieller und intermittierender Verschluß) und *Überwindungsmodus* (Sprengung, Reibung, Behauchung und Schwingung) unterschieden.

Im wesentlichen hat man sich auf folgende Gruppierung geeinigt:

1. Bildung mit totalem Verschluß
- *Plosive* oder Verschlußlaute: [p], [t], [k], [b], [d], [g], [ʔ]
  Verschluß des Nasenraumes und Sprengung von Verschlußstellen im übrigen Ansatzrohr
- *Nasale*: [m], [n], [ŋ]
  Verschluß an bestimmten Stellen im Mundraum und Durchgang des Phonationsstromes durch die Nase
2. Bildung mit partiellem Verschluß

- *Laterale*: verschiedene Arten von [l]-Lauten
  Im Mundraum wird ein partieller Verschluß so gebildet – meist an den oberen Alveolen - , daß der Luftstrom an den Seiten des Verschlusses vorbeiziehen kann und den Lateralengelaut erzeugt.
3. Bildung eines intermittierenden Verschlusses
- *Vibranten* oder Intermittierende: Zungenspitzen-[r], Zäpfchen-[R]
  Verschluß des Nasenraumes und rasch wiederholte Unterbrechungen des Mundverschlusses
4. Bildung mit Verengung
- *Frikative:* [f], [s], [z], [ʃ], [ʒ], [ç], [x], [v], [j], [h]
  Engebildungen an verschiedenen Stellen im Mundraum und Kehlkopf

3. Einteilung der Konsonanten nach Beteiligung der Stimme
Nach dem beteiligten laryngealen Stimmklang lassen sich zwei Klassen von Konsonanten unterscheiden: stimmhafte und stimmlose bzw. phonische und aphonische. Dementsprechend können die Laute jeder Artikulationszone und jeder Bildungsweise paarweise auftreten. Ausnahmen sind die Nasale und die Halbvokale [r], [R] und [l].

		stimmhaft			stimmlos				
Nasale	Sonanten	m	n	ŋ					
Vibranten	Halbvokale	v	R						
Laterale	Liquide	l							
Plosive		b	d	g	p	t	k		ʔ
Frikative		w	z ʒ	j	f	s	ʃ	ç	x
(Hauchlaut)					h				

Abb.31: Einteilung der Konsonanten nach Stimmbeteiligung

Versucht man alle drei Kriterien – Artikulationsort, Bildungsweise und Stimmbeteiligung – zusammen zur Systematisierung der Konsonanten heranzuziehen, ergibt sich ein *Artikulationsschema*, in dem jeder Konsonant nach

Lokale Dimension ⇨		bilabial	dentilabial	alveolar-koronal	praepalatal-praedorsal	postpalatal-postdorsal	glottal
Kinetische Dimension ⇨	***Phonatorische Dimension*** ⇨	⇨	⇨	⇨	⇨	⇨	⇨
plosiv	stimmlos stimmhaft	p b		t d		k g	ʔ
frikativ	stimmlos stimmhaft		f v	s z	ʃ ʒ	x	h
liquid	stimmlos stimmhaft			l r	ç j	R	
nasal	stimmlos stimmhaft	m		n		ŋ	

Abb. 32: Dreidimensionales Artikulationsschema der Konsonanten im Deutschen

drei Dimensionen beschrieben werden kann: nach der *lokalen*, der *kinetischen* und der *phonatorischen*.

Beispiel: [p] = ein bilabialer stimmloser Verschluß- oder Plosivlaut. Aus der Abbildung 32 ist ersichtlich, daß die phonatorische Dimension (d. h. die Beteiligung/Nichtbeteiligung der Stimme) ein wichtiges Unterscheidungsmerkmal bei jenen plosiven und frikativen Konsonanten darstellt, die in der lokalen Dimension übereinstimmen:

z.B.: [t] = ein stimm*loser* alveolar-koronaler Plosiv

[d] = ein stimm*hafter* alveolar-koronaler Plosiv

oder: [s] = ein stimm*loser* alveolar-koronaler Frikativ

[z] = ein stimm*hafter* alveolar-koronaler Frikativ

Bei einem Kind, das diese Laute nicht unterscheiden kann, geht es demnach nicht darum, zwischen „stark" und „schwach" oder „laut" und „leise" zu differenzieren, wie vielfach angenommen und zu korrigieren versucht wird, sondern um die auditiv-motorische Unterscheidung von *stimmlos* und *stimmhaft*. Neben dieser phonatorischen Verwechslungswahrscheinlichkeit bei artikulationslokaler und kinetischer Verwandtschaft der Laute wird die lokale Verwechslungswahrscheinlichkeit der Laute bei kinetischer und phonatorischer Verwandtschaft deutlich:

z.B. [ʃ] durch [s] in „Schule/Sule", da

[ʃ] ein stimmloser präpalatal-prädorsaler Frikativlaut und

[s] ein stimmloser alveolar-koronaler Frikativlaut ist.

Oder: [R] durch [l] in „Radio/Ladio", da

[R] ein stimmhafter postpalatal-postdorsaler Liquidlaut und

[l] ein stimmhafter alveolar-koronaler Liquidlaut ist.

Schließlich läßt sich die kinetische Verwechslungswahrscheinlichkeit bei phonatorischer und lokaler Verwandtschaft der Laute demonstrieren:

z.B.: [s] durch [t] in „Wasser/Watter", da

[s] ein stimmloser alveolar-koronaler Frikativlaut und

[t] ein stimmloser alveolar-koronaler Plosivlaut ist.

Da in dem dreidimensionalen Konsonantensystem bei der Lautanalyse nicht berücksichtigt wird, daß die Verschlußlaute (Plosive) nur dann korrekt gebildet werden können, wenn auch der Nasengang verschlossen wird, führt Kloster-Jensen (1978) als viertes Kriterium zur Analyse der Konsonanten „die Stellung des Gaumensegels" (Nasalität) ein und will damit eine präzisere Absetzung der nasalen Konsonanten von den anderen Mundverschlußlauten erreichen.

Das Analysegerüst umfaßt nunmehr Stimmbeteiligung (S), Nasalität (N), Artikulationsstelle (As) und Artikulationsmodus (Am), so daß ein vollständiges phonetisches Modell zur artikulatorischen Beschreibung von Stellungs- und Übergangsphasen im Sprechablauf (SNAsAm) zur Verfügung steht. Der Laut [p] ist dann ein stimmloser, nichtnasaler, bilabialer Mundverschlußlaut. Im Sprechablauf können mit dem SNAsAm-Verfahren die Übergangsphasen phonetisch charakterisiert werden. In der Aussprache des Wortes „Ende" z.B. ist ein N-Übergang bei „nd": das Gaumensegel hebt sich zum Verschluß des Nasenraumes. Sprachtherapeutisch bedeutsam ist das Verfahren vor allem bei jenen Aussprachestörungen, bei denen eine bewußte propriozeptive Rückkoppelung (Lage- und Bewegungsempfindungen der Sprechorgane) entwickelt werden muß.

Artikulatorische Kontaktphänomene

1. Aspiration

Folgt einem Verschlußlaut im Augenblick der Sprengung (Überwindungsmodus) ein Hauch ohne selbständigen Lautwert – also statt p →p^h, t →t^h und k →k^h - , so ist der Verschlußlaut behaucht oder aspiriert, er ist eine *Aspirata*. Die Behauchung erfolgt durch kurzzeitiges Verharren der Stimmlippen nach der Lösung des Verschlusses, so daß der Phonationsstrom als Hauch wahrgenommen wird.

2. Affrizierung

Folgt einem Verschlußlaut ein Reibegeräusch ohne selbständigen Lautwert, so ist der Laut affriziert, eine *Affrikata*. Sie ist ein komplexer Laut, der durch eine enge Verbindung eines stimmlosen Plosivlautes mit einem Reibelaut entsteht: [pf], [ps], [pʃ], [ts], [tʃ] und [ks]. Echte Affrikaten sind lediglich die Verbindungen [pf], [ts] und [tʃ], weil sie jeweils gleiche Artikulationsorte haben, also *homorgane Laute* sind. Der bilabiale Verschluß bei [p] löst sich in die labiodentale Enge von [f], der alveolar-koronale Verschluß von [t] durch schnelles Absprengen der Zunge in die [s]-Enge. Bei den anderen im Deutschen vorkommenden ebenfalls engen Verbindungen von [ps], [pʃ], [tʃ], [ks] handelt es sich um *heterorgane Laute*, deren einheitliche Bildung durch ihre simultane Artikulation gesichert ist. Schon während der Verschlußbildung bereiten sich alle artikulatorischen Akte vor, die zur Bildung des Reibelautes notwendig sind. Der Verschlußlaut wird erst gelöst, wenn der zweite Laut fertig ist. Am wichtigsten ist hierbei das Festhalten des dichten Verschlusses.

3. Koartikulation

Lautbildungen beeinflussen sich gegenseitig, besonders bei unmittelbarer Nachbarschaft. Der Sprechende artikuliert nicht sorgfältig einen Laut nach dem anderen, vielmehr wird das Wort, ja der ganze, einem Sinnschritt entsprechende Wortkomplex (Syntagma) als eine einheitliche Bewegung ausgeführt. Daher kommt es zu mehr oder weniger weitgehenden Überlagerungen der Lautbildungsbewegungen: zur *Koartikulation*. Die Art und Weise, wie sich ein Laut an den Nachbarlaut anschließt, nennt man auch *Anschlußart*. Überlappen sich die artikulatorischen Bewegungen nur wenig oder gar nicht, so daß vielfach sogar „Übergangslaute" wahrnehmbar werden, spricht man von losem Anschluß: z.B. fünef statt fünf, usw.

Überschneiden sich dagegen die Lautungsbewegungen so weitgehend, daß merkliche akustische Umfärbungen entstehen, liegt ein fester Anschluß vor: beispielsweise wird [k] in „Kinder" heller wahrgenommen als [k] in „Kunden", was durch die Verbindung des [k]-Lautes mit dem Vorderzungenvokal bzw. Hinterzungenvokal bewirkt wird.

4. Assimilation

Die Überlagerung der artikulatorischen Bewegungen (Koartikulation) kann so weit gehen, daß eine Lautangleichung oder *Assimilation* entsteht. Dabei gleichen sich artikulatorisch entgegengesetzte Tendenzen an oder intensivere artikulatorische Tendenzen können schwächere zurückdrängen bzw. unterdrücken oder zeitlich getrennte können zusammenfallen.

Die Assimilation kann den Ort, die Art und den Überwindungsmodus der Artikulation betreffen. Sie kann partiell oder total sein. Allgemein werden unterschieden:

- *progressive Assimilation:* Eine Lautbildung bewirkt Umgestaltung eines später zu bildenden Lautes (zeitlich verharrend): z.B. „siebm" statt „sieben". Der Lippenverschluß bei [b] beeinflußt den folgenden Laut [n].
- *regressive oder antizipatorische Assimilation:* Ein erst später zu bildender Laut bewirkt Veränderung eines früher zu bildenden (zeitlich vorgreifend) z.B. „Assimilation" statt „Adsimilation".
- *reziproke Assimilation:* Zwei Lautbildungen durchdringen sich gegenseitig; jede von ihnen verliert ihre ursprünglichen artikulatorischen Eigenschaften: z.B. „Bein" wird zu „Been".

Nach dem Grad der Angleichung werden totale und partielle Assimilationen unterschieden. Eine *totale Assimilation* liegt dann vor, wenn sich ein Laut dem anderen vollständig angleicht: z.B. „Zimber" statt „Zimmer". Als Beispiel für eine *partielle Assimilation* wird meist das vorgermanische „Ramta" zu althochdeutsch „Rant" zu neuhochdeutsch „Rand" angeführt.

4. Lautschwund

Laute in nichtakzentuierten Wortteilen können soweit geschwächt werden, daß sie überhaupt nicht mehr in Erscheinung treten: z.B. „Handl" statt „Handel", „nehm" statt „nehmen", „Vata" statt „Vater".

Einteilung der Dysglossien

In der Hauptsache werden Dysglossien nach zwei Gesichtspunkten eingeteilt:

1. nach den betroffenen Artikulationsorganen, die Artikulationszonen bilden und für bestimmte Lautgruppen zuständig sind.

Artikulationsorgane	Dysglossieformen	betroffene Laute
Lippen - labia	labiale Dysglossie	I. Artikulationszone
Zähne - dentes	dentale Dysglossie	II. Artikulationszone
Zunge - lingua	linguale Dysglossie	II. u. III. Artikulationszone
Gaumen - palatum	palatale Dysglossie	III. u. IV. Artikulationszone
Nase - nasus	nasale Dysglossie	

Abb. 33: Einteilung der Dysglossien nach den betroffenen Artikulationsorganen

Der Beschreibung der fünf Dysglossieformen wird eine Einteilung der Konsonanten in sieben Artikulationsstufen zugrunde gelegt.

I   bilabial

II labio-dental

III dento-alveolar

IV palato-alveolar

V   palatal

VI velar

VII laryngeal

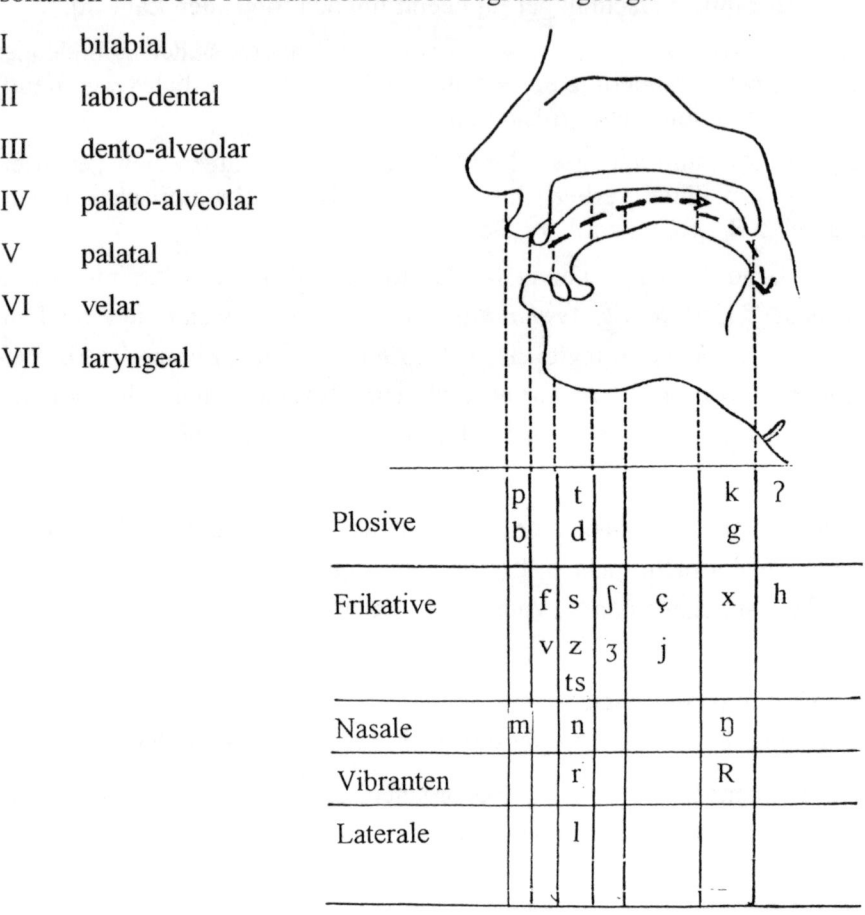

Abb. 34: Einteilung der Konsonanten in sieben Artikulationsstufen

2. nach der Verursachung, wobei sich nach der Art der Ursachen kongenitale, traumatische, postoperative, hormonale und paralytische Dysglossien unterscheiden lassen, und nach dem Sitz der Schädigung bzw. der pathologischen Veränderung der Sprechorgane eine Unterscheidung in nervale oder neurogene, muskuläre oder myogene und organogene Dysglossien vorgenommen werden kann. Ursachen der direkten Schädigungen der Sprechorgane können Mißbildungen, Entzündungen, Vernarbungen, Verletzungen

und Tumore sein. Myogene Dysglossien können durch Myopathien z.B. Myasthenia gravis oder progressive Muskeldystrophie verursacht werden. Nervale oder neurogene Dysglossien kommen durch Schädigungen der am äußeren Sprechvorgang beteiligten Hirnnerven zustande, und zwar durch Beeinträchtigungen im zweiten motorischen Neuron, also außerhalb der Schädelhöhle, d. h. derjenigen Nervenzelle, die den motorischen Impuls vom verlängerten Mark (medulla oblongata) oder vom Rückenmark zu den Muskeln der Artikulationsorgane weiterleitet. Es liegt eine schlaffe Lähmung (Parese) mit Muskelschwund (Atrophie) vor. Da die einzelnen Artikulationsorgane von verschiedenen Hirnnerven innerviert werden, manifestieren sich die peripheren Nervenlähmungen in organisch umschriebenen Dysglossien. Die Lippen werden durch den Facialis, die Zunge durch den Hypoglossus, der Gaumen durch den Vagus und die Kiefer durch den Trigeminus nerval versorgt.

Formen der Dysglossie
1. *Labiale Dysglossien*
sind Störungen der Aussprache der Lippenlaute (Labiallaute) aufgrund von pathologischen Veränderungen der Lippen. Bei *Verletzungen der Lippen* ist die gesamte Artikulation undeutlich verwaschen. Die normalerweise labiodental (Unterlippe – obere Schneidezähne) gebildeten Laute [v] und [f] werden unscharf bilabial gesprochen. Bei *fehlender Unterlippe* hört sich [b] wie [v] und [p] wie ein unscharfes [f] an. Der Nasal [m] wird durch einen indifferenten Nasallaut ersetzt. [f] und [v] können fehlen oder werden durch die oberen Zähne und die Unterlippenreste (denti-labial) gebildet. Bei *fehlender Oberlippe* kann sich die Unterlippe bei [p], [b] und [m] an oder hinter die oberen Schneidezähne (labio-dental) heranschieben, wie dies bei [v] und [f] üblich ist. *Lippenspalten* beeinträchtigen nicht nur die Bildung der Labiallaute, sondern auch die Nahrungsaufnahme. Das Kind kann nicht saugen und muß daher mit der Flasche oder dem Löffel ernährt werden. Außerdem kann eine Lippenspalte eine auffällige Mundatmung induzieren, die die Filter- und Vorwärmfunktion der Nasenatmung außer Kraft setzt und nicht selten Erkrankungen der oberen Atemwege nach sich zieht.

Periphere Schädigungen des N. facialis (VII) haben schlaffe Lähmungen der Stirn-, der Lid- und Lippenmuskulatur zur Folge. Die Stirn kann nicht gerunzelt werden, das Auge wird durch das Lid nicht oder nur unvollständig geschlossen, der Mundwinkel steht tiefer, ist geöffnet und kann nicht nach oben gezogen werden. Die betroffene Gesichtsseite wird schwächer und verzögert innerviert, so daß sie herabhängt und die Lippenhälfte bewegungslos wird. Auch ist die Nasolabialfalte nur noch schwach oder gar nicht mehr ausgeprägt. Beidseitige Lähmungen des N. facialis führen zu erheblichen Aussprachestörungen der Lippenlaute. Einseitige Facialislähmungen haben Störungen der [s]-Lautbildungen zur Folge in Form des *Sigmatismus labialis* und des *Sigmatismus labio-dentalis*. Beim Sigmatismus labialis entsteht das [s]-Geräusch zwischen den Lippen, beim Sigmatismus labio-dentalis superior zwischen Unterlippe und oberen Schneidezähnen und klingt [f]-ähnlich; es ist ein [f]-ähnliches *Lispeln*. Entsteht das Reibegeräusch zwischen Oberlippe und unteren Schneidezähnen, wird *Sigmatismus labio-dentalis inferior* diagnostiziert.

Insgesamt ist bei einer labialen Dysglossie die Vokalbildung beeinträchtigt, da Lippenrundungen und Lippenspreizung behindert werden.

2. *Dentale Dysglossien*

sind Störungen der Aussprache der Zahnlaute (Dentallaute) aufgrund von pathologischen Veränderungen des Kiefer- und Zahnsystems. Einerseits spielen Veränderungen des Kiefer- und Zahnsystems eine prädisponierende Rolle für die Entstehung artikulatorischer Auffälligkeiten, andererseits weiß man, daß eine korrekte Aussprache auch bei erheblichen Veränderungen des Kiefer- und Zahnsystems möglich ist. Je ausgeprägter die Kiefer- und Gebißanomalien sind, um so wahrscheinlicher werden Artikulationsstörungen durch sie bedingt sein. Dabei sind meist weitere ungünstige Einflüsse wirksam, vor allem Hörstörungen, mangelhafte Lautunterscheidungsfähigkeit, geringe verbal-auditive Merkfähigkeit, schwache auditive Konzentration bei der Kontrolle des Sprechens und sprechmotorische Ungeschicklichkeit. Dentologisch und kieferorthopädisch unterscheidet man angeborene Zahnlücken (Diastemata), Lückengebiß durch Zahnwechsel (Trema), Zahnverlust und Retention (unvollständige oder fehlende Entwicklung von Zähnen) und Fehlentwicklungen der Kiefer in ihren Größen- und Lageverhältnissen zueinander (Dysgnathien).

Sprachdiagnostisch und sprachtherapeutisch bedeutsam ist die Kenntnis der *pathologischen Bißarten*:

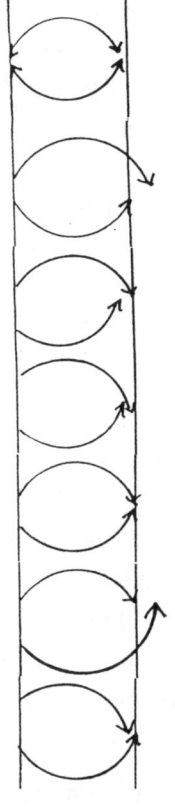

offener Biß, frontal oder lateral

Überbiß durch Prognathie (vorstehender Oberkiefer) infolge basaler Überentwicklung des Oberkiefers (Makrognathie)

Zur Prognathie werden auch Formen der frontalen Protrusion (Vortreibung) der Schneidezähne infolge von Kieferkompression gezählt.

Rückbiß oder Distalbiß wegen Retrogenie infolge Mikrognathie des Unterkiefers

Deckbiß bei Überdeckung der Frontzähne des Unterkiefers durch die oberen Schneidezähne, auch tiefer Biß oder Tiefenbiß genannt

Kopfbiß oder Kantbiß durch Kieferschluß und Aufeinandertreffen der oberen und unteren Frontzähne

Vorbiß oder Mesialbiß durch Progenie (vorstehender Unterkiefer) infolge basaler Überentwicklung des Unterkiefers bzw. basaler Unterentwicklung des Oberkiefers

Kreuzbiß, bei dem ein Teil der oberen Schneidezahnreihe außerhalb der unteren, der andere innerhalb der unteren Schneidezahnreihe steht

Vom abweichungsfreien Gebiß erwartet man eine korrekte Anordnung der Zähne im Zahnbogen und eine regelrechte Beziehung der Zahnreihen zueinander, bei der die Schneidezähne des Oberkiefers die des Unterkiefers um ein geringes Maß in lockerer Form überdecken.

Zahnstellungsanomalien beeinflussen – wenn überhaupt – nur geringfügig die Zischlaute oder Sibilanten [s], [z], [ts], [ʒ] und [ʃ]. Im übrigen scheint die Toleranz gegenüber Sprechfehlern ohnehin größer geworden zu sein. Kaum störend ist auch bei verstümmeltem Oberkiefer die gleichsam züngelnde Bildung der Dentallaute [d], [t], [l], [n] und [r], bei denen sich die Zunge unter den Oberzähnen vorschiebt und gegen die Oberlippe artikuliert. Nicht nur auditiv, sondern auch ästhetisch störend wirken demgegenüber ausgeprägte Formen organisch bedingter Sigmatismen.

Organisch bedingte Sigmatismen
Durch frontal offenen Biß oder eine größere Zahnlücke kann die Zunge bei der [s]-Lautbildung verleitet werden, sich in die Öffnung bzw. in die Zahnlücke zu schieben, so daß ein *Sigmatismus interdentalis* oder *simplex* oder *dentalis* entsteht. Die für die konzentrierte Luftführung erforderliche Zungenrille ist zu flach oder gar nicht gebildet, weshalb der Luftstrom über den ganzen vorderen Teil der Zunge fächerförmig austritt und ein eher dumpfes [f]-ähnliches Geräusch resultiert. Bei normaler Hörfähigkeit und motorischer Geschicklichkeit kann der Sprecher dennoch eine lautnormgerechte [s]-Bildung erzielen, wenn er sich darauf auditiv-artikulatorisch konzentriert.

Im Falle eines echten Diastemas gelingt es der Zungenspitze meist nicht, den in der medialen Zungenrille gebildeten konzentrierten Luftstrahl an die Beißkante der oberen inneren Schneidezähne zu lenken und ein nur stumpfes [s]-ähnliches Reibegeräusch zu vermeiden. Die zu weit auseinanderstehenden Zähne können aber auch Auslöser dafür sein, daß die Zunge eine zu tiefe Rille bildet und sich zu weit von den Zahnreihen zurückzieht, wodurch der entstehende [s]-Laut geradezu pfeifend klingt. Beide Fehlbildungsformen, die stumpfe und die pfeifende [s]-Bildung, werden *Sigmatismus stridens* genannt. Seine Auffälligkeit wird verstärkt, wenn der Sprecher deutlich – gar überartikulierend – sprechen will.

Wenn einer der oberen Schneidezähne fehlt, kann es vorkommen, daß die Zungenspitze bei der [s]-Bildung von der Mittellinie nach rechts oder links abweicht und den konzentrierten Luftstrom gegen den oberen Eckzahn der gleichen Seite lenkt, was ein flächig dumpfes und zugleich schlürfendes Lispelgeräusch erzeugt. Je nach links- oder rechtsseitiger Form wird der Mundwinkel entsprechend verzogen. Vielfach wird diese Sigmatismusform, die als *Sigmatismus lateroflexus* bezeichnet wird, mit dem echten lateralen Sigmatismus verwechselt.

Der echte *Sigmatismus lateralis*, der bei seitlich offenem Biß oder bei Kreuzbiß naheliegend ist, ist in der Mehrzahl der Fälle eine funktionelle Artikulationsstörung. Das besonders unangenehm auffallende schlürfende [s]-Geräusch kommt dadurch zustande, daß sich der Zungenrand – ohne mediale Rille – entweder nur auf einer Seite rechts oder links oder nur vorne in der Mitte gegen die Backenzähne anhebt, und der Luftstrom auf der entgegengesetzten Seite des gehobenen Zungenrandes entweicht bzw. bei Hebung der Zunge in der Mitte auf beiden Seiten in die Wangentaschen ausströmt. Von dort wird der Luftstrom nach vorne zu den Lippen geschlürft.

Die Folge einer Prognathie stärkeren Grades kann sein, daß die Zunge bei der [s]-Lauteinstellung die oberen Schneidezähne nicht erreicht und die Luftreibung bereits am harten Gaumen oder am Alveolarrand erfolgt, was zu dem stumpfen [ç]- oder [ʃ]-ähnlichen nuschelnden Rauschen des *Sigmatismus palatalis* führt. Bei Prognathie häufig ist auch der an sich seltene bereits genannte Sigmatismus labiodentalis superior.

Stößt die Zunge bei der [s]-Bildung im Falle einer Prognathie an die unteren Schneidezähne oder im Falle einer Progenie an die oberen Schneidezähne, entsteht ein *Sigmatismus addentalis*. Durch das mehr oder weniger starke Anpressen der Zungenspitze an die Hinterfläche der Schneidezähne kann keine oder nur eine ungenügende mediale Zungenrille gebildet werden, so daß die Luft unkonzentriert fächerförmig diffus über die Vorderzunge streicht und zwischen den Zähnen breit austritt. Die Geräuschcharakteristik des so gebildeten [s]-Lautes entspricht der beim Sigmatismus interdentalis. Das *addentale* oder „zuzelnde" *Lispeln* bei einer Prognathie kann dadurch vermieden werden, daß der Sprecher entweder den Unterkiefer so weit vorschiebt, bis der Abstand ausgeglichen ist, oder aber die Kanten der unteren Schneidezähne auf Höhe der Alveolen der oberen Schneidezähne bringt. Bei Progenie kann der Unterkiefer so weit gesenkt werden, daß die Kanten der unteren Schneidezähne bis zu den Kanten der oberen Schneidezähne gelangen.

Die Vielfalt an Sigmatismen und ihre häufige Verbreitung haben ihren Grund in der sehr schmalen artikulatorischen Varianzbreite. Schon geringe Abweichungen in der Bildung werden als Auffälligkeiten wahrgenommen. Die normgerechte Bildung verlangt eine präzise artikulatorische Einstellung und Ausführung.

Verletzungen der Kiefer gehen meist mit Beeinträchtigungen der Lippen und der Zunge einher und verursachen demzufolge eine *multiple Dysglossie: labial-dental-lingual*. Angeborene Mißbildungen in der Form von ein- oder doppelseitigen Lippen-Kieferspalten führen zu Zahnstellungsanomalien und Kieferdeformierungen, die Funktionsstörungen des Bisses und Störungen der Artikulation der labialen und dentalen Laute bedingen.

Lähmungen des Trigeminus (V. Hirnnerv), der mit einem sensiblen Anteil das Gesicht und einem motorischen Anteil die Kaumuskulatur, also die Kiefermuskeln innerviert, äußern sich bei doppelseitiger peripherer Schädigung als Herabhängen des Unterkiefers, bei einseitiger peripherer Schädigung als Abweichen des Unterkiefers zur gelähmten Seite hin.

3. *Linguale Dysglossien*
sind Störungen der Aussprache der Zungenlaute (Linguallaute) aufgrund von pathologischen Veränderungen der Zunge.

Die angeborenen Veränderungen der Zunge *Makroglossie* (zu große Zunge), *Mikroglossie* (zu kleine Zunge) und *Ankyloglossie* (angewachsene Zunge, vielfach mit verkürztem Zungenbändchen = frenulum linguae) sind für die pädagogische Sprachpathologie von untergeordneter Bedeutung. Sie bewirken meist keine oder nur leichte Aussprachefehler.

Bei *Verletzungen* der Zungenspitze sind vor allem die Laute der II. Artikulationszone betroffen. Verletzungen des Zungenrückens beeinträchtigen in erster Linie die Bildung der Laute der IV. Artikulationszone.

Der *Verlust* eines größeren Teils der Zunge erschwert die gesamte Lautbildung und entstellt die Sprache. Der Verlust der ganzen Zunge (Aglossie, Glossektomie) hat bemerkenswerte kompensierende Mechanismen der noch vorhandenen Artikulationsorgane, Muskelwülste und Mundmuskulatur zur Folge. So kann die Unterlippe die ausgefallene Funktion der Zungenspitze übernehmen und zur Bildung von [d], [t] und [n] trainiert werden. Ein [s]-ähnliches Reibegeräusch kann durch das Blasen des Luftstroms durch die nahezu geschlossenen Zahnreihen erzielt werden. Durch Vorstülpen der Lippen wird aus dem [s]-ähnlichen Geräusch ein [ʃ]-ähnliches. Je nach Vorhandensein anatomischer Reststrukturen von Zunge- und Mundboden können auch andere Laute durch entsprechende Ersatzgeräusche vertreten werden.

Nervale linguale Dysglossien können durch einseitige oder beidseitige periphere *Hypoglossuslähmungen* verursacht sein. Der Hypoglossus versorgt als motorischer (XII.) Hirnnerv die gesamte Zungenmuskulatur. Eine einseitige

Hypoglossusparese schränkt die Beweglichkeit der Zunge ein, so daß eine schwerfällige, verwaschene und unscharfe Aussprache aller Konsonanten von der II. bis zur IV. Artikulationszone entsteht. Auffällig sind Sigmatismen, auch Verzerrungen in der Vokalbildung. Die Zunge weicht beim Vorstrecken zur gelähmten Seite hin ab; wenn sie im Munde liegt, zur gesunden Seite hin. Man spricht von Hemiglossoplegie. Bei beidseitiger peripherer Hypoglossuslähmung liegt die Zunge unbeweglich im Mund und erscheint atrophisch (totale Glossoplegie). Essen, Trinken und Sprechen sind gestört. Die stark verwaschene und kloßige Aussprache erschwert die Verständigung.

4. *Palatale und velare Dysglossien*
sind Störungen der Aussprache der Mundlaute (Orallaute) aufgrund von pathologischen Veränderungen im Bereich des harten und weichen Gaumens. Pathologische Veränderungen des Gaumens beeinträchtigen in der Regel die artikulatorische Funktion des Gaumens, d. h. die funktionelle Trennung des Mundraumes von den Nasenräumen während der Bildung der oralen Laute. Normalerweise kommt diese Trennung durch den velo-pharyngealen Verschluß zustande, der durch das Zusammenwirken der Gaumenheber und der Schließmuskeln des Rachens (insbesondere des Passavantschen Wulstes) bewerkstelligt wird. Das Velum wird durch die Musculi tensor et levator veli palatini gemeinsam nach hinten bewegt und nach oben gehoben, und zugleich kommen dem die Schließmuskeln des Rachens entgegen. Das Zäpfchen (uvula) spielt für den velo-pharyngealen Abschluß eine erwartungswidrig unbedeutende Rolle. Jede Schädigung der artikulatorischen Gaumenfunktion führt zu einer abnorm gesteigerten Resonanz der Nasenhöhle, was sich als übernasalierte Störung des Stimmklanges (Hyperrhinophonie) oder *offenes Näseln* (Hyperrhinophonia aperta) äußert. Die Aussprache der Orallaute erfährt charakteristische Veränderungen, wobei vor allem Vokale, Plosive und Frikative betroffen sind.

Ätiologisch unterscheidet man *funktionelle Störungen, erworbene Schädigungen* und *angeborene Fehlbildungen* des Gaumens.

Funktionelle Störungen werden diagnostiziert, wenn die Velumfunktion gestört ist, ein pathologischer Organbefund aber nicht erhoben werden kann.

Erworbene Schädigungen des Gaumens können zum einen Verletzungen nach Unfällen oder Operationsfolgen (Tonsillektomie, Adenektomie, Tumoroperation), zum anderen periphere Lähmungen der Hirnnerven V (Trigeminus), IX (Glossopharyngeus) und X (Vagus) sein. Dabei können einseitige Gaumensegellähmungen eher kompensiert werden, beidseitige weniger. Sie manifestieren sich als schlaffe Paresen mit atrophischen Prozessen. Während bei zentralbedingten Gaumensegellähmungen nur die Lautbildung, nicht aber das Auslösen eines Würge-, Brech- und Schluckreflexes betroffen ist, kann bei peripheren Lähmungen des Gaumensegels die Nahrung in den Epipharynx übergehen und zur Nase austreten, da der velo-pharyngeale Abschluß auch beim Schluckakt fehlt. Bei einseitiger Lähmung wird das Velum auf die gesunde Seite gezogen (Vorhangphänomen). Die Drehung des Kopfes zur kranken Seite vermindert das offene Näseln, die Drehung zur gesunden Seite verstärkt es.

Angeborene Fehlbildungen des Gaumens kommen in vielfältigen Formen vor:

- als Gaumenverkürzungen mit auffälligen Veränderungen der Artikulation der Mundlaute und des Stimmklanges in Form des offenen Näselns

- als ungleichseitige Ausbildung des Gaumens, Verlagerung der Gaumenmandeln, Verwachsungen von Gaumen und Zunge

- als Gaumenspalten in mindestens 30 verschiedenen Erscheinungsformen (Andrä et al. 1989), die jede für sich das Leben der Betroffenen „zur Hölle machen" können, da sie nicht nur die Sprachentwicklung, sondern die gesamte Persönlichkeits- und Sozialentwicklung des Kindes beeinträchtigen.

Spaltbildungen
Die anatomischen Strukturen Lippe (L), Kiefer (K), Gaumen (G), Velum (V) oder Segel (S) und Nase (N) können einzeln oder kombiniert in fast jeder Variation von Spaltbildungen betroffen sein. Symptomatologisch, pathogenetisch und sprachpathologisch sind *Lippen-Kiefer-Gaumen-Spalten* (LKG-Spalten) und *Gaumenspalten* (G-Spalten) zu unterscheiden. Beide treten nicht nur in unterschiedlicher Häufigkeit auf, sie haben auch eine unterschiedliche Pathogenese. Sie entstehen als Embryopathien zu verschiedenen Zeitpunkten in der frühen Schwangerschaft in unterschiedlichen embryonalen Gesichts- und Kieferregionen: im vorderen oder primären embryonalen Gaumen als Lippen- (L) und Kieferspalten (K), im sekundären oder hinteren embryonalen Gaumen als Spalten des harten (G) und weichen Gaumens (V oder S) als Gaumen- und Velum- oder Segelspalten.

Lippen- und Kieferspalten entstehen in der fünften bis achten Embryonalwoche nach der Empfängnis bzw. in der siebten bis zehnten Woche nach dem ersten Tag der letzten Regelblutung. Dies ist die sensible Entwicklungsphase, in der sich normalerweise die lateralen Nasenwülste mit dem medialen Nasenwulst verbinden. In der 5. Woche wachsen die beiden Nasenwülste, der laterale und der mediale Nasenwulst, um die Riechplatte herum, die sich einsenkt und zur Riechgrube wird. Gleichzeitig wachsen auch die Oberkieferwülste hervor, so daß die medialen Nasenwülste zur Mitte gedrückt werden, bis sie miteinander verschmelzen. Seitlich vereinigen sie sich mit den Oberkieferwülsten. Es entsteht die Oberlippe. Bei Störungen dieses Wachstumsprozesses entstehen Lippenspalten. Die beiden medialen Nasenwülste wachsen nicht nur oberflächlich zusammen, sie vereinigen sich auch in der Tiefe und bilden das Zwischenkiefersegment, aus dem drei wichtige Mundanteile modelliert werden: das Oberlippenphiltrum (= Mittelrinne der Oberlippe), ein Oberkieferanteil und der dreieckige primäre Gaumen. Bei Störungen dieses Wachstumsprozesses entstehen Oberkieferspalten und Spalten zwischen dem primären und sekundären Gaumen.

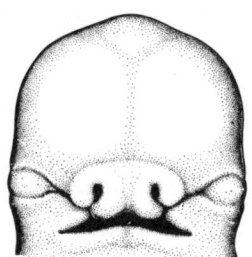
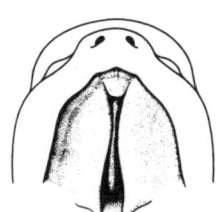
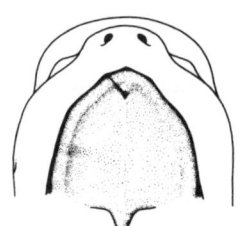

Abb.35: Entwicklung des Gesichtsbereichs (nach Langman „Embryologie" 1980, 380 u. 382)

Gaumen- und Segelspalten werden erst später in der siebten bis neunten Woche nach der Empfängnis bzw. in der neunten bis elften Woche nach dem ersten Tag der letzten Regelblutung durch Störungen in der Verschmelzung der Gaumenplatten zum sekundären Gaumen hervorgerufen. Der Hauptanteil des harten und weichen Gaumens entsteht durch das Zusammenwachsen der beiden unteren Fortsätze der Oberkieferwülste, den sogenannten Gaumenplatten, die in der sechsten Embryonalwoche auftreten und sich im Verlaufe der folgenden siebten Woche miteinander zum sekundären Gaumen vereinigen. Bei Störungen dieses Entwicklungsprozesses resultieren Gaumen- und Velumspalten. Da sich die Gaumenplatten erst eine Woche nach der Bildung der Oberlippe zusammenschließen, und der Vereinigungsmechanismus bei der Oberlippe ein Verschmelzungsprozeß, bei der Bildung des sekundären Gaumens eine Nahtbildung ist, handelt es sich um unterschiedliche embryonale Entwicklungsprozesse, so daß vordere (im primären Gaumen) und hintere (im sekundären Gaumen) Spaltbildungen voneinander unabhängige Mißbildungen darstellen. Durchgehende Lippen-Kiefer-Gaumen-Segelspalten sind dementsprechend die Folge eines Entwicklungsprozesses, der mit der Bildung der vorderen Gesichtsspalten beginnt und sich bis ins Velum fortsetzt. Während eine Lippenspalte (L) bzw. eine Lippen-Kieferspalte (LK) pathogenetisch mit einer Gaumenspalte (G) verbunden sein kann, ist eine isolierte Gaumenspalte immer solitär. Es gibt die kombinierten Lippen-Kiefer-Gaumenspalten, die isolierten Lippen-, Lippen-Kiefer-Spalten und die isolierten Gaumenspalten. Allerdings sind reine Velum- oder Segelspalten selten. Kieferspalten kommen immer mit den entsprechenden Lippenspalten vor.

Zur genaueren Kennzeichnung der Fehlbildungen wird die räumliche Ausbildung der Spalte in den drei Körperebenen transversal, vertikal und sagittal markiert. Transversal gesehen kann die Spaltbildung median oder links oder rechts lokalisiert sein. Die LKG-Spalten sind immer seitlich der Oberlippenrinne gelegen, entweder einseitig oder beidseitig. Die Velum- oder Segelspalte liegt median. Sagittal werden drei Ausprägungsgrade unterschieden: total, subtotal und mikroform. Zum Beispiel ist bei einer totalen Lippenspalte die normale Ausbildung der Muskelschicht völlig unterblieben und der Nasenboden mit einbezogen. Bei einer subtotalen Form ist die Muskelschicht teilweise fehlgebildet, bei einer Mikroform nicht beeinträchtigt.

Die Erfassung nach der vertikalen Körperebene bezieht sich auf die Unterscheidung in Nasenebene und Ebene Oberlippe-Oberkiefer-Gaumen-

Velum. Im Beispiel der totalen Lippenspalte ist auch die Ebene der Nase mitbetroffen.

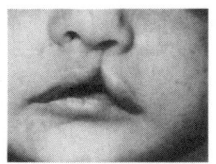 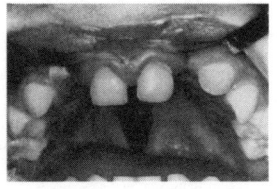 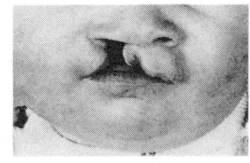

Lippenspalte   Gaumenspalte   Totale Lippen-Kiefer-
                                    Gaumen-Spalte

Abb. 36: Spaltbildungsformen (aus Langman 1980, 386; Andrä u. a. 1989, 154; Pfeifer u. a. 1981, 44)

Ein weiterer Kennzeichnungsaspekt ist der Verlauf der Fehlbildung, der unverdeckt (offen) oder verdeckt (submukös, subkutan) sein kann. Eine *submuköse Gaumenspalte* entsteht durch das unvollständige Zusammenwachsen des Gaumens in seinen hinteren Anteilen und wird durch die Schleimhaut bedeckt. Da diese während der Phonation angespannt wird, schimmert der verschieden lange Knochendefekt durch. Zugleich kann auch eine muskuläre Spaltbildung im Velum vorliegen. Eine Gaumenspalte kann auch teils verdeckt und teils unverdeckt verlaufen.

Wie angedeutet, können LKG-Spalten in verschiedenen Formen vorkommen. Typische Formen der LKG-Spalten und der medianen Gaumenspalte sind in Abbildung 37 nach Schweckendiek (1978) schematisiert dargestellt. Neuerdings wird die früher als median charakterisierte Spalte des harten Gaumens wegen der beidseitig offenen Nasengänge als „doppelseitige" Gaumenspalte bezeichnet. Eine Velum oder Segelspalte liegt – wie gesagt – immer in der Mitte.

In den letzten Jahrzehnten wird ein Anstieg der Kinder mit angeborenen Fehlbildungen im Gesichts- und Kieferbereich registriert. Sie machen etwa 15% aller Mißbildungen aus. Wenn auch die statistischen Angaben schwanken, kann von einer Schätzgröße 1:500/700 Geburten ausgegangen

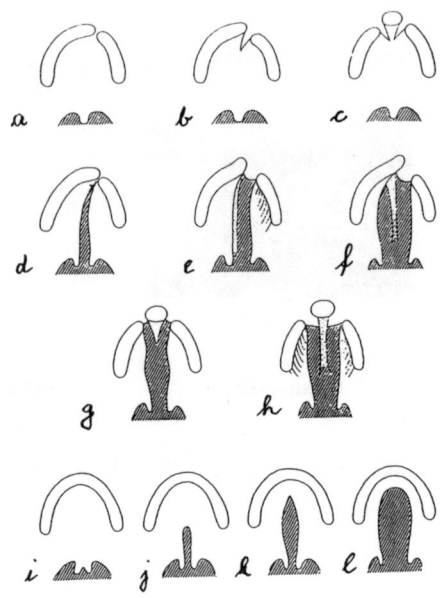

Abb. 37: Schematische Darstellung der verschiedenen Formen der Lippen-Kiefer-Gaumenspalten (nach Schweckendiek 1978, 11.7 und 11.14)

a. Kieferkerbe bei L-Spalte links
b. LK-Spalte links
c. LK-Spalte beiderseits mit vorspringendem Zwischenkiefer
d. einseitig totale LKG-Spalte links mit schmalem Kieferspalt (Engstand der Alveolarbögen)
e. einseitige LKG-Spalte links mit breitem Kieferspalt; Hypoplasie des spaltseitigen Oberkiefersegments, Auswärtsrotation des Zwischenkiefers
f. doppelseitige Spaltbildung im Bereich des harten Gaumens
g. totale LKG-Spalte beiderseits, schmale Kieferspalten, günstige Stellung des Alveolarbogens.
h. totale LKG-Spalte beiderseits, weit vorspringender Zwischenkiefer, breite Kieferspalten, Hypoplasie der seitlichen Oberkiefersegmente
i. uvula bifida
j. Spalte des weichen Gaumens
k. Spalte des harten und weichen Gaumens
l. Sehr breite hufeisenförmige Spalte des harten und weichen Gaumens, erhebliche Hypoplasie aller Gaumenanteile und fast völliges Fehlen der knöchernen Gaumenfortsätze

werden. Die häufigsten Gesichtsspalten sind die Lippen-Kiefer-Spalten mit etwa 50%. Isolierte Spalten des Gaumens haben einen Anteil von 30%, LKG-Spalten von etwa 20%. Die kombinierten Spaltformen sind bei Jungen mindestens doppelt so häufig wie bei Mädchen, bei denen die isolierten Gaumenspalten deutlich häufiger vorkommen.

Während die Pathogenese der Spalten – was den Zeitpunkt der Entstehung angeht – sehr genau aufgeklärt ist, besteht über die Ursachen der Spaltentstehung Unklarheit. Man nimmt ein multifaktorielles Bedingungsgefüge an, an dem mehrere Störfaktoren in unterschiedlichen Wirkungsweisen beteiligt sein können. In der Hauptsache werden Erbfaktoren (bis zu 40%), Chromosomenerkrankungen, mangelhafte Ernährung, lokale Durchblutungsstörungen im Gesichtsbereich des Embryos, übermäßige psychische und körperliche Belastungssituationen der Mutter in der Frühschwangerschaft, Erkrankung der Mutter in den ersten drei Schwangerschaftsmonaten, toxische Einwirkungen durch Medikamente, Alkohol, Nikotin und Drogen, erhöhte Strahlenbelastung und Funktionseinschränkungen einzelner Organsysteme (Herz-Kreislauf, Niere) genannt.

Sprachpathologisch wichtiger als die Ursachenkenntnis ist die diagnostische Erfassung der Begleitstörungen und Folgeerscheinungen der Spaltformen.

Begleitstörungen
Es scheint, daß nicht nur Spaltbildungen als isolierte Fehlbildungen bei Kindern häufiger werden, sondern daß diese auch häufiger mit zusätzlichen Fehlbildungen assoziiert und in unterschiedlichen Syndromkombinationen vorkommen.

Aus der Vielzahl der *Dysmorphiesyndrome* im Gesichts- und Kieferbereich sollen als Beispiele das *Franceschetti-Syndrom* und das *Robin-Syndrom* genannt werden. Das Franceschetti-Syndrom fällt nicht nur physiognomisch auf, sondern vor allem durch zwei entwicklungsbedeutsame Beeinträchtigungen: Mißbildung der Ohrmuschel und Gehörgangsatresie zum einen und Kieferfehlbildungen mit hohem Gaumen und Gaumenspalte zum anderen. Das Robin-Syndrom ist durch eine Symptomtrias gekennzeichnet: Mikroretrogenie (Rückbiß bei zu kleinem Unterkiefer),

Glossoptose (Rücklage der Zunge) infolge Tonusschwäche der Zungenmuskulatur und Gaumenspalte.

Direkte physiologische Begleitstörungen bei Spaltbildungen sind Saug-, Kau- und Schluckstörungen, die die Ernährung gefährden. Bei unverschlossener Spalte und bei velo-pharyngealer Insuffizienz kommt es zu

Folgezustände im Gesichtsbereich	Störungen der Stimme	Veränderungen des Stimmklanges	Artikulationsstörungen	Psychosoziale Störungen
– vernarbte Oberlippe – wulstiges oder zu schmales Lippenrot – zu kurzer Nasensteg – abgeflachte Nase – eingeengte Nasengänge – Bißstörungen – Zahnstellungsanomalien – Restspalte – Mimische Störungen	– hyperfunktionelle Dysphonie aufgrund erhöhter muskulärer Spannungen in der Phonationsmuskulatur – zu hohe Sprechstimmlage – erhöhte Stimmlautstärke – harte Stimmeinsätze – heiserer, gepreßter Stimmklang	– Hyperrhinophonia aperta (offenes Näseln) – Hyperrhinophonia mixta (gemischtes Näseln) – Palatophonie – Abnorme Stimmresonanz	– Gaumenspaltensprache = Rhinoglossie, Palatolalie	– Sprechscheu – Sprechangst – Kommunikationshemmung

Abb.38: Folgeerscheinungen von Lippen-Kiefer-Gaumen-Fehlbildungen

Nahrungsaustritt aus der Nase. Bei Velumspalten treten fast immer Tubenfunktionsstörungen in Form von Tubenventilationsstörungen auf. Die Tuba auditiva (Ohrtrompete oder Eustachische Röhre) ist zum einen für den Druckausgleich zwischen Mittelohr und Nasenrachen und damit für den Ausgleich des Druckes vor und hinter dem Trommelfell zuständig. Zum anderen dient sie dem Abfluß von im Mittelohr angesammelter Flüssigkeit. In Ruhe ist sie geschlossen, beim Schlucken geöffnet. Ihre Öffnung beim Schluckakt erfolgt durch Kontraktion der Musculi tensor et levator veli palatini. Da beide Muskeln in der pathogenetischen Embryonalphase der Spaltbildung nicht zusammengewachsen sind, ist ein Zusammenwirken zur Tubenöffnung nicht möglich. Die Folge eines länger dauernden Tubenverschlusses ist unter anderem die Ansammlung von Flüssigkeit, die sich mit Schleim zu Seromukotympanon verdickt und die Schalleitung zum Innenohr behindert. Bei über 90% der Kinder mit Velumspalten wird aufgrund einer solchen Schleimansammlung in der Paukenhöhle (cavum tympani) Schwerhörigkeit festgestellt. Sie beeinträchtigt die gesamte Frühentwicklung des Kindes, insbesondere die Ausreifung der Hörbahn und damit die Entwicklung der Hör- und Sprachfähigkeit. Fachärztliche Behandlungsmöglichkeiten sind *Parazentese* (kleiner Einschnitt ins Trommelfell) und *Einsetzen eines Paukenröhrchens*. Außerdem kann eine Velumoperation die Muskulatur zusammenführen.

Die Folgeerscheinungen von LKG-Fehlbildungen sind in Abbildung 38 in einer Zusammenschau dargestellt, da sie sich vielfach auch wechselseitig beeinflussen.

Störungen des Stimmklangs und der Aussprache der Laute
In jedem Falle ist eine palatale bzw. velare Dysglossie durch eine Störung des Stimmklanges (Hyperrhinophonia aperta) und durch eine Störung der Aussprache der Orallaute (Palatolalie) gekennzeichnet. Das *offene Näseln* entsteht durch eine zu starke Nasenresonanz mit Luftaustritt durch die Nase bei der Bildung der Orallaute, so daß die Laute ein Zuviel an Nasalität, einen pathologischen oral-nasalen Stimmklang erhalten.

Die Vokale nehmen eine nasale Tönung an und verlieren ihre Deutlichkeit und damit Verständlichkeit. Dabei klingen diejenigen Vokale am meisten genäselt, für die die Resonanzräume im Mund am engsten und der velopharyngeale Verschluß am dichtesten sein muß, also [u] und [i]. Für die weiter offenen Vokale [o] und [ɛ:] ist der nasalierte Beiklang gewöhnlich schwächer. Das [ɑ] mit dem größten Öffnungsgrad wird kaum genäselt (A-I-Probe). Die Stimmeinsätze sind fast immer hart bis zum Stimmknall. Unter den Konsonanten gelingen die Plosive nicht, zumindest nicht konzentriert und kräftig. Sie werden durch nasale Plosivgeräusche ersetzt, da im Mundraum die erforderlichen Hemmstellen nicht gebildet werden können. Die Reibelaute [f], [v], [s], [z], [ʃ], [ʒ], [ç] und [x] werden durch ein begleitendes nasales Blase- bzw. Schnüffelgeräusch entstellt. Das Zungenspitzen-[r] verliert das charakteristische Rollen und wird ein Schnarchgeräusch.

Bei einer *Gaumenspalte* ist die Intensität des offenen Näselns nicht nur von der Größe der Spalte bzw. der Unfähigkeit, den velo-pharyngealen Verschluß zu bilden, abhängig, sondern auch von den räumlichen Verhältnissen im Nasenrachenraum und in den Nasenhaupthöhlen. So kann das offene Näseln bei größeren Spalten und relativ weitem Rachenwandabstand des Gaumensegels verhältnismäßig gering sein, wenn adenoide Vegetationen und Schwellungen der Nasenmuscheln und der Nasenschleimhaut den Raum einengen. Dagegen kann die näselnde Klangveränderung bereits bei relativ kleinen Velumspalten sehr deutlich sein, wenn keine solchen kompensatorischen Möglichkeiten gegeben sind. Die Ausprägung des offenen Näselns bei Gaumenspalten wird auch von der Zungenlage beeinflußt. Kinder mit Gaumenspalten gewöhnen sich häufig an, den Zungenrücken zu heben und ihn in die Öffnung der Spalte zu legen. Dadurch entweicht der Phonationsstrom eher in den Nasenrachen und in die Nasenhöhle, was die Nasalierung verstärkt. Eine Tieflage der Zunge vergrößert hingegen den Mundraum und reduziert den Grad des Näselns.

Bei der *Gaumenspaltensprache* (Palatolalie) werden nahezu alle Laute nicht normgerecht artikuliert. Die Vokale klingen mehr oder weniger stark genäselt. Die Plosive werden in der Regel ausgelassen oder durch Nasalbildungen ersetzt. Die Artikulationsluft entweicht vorzeitig durch die Nase, bevor sie an den Hemmstellen einen ausreichenden Druck herstellen kann. Beispielsweise werden die bilabialen Plosive [p] und [b] zu [m]-ähnlichen Nasalplosionen. Die Frikative gelingen nur annähernd ebenfalls als nasale Blasegeräusche. Ganz schwierig ist die Bildung des Zungenspitzen-[r] und des Gaumen- oder Zäpfchen-[R].

Insgesamt wird die palatolalische Lautbildung mit dem von Arnold (1970, 640) formulierten „Gesetz der palatogenen zentripetalen Artikulationsverlagerung" charakterisiert. Es beruht auf der beobachteten Neigung, „die Lautbildung zentral oder unterhalb vom undichten Gaumenverschluß zu verlagern" (Arnold 1970, 640), wofür nur die hinteren Artikulationszonen zur Verfügung stehen. Das Kind versucht, den wahrgenommenen Artikulationsmodus an sich beizubehalten, die Artikulationsstelle aber jeweils hinter die Spalte zu verlagern.

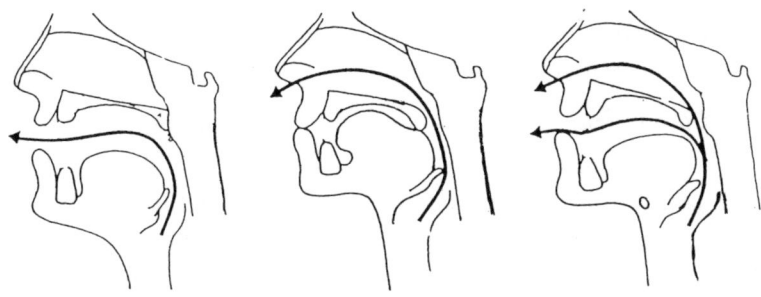

Abb. 39: Wirkungsweise der oralen und nasalen Resonanzräume
(nach Wulff 1983, 53)

Die Plosive werden durch glossopharyngeale Plosionen oder harte Stimmeinsätze ersetzt. Auch die Frikative werden pharyngeal (im Rachen) oder laryngeal (im Bereich des Kehlkopfes) artikuliert. Bei einer schweren Palatolalie werden faktisch alle Laute einschließlich der Vokale rückverlagert gebildet. Die Sprechweise wird dadurch völlig unverständlich. Besonders auffällig sind die diffusen nasalierten Beigeräusche.

5. *Nasale Dysglossien*
sind Störungen der Aussprache der Nasallaute [m], [n], [ŋ] aufgrund von pathologischen Veränderungen im Bereich der Nase und der Nasenräume. Sie bedingen eine pathologisch verminderte Nasenresonanz, die sich als verdumpfte Stimmklangstörung oder geschlossenes Näseln (*Hyporhinophonie, Rhinophonia clausa*) äußert. Die reduzierte oder fehlende Nasalierung entstellt die Bildung der drei Nasale [m], [n] und [ŋ], die unter Beibehaltung der Artikulationsstellen zu plosivähnlichen Lauten werden: [m] klingt wie [mb], [n] wie [nd], [ŋ] wie [ŋg]. Bei starker Nasenverlegung können alle drei Nasale auch durch den sogenannten Purkinjeschen Blählaut ersetzt werden. Die hypo- oder denasalierte Aussprache wird auch als Stockschnupfensprache charakterisiert: z.B. „Meine Mama nennt man ... ⇨ mbeide mbada ndet mbad ...".

Je nach Lokalisation der organischen Ursachen unterscheidet man

1. eine *Rhinophonia clausa organica anterior*, bei der konstitutionelle oder entzündliche Verengungen der Nasenlichtung durch Septumdeviation (Septum = Scheidewand zwischen den beiden Nasenhöhlen), beidseitige Muschelhypertrophie, Nasenpolypen sowie allergische oder entzündliche Schwellungszustände im vorderen Teil der Nase liegen.

2. eine *Rhinophonia clausa organica posterior*, bei der der hintere Nasenteil durch angeborene Choanalatresie (= membranöser Verschluß der hinteren Nasenöffnung = Choane), durch Hypertrophie der hinteren Muschelenden, durch adenoide Vegetationen (vergrößerte Rachenmandel) oder Nasen-Rachengeschwülste verengt oder gar völlig verlegt ist. Beim hinteren geschlossenen Näseln ist der verstopfte Klang der Nasenlaute stärker ausgeprägt, da die Sprechluft überhaupt nicht durch die Nase gelangen kann. Es kommt zu Unterscheidungsschwierigkeiten bei Wörtern wie Mutter-Butter usw. ...

6. Naso-palatale Dysglossien

liegen vor, wenn offenes und geschlossenes Näseln in kombinierten Formen auftreten und ein gemischtes Näseln (*Rhinophonia mixta*) bilden. Die Symptomatik besteht in einer Resonanzverminderung der Nasenlaute und der Entstellung der Orallaute durch genäselte Beiklänge. Die Aussprache klingt in erster Linie geschlossen genäselt, weil die Nasale denasaliert verdumpft werden. Das offene Näseln der Vokale und oralen Konsonanten erscheint als zusätzlicher Eindruck. Wie bei nasalen Dysglossien werden nach der Lage der Hindernisse in den vorderen oder hinteren Teilen der Nase zwei Grundformen unterschieden:

1. *Rhinophonia mixta anterior organica* = eine Verbindung raumbeengender Zustände in der vorderen Nase mit einer organischen Insuffizienz des Gaumensegels (behinderte Nasenatmung und mangelhafter organisch bedingter velopharyngealer Abschluß)

2. *Rhinophonia mixta posterior organica* = eine Verbindung eines Hindernisses im Nasen-Rachenraum mit einer organischen Insuffizienz des Gaumensegels (adenoide Vegetationen und ungenügender organisch bedingter velopharyngealer Abschluß).

Die Formen des Näselns

Da alle Formen des Näselns funktionell – auch ohne nachweisbare organische Verursachung – bedingt sein können, ergibt sich folgende Übersicht der *Rhinophonien*:

Rhinophonien		
⇩	⇩	⇩
Hyperrhinophonie	*Hyporhinophonie*	
Rhinophonia aperta – organica – functionalis	Rhinophonia clausa – organica – functionalis	Rhinophonia mixta – organica – functionalis
⇩	⇩	⇩
offenes Näseln	geschlossenes Näseln	gemischtes Näseln

Als funktionelle Ursachen werden vielfach falsche Sprechgewohnheiten, fixierte Schonhaltungen, artikulatorische Nachlässigkeit, affektierter Sprechstil, hysterisches Verhalten, schwacher Sprechantrieb u. a. m. angenommen.

3. 1. 4 Orofaziale Dysfunktion

Eine orofaziale Dysfunktion, auch orofaziale Dyskinesie, ist eine Störung im Mund- (oro-) und Gesichts- (facies-) Bereich, der als Organsystem Nase, Lippen, Kinn, Kiefer, Zunge, Gaumen und Rachen umfaßt und phonetisch als Ansatzrohr bezeichnet wird. Als funktionelles System ist es ein Gefüge von Wechselbeziehungen zwischen den oralen Strukturen und ihren Primärfunktionen Atmen, Saugen, Beißen, Schlucken und den Sekundärfunktionen Stimmgebung (Phonation) und Bildung der Sprechlaute (Artikulation). Eine besondere Stellung nimmt dabei die orofaziale Muskulatur ein, die in einen äußeren und einen inneren Funktionskreis unterschieden wird. Zum äußeren Funktionskreis gehören die mimische Muskulatur, die Mund- und Kaumuskulatur, zum inneren Funktionskreis Zungen-, Mundboden- und Velummuskulatur. Störungen der extra- und intraoralen Muskulatur sind *myofunktionelle Störungen* und äußern sich als orofaziale Tonusstörungen (dystone Muskelspannungen) und als orofaziale Bewegungsstörungen.

Symptome einer orofazialen Dysfunktion können die Funktionsbereiche der Mimik, der Nahrungsaufnahme, der Atmung, der Stimmgebung und der Artikulation betreffen. Eine Differenzierung der Symptomatik orofazialer Störungen kann nach den Organauffälligkeiten der Lippen (verkürzte Oberlippe, verdickte Unterlippe, schwacher Lippenmuskel, hypotone Unterlippe), der Zunge (verdickte Zungenränder, Druckstellen der Zähne), des Kinns (überentwickelter Musculus mentalis = Kinnmuskel), des Gaumens (gotischer Gaumen, Tunnelgaumen) und des Gebißsystems (Malokklusion der Zahnreihen, Dysgnathien, Parodontopathie) erfolgen. Phonetisch aufschlußreicher ist indessen eine physiologisch-funktionelle Charakterisierung der orofazialen Fehlfunktionen und Fehlhaltungen.

Die – insbesondere bei Kindern – häufigsten orofazialen oder myofunktionellen Funktionsstörungen sind Zungenpressen während des Schluckens und Sprechens, auch tongue thrust (TT) genannt, Mundatmung und Mundoffenhalten sowie Hypersalivation.

1. Das Zungenpressen
Da sich die Zunge beim Schlucken gegen oder zwischen die Zahnreihen schiebt, wird diese Auffälligkeit auch als „infantiles Schlucken" bezeichnet. Die Schluckfunktion ist artikulationsphonetisch bedeutsam, da sie eine wichtige Voraussetzung für eine unauffällige Aussprache der Laute ist. Beim Schluckvorgang ist das gesamte orofaziale System – phonetisch gesehen das Ansatzrohr – beteiligt. Die Artikulation nimmt wie das Schlucken nicht nur die gleichen orofazialen Organe in ihre Dienste, sondern auch die gleichen orofazialen Elementarbewegungen. Neurophysiologisch ist der Sprechvorgang wie der Schluckvorgang ein motorischer und zugleich sensorischer Vorgang. Voraussetzung für einen ungestörten Ablauf der Schluck- und Sprechbewegungen ist die taktil-kinästhetische und propriozeptive Wahrnehmung der beteiligten Bewegungen, ihre sensorische Steuerung und Kontrolle. Diese gelingt nur, wenn die entsprechende orale Sensibilität entwickelt ist. Störungen in der oralen Sensibilität führen zu dyskoordinierten orofazialen Bewegungen und damit auch zu gestörten Schluck- und Artikulationsbewegungen, so daß sich schließlich falsche Schluck- und falsche Lautmuster ausbilden, die sich fixieren und zu automatisierten Feedback-Mechanismen werden. Was am Anfang des gestörten senso-motorischen Funktionskreises steht, ob sensorische oder motorische Fehlleistungen, ist von den Ursachen abhängig.

1.
präorale Phase — Nach der Kauphase liegt der Bolus in der Zungenschüssel, die Lippen sind geschlossen, die Zahnreihen in leichtem Kontakt, das Velum ist entspannt.

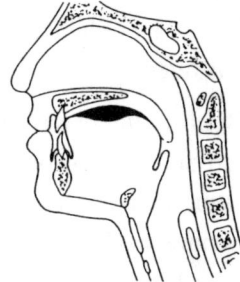

↓ ↓

2.
orale Phase
(Mundphase)
— Die Zungenspitze drückt den Bolus an den vorderen harten Gaumen, der Zungenrücken flacht ab, der Bolus berührt die Gaumenbögen und löst den Schluckreflex aus.
— Das Velum hebt sich und schließt den Nasenraum ab.
— Die Epiglottis senkt sich und schließt den Kehlkopfeingang ab, wodurch ein Verschlucken verhindert wird.
— Der Bolus kommt durch eine wellenförmige Zungenbewegung zum Velum in den Oropharynx.

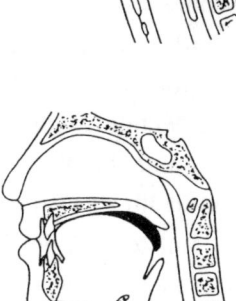

↓ ↓

3.
pharyngeale Phase
(Rachenphase)
— Der Bolus gleitet entlang der Rachenwand in den Hypopharynx.

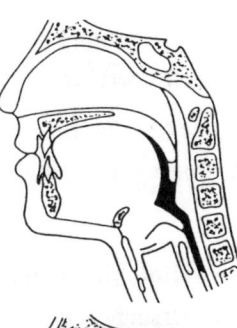

↓ ↓

4.
ösopharyngeale Phase
(Speiseröhrenphase)
— Der Bolus wird in die Speiseröhre weiterbefördert

↓ ↓

Abb. 40: Phasen des Schluckvorgangs (nach Bartolome, G. et al. 1993, 27)

Schluckstörungen (*Dysphagien*) können als Störungen in den einzelnen Phasen des Schluckaktes oder als Störungen des gesamten Schluckprogramms auftreten.

Beim *Zungenpressen* wird der Speisebolus nicht mehr zum Oropharynx weiterbefördert, so daß auch kein Schluckreflex ausgelöst werden kann. Artikulatorisch beeinträchtigt das Zungenpressen gegen die oberen und/oder unteren Schneidezähne in erster Linie die Laute der zweiten Artikulationszone, die interdental, addental oder auch lateral bzw. bilateral fehlgebildet und je nach Ausprägungsgrad zu Symptomen gestörter Artikulation werden können. Die interdentale Bildung der Zungenspitzenlaute [n], [d], [t] und [l] verändert nicht nur die akustische Gestalt der Laute, sie beeinflußt auch die Gesichts- und damit die Personwahrnehmung. In noch deutlicherem Maße gilt dies für die Entstellung der Frikative [s], [z], [ʃ] und [ʒ] sowie der Affrikaten [ts] und [tʃ], die alle mehr oder weniger zu interdentalen, addentalen oder lateralen Sigmatismen bzw. Schetismen werden können.

2. *Mundatmung* und *Mundoffenhalten*

gehen mit einer Tiefstellung des Unterkiefers und einer schlaffen Zungenlage zwischen den Zahnreihen oder im Mund einher. Von der erhöhten Gefahr entzündlicher Prozesse abgesehen, induziert eine interdentale Zungenlage auch eine interdentale Aussprache, eine schlaffe Zungenlage im Mund auch eine schlaffe, verwaschene, nuschelnde Aussprache.

3. *Hypersalivation*

als übermäßige ungesteuerte Speichelabsonderung.

Zur **Ätiologie** orofazialer Dysfunktionen werden genetische Faktoren, organische Ursachen und funktionelle Einflüsse angenommen, die fallweise mit unterschiedlicher Gewichtung in pathogenetische Zusammenhänge gebracht werden. Häufig genannt werden angeborene organische Fehlbildungen der Lippen und der Zunge im Kiefer- und Gaumenbereich (siehe Dysglossien!), zerebrale Bewegungsstörungen, Störungen der oralen Sensibilität und motorische Schwächen. Für die Dysfunktionen ohne nachweisbare organische Störfaktoren werden vor allem sogenannte „oral habits", also gelernte (konditionierte) abweichende orofaziale Funktionsmuster (Fehlgewohnheiten) verantwortlich gemacht.

Dysphagien können durch Veränderungen, Verletzungen, Erkrankungen und funktionelle Störungen der am Schluckakt beteiligten Organe und zentralnervösen Strukturen verursacht sein.

Sprachtherapeutisch und sprachheilpädagogisch relevant sind insbesondere Schluckstörungen infolge von zerebralen Bewegungsstörungen aufgrund von Hirntraumen, entzündlichen Prozessen, degenerativen Erkrankungen, Intoxikationen und Tumoren, die zugleich mit Stimm- und Sprechstörungen einhergehen. Als häufigste Ursache werden Läsionen des Großhirns und des Hirnstamms durch Schlaganfall, Schädel-Hirn-Trauma und Tumoren mitgeteilt. Auch Erkrankungen der Hirnnerven und Muskelerkrankungen werden öfter genannt.

Die gemeinsame Grundproblematik ist die Beeinträchtigung der sensomotorischen Steuerung der Schluck- und Sprechorgane, so daß zunächst eine intensive interdisziplinäre medizinische Diagnostik und Therapie erforderlich ist, die nicht nur phoniatrische und neurologische, sondern auch internistische und chirurgische Fachkompetenz umfaßt.

Die Mitwirkung der logopädischen und rehabilitativen Sprachtherapie konzentriert sich auf eine *funktionelle Therapie* in Form einer systematisch aufgebauten, neurologisch bzw. entwicklungsneurologisch orientierten physiotherapeutischen Behandlung.

3. 1. 5 Dysarthrie

bezeichnet zentral-organische Störungen der Sprechmotorik, die sich in Auffälligkeiten der Sprechatmung (Dyspnoe), der Stimmbildung (Dysarthrophonie) und der Lautbildung sowie der Prosodie oder Sprachakzente (Sprechmelodie, Sprechdynamik und Sprechrhythmus) äußern. Es liegt eine zentralnervöse Störung des äußeren Sprechvorgangs durch Lähmungen und Koordinationsstörungen der Sprechmuskulatur vor. Dysarthrische Sprechstörungen entstehen durch organische Beeinträchtigungen der zerebralen Zentren, Bahnen und Kerngebiete der am Sprechvorgang beteiligten motorischen Nerven. Gestört ist das zentrale Neuron vom kortikalen Ursprung des pyramidalen Trakts bis zu den bulbären Hirnnervenkernen im Hirnstamm, so daß die Steuerung der physiologischen Teilvorgänge des Sprechaktes Respiration, Phonation und Artikulation betroffen ist. Während der artikulomotorische Vorgang regelmäßig gestört ist, können Phonation und Respiration auch unauffällig sein. Da die Abgrenzung der Teilstörungen in praxi sehr schwierig ist, empfiehlt sich die Verwendung der Bezeichnungen *Dysarthrophonie* und *Dysarthrophonopneumie*. Eine Läsion eines bestimmten Hirnabschnittes führt in der Regel zu einer Beeinträchtigung aller phonetischen Teilprozesse. Meist sind Artikulation, Stimmgebung, Sprechatmung und Prosodie zugleich beeinträchtigt. Eine – zentrale – Dysarthrie stört die gesamte Sprechmotorik.

Die **Ursachen** für eine Dysarthrie können traumatisch, vaskulär, entzündlich, tumorös, toxisch, metabolisch oder degenerativ sein. Bei Kindern und Jugendlichen dominieren *zerebrale Bewegungsstörungen* infolge frühkindlicher Hirnschädigungen unterschiedlicher Ätiologie und Genese. Man spricht von einer partiellen oder totalen Störung der Entwicklung der Sprechfähigkeit infolge gestörter oder ausbleibender Entwicklung der Sprechmotorik.

Die dysarthrische Sprache ist insgesamt undeutlich und hört sich verwaschen, schwerfällig und teilweise auch kloßig an. Sie kann mehr oder weniger monoton, monodynam, unrhythmisch, zu langsam, genäselt und auch heiser sein. Die artikulatorischen Auffälligkeiten betreffen in erster Linie die Aussprache der Wörter, Phrasen und Sätze, weniger die Laute im einzelnen. Auch beim Wiederholenlassen der Äußerungen ändert sich an der Symptomatik nichts. Das Sprachverständnis, die Sprachstruktur – lexikalisch-semantisch und morphologisch-syntaktisch – sind nicht beeinträchtigt, ebensowenig der schriftliche Ausdruck. Im Extremfall sind keinerlei sprechmotorische Leistungen möglich, so daß die Phonation ausfällt (Aphonie) und keine sprachliche Lautbildung erfolgen kann (*Anarthrie*).

Klassifikation und Deskription der Dysarthrien
Es gibt verschiedene Möglichkeiten der Einteilung der verschiedenen Dysarthrieformen: *ätiologisch* (nach der Art der Verursachung), *pathogenetisch* (nach dem Zeitpunkt der Entstehung), *nosologisch* (nach der Art der Krankheit), *lokalisatorisch* (nach dem Sitz der Schädigung) und *symptomatologisch*

(nach der klinischen Symptomatik). In der Literatur werden die Dysarthrien vorwiegend nach der Lokalisation des Krankheitsprozesses und nach der neurologischen Symptomatik klassifiziert.

1. Einteilung nach der Lokalisation des Krankheitsprozesses, nach dem Ort der hauptsächlichen Hirnläsion.

Kortikale Dysarthrie

Alle Bewegungen der Sprechorgane werden von beiden motorischen Hirnrindenfeldern (gyri praecentrales) gleichzeitig und gemeinsam gesteuert. Da mehr als drei Viertel der Fasern der Pyramidenbahn am unteren Ende des verlängerten Marks (medulla oblongata) auf die Gegenseite kreuzen (decussatio pyramidum) und als lateraler oder gekreuzter *Pyramidenstrang* (tractus corticus spinalis lateralis) bis ins Rückenmark zieht, und der Rest ungekreuzt als Pyramidenvorderstrang (tractus corticus spinalis interior) weiterverläuft, erhält jede Körperhälfte Impulse von beiden Hirnrinden. Beispielsweise ist die rechte Stimmlippe von beiden Hemisphären innerviert, ebenso die linke. Da aber der größte Teil der korticofugalen Bahn zur Gegenseite kreuzt, repräsentieren die motorischen Rindenfelder der linken Hemisphäre die Muskelgruppen der rechten Körperhälfte und umgekehrt. Eine reine kortikale Dysarthrie ist dann gegeben, wenn beide Hirnrindenfelder symmetrisch und im gleichen Ausmaß beeinträchtigt sind: durch Traumata, Tumoren, vaskuläre Insulte oder atrophische Prozesse. Die Folge ist eine *hypertonisch spastische Lähmung* der Sprechmotorik, was den Ausfall der willkürlichen Steuerung der Atmung, Phonation und Artikulation bedeutet. Symptome der kortikalen Dysarthrie sind Silbenstolpern, Stockungen vor bestimmten Lauten, Laut- und Silbenkloni, unbeabsichtigte Schnalzlaute, undeutliche Sprechweise und mutistisches Verhalten. Längere Wörter oder gar Sätze auszusprechen, fällt sehr schwer.

Pyramidale Dysarthrie

auch suprabulbäre, pseudobulbäre oder subranukleäre Dysarthrie, liegt vor, wenn der Tractus corticobulbaris (auch cortico nuclearis) der Pyramidenbahn doppelseitig geschädigt ist. Dieser abwärtsziehende Teil der Pyramidenbahn trennt sich in der Höhe des Mittelhirns vom Hauptstrang und verläuft dorsal zu den motorischen Kerngebieten der Hirnnerven V (Trigeminus), VII (Fa –

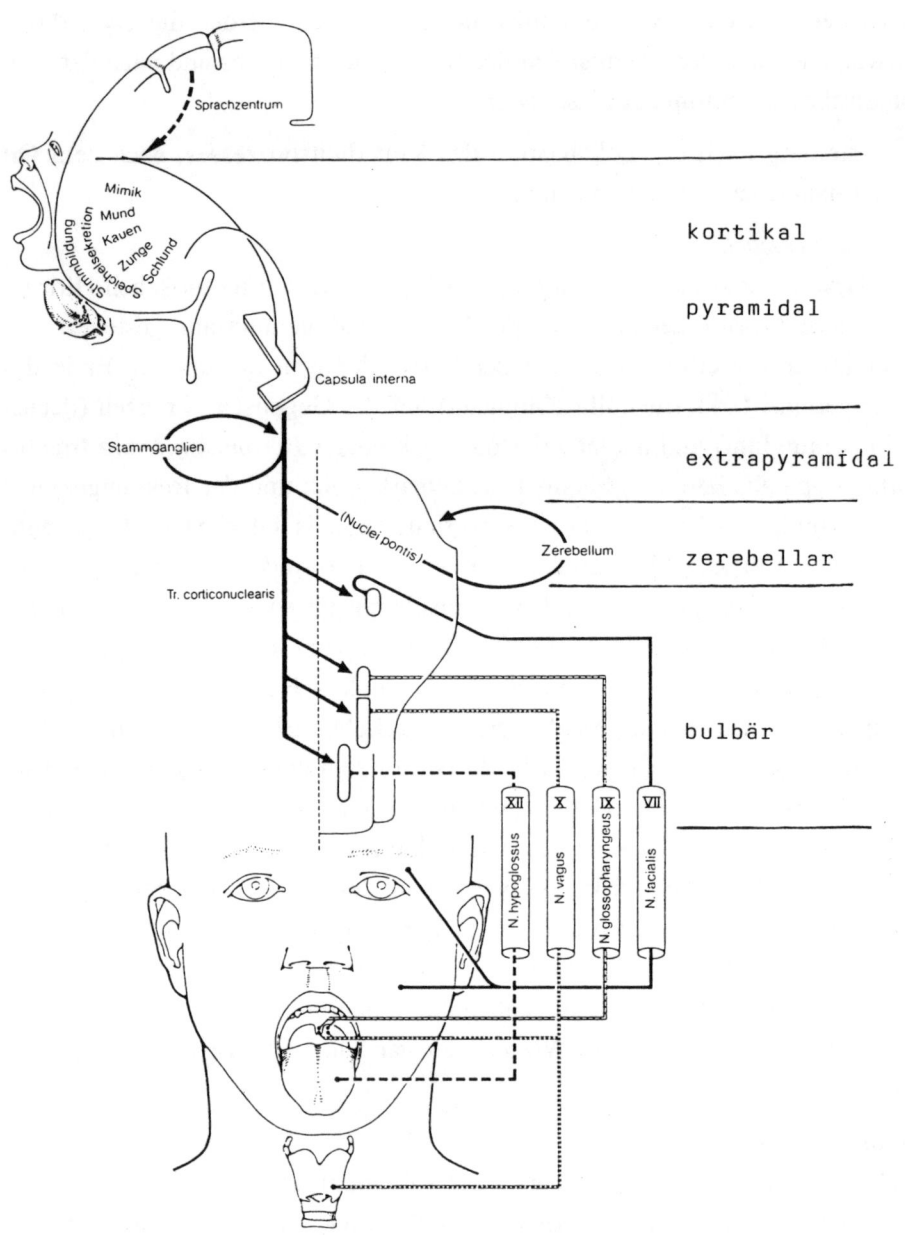

Abb. 41: Schematische Darstellung der neuroanatomischen Zuordnung der Dysarthrieformen (nach Mumenthaler 1980)

cialis), IX (Glossopharyngeus), X (Vagus), XI (Accessorius) und XII (Hypoglossus). Beidseitige Läsionen der kortikobulbären Bahn bedingen wie bei der kortikalen Dysarthrie eine zentrale Lähmung der Sprechmotorik mit spastischer Tonuserhöhung, Reflexsteigerung bis zum Klonus und Minderung der groben Kraft. Die gesamte artikulatorische und mimische Muskulatur zeigt einen ständig spastisch erhöhten Spannungszustand (Hypertonus), so daß die Sprechbewegungen mühsam, plump, schwerfällig und verlangsamt wirken. Die Mimik erscheint ausdrucksarm und grimassierend. Auffällig sind mangelhafter Mundschluß, vermehrter Speichelfluß, Schluckstörungen und eingeschränkte Kopfkontrolle. Die nötige motorische Feinabstufung fehlt. Die einzelnen Muskelgruppen der Artikulationsorgane sind von einer starren Verkrampfung (Spastik) befallen. Lippen, Zunge und Kiefer vermögen nur geringe und ungezielte Bewegungen auszuführen, das heißt, Lippen- und Zungenlaute werden ungenügend artikuliert oder fehlen. Die Sprechweise ist schwer verständlich, weil verwaschen und schwerfällig. Beim Artikulieren verkrampft sich der ganze Körper, was sich in assoziativen Bewegungen äußert. Die Atmung erfolgt oberflächlich und unkoordiniert. Die Stimme klingt monoton und ist von geringem Umfang. Entweder wird hyperkinetisch gepreßt oder hypokinetisch behaucht, matt und nahezu stimmlos phoniert. Es besteht eine *dissoziierte Velumparese,* das heißt Unbeweglichkeit bei willkürlicher Phonation mit der Folge eines offenen Näselns, aber Kontraktion beim Würgereflex.

Extrapyramidale Dysarthrie
oder dienzephale und mesenzephale Dysarthrie, auch subkortikale Dysarthrie. Zum extrapyramidalen System (EPS) gehören verschiedene zerebrale Kerngebiete mit motorischen Funktionen, deren Bahnen außerhalb der Pyramiden verlaufen. Es sind dies die anatomischen Kerngebiete der Basalganglien (corpus striatum, globus pallidus, claustrum, corpus amygdaloideum, Nucleus subthalamicus, substantia nigra, Nucleus ruber, Nuclei tegmenti, die Nuclei vestibularis lateralis (Rautengrube), dentatus (Kleinhirn) und olivaris (Medulla oblongata). Diese Kerngebiete senden ihre Neuriten in mehr oder weniger geschlossenen Bahnen mit mehreren Unterbrechungen bis ins Rückenmark. Schädigungen in den Strukturen des extrapyramidalen motorischen Systems haben Störungen des Muskeltonus und der Steuerung der Artikulations- und Phonationsorgane zur Folge. Artikulation, Phonation und Prosodie

können vermindert oder verstärkt, beschleunigt oder verlangsamt, wechselnd näselnd und häufig mit Schluckstörungen (Dysphagie) verbunden sein. Man kann verschiedene syndromartige Bewegungsmuster unterscheiden:

- *hyperkinetisch-hypotones Syndrom*, das durch plötzlich einschießende unwillkürliche Lippen-, Zungen-, Velum- und Kehlkopfbewegungen mit staccatoartiger, verlangsamter Sprechweise, verwaschener Aussprache und monotoner, heiserer, tiefer, leiser Stimme gekennzeichnet wird. Hauptsymptome sind flache, unrhythmische Atmung, verzerrte Artikulation und gepreßte Sprechweise. In späteren Stadien kann die Phonation auch stoßweise wechseln, so daß eine grelle oder gar schreiende Stimme auffällt. Degenerationserscheinungen im kleinzelligen Anteil des corpus striatum führen zu raschen ruckartigen, unbeabsichtigten,–in die normale Motorik – einschießenden Muskelkontraktionen, die ein Übermaß an artikulatorischen und grimassierenden Bewegungen entstehen lassen. In Verbindung mit herabgesetztem Muskeltonus werden Dynamik, Melodik und Rhythmik der Sprache verändert. Die Ausdrucksbewegungen sind sehr lebhaft, die Mitbewegungen übersteigert. Die Betroffenen sind nicht imstande, die Zunge mehrere Sekunden herausgestreckt zu lassen. Sie ziehen sie aufgrund unwillkürlicher Impulse wieder zurück („Chamäleonzunge"). Man bezeichnet dieses Syndrom auch als hyperkinetische *choreatische Dysarthrie*.

- *hyperkinetisch-dystones Syndrom* Läsionen im corpus striatum und im pallidum externum bedingen Hyperkinese mit langsamen tonischen wurmartigen unwillkürlichen, geschraubten Bewegungen, die sich im Bereich der Artikulation als hyperkinetische oder *athetotische Dysarthrie* äußern. Die Sprechweise wird vor allem in dynamischer Hinsicht völlig verändert und ungeordnet: einzelne Silben und Wörter werden überartikuliert und vielfach wiederholt (Iterationen). Die athetotischen Impulse stören die Aussprache der Laute. So gelingt beispielsweise die Vokalbildung nicht, da die notwendige Mundstellung im gleichen Augenblick durch eine entgegengesetzte Mundstellung nicht zustande kommt oder nicht aufrechterhalten werden kann. Die unkoordinierten Zungenbewegungen machen die Bildung der Konsonanten [l], [d], [t] und der Sibilanten fast unmöglich. Häufig kommt eine Hypersalivation hinzu. Die Aussprache ist insgesamt undeutlich und monoton, die Stimme leise und behaucht. Das Übermaß der Bewegungen der Extremitäten und der Sprechorgane verstärkt die grimassierenden mimischen Bewegungen, die ständig wechseln und bizarr anmuten. Das gesamte Erscheinungsbild ist durch einen Tonuswechsel hyperton-hypoton geprägt.

- *hypo- bzw. akinetisch–hypertonische Syndrom* Läsionen im kleinzelligen Anteil des Nucleus niger führen zu motorischen Funktionsstörungen, wie sie beim *Parkinson-Syndrom* mit seinen Hauptsymptomen Hypo- oder Akinese, Tremor und Rigor vorliegen. Bei abnorm erhöhtem Muskeltonus (Rigor) kommt es zu hochgradigen Einschränkungen der Ausdrucks- und Mitbewegungen. Die Bewegungen wirken hölzern und automatenhaft, das Gesicht erscheint maskenartig, ausdruckslos, das Sprechen ist monoton, monorhythmisch, leise, undeutlich, verlangsamt und zunehmend stimmlos (schwache Stimme). Auch kommt offenes Näseln vor. Eine Sonderform der Parkinsondysarthrie ist die *iterative Dysarthrie*, bei der Wörter und Satzteile mehrmals wiederholt werden, besonders am Satzende. Da diese Dysarthrieform eine dem Stottern sehr ähnliche Symptomatik zeigt, wird sie auch als *striäres Stottern* bezeichnet. Weniger mißverständlich ist die Bezeichnung *Palilalie*.

Insgesamt ist die extrampyramidale oder subkortikale Dysarthrie mit ihren verschieden ausgeprägten Störungsmustern in der Hauptsache durch eine strio-pallidäre Symptomatik charakterisiert.

Zerebellare Dysarthrie

Diffuse oder umschriebene Läsionen im Kleinhirn führen zu Abweichungen in der Koordination der Sprechbewegungen: zu *ataktischer Dysarthrie*. Der Sprechvorgang ähnelt dem eines Betrunkenen. Man hat den Eindruck, als ob der Sprechende eine nur mangelhaft bewegliche Zunge habe. Der Sprechablauf ist ungeordnet. Dynamik, Tempo, Rhythmik und Melodik sind gestört. Artikulationsstellungen können nicht beibehalten werden (mangelnde Fixation), die Sprechbewegungen sind schlecht dosiert, die Artikulation wird undeutlich und verwaschen. Rasch aufeinanderfolgende antagonistische Bewegungen können nicht vollzogen werden (= Adiadochokinese bzw. Dysdiadochokinese). Die Stimme klingt rauh, gepreßt oder gequetscht. Neben der gedehnten, skandierenden oder abgehackten Sprechweise kommt es entweder zu einem verzögerten Sprechtempo (*Bradylalie* oder *Bradyarthrie*) oder zu ei-

Dysarthrieform	Lokalisation	Bewegungsstörung	Sprechstörung	Ursachen
kortikal	– Motorische Hirnrindenfelder (beidseitig) – Motorische Ursprungsgebiete beider Hemisphären	– Spastische Lähmung – Spastizität – Hypertonus der Muskulatur	– Hypertone spastische Sprechbewegung – Ausfall willkürlicher Steuerung der Respiration, Phonation und Artikulation	– Zerebrale Gefäßsyndrome
pyramidal suprabulbär supranukleär	– Pyramidenbahn (tractus cortico-nuclearis oder cortico bulbaris)	– spastische Lähmung Spastizität – Hypertonus der Muskulatur	– schwerfällige spastische Sprechweise	– Pseudobulbärparalyse – Näseln – Schluckhemmung – hirnatrophischer Prozeß
extrapyramidal	– extrapyramidalmotorisches System (EPS) – Stammganglien	– Wechselnder Muskeltonus: Hyper- oder Hypotonus – Störungen der Bewegungsabläufe = Dyskinesie – Hyper-, Hypo-, Akinese	– dyskinetisch-dystone Sprechbewegungsmuster	– Morbus Parkinson – Chorea – Huntigten
zerebellar	– Kleinhirn (cerebellum)	– Störung der Bewegungskoordination (= Ataxie), der Tonusregulation (= zentrale Hypotonie)	– Fehlkoordination der Sprechbewegungen – ataktische Sprechmotorik	– Multiple Sklerose
bulbär	– Hirnstamm – Motorische Hirnnervenkerne in medulla oblongata und pons	– Schlaffe Lähmung der Sprechorgane – Hypotonie	– Bulbärsprache (bradyarthrische, monotone, nasale, heisere und unartikulierte Sprechweise) – Hypotones Sprechbewegungsmuster	– Bulbärparalyse – ALS = amyotrophische Lateralsklerose = fortschreitende Degeneration des I. und II. Neurons – Näseln – fehlender Würgereflex – Überschlucken

Abb. 42: Neuroanatomische Einteilung der Dysarthrie

	Spastische Lähmung	Schlaffe Lähmung
Lokalisation	I. motorisches Neuron (von der Hirnrinde über die Pyramidenbahn bis zu den motorischen Hirnnervenkernen im verlängerten Mark: supranucleär und nucleär = bulbär)	II. motorisches Neuron (peripherer Nerv bis motorische Endplatte, vordere Wurzeln, Vorderhornzellen des Rückenmarks = peripher infranucleär)
Muskeltonus	⇑ spastisch	⇑ hypoton
Reflexe	⇑ gesteigert	⇑ schwach bis erloschen
Muskelatrophie	⇑ -	⇑ +
Mitbewegungszeichen	⇑ +	⇑ -
spastische Zeichen	⇑ +	⇑ -
	zentrales oder pseudobulbäres motorisches Neuron	peripheres oder bulbäres motorisches Neuron

Abb. 43: Topische Zuordnung der neurogenen Lähmungen

nem beschleunigten Sprechtempo (*Tachylalie*). Von bradyarthrischer Sprechweise wird gesprochen, wenn durch Langziehen der Silben der gesamte Sprechvorgang verlangsamt und verzögert wird. Die Artikulation erfolgt gleichsam lautierend. Der Muskeltonus scheint herabgesetzt. Es wird ständig versucht, die mangelhafte Feinabstimmung der Bewegungen zu korrigieren. Dabei entsteht Intentionstremor (= grobes Zittern bei Ansetzen einer willkürlichen Bewegung).

Bulbäre Dysarthrie
Liegt der Läsionsort im Bereich der motorischen Nervenkerne der Nervi hypoglossus, glossopharyngicus, vagus, facialis und motorischer trigeminus, kommt es zu einer *Bulbärparalyse* mit der Symptomatik einer atrophischen schlaffen Lähmung der Gesichts-, Mund-, Kehlkopf- und Atmungsmuskulatur. Die Folge sind Atem-, Stimm-, Sprech-, Kau- und Schluckstörungen. Eine schlaffe Lähmung der Lippen- und Zungenmuskulatur führt zu einer mühsamen und verwaschenen Artikulation, vor allem bei den Lippen- und Zungenlauten. Die Gaumensegellähmung, die offenes Näseln bedingt, wirkt sich auch reflektorisch negativ aus. Im Unterschied zur pseudobulbären spastischen Lähmung kann das Velum beim Würg- und Schluckreflex nicht angehoben werden. Durch die Kehlkopflähmung wird die Stimmbildung beeinträchtigt. Die Stimme ist schwach, leise und heiser. Sie kann auch ganz ausbleiben (Aphonie). Außerdem sind Flüstern, Singen und Pfeifen erschwert. Das Charakteristikum der bulbären Dysarthrie ist die kloßig verwaschene, verlangsamte und genäselte Sprechweise.

Neurogene Lähmungen werden klinisch in *schlaffe* oder *spastische* Lähmungen und nach der Lokalisation der Schädigung in *zentrale* und *periphere* Lähmungen unterschieden. Zentrale Lähmungen können supranucleär oder nucleär = bulbär sein. Es können entweder die im verlängerten Mark befindlichen Hirnnervenkerne (= nucleär oder bulbär) geschädigt sein oder die supranucleären Bahnen, die von der motorischen Rindenregion zu den Hirnnervenkernen ziehen. Sind die peripheren Anteile der Hirnnerven, die von den Hirnnervenkernen ihren Ausgang nehmen, geschädigt, spricht man von infranucleären (unterhalb der Kerne liegenden) Lähmungen.

2. Einteilung nach der neurologischen Symptomatik, nach der Art der Tonusstörung.

Je nach Ursache, Sitz und Ausdehnung der Hirnschädigung kommt es zu unterschiedlich ausgeprägten und unterschiedlich kombinierten Dysarthrien (Mischformen). Reine neuroanatomisch klassifizierbare Dysarthrien sind nicht so häufig. Deshalb ist die Unterscheidung nach der neurologischen bzw. nosologischen Symptomatik gebräuchlich.

Dysarthrien bei zerebralen Bewegungsstörungen
Dysarthrien bei Kindern sind meistens kombinierte Dysarthrien. Sie entstehen durch neurologische Entwicklungsstörungen oder neurologische Erkrankungen. Die häufigste Ursache einer kindlichen Dysarthrie ist eine zerebral bedingte neuromuskuläre Bewegungsstörung, das heißt eine sensomotorische Funktionsstörung aufgrund einer prä-, peri- oder postnatalen Läsion des Zentralnervensystems, die sich als *Spastizität, Dyskinesie* oder *Ataxie* äußert. Sie kann Grade von minimaler Begleitsymptomatik bis zu schwerster Behinderung annehmen.

Spastik wird durch kortikale pyramidale Schädigungen verursacht und ist durch eine übermäßige Tonuserhöhung und eine abnorme Co-Kontraktion gekennzeichnet. Sie äußert sich in angestrengten zähflüssigen Bewegungen.

Dyskenisie entsteht durch eine Schädigung im extrapyramidal-motorischen System und ist vor allem durch den Muskeltonuswechsel hyperton-hypoton auffällig. Die resultierenden Bewegungen sind ausfahrend, überschießend, unkoordiniert und unkontrolliert.

Ataxie beruht auf Schädigungen des Kleinhirns (cerebellum) und besteht in unkoordinierten und disharmonisch ablaufenden Bewegungen mit einem hypotonen Muskeltonus als Hauptsymptom. Hypotone Bewegungsstörungen wirken schlaff und bewegungsarm.

Eine zerebrale Bewegungsstörung im frühen Kindesalter beeinträchtigt die gesamte sensomotorische Entwicklung, insbesondere die taktil-kinästhetische Entwicklung, die für die Entwicklung des Sprechens basal ist. Durch die Tonus- und Koordinationsstörungen im Gesichts- und Mundbereich können auch die Primärfunktionen der Nahrungsaufnahme betroffen sein: Saugen, Kauen und Schlucken (Dysphagie). Eine erheblich gestörte Mund-, insbesondere Zungenmotorik kann zudem zu organischen Veränderungen des Gaumenwachstums und der Ausbildung des Bißsystems führen.

Der klinischen Symptomatik der zerebralen Bewegungsstörungen entsprechend unterscheidet man folgende Dysarthrien:

1. *spastische Dysarthrie*, die durch eine Schädigung des ersten motorischen Neurons (supranucleär bzw. pyramidal) entsteht und ständig einen erhöhten Muskeltonus mit plötzlich auftretenden Spasmen provoziert, was sich auf den gesamten Sprechvorgang mit einer erheblichen Bewegungseinschränkung störend auswirkt. Die Sprechatmung ist grob oberflächlich und kurzphasig. Die Stimme klingt gepreßt, vielfach auch rauh oder behaucht. Ihr Umfang ist eingeschränkt. Es wird verlangsamt, adynamisch, monoton und bei Inaktivität des Velums hypernasaliert gesprochen. Die Artikulation der Laute erscheint rückverlagert verwaschen. Sie wirkt explosiv und wird durch längere Pausen unterbrochen. In schweren Fällen ist das Sprechen vollkommen blockiert. Der Gesamteindruck der Sprechweise ist verkrampft und sehr mühsam. Auffällig sind zudem ungenügender Mundschluß, vermehrter Speichelfluß (Hypersalivation), Schluckstörung und reduzierte bis starre Mimik. Nahezu 40% der Kinder mit zerebralen Bewegungsstörungen sind von Spastik betroffen. Beim Sprechen verkrampft sich meist der ganze Körper.

2. *dyskinetische Dysarthrie*, die durch eine Schädigung im extrapyramidalmotorischen System verursacht wird und durch einen unbeherrschbaren Wechsel von tonischen Kontraktionen und Erschlaffungen der Muskulatur und durch ungesteuerte ausfahrende Bewegungen charakterisiert ist, was sich in plötzlichen Unterbrechungen des Sprechablaufs und unwillkürlichen Phonationen äußert. Die unwillkürlich auftretenden Schwankungen des Muskeltonus führen zu einer Vielfalt abnormer Bewegungsmuster. Auffällig ist eine Überbeweglichkeit mit langsamen, hin- und hergehenden, wurmförmigen Bewegungen. Die Sprechatmung variiert zwischen oberflächlich schnell und verzögert tief. Sie wirkt unrhythmisch. Die Stimme ist mal laut, mal leise, mal zu hoch, mal zu tief. Sie klingt gepreßt und kehlig mit harten Stimmeinsätzen. Die Sprechbewegungen sind unregelmäßig ruckartig bis explosiv, verlangsamt und nicht fein abgestimmt.

Die Artikulation ist mühsam und wechselt zwischen deutlich und verwaschen. Es wird intermittierend genäselt. Wie bei der spastischen Dysarthrie sind Schluckstörungen, Hypersalivation und mangelhafter Mundschluß zu beobachten. Beeindruckend ist auch eine unruhige Mimik, die wiederholt ins Grimassieren verfällt. Insgesamt imponierend ist der Tonuswechsel zwischen hyper- und hypoton, so daß man ein hyperkinetisches oder dyskinetisches dystones Bewegungsmuster abstrahieren kann. Nahezu 40% der Kinder mit zerebralen Bewegungsstörungen sind Kinder mit athetotischer Symptomatik.

3. *ataktische Dysarthrie*, die durch Schädigung des Kleinhirns hervorgerufen wird und durch unkoordinierte, disharmonische Sprechbewegungen auffällig ist. Die Artikulation zeigt Störungen in der Steuerung der Sprechmelodie, der Lautstärke und des Sprechrhythmus. Sie ist meist langsam und verwaschen. Die Sprechweise ist leise und monoton, weil hypoton, insbesondere skandiert. Die Atmung ist oberflächlich und kurzphasig. Die Stimme ist rauh und gepreßt. Das gesamte Bewegungsbild ist durch die mangelnde Feinabstimmung des Zusammenspiels der Muskelgruppen bestimmt. Ein markantes zerebellares Symptom ist der Intentionstremor, ein Zittern, das bei Annäherung an das Bewegungsziel eintritt.

In der Praxis kommen meist Mischformen der dysarthrischen Störungsbilder vor, bei denen allerdings eine Komponente überwiegt. Häufig sind beispielsweise Mischformen von Athetose und Ataxie, bei denen der Muskeltonus von hyperton bis hypoton hin- und herschwankt; nicht selten sind auch choreatisch-athetotische Mischhyperkinesen (Choreoathetose), die auf Schädigungen des Striatums durch Ausfall der striären Hemmung zurückgehen.

Dysarthrien bei Kindern sind zum einen immer im Kontext der Störungen der Gesamtmotorik zu sehen; zum anderen ist zu beachten, daß die Motorik noch nicht, nur wenig oder fehlentwickelt sein kann, das heißt, daß demzufolge Sprechbewegungsmuster nicht, nur ansatzweise oder in abweichenden Formen vorhanden sind.

In Abgrenzung gegen andere zentralbedingte Sprachstörungen sind Dysarthrien Störungen der *Ausführung* der Artikulation, der Stimmgebung, der Sprechatmung und der prosodischen Gestaltung infolge zentralnervöser Störungen der Sprechmotorik aufgrund von neurologischen Krankheiten.

Sitz der Läsion	Bewegungsstörung	dysarthrische Symptomatik
Cortex Pyramidenbahn	Spastizität	spastische Dysarthrie
EPS Stammganglien (Striatum)	Dyskinesie	athetotisch-dystone Dysarthrie
Cerebellum	Ataxie zentrale Hypotonie	ataktische Dysarthrie

Abb. 44: Dysarthrien bei zerebralen Bewegungsstörungen

Je nach Lokalisation der Hirnschädigung in den sprechmotorischen Hirnrindenfeldern, den Stammganglien, im Kleinhirn, in den zentralen Nervenbahnen oder in den Kernen der motorischen Hirnnerven resultieren differentielle Dysarthrieformen, die eine charakteristische neurologische Symptomatik annehmen: Spastik (pyramidales System), Dyskinesie (striopallidäres System) oder Ataxie (cerebellares System). Hauptsymptom der dysarthrischen Sprechstörungen ist eine verwaschene und schlecht prononcierte Aussprache bei korrekter Sprechplanung.

Terminologisch bedeutet *Dysarthrie* die Dysfunktion der Artikulation bei zentraler Störung der Sprechmotorik, *Dysarthrophonie* die zusätzliche Störung der Stimmbildung in der Dynamik, Höhe, Qualität und Stabilität der Stimme, und *Dysarthrophonopneumie* die assoziierte Störung der Sprechatmung in Form einer Abnahme des Atemvolumens, des Frequenzanstiegs der Atmung und arrhythmischer Atembewegungen.

3. 1. 6 Sprechapraxie

oder *verbale Apraxie, orale Aphasie*, auch *artikulatorische Apraxie*, wird als neurologisch bedingte apraktische Störung des Sprechens definiert, bei der die Programmierung, das heißt, der Entwurf und die Planung der Sprechbewegungen aufgrund von Schädigungen in der sprachdominanten (meist linkshirnigen) Hemisphäre gestört ist. Betroffen ist die sequentielle Strukturierung der artikulomotorischen Einzelbewegungen zu Sprechbewegungsmustern, wobei die elementare Beweglichkeit – bei der Bildung einzelner Laute – erhalten ist. Die apraktische oder dyspraktische Sprechbewegungsstörung ist eine Planungsstörung der Lautstruktur mit Fehlleistungen auf der segmentalen und suprasegmentalen phonetischen Ebene.

Als **Ursachen** für eine Entstehung einer Sprechapraxie werden zerebrovaskuläre Schädigungen, entzündliche Prozesse, zerebrale Tumore und Schädel-Hirn-Traumen angegeben. Die häufigste Ursache sind zerebrovaskuläre Erkrankungen, die vor allem Areale des motorischen Cortex für die Repräsentation der Gesichtsmuskeln, Bereiche der Großhirninsel (insula) und des sie bedeckenden frontalen Operculums betreffen. Über die ätiologische Beteiligung subkortikaler Strukturen, des Neostriatums und der Schenkel der inneren Kapsel, besteht Unklarheit. Strittig ist die Frage, ob Sprechapraxie ein eigenständiges Syndrom darstellt. Nahezu regelmäßig tritt sie in Begleitung einer *buccofazialen Apraxie* auf, einer nichtverbalen, zentral bedingten Bewegungsstörung im Gesichts- und Mundbereich. Der Betroffene hat Schwierigkeiten, Bewegungen im Gesicht und mit dem Mund in geforderter Weise auszuführen. Er führt die Bewegungen parapraktisch, das heißt, entgleisend aus.

Sprechapraxie ist häufig mit einer Broca-Aphasie oder einer globalen Aphasie verbunden.

Da Sprechapraxie auch isoliert vorkommt und sich von den aphasischen Syndromen im Symptomverhalten abgrenzen läßt, kann Eigenständigkeit angenommen werden. Voraussetzung ist allerdings eine begriffsklare und reliable Symptomerfassung.

Zur **Symptombeschreibung** der Sprechapraxie auf der segmentalen Ebene des Sprechens ist eine Verständigung über die Begrifflichkeit von phonetisch und phonematisch bzw. phonologisch notwendig. Phonetisch bezieht sich auf die konkrete Realisation der Laute (Phone), auf ihre Aussprache, phonematisch meint die abstrakten Muster der realisierten Laute (= Phoneme) in ihrer bedeutungsunterscheidenden Funktion. Ein Laut erhält Phonemwert, wenn er zur Bedeutungsunterscheidung eingesetzt wird. Beispiel: /K/opf-/T/opf.

Hauptsymptome, die für die Definition der Sprechapraxie maßgeblich sind, sind Auffälligkeiten in der Lautstruktur der Äußerungen. Im Vordergrund stehen Entstellungen von Lauten durch Fehlbildungen, durch Fehlrealisation der Stimmhaftigkeit und Stimmlosigkeit, durch Denasalierung oder Überhauchung, durch überlange Dehnung oder Mißlingen der Koartikulation. Häufig sind Lautauslassungen (Elisionen), Lautersetzungen durch korrekt gebildete Ersatzlaute (Substitutionen) und Lauthinzufügungen (Additionen). Vielfach sind neben den artikulatorischen Auffälligkeiten auch Störsymptome in der Phonation und Respiration zu beobachten. Die Betroffenen sprechen mit erhöhter Sprechstimmlage und zeigen pathologische Hochatmung.

Wenn die Fehler der Lautbildung auf der segmentalen Ebene die Bedeutungsunterscheidung beeinträchtigen, das heißt, die semantischen Prozesse stören, sind sie als phonematische Fehlleistungen zu interpretieren und als solche Symptome einer Dysphasie oder Aphasie. Es liegt dann keine bloße Sprechstörung im Sinne einer Störung eines Bewegungsprogramms vor, sondern eine Sprachstörung auf der sprachstrukturellen – der phonologischen – Ebene.

Die Unterscheidung phonetisch-phonologisch erscheint auch dann nicht nur theoretisch, wenn die Sprechapraxie in Verbindung mit einer Broca-Aphasie oder einer globalen Aphasie auftritt. Sie hat auch dann spezifisch therapeutische Bedeutung.

Daß bei einer Planstörung von Sprechbewegungen auch Symptome auf der suprasegmentalen phonetischen Ebene, das heißt der Intonation, Akzentuierung und Rhythmisierung des Sprechvorganges, zu erwarten sind, ist plausibel. Beobachtet werden Auffälligkeiten vor allem in der Silbenbildung, so daß ein „silbisches Sprechen" befundet wird. Die Sprechweise ist skandierend mit innersilbischer Pausenbildung, Nebensilbenbetonung und Silbeniterationen. Die zu beobachtenden prosodischen Symptome legen die Hypothese nahe, daß neben der Kernsymptomatik der Lautstrukturstörung Schwierigkeiten in der zeitlichen Strukturplanung der sprechmotorischen Gestaltung vorliegen.

Zur Charakterisierung des Gesamterscheinungsbildes des Sprechverhaltens bei Sprechapraxie werden vor allem sogenannte artikulatorische Such- und Korrekturbewegungen der Zunge und der Lippen beschrieben. Dazu werden Parapraxien in Form von Ersatzbewegungen der Hinterzunge und des Velums, Überschußsymptome und fragmentarische Bewegungen angeführt, die besonders häufig bei Anfangslauten, Konsonantenclustern und längeren Wörtern zu beobachten sind.

Als weiterer Beleg für das Störungsbewußtsein des Betroffenen werden die Sprechanstrengung, der Rückgriff auf Mimik und Gestik und die artikulomotorischen Perseverationen gewertet.

phonetische Symptome	prosodische Symptome	Symptome des Sprechverhaltens
– Lautentstellung durch Fehlbildung, Vor- oder Rückverlagerung, Entstimmung, Denasalierung, übermäßige Aspiration, inadäquate Dehnung, Verringerung der Artikulationsschärfe der Konsonanten – Lautauslassung (Elision) – Lautersetzung (Substitution) – Lauthinzufügung (Addition) – Störungen der Koartikulation – Erhöhung der Sprechstimmlage – pathologische Hochatmung	– silbisches bzw. skandierendes Sprechen (Auflösung der silbischen Gliederung) – innersilbische Pausenbildung – Nebensilbenbetonung (Wortakzentfehler) – Unterbrechung des Sprechflusses durch Iterationen von Lauten und Silben	– Artikulatorische Such- und Korrekturbewegungen – parapraktische Artikulationsbewegungen = Ersatz- und Überschußbewegungen – artikulomotorische Perseverationen – Sprechanstrengung und mimische Mitbewegungen – Gestische Auffälligkeiten

Abb. 45: Symptome der Sprechapraxie

Eine besondere diakritische Hinweisfunktion auf das wahrscheinliche Vorliegen einer Sprechapraxie haben folgende Befunde zum Symptomverhalten:

1. Fehlerinkonstanz und Fehlerinkonsistenz
Übergreifendes Hauptcharakteristikum sprechapraktischer Symptomatik ist die unkalkulierbar variable Fluktuation der sprachlichen Äußerungen und damit der phonetischen Fehlleistungen. Eine Lautäußerung gelingt beim einen Versuch, beim anderen nicht (inkonstant). Bei Wiederholung einer Äußerung kann diese unauffällig und korrekt sein, sie kann aber auch störauffällig in

vorheriger oder völlig andersartiger Form (inkonsistent) sein. Daß dysarthrische Fehlleistungen vorliegen, ist damit ausgeschlossen.

2. Abhängigkeit der Fehlerhäufigkeit vom Grad der sprechmotorischen Anforderung bzw. von den Sprechleistungsstufen

- *Wortlängeneffekt*: die Fehlerhäufigkeit nimmt mit zunehmender Länge der zu artikulierenden Wörter zu in Abhängigkeit von der artikulatorischen Komplexität der Lautfolgen.

- *Lautcharakteristik:* Vokale sind weniger störanfällig als Konsonanten. Unter den Konsonanten sind Frikative ([s], [z], [ʃ], [f]) und Liquide ([l], [r]) häufiger gestört als beispielsweise Plosive ([p], [b], [t], [d], [k], [g]). Stimmhafte Konsonanten sind eher betroffen als stimmlose. Auch werden dentale und palatale Laute öfter fehlgebildet als Laute anderer Artikulationsstellen. Konsonantenverbindungen sind besonders fehleranfällig, da sie schnelle präzise Bewegungsabläufe verlangen. Die artikulatorische Ähnlichkeit der Laute in den phonetischen Merkmalen Artikulationsort, Artikulationsmodus und Stimmbeteiligung ist plausiblerweise ebenfalls von Einfluß auf die Störbarkeit. Bei Lauten, die sich in allen drei phonetischen Dimensionen unterscheiden, ist die Verwechselbarkeit und damit die Substitutionswahrscheinlichkeit gering.

- *Lexikalische Merkmale*: Inhaltswörter (Substantive, Verben, Adjektive) scheinen weniger störbar als Funktionswörter (Präpositionen, Pronomina). Auch spielt die Bedeutungshaltigkeit des Wortes eine Rolle.

- *Sprechleistungsstufen*: Bekanntermaßen werden automatisierte Äußerungen kaum entstellt, während beim Nachsprechen und Spontansprechen eher Fehler gemacht werden.

Insgesamt wird die Fehlersystematik bei Sprechapraxie als variabel und unvorhersagbar charakterisiert, was einerseits diagnostische Schwierigkeiten bedeutet, andererseits ein Argument für die Eigenständigkeit des Syndroms abgibt. Inwieweit sich die Sprechapraxie dann in differentielle Unterformen klassifizieren läßt, wie dies beim Dysarthriesyndrom der Fall ist, wird die weitere empirische Erforschung erweisen.

Verbale Entwicklungsdyspraxie
(developmetal apraxia of speech, developmental verbal/articulatory dyspraxia, developmental verbal/artikulatory apraxia) ist eine bei Kindern besonders geartete, zentralbedingte Störung der Aussprache, die die Programmierung (Planung, Auswahl, Initiierung) und Ausführung der willkürlichen Sprechbewegungsfolgen betrifft.

Charakteristisch sind wie bei der Sprechapraxie Erwachsener vor allem zwei herausragende Phänomene:

1. Die große Variabilität der dyspraktischen Artikulationsstörung, die vor allem in Umstellungen, Prolongationen, Einfügungen, abnormen Bildungen und Wiederholungen von Lauten besteht. Die artikulatorischen Bewegungsfehler stören die muskuläre Gesamtabstimmung des willkürlichen Artikulationsvorganges in unregelmäßiger, nicht vorhersagbarer Weise, wobei die elementaren, automatischen, sensorischen und motorischen Funktionen nicht beeinträchtigt sind.

2. Die unangemessene Prosodie durch fehlerhafte Akzentuierung in intonatorischer, dynamischer und temporaler Hinsicht. Auffällig sind monotone Sprechmelodie, falsche Betonung und wechselnde Sprechgeschwindigkeit.

Gestört sind die zielgerichteten, zeitlich-räumlich abgestimmten Willkürbewegungen bei der Produktion von Sprachlauten und der prosodischen Gestaltung der Lautsequenzen. Differentialdiagnostisch wichtig ist neben der Inkonstanz und Inkonsistenz der Artikulationsfehler die Beobachtung häufiger Suchbewegungen bei der Initiierung und Realisierung der artikulatorisch-intonatorischen Bewegungsmuster und der Bemühungen um die richtige Einstellung der Artikulationsorgane, so daß der Eindruck von Sprechanstrengung entsteht.

Insgesamt gilt die Symptombeschreibung der erworbenen Sprechapraxie bei Erwachsenen in gleicher Weise auch für die verbale Entwicklungsdyspraxie bei Kindern,

Zur **Ätiologie** gibt es trotz mehrerer Fallberichte und einiger Studien bislang keine empirischen Belege, so daß Aussagen über kausale oder konditionale Zusammenhänge der Störung mit Beeinträchtigungen des Zentralnervensystems nicht gemacht werden können. Vermutet wird ein möglicher Zusammenhang der dyspraktischen Sprechstörungen mit allgemeiner motorischer Ungeschicklichkeit. Lähmungen oder Muskelschwäche im Mund- und Gesichtsbereich liegen nicht vor.

Auf dem Hintergrund einer *neurolinguistischen Modellvorstellung* der Sprachproduktion kann man die Störstelle der Sprechapraxie bzw. verbalen Entwicklungsdyspraxie in die Schnittstelle zwischen linguistischer Verarbeitung (Sprachsystem) und Programmierung der sprechmotorischen Exekutive (Artikulations- oder Sprechsystem) verlegen, an der der Übergang zwischen phonologischen und phonetischen Prozessen erfolgt.

Der Versuch der diagnostischen Eingrenzung einer verbalen Entwicklungsdyspraxie trägt wesentlich dazu bei, die heterogenen Störungsbilder gestörter Artikulation zu differenzieren und zu präzisieren, so daß gezielte therapeutische Maßnahmen abgeleitet werden können.

Auch wenn der Anteil der Kinder mit dyspraktischen Artikulationsstörungen klein ist – schätzungsweise 0,125%, das heißt ein bis zwei Fälle bei 1000 Kindern - , lassen sie sich gegenüber den Kindern mit Dysglossien, Dysarthrien, Dysphasien und Dyslalien abgrenzen.

3. 1. 7 Aphasie

oder *aphasisches Syndrom*, auch *Dysphasie,* bedeutet als Sammelbezeichnung etymologisch Sprachlosigkeit im Sinne von Sprachverlust infolge einer plötzlich eintretenden, umschriebenen Schädigung des Gehirns. Dabei kann der Verlust der bereits erworbenen Sprache bzw. des vollständig ausgebildeten sprachfunktionalen Systems total oder partiell reduziert sein. Es können alle, mehrere oder einzelne sprachliche Fähigkeiten und Bereiche ausfallen. Aphasische Symptome können in allen Komponenten des Sprachsystems in unterschiedlichen Ausprägungsformen auftreten, d. h. Aphasien können *unimodal* (eine Komponente betreffend) oder *supramodal* (alle Komponenten übergreifend) sein. Gestört sein können Lautstruktur (*Phonologie*), Wortschatz (*Lexikon*), Bedeutung (*Semantik*), Wortbildung (*Morphologie*), Satzbau (*Syntax*), Sprachmelodie und –rhythmus (*Prosodie*) sowie Kommunikation (*Pragmatik*). Betroffen ist die Symbolfunktion der Sprache, d. h. das Sprachverständnis und der bedeutungsvolle Sprachgebrauch in der Laut- und Schriftsprache. Alle rezeptiven und expressiven sprachlichen Modalitäten, d. h. *Verstehen* und *Sprechen, Lesen* und *Schreiben*, können beeinträchtigt sein. Aphasien können *multimodal,* mehrere Modalitäten betreffend sein.

Die zerebrale Schädigung kann auch mit der Aphasie assoziierte dysarthrische und sprechapraktische Störungen hervorrufen.

Kontroverse Ansichten bestehen bezüglich der Intelligenz bei Aphasie. Nach der klassischen Auffassung – seit C. Wernicke (1874) – zeigen Aphasiker keine intellektuellen Beeinträchtigungen. Ihre Denkleistungen sind primär nicht eingeschränkt, möglicherweise als sekundäre Folge. Nach der extremen Gegenposition zum *sprachspezifischen Aphasieverständnis* wird Aphasie als eine Störung des begrifflichen Denkens, der symbolischen Formulierung, der intellektuellen Grundausstattung aufgefaßt. Die heutige Aphasietheorie und Aphasiediagnostik gehen überwiegend von einer vermittelnden Sichtweise aus, daß Aphasie zwar eine spezifische zentrale Sprachstörung darstellt, sehr wohl aber mit Störungen und Beeinträchtigungen im gesamten kognitiven und affektiven Bereich einhergehen kann.

Zusätzliche zur Aphasie auftretende, nichtsprachliche Symptome können je nach Ausdehnung der zentralen Läsion Störungen in folgenden Bereichen sein:

1. in der Motorik
- Halbseitenlähmungen (meist der rechten Körperseite),
- Krampfanfälle, Apraxien (= Störungen in der Ausführung von Handlungen bzw. Handlungsabfolgen),
- Dyskinesien (= Störungen von Bewegungsabläufen) bzw. Hyperkinesien (übermäßige Bewegungsaktivitäten),
- zentrale Fazialisparese (Schiefstand des Mundes und Bewegungsstörung der Mundmuskulatur);
2. in der Sensorik
- Störungen der Körperwahrnehmung (von Berührungen und Temperaturen),
- Sehstörungen durch Ausfall von Gesichtsfeldern (meist rechtsseitige Heminanopsie = rechtsseitige Halbseitenblindheit);
3. in der Affektivität

- Reizbarkeit, Gefühlslabilität und Gefühlsvariabilität,
- depressive Verstimmungen bis zu Depression,
- Antriebsstörungen;
4. in der räumlichen und zeitlichen Orientierung;
5. in der Aufmerksamkeit und Konzentration sowie im Gedächtnis; vor allem als Neglect = nach Hirninfarkt auftretende Aufmerksamkeitsstörung bzw. Hemineglect = halbseitige kontralaterale Wahrnehmungsstörung nach Hirninfarkt.

Bezüglich des zeitlichen Verlaufs unterscheidet man ein akutes Stadium (*Akutaphasie*) und ein chronisches Stadium der Aphasie. Unterscheidungskriterium ist die Stabilisierung bzw. die Spontanremission des Syndroms, für die sehr divergierende Zeitangaben gemacht werden. Meist wird für die Akutphase die 6. Woche nach Eintritt der Hirnschädigung, gelegentlich aber auch der 4. bis 6. Monat als Zeitgrenze angegeben. Im Unterschied zum chronischen Stadium der Aphasien sind akute Aphasien nur wenig systematisch untersucht und nur selten Gegenstand der Aphasiologie. Hauptgrund dafür ist, abgesehen vom erschwerten diagnostischen Zugang, die große Variabilität der sprachlichen und nichtsprachlichen Reaktionen und Leistungen der Patienten. Die Literatur zur Theorie und Therapie der chronischen Aphasien ist demgegenüber überaus umfangreich und unübersichtlich.

Grundrichtungen der Aphasiologie
„Die Aphasiologie ist eine der am meisten spezialisierten und umstrittenen Unterabteilungen der Sprachpathologie. Es ist deshalb recht schwierig, eine kurze Darstellung zu geben, welche für den Anfänger als auch für den Fachmann gleich befriedigend wäre" (Arnold 1970, 692).

Wissenschaftstheoretisch lassen sich im wesentlichen zwei Ausgangspositionen und Grundrichtungen der Aphasiologie unterscheiden:

1. die *neurologische Aphasiologie* bzw. die neurologisch orientierte Aphasietheorie und Aphasieforschung, die auf der klassischen Aphasielehre aufbaut.

2. die *linguistische Aphasiologie* bzw. die linguistisch oder psycholinguistisch orientierte Aphasietheorie und Aphasieforschung, die ihre Vorläufer in den psychologischen Aphasiekonzeptionen um die Jahrhundertwende zum 20. Jahrhundert hat, vor allem im mehrseitigen funktionspsychologischen Ansatz von H. Jackson (1878), im Konzept der Assoziations- oder Leitungsunterbrechung von S. Freud (1891), im Satzproduktionskonzept von A. Pick (1913) und in der These der kategorialen Grundstörung von K. Goldstein (1924).

Die neurologische Aphasiologie
setzt *lokalisationstheoretisch* und *ätiologisch* an. Sie beschreibt und erklärt Aphasie zum einen nach der Lokalisation, zum anderen nach der Art der Verursachung der Hirnschädigung.

Lokalisation der Aphasien
Die neurologische Aphasiologie geht von der Lokalisationshypothese aus, die besagt, daß Sprache mit ihren Funktionen im Gehirn, in der Regel in der linken Hirnhälfte, in anatomisch-funktioneller Aufgliederung repräsentiert wird. In Abhängigkeit vom Ort der Hirnschädigung ergeben sich demzufolge typische, spezifische aphasische Störungsmuster. Je nach dem Sitz der Läsionen in der sprachdominanten Hemisphäre entstehen bestimmte aphasische Syndrome, die durch charakteristisch zusammengesetzte Symptomenbündel und Leitsymptome auffallen.

Die klassische Syndromtheorie
Die ersten wissenschaftlichen Hinweise auf die zerebrale Lokalisation und die Hemisphärenspezialisierung der Sprache werden Paul Broca (1824 - 1880) und Carl Wernicke (1848 – 1905) zugeschrieben. Mit ihnen beginnt die klassische Aphasietheorie und die Geschichte der Aphasieforschung, die historisch unmittelbar an die Phrenologie von F. J. Gall (1758-1828) anknüpft, derzufolge die Sprachfähigkeit an einer bestimmten Stelle des Gehirns lokalisiert ist. Broca stellt (1861) aufgrund von Fallbeobachtungen die Hypothese auf, daß der Verlust der Artikulationsfähigkeit, genauer des Gedächtnisses für Artikulationsbewegungen, durch herdförmige Läsionen am Fuß der dritten linken Stirnwindung verursacht werde. Er nennt diese Störung zunächst *Aphemie* (aus griechisch α-privativum und φῆμις = verlorene Rede, = perte

de la parole; vgl. später *Dysphemie* = Stottern als Redestörung) und lokalisiert sie im „centre de la faculté du langage articulé dans l'hemisphere gauche du cerveau" (1865). Wernicke beschreibt (1874) einen zweiten *„aphasischen Symptomenkomplex"*, der durch linkshemisphärische Läsionen in der ersten Schläfenwindung zustande kommt, und entdeckt damit das *sensorische Sprachzentrum*, das er dem von Broca für die Artikulationsfähigkeit zuständigen *motorischen Sprachzentrum* gegenüberstellt. Er schlägt vor, statt von Aphemie von *motorischer Aphasie* zu sprechen.

Auf der Grundlage der Befunde von Broca und Wernicke entwerfen A. Kussmaul (1877) und L. Lichtheim (1884) differenzierte konnektionistische Aphasiemodelle, die für die weitere Entwicklung der Sprachpathologie grundlegende Bedeutung erhalten. Konnektionistisch im Sinne der klassischen Aphasielehre meint die assoziativen Verbindungen zwischen den Sprachzentren durch Nervenbahnen. Aphasische Sprachstörungen sind entweder Störungen in den Sprachzentren (sensorisch, motorisch oder total) oder Störungen in den zentralen Leitungsbahnen (kortikal, transkortikal).

Kussmaul untersucht mit Hilfe seines Schemas der Sprachzentren und Sprachbahnen, dessen Brennpunkt das Begriffszentrum (J) darstellt, die verschiedenen Aphasieformen: die „ataktische Aphasie" (Broca-Aphasie), die „amnestische Aphasie" und die „Worttaubheit mit Paraphasie" (Wernicke-Aphasie). Sein Aphasiemodell, dem ein psychophysiologisches Prozeßmodell der „Sprache als Vermittlerin der begrifflichen Erkenntnis" (Kussmaul 1877, 16) zugrunde liegt, kann wegen seiner denkpsychologischen Orientierung als Vorläufer der späteren *psychologischen* Aphasiekonzeptionen angesehen werden, die Aphasie auf dem Hintergrund des allgemeinen Zusammenhanges von Sprache und Denken bzw. von Sprache und Kognition sehen.

E. Bay, der die Aphasieforschung nach dem Zweiten Weltkrieg in Deutschland wieder aufnimmt, beschäftigt sich neben der Diagnostik der Aphasien intensiv mit der Frage des Zusammenhanges von Sprache und Denken. Er findet Argumente und empirische Belege für die Auffassung, daß Aphasien auf Störungen des begrifflichen Denkens zurückgehen.

Anders als Kussmaul sieht C. Lichtheim (1884) direkte assoziative Verbindungen zwischen dem Begriffszentrum B, dem motorischen Bewegungsbildzentrum M (motorisches Sprachzentrum) und dem Klangbildzentrum A (sen-

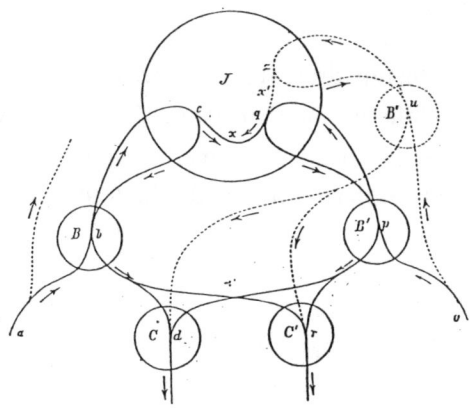

Abb. 46: Schema der Zentren und Bahnen der Sprache von Kussmaul (1877, 182)

Zentren:
J   Begriffszentrum
B   sensorisches Zentrum für Lautbilder
B   sensorisches Zentrum für Schriftbilder
C   motorisches Zentrum für die Koordination der Lautbewegungen zu Lautwörtern
C   motorisches Zentrum für die Koordination der Schriftbewegungen zu Schriftwörtern

Bahnen:
a   Acusticus
o   Opticus
abcbd   akustisch-motorische Bahn für die Lautsprache
opqpr   optisch-motorische Bahn für die Schriftsprache
abd   Bahn für Nachsprechen unverstandener Wörter
opr   Bahn für Abschreiben unbegriffener Wörter
cbd   Bahn für Begriffssprache in Lautwörtern
qpr   Bahn für Niederschreiben von Gedanken
cxq   Verbindung zwischen Lautbildern und Schriftbildern im Begriffszentrum
br   Bahn zwischen Lautbilderzentrum und motorischem Schriftzentrum
pd   Bahn zwischen Schriftbilderzentrum und motorischem Lautzentrum
abr   Niederschreiben eines unbegriffenen Wortes nach Gehör
opd   lautes Ablesen eines geschriebenen unbegriffenen Wortes
abcbr   begriffenes Diktat
opqpd   Vorlesen begriffener Worte

sorisches Sprachzentrum) der gesprochenen Sprache. Für die Schriftsprache nimmt er ein Zentrum für optische Sinnesbilder O (Lesezentrum) und ein

Zentrum für Schreibbewegungsvorstellungen in Form von Engrammen E (Schreibzentrum) an.

Auf der Basis der bezeichneten drei Sprachzentren und der Verbindungen zwischen ihnen leitet Lichtheim zu den von Wernicke eingeführten drei Aphasieformen der Broca-Aphasie (1), Wernicke-Aphasie (2) und der Leitungsaphasie (3) vier weitere Aphasieformen ab: die transkortikal- motorische

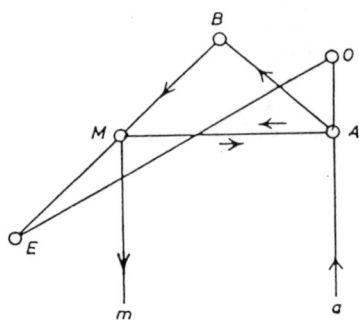

Abb. 47: Wernicke-Lichtheim-Schema (Lichtheim 1884)
    B   Begriffszentrum
    M   Bewegungsbildzentrum (motorisches Sprachzentrum)
    A   Klangbildzentrum (sensorisches Sprachzentrum)
    O   optische Sinnesbilder (Lesezentrum)
    E   Engramme (Schreibzentrum)
    a   akustisch-sensorische Bahn
    m   motorische Bahn

Aphasie (4), die transkortikal-sensorische Aphasie (6), die subkortikal-motorische Aphasie (5 Artikulationsstörung) und die subkortikal-sensorische Aphasie (7 Worttaubheit). Der Modellstruktur entsprechend unterscheidet Lichtheim zwei Arten von Aphasien: Leitungsaphasien und Zentren- oder Kernaphasien. Letztere gelten nach wie vor als Grundformen der Aphasie: *motorische* und *sensorische* Aphasien. Lichtheim hat wie Kussmaul die Schriftsprache und den Schreibprozeß einbezogen, so daß er gleichsam parallel zu den lautsprachlichen Störungen sieben modalitätsspezifische Störungen der Schriftsprache klassifiziert: drei Alexieformen (kortikale, transkortikale, subkortikale *Alexie*) und vier Agraphieformen (kortikale, transkortikale, subkortikale und Leitungs-*Agraphie*).

Auf der klassischen Aphasietheorie bauen zwei moderne, sprachheilpädagogisch relevante, klinisch-neurolinguistische Aphasietheorien auf:

1. die Aphasietheorie der Bostoner Schule (D. F. Benson, N. Geschwind, H. Goodglass, N. Helm-Estabrooks, E. Kaplan, A. Kertesz u. a.)
2. die Aphasietheorie der Aachener Schule (W. Huber, K. Poeck, F. J. Stachowiak, D. Weniger, K. Willmes u. a.)

Mit dem Rückgriff auf das Sprachmodell von Wernicke hat N. Geschwind (1972) eine weithin anerkannte neurologische Modellvorstellung der Sprache und ihrer zentralen Störungsformen konzipiert und mit empirischen Daten bekräftigt. Er nimmt an, daß die zentralen Sprachfunktionen in weitgefaßten Sprachregionen der linken Hemisphäre lokalisiert sind. Dazu gehören die Broca-Region und die Wernicke-Region mit dem fasciculus fronto-temporalis arcuatus (= gebogenes Faserbündel), der die vorderen und hinteren Sprachregionen miteinander verbindet. Sie sind zuständig für die motorischen und sensorischen Grundfunktionen der Sprache. Weiterhin sind die präzentralen und postzentralen Gesichtsareale und das Gebiet um den gyrus angularis sprachrelevante Cortexstrukturen, was durch zahlreiche Daten zu Beziehungen zwischen umschriebenen Schädigungsorten und bestimmten aphasischen Phänomenen belegt wird. Von Geschwind stammt auch die Beschreibung des *Disconnectionssyndrom*, das bei Durchtrennung der Verbindungen zwischen den beiden Hirnhemisphären (Kommissurotomie) entsteht und quasi–aphasische Ausfallserscheinungen beinhaltet. Die Untersuchungsergebnisse der Bostoner Schule (im Boston Veterans Hospital und an der Boston University) haben zu einem eigenen Klassifikationsansatz geführt, in dem die Aphasien nach dem Kriterium der Sprechflüssigkeit mit den Merkmalen der Sprechrate, der Pausen und der Sprechanstrengung generell in flüssige (*fluente*) und nichtflüssige (*nonfluente*) Aphasieformen eingeteilt werden, was dem Unterscheidungskriterium zwischen motorischen und sensorischen Aphasien entspricht. Im Anschluß daran hat sich mit Hilfe der weiteren Differenzierung nach den Leistungen des auditiven Sprachverstehens und des Nachsprechens ein Diagnoseschema herausgebildet, in dem Broca-Aphasien, globale Aphasien und transkortikal-motorische Aphasien als nichtflüssige Aphasieformen, alle anderen Aphasiesyndrome als flüssig qualifiziert werden können; letzteren werden Wernicke-Aphasien, amnestische Aphasien, Leitungsaphasien und transkortikal-sensorische Aphasien zugeordnet. Nach der Lokalisation der Hirnschädigung werden anteriore (im frontalen Bereich verursachte) und posteriore (im temporalen Bereich verursachte) Aphasien unterschieden.

In der klinischen Aphasiologie im deutschen Sprachraum haben sich vor allem die Klassifikationsvorschläge von A. Leischner (1979, 55) und K. Poeck (1982) profiliert.

Aufgrund der reichhaltigen klinischen Erfahrungen erkennt Leischner innere Zusammenhänge in den Erscheinungsformen der Aphasietypen und in ihren Verläufen, die verschiedene Übergangsstadien zeigen. Er spricht vom *Syndromwandel* der Aphasien, der sich von komplexeren Aphasieformen zu einfacheren Formen vollzieht. Die reinen Aphasieformen sind de facto selten; sie entstehen meist aus kombinierten bzw. Mischformen. Eine *Totalaphasie* kann im Prozeß der Rückbildung in eine *gemischte Aphasie* übergehen, aus der durch weitere Symptomverminderung eine *motorisch-amnestische Aphasie* entsteht. Diese kann sich schließlich in die reinen Formen entweder der *motorischen* oder der *amnestischen Aphasie* zurückbilden. Eine *sensorisch-amnestische Aphasie* kann sich in die Endzustände einer *amnestischen* oder *sensorischen Aphasie* mindern. Ein Syndromwandel zwischen den kombinierten Formen der motorisch-amnestischen Aphasie und der sensorisch-amnestischen Aphasie kommt nicht vor. Sie können sich aber beide zur amnestischen Grundform reduzieren.

Der aphasische Syndromwandel kann auch in entgegengesetzter Richtung erfolgen, beispielsweise bei einem progredient verlaufenden Ausfall der Sprachfunktionen bei Tumoren oder Reinfarkt, d. h. bei erneutem Infarkt.

Leischner stellt linguistische Grundmodalitäten (oral und graphisch, jeweils expressiv, rezeptiv und mnestisch) fest, die für sich *reine* Aphasieformen und in verschiedenen Mischungsverhältnissen *kombinierte* Aphasieformen ergeben. Er unterscheidet neun Aphasiearten: motorische, sensorische, amnestische, motorisch-amnestische, sensorisch-amnestische, zentrale, semantische und gemischte Aphasie sowie Totalaphasie. Außerdem weist er auf Symptomreste einer Aphasie hin. Am häufigsten kommen die großen kombinierten Aphasieformen vor: die Totalaphasie, die gemischte Aphasie und die motorisch-amnestische Aphasie.

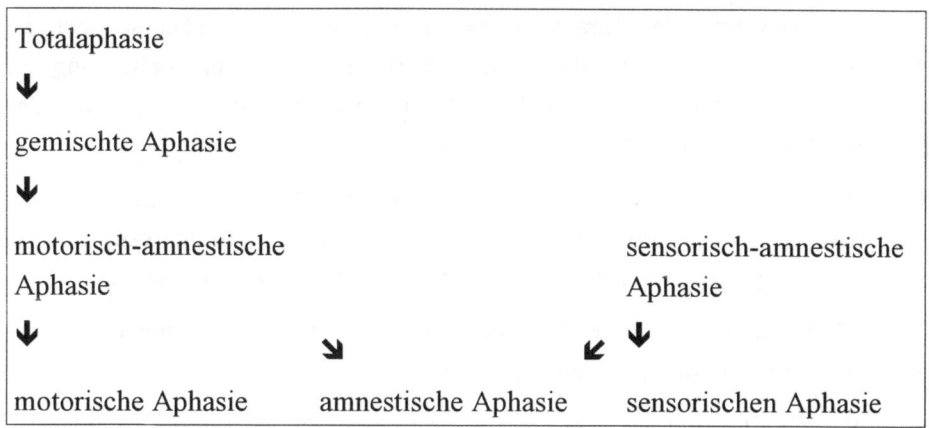

Abb. 48: Syndromwandel der Aphasien

Da die Mehrzahl der Aphasien Gefäßsyndrome sind (etwa 80%), d. h. durch vorübergehende oder bleibende umschriebene Hirnschädigungen infolge Mangeldurchblutung verursacht sind und sich damit definierten Syndromformen zuordnen lassen, hat sich die Aphasieklassifikation der *Aachener Schule* allgemein und insbesondere in der Diagnostik durchgesetzt. Sie unterscheidet vier Standardsyndrome: Broca- und Wernicke-Aphasie, amnestische und globale Aphasie, und zwei Sonderformen der Aphasie bzw. Nicht- Standardsyndrome: Leitungsaphasie und transkortikale Aphasien.

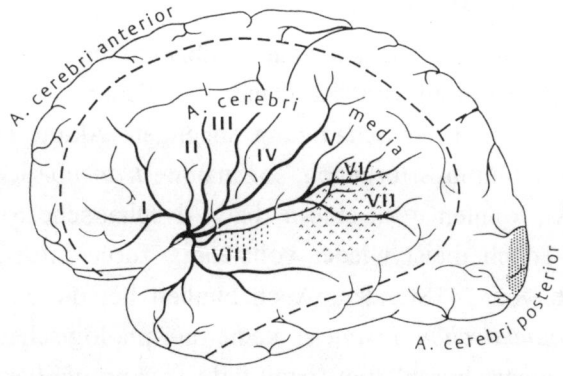

Abb. 49: Versorgungsgebiete der Arteria cerebri media (aus Duus 1976, 384)

Die Blutversorgung der Sprachregionen erfolgt in der Hauptsache über die Arteria cerebri media (= mittlere Hirnarterie), die in direkter Fortsetzung der Arteria carotis interna (= innere Halsschlagader) mit zahlreichen Ästen das Frontal-, Temporal- und Parietalhirn versorgt.

Von ihr zweigen die sprach- bzw. aphasierelevanten Arteria praerolandica oder Arteria praecentralis (→Broca-Aphasie), Arteria rolandica oder Arteria centralis und die Arteria temporalis posterior (→Wernicke-Aphasie) ab.

Die globale Aphasie ist eine Zusammenfassung der bei Leischner eigenständigen Totalaphasie und gemischten Aphasie.

Ätiologie der Aphasien

Die neurologische Aphasiologie setzt *ätiologisch* an und geht von der Voraussetzung aus, daß eine Aphasie durch eine umschriebene Hirnläsion in der sprachdominanten (linken) Hemisphäre verursacht wird. Aphasien sind *hirnpathologische Syndrome.*

Die Ursachen für die Schädigung der sprachrelevanten Rindengebiete sind vielfältig: vaskulär, traumatisch, tumurös, infektiös, toxisch, degenerativ, so daß sich eine entsprechend differenzierte ätiologische Klassifikation der Aphasien ergibt. Grundsätzlich können alle schädigenden Einwirkungen und Krankheiten, die zu Zerstörungen von Nervenzellen und Nervenfasern in den sprachrelevanten Rindengebieten führen, aphasische Syndrome hervorrufen.

Die hauptsächlichen Ursachen für aphasische Syndrome sind:

1. zerebrale Durchblutungsstörungen

(zerebrovaskuläre Störungen), die als akute, subakute und chronische Erscheinungsbilder auftreten und von der Dauer des Sauerstoffmangels (Hypoxie) und der Lokalisation der Schädigung abhängen. Akute, relativ rasch vorübergehende Durchblutungsstörungen, sogenannte *transitorische ischämische Attacken* (TIA), können u. a. eine a- bzw. dysphatische Symptomatik auslösen, die sich jedoch meist wieder vollständig zurückbildet, und zwar spätestens innerhalb von 24 Stunden. Auch bleiben bei diesen passageren Schlaganfällen (*apoplektischen Insulten*) keine morphologischen Veränderungen zurück. Bei einem kompletten Hirninfarkt (= *Enzephalomalazie*), bei dem sich die neurologische Symptomatik im Verlauf von wenigen Stunden bis zu zwei Tagen voll entfaltet, sich morphologische Veränderungen ausbil-

Aphasische Syndrome	Schädigungsorte	Leitsymptome
Broca-Aphasie	– Versorgungsgebiet der Arteria praerolandica im hinteren Teil des Frontallappens kortikal und subkortikal – im Marklager des Frontalhirns mit Beteiligung der Inselrinde (lobus insularis); in Brodmann-Areae 44 und 45	– Sprechanstrengung – Agrammatismus – phonematische Paraphasien
Wernicke-Aphasie	– Versorgungsgebiet der Arteria temporalis posterior im hinteren Teil der oberen Schläfenwindung (= gyrus temporalis superior); Brodmann-Areae 22, 39, 40	– Sprachverständnisstörungen – phonematische und semantische Paraphasien – Jargon – Paragrammatismus
Amnestische Aphasie	– Temporallappen (temporo-parietaler Bereich) und limbisches System; Brodmann-Areae 37, 39	– Wortfindungsstörungen – semantische Paraphasien
Globale Aphasie	– Versorgungsgebiet des Hauptstammes der Arteria cerebri media = gesamte Sprachregion von frontal bis temporo-parietal einschließlich Stammganglien	– Sprachautomatismen (recurring utterances) – phonematische Neologismen
Leitungsaphasie	– Verbindungsbahnen zwischen Broca- und Wernicke-Regionen (fasciculus fronto-temporalis arcuatus)	– Nachsprechstörungen
Transkortikale Aphasie	– Verbindungsbahnen zwischen den Sprachregionen und dem umliegenden Assoziationscortex	– gutes Nachsprechen

Abb. 50: Schädigungsorte und Leitsymptome der aphasischen Syndrome

den und nur teilweise Rückbildungstendenzen zeigen, resultiert eine motorische oder sensomotorische Halbseitenlähmung mit oder ohne Aphasie, je nach Lokalisation der Schädigung. In ausgeprägter Form treten Aphasie und Halbseitenlähmung bei einer Hirnmassenblutung (*Enzephalorrhagie*) auf, deren häufigste Ursache die chronische arterielle Hypertonie ist (hypertonische Hirnblutung). Beim sprachpathologisch bedeutsamsten zentralen Gefäßsyndrom, dem *Arteria-cerebri-media-Syndrom*, kommt es beim kompletten Stammverschluß neben einer gegenseitigen (kontralateralen) sensomotorischen Hemiparese von Arm und Gesicht, neben Gesichtsfeldausfällen beider Augen, und Sensibilitätsstörungen sowie Bewußtseinsstörungen zu einer kompletten (globalen oder gemischten) Aphasie, wenn die sprachdominante Hemisphäre betroffen ist. Die Arteria cerebri media ist die mittlere Hirnschlagader, die mit vielen Ästen das Frontal-, Parietal- und Temporalhirn versorgt. Bei Verschlüssen der Mediaäste Arteria praerolandica oder Arteria rolandica, die die hinteren Regionen der Stirnhirnwindungen versorgen, ergeben sich motorische Aphasien. Sensorische Aphasien sind u. a. die Folge von Verschlüssen der Arteria temporalis posterior in der sprachdominanten Hemisphäre.

Zur Ursachenfrage bei zerebralen Durchblutungsstörungen verweist die Neurologie auf multifaktorielle Muster, die vielfältige pathophysiologische Bedingungen umfassen. Hirnpathologisch wichtig ist die Unterscheidung in zerebrovaskuläre Insuffizienz (Hirndurchblutungsmangel) und zerebralen Insult (Schlaganfall), der wiederum in ischämischen (blutleeren) Insult und in Hirnblutung unterschieden wird. Ursachen für den ischämischen Insult sind Thrombose, Hirnembolie, entzündliche Gefäßprozesse und Gefäßspasmen nach Subarachnoidalblutung (SAB). Bei den Hirnblutungen werden hypertonische Massenblutung, spontane Hirnblutung, Aneurysma- und Angioblutungen sowie Blutungen anderer Ursachen genannt. Die meisten Angaben, die in der Literatur zur Aphasie gemacht werden, beziehen sich auf aphasische Zustände bei ischämischen Insulten: etwa 85% der Schlaganfälle. Etwa 50% der Schlaganfälle beruhen auf Hirnblutungen, die bei Kindern meist auf angeborene Gefäßmißbildungen zurückgehen und als Hämangiome (gutartige Gefäßgeschwulste) oder als Aneurysmen (krankhafte Arterienerweiterungen) manifest werden.

2. Hirnverletzungen als Hirnsubstanzschädigungen

können entweder stumpf bzw. gedeckt (unter der intakten harten Hirnhaut) oder offen (bei verletzter Hirnhaut) sein und werden durch äußere Gewalteinwirkungen auf den Kopf hervorgerufen, die eine Hirnwunde oder eine Hirnquetschung (contusio cerebri) verursachen. Als Dauerschäden können Aphasien als sogenannte Herdsymptome zurückbleiben. Die Auswirkungen von traumatischen Hämatomen, Hirnödemen und entzündlichen Prozessen werden als compressio cerebri zusammengefaßt. Während die Hauptursache für Aphasien im Erwachsenenalter vaskuläre Syndrome (in 80 – 85% der Fälle) sind, sind Schädel-Hirn-Traumen (SHT) die Hauptursache für Aphasien bei Kindern und Jugendlichen. Kindliche Aphasien sind vorwiegend traumatische Aphasien, häufig infolge von Hirnkontusionen bei Verkehrsunfällen. Bei Schädel-Hirn-Traumen können neben den Aphasien auch nichtaphasische Störungen des Sprechens auftreten, vor allem Dysarthrie, Dysphonie bzw. Dysarthrophonie, Sprechapraxie, Echolalie, Palilalie und Stottern. Da in der Literatur von verschiedenen Aphasiedefinitionen ausgegangen wird, gibt es unterschiedliche Angaben zur Auftretenshäufigkeit und zur Qualifizierung der traumatischen Aphasiesyndrome. Als häufigste traumatische Aphasieform wird die Wernicke-Aphasie, als häufigstes Symptom die Wortfindungsstörung genannt. In mehreren Forschungsarbeiten wird die Hypothese verfolgt, daß sich die Sprachstörungen nach Schädel-Hirn-Trauma von den vaskulären Aphasien qualitativ unterscheiden, indem sie mit neuropsychologischen Beeinträchtigungen einhergehen und als Folge kognitiver Störungen zu verstehen sind. Es wird darauf hingewiesen, daß es nicht möglich ist, die Störungen des sprachlich-kommunikativen Verhaltens auf isolierte Sprachsystemstörungen, d. h. auf aphasische Syndrome, zurückzuführen, sondern daß die sprachlichen Symptome im Sinne konnektionistischer Modellvorstellungen in den gestörten Funktionsbereich des gesamten Frontalhirns integriert gesehen werden müssen.

Bei schwereren Hirntraumen kann auch ein *apallisches Syndrom* auftreten, das durch eine funktionelle Trennung oder Unterbrechung der Verbindungen zwischen Pallium (= Hirnmantel, Großhirnrinde) und den übrigen Hirnregionen charakterisiert ist und durch einen eigenartigen Wachzustand mit wechselnden Schlafphasen auffällt. Der Betroffene hat zwar die Augen geöffnet, blickt aber, ohne zu fixieren und auf Reize zu reagieren, ins Leere. Er kann nicht bewußt wahrnehmen, sich nicht gezielt bewegen, keinerlei Kontakte aufnehmen und nicht sprechen. Er hat eine besondere Form von Bewußtseinsstörung, bei der trotz Wachheit keine bewußten Reaktionen und Handlungen erfolgen. Die vegetativen Funktionen und Reflexe (z.B. Schlucken, Saugen, Greifen) sind erhalten. Das Großhirn ist gleichsam blockiert. Begleitsymptome bzw. –syndrome sind Spastik, Ataxie, Apraxie und Aphasie. Beobachtungen von Remissionsverläufen haben in jüngster Zeit dazu geführt, daß auch von sprachtherapeutischer und sprachheilpädagogischer Seite versucht wird, Wahrnehmung und Kommunikation über das taktil-kinästhetische System und über tonale Äußerungen anzubahnen und wieder aufzubauen.

3. Hirntumoren

als intrakranielle Geschwulstbildungen führen zu Hirndruck und Zirkulationsstörungen, die je nach Dauer und Ausdehnung auch Ausfälle der sprachlichen Funktionen nach sich ziehen, so daß Aphasie ein Herd- oder Lokalsymptom darstellt. Verdacht auf einen Tumor ist vor allem bei einer langsam progredienten Entwicklung der aphasischen Symptome berechtigt. Traumatisch oder vaskulär bedingte Aphasien haben demgegenüber meist keinen progredienten Verlauf. Auch Hirnoperationen können gelegentlich (iatrogene) Aphasien zur Folge haben.

4. Hirnentzündungen

als akute oder chronische Entzündungen des Hirngewebes (Enzephalitiden) und als Hirnhautentzündungen (Meningitiden bzw. Meningoenzephalitiden), insbesondere als Komplikationsfolgen von Masern, Mumps oder Virusgrippe, können ebenfalls für die Entstehung von aphasischen Syndromen verantwortlich sein. Auch Hirnabszesse nach chronischen Mittelohrentzündungen können als intrakranielle raumfordernde Prozesse aphasische Symptome nach sich ziehen.

5. Degenerative Erkrankungen

Im Unterschied zum Erwachsenenalter kommen degenerative oder heredodegenerative Hirnerkrankungen, die zu umschriebenen Krankheitsbildern wie beispielsweise zu Morbus Pick oder Morbus Parkinson, Demenz u. a. führen, bei Kindern selten vor.

Wenn ätiologisch eng definiert wird, d. h. Aphasie nur bei einer plötzlich eintretenden, umschriebenen Hirnschädigung in der sprachdominanten Hemisphäre auftritt, dann sind zentrale Sprachstörungen bei Vergiftungen, Infektionen und Degenerationserscheinungen, die zu diffusen Hirnerkrankungen führen, lediglich Symptome oder Syndrome neben anderen Funktions- und Persönlichkeitsstörungen. Aphasie ist Verlust des Sprachsystems bei erhaltener Wahrnehmungs- und Denkfähigkeit, bei nicht betroffener Intelligenz und intakter Persönlichkeit.

Zur Frage der statistischen Verteilung der ätiologisch bestimmbaren Aphasien können die bekannt gewordenen Schätzungen so zusammengefaßt werden, daß vaskuläre Aphasien mit etwa 84%, traumatische Aphasien mit 10%, tumoröse Aphasien mit 5% und infektiöse Aphasien mit 1% Häufigkeit vorkommen.

Kurzcharakteristik der aphasischen Syndrome
Broca-Aphasie
Synonyme sind motorische, expressive, verbale, vordere oder anteriore und nichtflüssige (nonfluente) Aphasie.

Lokalisation: Schädigungsort ist das Versorgungsgebiert der Arteria praerolandica (Arteria praecentralis) im hinteren Teil des Frontallappens kortikal und subkortikal; das Marklager des Stirnhirns am Fuß der Zentralregion. Nach der klassischen Auffassung wird das Broca'sche Sprachzentrum am Fuß der dritten Stirnwindung des Frontallappens der linken Großhirnhemisphäre angesiedelt. Da der Fuß der dritten Stirnwindung und der Fuß der Zentralregion dicht beieinander liegen, und zudem die verbindenden Leitungsbahnen einzubeziehen sind, erscheint der Lokalisationsstreit müßig.

Lautsprache: Besonders auffällig ist das erheblich verlangsamte, verzögerte Sprechen, mit vielen Pausen, Interjektionen und stockenden Unterbrechungen. Die Artikulation der Laute, vor allem der Konsonanten, ist unsicher, unscharf und verwaschen. Auch die Vokalqualität ist verändert. Das Sprechen wirkt mühsam. Der Betroffene zeigt artikulatorische Suchbewegungen und teilweise auch verkrampfte *Sprechanstrengung*. Die Prosodie ist stark gestört durch monotone Artikulation, nivellierende Intonation und fehlerhafte bis entstellte Akzentuierung (*Dysprosodie*). Insgesamt signalisieren die Sprechsymptome eine nicht unerhebliche Ausdrucksnot. Die Äußerungen sind meist sehr kurz und in besonders auffälliger Weise grammatisch beeinträchtigt. Ihre syntaktische und morphologische Gestaltung ist stark vereinfacht, unvollständig bis strukturlos (*A-* bzw. *Dysgrammatismus*). Charakteristisch ist das Fehlen von Satzteilen, Hilfsverben und Funktionswörtern (insbesondere Konjunktionen, Präpositionen und Pronomina), so daß oft nur Inhaltswörter in der Folge ihrer Bedeutung aneinandergereiht werden. Die telegrammstilartige, a- bzw. dysgrammatische Sprache verweist in Verbindung mit der artikulatorischen Ausdrucksnot auf eine Beeinträchtigung der Fähigkeit zur grammatischen En-

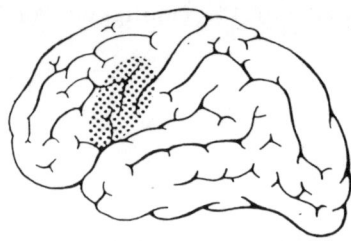
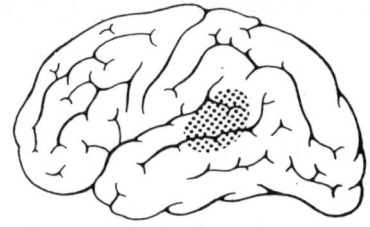

Abb.51: Broca-Aphasie　　　　　　　　**Abb.52:** Wernicke-Aphasie

kodierung, zur Planung und Umsetzung der Gedanken in Satzstrukturen (*Formulierungsnot*). Eine weitere syndromspezifische Auffälligkeit sind die häufigen *phonematischen Paraphasien* in Form von lautlichen Substitutionen (Spille/Spinne), Auslassungen (tock/Stock), Verwechslungen, Umstellungen (Urine/Ruine) und Hinzufügungen (Bansane/Banane), was zu entstellten Wörtern führt. Beeinträchtigt ist die Fähigkeit zur Auswahl und Kombination der wortrichtigen Phoneme. Das Lexikon erscheint beim ersten Hinsehen unauffällig, da der Betroffene durch kommunikative Verständigungsstrategien kompensieren kann, was den Kommunikationspartner zur dialogischen Anpassung veranlaßt. Der Wortschatz beschränkt sich auf gebrauchshäufige Wörter, deren Flexion vielfach fehlt oder falsch ist. Wortableitungen werden kaum gemacht. Als weithin unbeeinträchtigt zeigt sich das auditive Sprachverständnis, das allerdings bei Äußerungen mit komplexer Morpho-Syntax auf Schwierigkeiten stößt, zumal dann, wenn Kontexthinweise fehlen oder nicht ausreichen, die syntaxabhängige Bedeutung der Äußerung zu entnehmen.

Schriftsprache: Die markierten Leitsymptome – Sprechanstrengung, A- bzw. Dysgrammatismus, phonematische Paraphasien – treten nicht nur in den oralexpressiven Modalitäten des Spontansprechens und Nachsprechens auf, sie spiegeln sich auch in den schriftsprachlichen Modalitäten wieder.

Begleitstörungen der Broca-Aphasie können in sprachlicher Hinsicht kortikale Dysarthrien und Sprechapraxien sein. Fast immer ist eine Halbseitenlähmung, entweder als komplette (Hemiplegie) oder als unvollständige (Hemiparese) Lähmung der kontralateralen Körperseite mitgegeben. Bei einer Gesichtsapraxie oder buccofazialen Apraxie ist der Betroffene nicht mehr in der Lage, willkürliche Gesichtsbewegungen auszuführen bzw. nachzuahmen. Als besonderes Kennzeichen für Broca-Aphasie wird das Déjérine-Lichtheim-Phänomen angesehen, bei dem der Betroffene ein vorgesprochenes Wort nicht nachsprechen, sehr wohl aber die Silbenzahl klopfen kann.

Wernicke-Aphasie
Synonyme sind sensorische, rezeptive, hintere oder posteriore, akustische, syntaktische, pragmatische und flüssige (fluente) Aphasie.

Lokalisation: Schädigungsort ist das Versorgungsgebiet der Arteria temporalis posterior im rückwärtigen Teil des linken Schläfenlappens im Bereich der oberen Windung; die temporo-parietale Übergangszone um die Sylvische Furche im hinteren Drittel der ersten Temporalwindung (Brodmann-Areae 22, 39, 40).

Lautsprache: Im Unterschied zur Broca-Aphasie ist die Sprechweise so flüssig und ungehemmt, daß eine sprachliche Überproduktion resultiert. Der Redefluß ist überschießend, ohne Unterbrechungen, anhaltend logorrhoeisch. Es werden zu viele kleine Wörter und zu wenig Haupt- bzw. Inhaltswörter produziert. Die Wortauswahl erscheint eigenartig willkürlich. Die Rede besteht überwiegend aus automatisierten Phrasen und Sequenzen, die für sich stehen und ständig wiederholt werden, ohne daß dies bemerkt wird. Große Teile der Sätze sind Redefloskeln mit wenig Inhalt und *Sprachautomatismen*. Die umständlichen Umschreibungen erwecken den Eindruck einer komplexen Satzbildung, die in sich aber *paragrammatisch* ist. Das heißt: Die Sätze werden nicht linear strukturiert, sondern durch Aneinanderreihungen, Verdoppelungen, Überschneidungen, Umstellungen, Verschränkungen und Abbrüchen von Satzteilen, Konstituenten und Wörtern verstellt. Es fehlen Substantive und Verben; Funktionswörter (Konjunktionen, Präpositionen und Pronomina) werden falsch verwendet oder vertauscht. Artikel und Flexionsformen sind falsch oder fehlen. Die notwendigen inhaltstragenden Wörter werden durch *phonematische* und *semantische Paraphasien* ersetzt. Die Wörter können in ihrer Lautstruktur durch Substitution, Auslassung, Umstellung, Hinzufügung oder Perseveration von Lauten und Vorwegnahme von lautlichen Merkmalen, Lauten, Silben und Wortteilen so verändert sein, daß das Zielwort nicht mehr erkannt und verstanden werden kann (= *phonematische oder literale Paraphasie*). Die Wörter können aber auch ohne bedeutungsmäßigen Zusammenhang zum Zielwort sein oder nur eine bedeutungsmäßige Ähnlichkeit mit dem Zielwort (Tante/Frau) haben (=*semantische Paraphasien*). Statt der passenden Wörter werden inhaltsverwandte Wörter aus dem semantischen Umfeld entnommen oder Wortneuschöpfungen (= *Neologismen*, z.B. korkeln/schnorcheln) gebildet, die sprachunüblich sind. Beim Benennen werden Gebrauch und/oder Aussehen der Dinge „drumrumredend" oder „einkreisend" beschrieben. Wenn semantische Paraphasien dominieren, so daß kein Zusammenhang mit bekannten Wörtern und damit kein Sinnzusammenhang mehr möglich ist, spricht man von *phonematischem Jargon*. Der Hörer nimmt die Lautfolgen als „Lautsalat" wahr und kann keine Informationen entnehmen. Die Wortbildungen haben keinen Sinn. Wenn semantische Paraphasien und Redefloskeln häufig sind, so daß keine sinnvolle Sprachproduktion mehr zustande kommt, die Sprache unverständlich wird, spricht man von *semantischem Jargon*. Der Betroffene produziert eine eigenwillige Sprache, die als „Wortsalat" oder „Kauderwelsch" wahrgenommen wird und ohne Bedeutungsgehalt ist. Auch beim Nachsprechen treten phonematische und semantische Paraphasien auf, weil phonematisch ähnliche Laute und semantisch ähnliche Wörter nicht differenziert werden können. Die Sätze werden lexikalisch und grammatisch nicht aufgenommen. Das auditive Sprachverständnis ist massiv beeinträchtigt, da alle Sprachebenen betroffen sind: die phonologische Differenzierung, die Wortsemantik und das Satzverständnis. Folgenschwer ist zum einen der Verlust der auditiven Selbstkontrolle, zum anderen die Störung des Instruktionsverständnisses. Der Betroffene hört eine „fremde" Sprache. Er ist aber dennoch dialogfähig.

Schriftsprache: Lesen und Schreiben zeigen dieselben Fehlleistungen und Symptome wie beim Sprechen. Die Schrift ist durch Perseveration und Überproduktion von Buchstaben sowie durch Paragrammatismen gekennzeichnet (*Alexie* und *Agraphie*). Lesen und Schreiben sind durch Laut- und Wortverwechslungen, Satzverschränkungen und iterierende Satzverlängerungen paraphasisch gestört.

Begleitstörungen: Vielfach im Akutstadium buccofaziale Apraxie; homonyme rechte laterale Anopsie; leichte Hemiparese.

Amnestische Aphasie
Synonyme sind nominale, verbale, semantische, anomische Aphasie oder Anomie.

Lokalisation: Eine topologisch begrenzte Schädigungsregion ist nicht feststellbar; betroffen sind gyrus angularis; mittlerer hinterer Temporallappen; die temporo-parietalen Areale (Brodmann-Areae 37, 39); das Versorgungsgebiet der Arteria cerebri media mit ihren Ästen.

Lautsprache: Als auffälligstes Leitsymptom gelten ausgeprägte *Wortfindungsstörungen*, die zu Unterbrechungen, längeren Pausen und Satzabbrüchen führen. Schwierigkeiten bereiten fast nur Inhaltswörter: Substantive, Verben und Adjektive. Zur Überwindung der Wortfindungsstörungen werden perseveratorische Wiederholungen der vorhergehenden Passagen, pragmatische Umschreibungen, Redefloskeln und allgemeine Redensarten, auch pantomimische Gesten und Darstellungen gemacht. Wenn diese Ersatzstrategien nicht verfügbar sind, wird die Sprachproduktion unflüssig. Da Einhilfen, wie z.B. Vorgeben des Anfangslautes des gesuchten Wortes, ein Lückensatz oder die Wahlmöglichkeit aus vorgegebenen Begriffen, der Wortfindung verhelfen, wird angenommen, daß das lexikalische Wissen vorhanden, und lediglich der lexikalische Zugriff gestört ist. Die vorkommenden Paraphasien weichen nur geringfügig vom Zielwort ab: die phonematischen Paraphasien sind trotz der Substitutionen, Hinzufügungen, Auslassungen und Umstellungen der Laute wortklangähnlich; die zahlreicher auftretenden semantischen Paraphasien bewegen sich im engeren Bedeutungsfeld des Zielwortes. Die semantischen Neologismen sind ebenfalls weitgehend passende Neuschöpfungen. Nachsprechen zeigt geringe Fehlleistungen; der erste Teil längerer Wörter oder Sätze kann fast immer geleistet werden. Die amnestischen Wortfindungsstörungen werden vor allem bei Benennaufgaben offenkundig, die wenig Spielraum zur freien Wortwahl lassen. Die Personen, Objekte, Ereignisse und Eigenschaften werden erkannt und identifiziert, können aber nicht mit dem passenden Wort benannt werden. Der Betroffene signalisiert das sprachliche Suchverhalten auch durch Ausrufe und eingestreute Kommentierungen. Wörter, die in bedeutungsnahen Beziehungen zueinander stehen (in Antonymie, Supernymie, Hyponymie), können weniger klar differenziert werden. In seltenen Fällen verhält sich der Betroffene stumm.

Begleitstörungen: manchmal Hemianopsie.

Globale Aphasie

Synonyme sind totale, expressiv-rezeptive Aphasie, Totalaphasie.

Lokalisation: Schädigungsort ist das Versorgungsgebiet der Arteria cerebri media mit großer Substanzschädigung der gesamten Sprachregion von frontal bis temporo-parietal.

Globale Aphasie bedeutet eine Störung in allen sprachlichen Modalitäten, das heißt, in allen rezeptiven und expressiven laut- und schriftsprachlichen Funktionen.

Lautsprache: Die Spontansprache ist schwer gestört, so daß keine verbale Kommunikation mehr möglich ist. Die Äußerungen enthalten nur einzelne Wörter, meist in Form von kurzen *phonematischen Neologismen* (= lautliche Neubildungen), sprachliche *Stereotypien* (z.B. stereotype Redefloskeln wie „ja, ja, jeden Tag"; „na, na verdammt nochmal!") und *Sprachautomatismen* . Oft sind nur noch pantomimische und Zeigebewegungen möglich. Charakteristisch sind *iterative Perseverationen,* die in Laut-, Silben-, Wort- und Satzteilwiederholungen bestehen: z.B. dododo, taktaktak, autoautoauto, Wochentage, Zahlen usw. und als flüssige automatisierte formstarre Sequenzen (= *recurring utterances*) ohne Kommunikationszusammenhang aneinandergereiht werden. Wenn Sätze gesprochen werden, sind es kurze Folgen von semantisch unpassenden Wörtern. Antworten auf Fragen sind aufgrund der *phonematischen Paraphasien* und *Neologismen* schwer verständlich. Die Sprechweise ist insgesamt sehr angestrengt, oft dysarthrisch. Beim Benennen sind die Schwierigkeiten am größten. Der Betroffene ist unfähig, verbal zu reagieren. Das auditive Sprachverständnis ist stark beeinträchtigt. Es können meist nur einfache Fragen und Aufforderungen verstanden werden.

Schriftsprache: Lesen und Schreiben sind wie die oral-expressiven Funktionen gestört. Das Lesesinnverständnis ist wesentlich schlechter als das Lautsprachverständnis *(Alexie)*. Schreiben ist in den meisten Fällen eingeschränkt *(Agraphie)*. Spontanes und Diktatschreiben sind nicht möglich. Schreiben (mit der nicht gelähmten Hand) reduziert sich auf Abmalen einzelner Buchstaben und Wörter.

Begleitstörungen: ideatorische oder konstruktive Apraxien, Gliedmaßenapraxie; meist rechtsseitige Hemiparese, zentrale Fazialisparese; kortikale Dysarthrie.

Leitungsaphasie

Synonyme sind Nachsprechaphasie, Diskonnektionssyndrom, konduktive oder Konduktions-Aphasie, zentrale Aphasie, afferent-motorische Aphasie (Luria).

Lokalisation: Schädigungsort ist die Verbindungsbahn (fasciculus fronto-temporalis arcuatus) zwischen Broca- und Wernicke-Region.

Lautsprache: Als Leitsymptom gilt die schwere Beeinträchtigung der Nachsprechleistung, die in schweren Fällen überhaupt nicht möglich ist (= Nachsprechaphasie), obwohl die gehörten oder gelesenen Wörter verstanden werden. Wenn sprachliche Reaktionen erfolgen, zeigen sich viele *phonematische Paraphasien*. Auch beim Benennen und beim Spontansprechen, die flüssig erfolgen, treten phonematische Entstellungen der Wörter auf, die aber das Zielwort noch erkennen lassen. Während das Sprachverständnis intakt ist, fällt die kurze verbale Merkfähigkeit auf, auf die Wortfindungsstörungen hinweisen.

Schriftsprache: Lesen (Lautlesen) ist durch Auslassungen, Umstellungen und Einfügungen von Buchstaben (= *Paralexie)* gestört. Beim Schreiben werden orthographische und syntaktische Fehler gemacht. Beim Spontanschreiben kommen *Paragraphien* vor.

Begleitstörungen: leichte Hemiparese

Transkortikale Aphasie

synonym mit Diskonnektionssyndrom

Lokalisation: Schädigungsort sind die Verbindungsbahnen zwischen den Sprachregionen und dem umliegenden Assoziationskortex (für begriffliche Verarbeitung).

Lautsprache: Es werden drei Unterformen unterschieden, deren gemeinsames Merkmal – im Unterschied zur Leitungsaphasie – gute Nachsprechleistungen sind, da die Verbindungen zwischen den sensorischen und motorischen Sprachregionen intakt sind. Bei der *transkortikal-sensorischen Aphasie* (hinteres Isolationssyndrom der Sprachareale 39 und 37) kann das Gesagte flüssig nachgesprochen werden, ohne daß es aber verstanden wird (Echolalie = sinnloses Nachsprechen). Das Sprachverständnis ist erheblich gestört bzw. eingeschränkt. Spontane Äußerungen sind ebenfalls flüssig, enthalten aber viele semantische Paraphasien und Wortfindungsstörungen. Wenn beide Unterformen als *gemischt-transkortikale Aphasie* zusammen vorkommen, bleibt nur noch die Nachsprechfähigkeit erhalten. Das Sprachverständnis ist wie bei der sensorischen Form stark herabgesetzt, die Sprachproduktion wenig flüssig, automatisch, echolalisch und sprachstereotyp.

Begleitstörungen: bei der sensorischen Form homonyme laterale rechte Hemianopsie.

Kritikpunkte am Syndromkonzept der neurologischen Aphasiologie

Weitgehende Übereinstimmung herrscht, daß zwischen umschriebenen Hirnschädigungen und aphasischen Symptomen und Syndromen enge Zusammenhänge in Form von Wahrscheinlichkeitsbeziehungen bestehen. Es ist evident, daß Läsionen in bestimmten Hirnregionen signifikant häufiger Aphasien hervorrufen als andere.

Gegen die neurologische Lokalisationstheorie, die eine eindeutige topologische Zuordnung klar definierter Aphasiesyndrome bzw. Aphasietypen annimmt, gibt es allerdings eine Reihe unvereinbarer Feststellungen:

1. Die bisher klassifizierten aphasischen Syndrome sind in sich heterogen.

2. Es ist nicht geklärt, welche aphasischen Symptome syndromdiakritische Funktion haben und insofern unverzichtbar für die Feststellung des Aphasietyps sind.

3. Auch rechtshemisphärische Läsionen bei Rechtshändern können zu aphasischen Symptomen bzw. Syndromen führen, wenn auch nicht sehr deutlich ausgeprägt. Man spricht – wie bei linkshemisphärisch verursachten Aphasien bei Linkshändern – von *gekreuzter Aphasie*. Im übrigen werden bei rechtshemisphärischen Schädigungen meist Störphänomene in der Textgestaltung und Sprachpragmatik beobachtet, während Aphasien ex definitione durch Störungen in der Phonologie, Morphologie, Syntax und Semantik gekennzeichnet sind.

4. Die Annahme, daß die Sprachregion in der linken Hemisphäre lokalisiert ist, trifft nicht generell zu. Etwa ein Viertel der Menschen, vor allem Kinder und Linkshänder, sind rechts- oder beidseitig lateralisiert. Auch bei mehrsprachig aufwachsenden Kindern werden nicht eindeutige Linkslateralisierungen gefunden.

5. Schädigungen der Sprachregionen sind nicht immer mit aphasischen Ausfällen verbunden.

6. Auch lassen sich Aphasien nicht nur auf kortikale Läsionsorte beschränken. Schädigungen in den subkortikalen Strukturen (Thalamus, Hypothalamus, Basalganglien) können ebenfalls aphasische Störungen bewirken, sogenannte *subkortikale Aphasien*.

7. Schließlich läßt sich der vielfach zu beobachtende Syndromwandel der Aphasien bei gleichbleibender neurologischer Schädigung mit einer anatomisch-funktionellen Erklärung nicht unmittelbar vereinbaren.

Faßt man die Einwände gegen die unbedingte Geltung der Lokalisationshypothese der neurologischen Aphasielehre zusammen, muß man konstatieren, daß die Art der Beziehung zwischen Schädigungsort und Aphasie, ob topologisch oder/und funktionell, nicht geklärt ist.

Neuropsychologische Aphasietheorie

Im Anschluß an die *klassisch-holistische* Gegenposition gegen den assoziationstheoretischen Lokalisationismus, die vor allem von Jackson, Freud und Goldstein vertreten wird und im Zentralnervensystem eine Funktionsganzheit sieht, beschreiben L.S. Wygotski (1896-1934) und A.R. Luria (1902-1977) Sprache als ein ganzheitlich-integratives Funktionssystem, das auf einer komplexen, differenzierten und hierarchisch organisierten Interrelation separater Regionen basiert. Sprache ist ein *dynamisches Funktionssystem* mit veränderbaren Beziehungen zwischen den Regionen, die sich zu spezifischen Funktionseinheiten zusammenschließen und sich wieder auflösen, die sich entwickeln und wandeln. An Stelle einer statisch topologischen Lokalisation nehmen sie eine *dynamische* und *chronogenetische Lokalisation* sprachlicher Vorgänge an. „Die eigentlichen Sprechprozesse ... sind ein hoch kompliziertes System sensomotorischer Koordination mit spezifischer Struktur. Sie wird durch die Zusammenarbeit von akustischem und kinästhetischem Analysator realisiert. Das Aussprechen von Wörtern ist ein kompliziertes System koordinierter Artikulationsbewegungen, die durch Erfahrung erlernt werden und ebenfalls die Tätigkeit des kinästhetischen und akustischen Analysators zur Grundlage haben. Nicht minder kompliziert ist das Schreiben, das auf Zusammenarbeit von akustischem, optischem und motorischem Analysator fußt" (Luria 1970, 113). Luria integriert lokalisationstheoretische und funktionstheoretische Aspekte, indem nicht eine Region im Gehirn allein die Sprache repräsentiert, sondern das Zusammenspiel vieler Bereiche. Er interpretiert die klassischen Aphasieformen *neuropsychologisch* und kommt zu folgender Klassifikation und Deskription:

1. *sensorische* oder *akustisch-gnostische Aphasie*, bei der Störungen des phonematischen Gehörs das Sprachverständnis durch literale Paraphasien beeinträchtigen, die Sprachproduktion aber flüssig ist;

2. *motorische Aphasie*, die in eine afferent-motorische oder kinästhetisch-motorische Form und eine efferent-motorische oder kinetisch-motorische Form unterschieden wird. Bei der afferenten Form werden Artikulationen verwechselt und gestört. Das Finden der richtigen Lautartikulation bereitet Schwierigkeiten, insbesondere einzelner Laute und Lautübergänge. Bei der efferenten Form fällt das Nachsprechen von Lautfolgen und Wortreihen

schwer. Häufig wird das erste Wort perseveriert. Einzellaute werden problemlos artikuliert;

3. *amnestische* oder *nominative Aphasie*, die aus mehreren Formen besteht, entweder auf einer Schwäche der visuellen (optisch-amnestische Aphasie) oder der auditorischen (akustisch-amnestische Aphasie) Analyse beruht oder eine Störung der Wortselektion (reine mnestische Aphasie) darstellt;

4. *transkortikale-motorische Aphasie* mit der Unterteilung in eine *perseverative Aphasie* (Störung des seriellen Sprechens durch Perseverieren des Satzanfanges und zusammenhangloses Sprechen) und eine *dynamische Aphasie* (Störung der inneren Sprache und der Spontansprache);

5. *Leitungsaphasie* als isolierte Störung des Nachsprechens;

6. *semantische Aphasie*, bei der das Verständnis für komplexe logisch-grammatische Strukturen der Sprache ausfällt und die Erfassung komplexer räumlicher und geometrischer Beziehungen eingeschränkt ist.

Die linguistische Aphasiologie

geht davon aus, Aphasien mit Hilfe von Sprachverarbeitungsmodellen beschreiben und erklären zu können. Sie will die aphasische Symptomatik in jedem Einzelfall idiographisch detailliert erfassen und die zugrunde liegenden funktionalen Störungen finden. Aphasien werden als Schädigungen bzw. Störungen der verschiedenen Komponenten des Sprachsystems verstanden und dementsprechend phonologisch, morphologisch, syntaktisch, semantisch und pragmatisch analysiert. Dabei können mehrere Systemkomponenten zugleich gestört sein. Tatsächlich sind jedoch selektive Störungen der verschiedenen linguistischen Sprachebenen häufiger als globale Störungen. Dies wird als Hinweis für die Geltung der *Modularitätsannahme* genommen, derzufolge die Sprache ein eigenständiges modulares System auf der kognitiven Ebene darstellt. Man spricht auch von der *Fraktionierungshypothese*, die auf der Feststellung selektiver Modul- oder Komponentenstörungen basiert. Da charakteristische Konstellationen sprachlicher Symptome häufiger auftreten, werden wie in der neurologischen Aphasieologie aphasische Syndrome klassifiziert, die im Einzelfall allerdings variierend vorkommen.

Serielle Sprachverarbeitungsmodelle

Bislang sind in der linguistischen Aphasiologie vorwiegend serielle Sprachmodelle zur Analyse der Aphasien herangezogen worden, die die Sprachverarbeitung als serielle Abfolge von Verarbeitungsschritten in autonomen, spezialisierten modularen Verarbeitungskomponenten explizieren. Die Modellierung wird meist in einem Flußdiagramm dargestellt. Ein Vorläufer der seriellen Modellierung ist das Sprachproduktionsmodell von Pick, das drei Verarbeitungsschritte enthält: die gedankliche Gliederung und Suche der Wörter (1. Stufe), die Syntaxierung in Form der Wortstellung der Inhaltswörter (2. Stufe) und die Grammatisierung des Satzes mit Hilfe der Formwörter (3. Stufe). Agrammatismus entsteht bei fehlerhafter Grammatisierung, Paragrammatismus bei fehlerhafter Syntaxierung infolge gestörter Wortfindung. Jakobson setzt rein linguistisch an und unterscheidet Störungen der syntagmatischen Kombination sprachlicher Einheiten, die er als Kontiguitätsstörung (Beispiel Broca-Aphasie) bezeichnet, und Störungen in der paradigmatischen Beziehung der sprachlichen Einheiten, die er als Similaritätsstörung (Beispiel Wernicke-Aphasie) bezeichnet. Störungen der syntagmatischen und paradigmatischen Beziehung der sprachlichen Einheiten können auf allen sprachlichen Ebenen auftreten, auf der Laut-, Wort- und Satzebene.

Aphasische Wortverarbeitung: Ein verbreitetes Beispiel für die serielle Modellierung der Einzelwortverarbeitung ist das *Logogen-Modell*, das in unterschiedlichen Varianten zur Interpretation der aphasischen Phänomene empfohlen wird. Logogen bedeutet eine funktionale Einheit der Wortverarbeitung und besteht aus charakteristischen Komponenten. Eine differenzierte Version zur Analyse von Wortfindungsstörungen bei Aphasien legt A. Kotten (1997) vor, in der sie die unterschiedlichen Störungsmöglichkeiten im Modell aufzeigt und die resultierenden therapeutischen Ziele und Strategien ableitet. Sie bespricht zunächst die einzelnen Verarbeitungsschritte beim Abruf vertrauter Wörter in den unterschiedlichen Verarbeitungsmodalitäten des Benennens von Bildern oder Gegenständen, des Lesens von Wörtern und Pseudowörtern, des Verstehens gesprochener Wörter und Erkennens von Pseudowörtern, des Nachsprechens von Wörtern und Pseudowörtern und schließlich des Schreibens von Wörtern. Sie faßt dann alle Verarbeitungsprozesse in einem multimodalen „seriellen" Modell der Wortverarbeitung zusammen. In Anlehnung

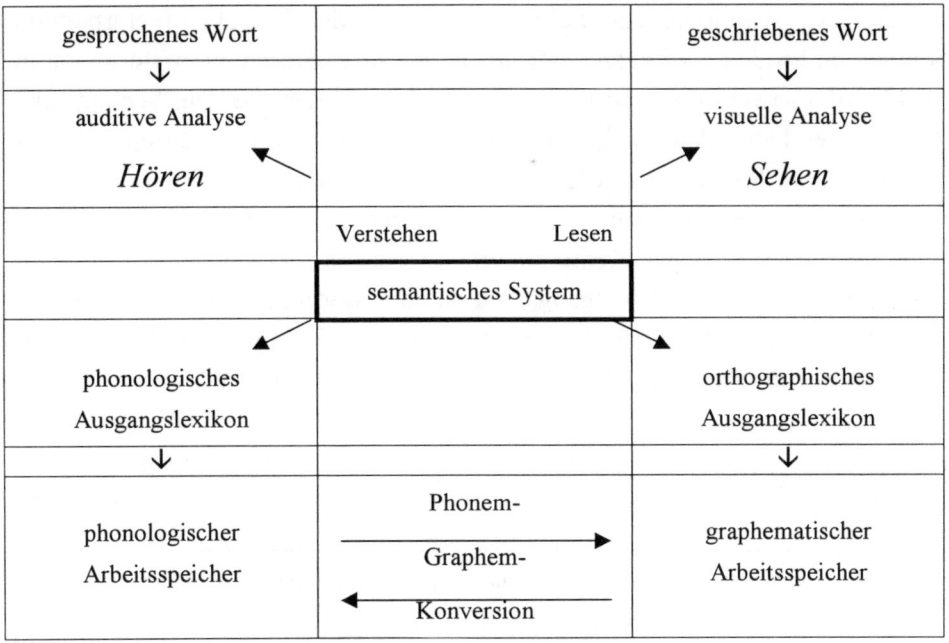

Abb.53: Multimodales serielles Modell der Wortverarbeitung
(nach Kotten 1997, 28)

an weitere Fassungen des Logogen-Modells läßt seine Grundstruktur folgende Merkmale erkennen:

– Es gibt relativ separate Verarbeitungsrouten, z.B. Prozeß des Wortverstehens.

– Die Wortverarbeitung erfolgt seriell auf verschiedenen Ebenen: segmental (Phoneme, Grapheme; Laute, Buchstaben), lexikalisch (gesprochene und geschriebene Wortform) und semantisch (Wortbedeutung).

– Die Wortverarbeitung kann in vier Modalitäten geschehen: Hören/Verstehen und Sprechen, Sehen/Lesen und Schreiben.

– Für jede Modalität wird ein eigenes Lexikon angenommen: auditives und phonologisches, visuelles und orthographisches Lexikon, die sich um das semantische System konzentrieren.

Aphasische Symptome und Fehlleistungen bei der Einzelwortverarbeitung können im Modell als Zugangsstörungen und als Repräsentationsstörungen in den Lexika sowie im semantischen System klassifiziert werden. Semantische Paraphasien beispielsweise können als funktionale Schädigungen im semantischen System lokalisiert werden. Wortfindungsstörungen lassen sich als Zugriffsstörungen zum phonologischen Ausgangslexikon verstehen. Phonematische Paraphasien können Repräsentationsstörungen bzw. Störungen der Einträge im phonologischen Ausgangslexikon oder Störungen im phonologischen Arbeitsspeicher (z.B. Auswahl der Phoneme) oder Störungen der phonetischen Realisation sein.

⇒ Mitteilungsebene		
⇩		
logische und syntaktische Prozesse: ⇒ funktionale Ebene	Wortbedeutungen Abruf der Wortbedeutungen Festlegung der syntaktischen Beziehungen	⇨ semantische Paraphasie
⇩		
syntaktische und phonologische Prozesse: ⇒ positionale Ebene	Abruf der lautlichen Wortformen Konstruktion des syntaktischen Rahmens mit Abruf der grammatischen Morpheme	⇒ phonematischer Neologismus
⇩		
phonologische Prozesse ⇒ phonetische Ebene	Einsetzen der phonologischen Segmente Lautsystem	⇒ phonematische Paraphasie
⇩		
motorische Enkodierung ⇒ artikulatorische Ebene	Instruktion an den Artikulator Artikulationssystem	

Abb. 54: Prozeßebenen des Satzproduktionsmodells (nach Garrett)

Aphasische Satzproduktion: Für die linguistische bzw. psycholinguistische Analyse aphasischer Syntaxphänomene wird häufig das Satzproduktionsmodell von F.M. Garrett (1975, 1993) verwendet. Es ist ein klar strukturiertes serielles Ablaufmodell, das in fünf Verarbeitungsschritten zu fünf syntaktischen Repräsentationen führt.

Interaktive Sprachverarbeitungsmodelle

Während serielle Sprachmodelle die einzelnen Komponenten der Sprachverarbeitung als autonome Stationen auffassen und die Sprachebenen unabhängig voneinander sehen, nehmen interaktive oder konnektionistische Sprachverarbeitungsmodelle vernetzte Systeme an. Die Einheiten der jeweiligen Verarbeitungskomponenten stehen in interaktiven Beziehungen zueinander und können sich gegenseitig mitaktivieren. Die Netzwerke entsprechen den linguistischen Ebenen und können parallel aktiviert werden. Sie sind hierarchisiert. Als belegendes Beispiel wird der Leseprozeß ausgewählt, bei dem die Buchstabenebene und die Wortebene zugleich parallel operieren und sich gegenseitig beeinflussen. In der angewandten Sprachpathologie sind bisher interaktive Prozeßmodelle so gut wie gar nicht rezipiert worden, obwohl die parallele Verarbeitung beim Sprachverstehen wie in der Sprachproduktion überaus plausibel erscheint.

Inkrementelle Sprachverarbeitungsmodelle

Die beiden kontroversen kognitiven Modellierungsansätze der Sprachverarbeitung, die durch die sich scheinbar ausschließenden Grundannahmen der Modularitätshypothese und der Interaktionshypothese markiert werden, werden im Sprachbenutzersystem von Levelt (1993) integriert. Er geht davon aus, daß die Sprachverarbeitungskomponenten primär autonom arbeiten, zunächst jede für sich, daß aber zugleich gegenseitige Einflüsse zwischen den Komponenten stattfinden. Die Verarbeitungsstufen sind jeweils aufeinander angewiesen. Der Sprachverarbeitungsprozeß verläuft *inkrementell*, d. h. schrittweise und parallel. Schrittweiser Ablauf heißt, daß der erste Teil des Satzes bereits von den pragmatisch-semantischen Komponenten an die syntaktisch-phonologischen Stationen weitergeht, bevor die weiteren Teile des Satzes vollständig geplant sind. Parallele Verarbeitung ist nur möglich, weil die Komponenten automatisch arbeiten.

Levelt faßt die pragmatischen, semantischen, syntaktischen, phonologischen und sensomotorischen Bereiche zu Makrokomponenten zusammen: Conceptualizer für den pragmatischen und semantischen Bereich, Formulator und Parser für den grammatischen und phonologischen Bereich, Articulator sowie akustisch-phonetischer Prozessor für den sensomotorischen Bereich. Eine zentrale Einheit des Sprachverarbeitungssystems ist das Lexikon. Eine schematische Darstellung der Prozeßkomponenten des Sprachbenutzersystems nach Friederici und Levelt (1988) ist in Kapitel 1 in der Abbildung 5 gegeben.

Beim Sprechen sind Konzeptualisierer, Formulator und Artikulator zur gleichen Zeit tätig, beim Verstehen akustisch-phonetischer Prozessor, Parser und Konzeptualisierer.

Aphasische Phänomene sind in erster Linie im Formulator und im Lexikon zu lokalisieren. Phonematische Paraphasien sind Störungen der segmentalen phonologischen Enkodierung, semantische Paraphasien Zugriffsstörungen auf die Lemmas, d. h. auf die semantischen und syntaktischen Informationen der Lexikoneinträge. A- bzw. dysgrammatische Auffälligkeiten sind Fehlleistungen der grammatischen Enkodierung. Sprachproduktion und Sprachverstehen können in allen linguistischen Bereichen – Phonologie, Morphosyntax und Semantik – auch selektiv gestört sein. Phonologische Störungen bei Wernikke- und Broca-Aphasie zeigen regelhafte Vereinfachungen. Aphasische Wortfindungsstörungen bei Wernicke- und amnestischer Aphasie sind entweder Störungen in der Repräsentation des Lexikons oder Zugriffs- bzw. Abrufstörungen. Störungen der syntaktischen Verarbeitung sind besonders bei der Sprachproduktion auffällig und gehen, so nimmt man an, mit Störungen des metalinguistischen syntaktischen Wissens und der syntaktischen Verstehensleistungen einher. Friederici (1987) akzentuiert in ihrem *Parallel-Interface-Modell*, das bereits in obiger Konzeption des Sprachbenutzersystems eingearbeitet ist, zwei voneinander unabhängige parallel arbeitende Systeme: das linguistische System, das funktional modular ist, und ein generelles System des Weltwissens, das verteilt repräsentiert ist.

Neurolinguistische Aphasiologie

Aphasie als Ausfall der Sprachfunktion durch lokalisierte Hirnschädigungen ist nicht nur ein *neuropathologisches* Problem, auch nicht nur ein *patholinguistisches* Problem, sondern ein *neuropatholinguistisches* Problem. Gestört sind die Beziehungen zwischen Sprache und den relevanten Anteilen des Zentralnervensystems, die der Sprachverarbeitung bzw. der Sprache zugrunde liegen. Es gibt eine Vielzahl empirischer Befunde für die Annahme, daß bestimmte kortikale Regionen für die Verarbeitung sprachlicher Informationen verantwortlich sind. Friederici faßt die Forschungsarbeit zum Zusammenhang von Sprachverhalten und Zentralnervensystem in Form einer Hypothese zusammen: „Das Broca-Areal und die angrenzenden Gebiete repräsentieren vornehmlich die prozeduralen zeitabhängigen Aspekte *syntaktischer* Verarbeitung, während sprachliches Wissen in einer *lexikonbasierten* und von zeitlichen Bedingungen unabhängigen Form von den posterioren Sprachealen repräsentiert wird" (Friederici 1994, 144).

Aphasien bei Kindern

Aphasien als Formen des Sprachverlusts nach abgeschlossenem Spracherwerb kommen auch bei Kindern vor. Da sie sich von den Aphasien im Erwachsenenalter in der Symptomatik und Ätiopathogenese deutlich unterscheiden, spricht man von „Aphasie bei Kindern" oder von (erworbener) „kindlicher Aphasie".

Aphasie und Sprachentwicklungsbehinderung: Eine gewisse Schwierigkeit bereitet die Feststellung des Zeitpunktes, zu dem der kindliche Spracherwerb als abgeschlossen angesehen und eine aphasische Sprachstörung diagnostiziert werden kann. Häufig genannte Zeitpunkte sind das vollendete zweite, das vierte, das sechste, auch das zehnte Lebensjahr. Vielfach orientiert man sich an den Vorgaben von Leischner (1979), der die kindliche Aphasie von der *Sprachentwicklungsbehinderung* abgrenzt, indem er den kindlichen Spracherwerb in drei Phasen gliedert und eine Beeinträchtigung der Sprachentwicklung durch eine frühkindliche Hirnschädigung vor dem 4. Lebensjahr als Sprachentwicklungsbehinderung, den Verlust der Lautsprache zwischen dem 4. und 8. Lebensjahr als Aphasie und Erlernungserschwerung des Lesens und

Schreibens, den Verlust der Laut- und Schriftsprache nach dem 8. Lebensjahr als Aphasie mit Alexie und Agraphie bezeichnet.

Symptomatik: Aphasien bei Kindern unterscheiden sich von denen bei Erwachsenen durch Merkmale, die eine differentielle Klassifikation in die Standardsyndrome kaum zulassen. Charakteristisch sind eine allgemeine Sprachhemmung und eine deutliche Beeinträchtigung der Spontansprache. Die Kinder verhalten sich in der Akutphase stumm und sprachgehemmt. In erster Linie scheint die Sprachproduktion, weniger das Sprachverständnis betroffen zu sein. Die Sprechflüssigkeit ist gestört: die Kinder sprechen verlangsamt und erwecken den Eindruck der Wortsuche. Ihr Wortschatz ist gering, die Satzbildung vereinfacht. Auch Paraphasien kommen vor. Ganz selten sind Sprachautomatismen, da Sprachleistungen im Kindesalter noch wenig automatisiert sind. Auch Nachsprechen bereitet Schwierigkeiten. Meist wird durch den aphasischen Einbruch die Gesamtentwicklung behindert, insbesondere die Entwicklung des kategorialen und metasprachlichen Denkens. Es können kognitive und affektive Probleme auftreten. Reine Aphasieformen im Kindesalter sind selten. Sie treten erst nach der Pubertät in Erscheinung. Vielfach liegen totale oder gemischte Aphasieformen vor. Bei Jugendlichen ab 14 Jahren kommen Paraphasien, Paragrammatismen, Neologismen und Logorrhoe deutlich häufiger vor als bei Kindern. Die sprachlichen Fertigkeiten sind stärker automatisiert. Je älter die Kinder zum Zeitpunkt des Sprachverlustes sind, um so eher lassen sich auch spezifische Aphasieformen, insbesondere motorische (die Sprachproduktion betreffende) und sensorische (das Sprachverstehen betreffende) Aphasien unterscheiden. Amnestische (das Gedächtnis betreffende) Aphasien finden sich vor allem im Rahmen des restituierenden Syndromwandels der anderen Aphasieformen. Mit der Rückbildung der Aphasie setzt wieder eine Sprachentwicklung in allen Modalitäten ein, so daß mehr oder weniger Reversibilität erwartet werden kann. Allerdings entwickeln sich die laut- und schriftsprachlichen Fähigkeiten nur langsam, so daß der regelhafte Verlauf der Schullaufbahn gefährdet ist. Besondere Schwierigkeiten bereiten die sprachliche Darstellung komplexer Zusammenhänge, das Verständnis unbekannter Texte und metasprachliche Anforderungen in der Grammatik. Bleibende dysphasische Auffälligkeiten sind verminderter Wortschatz, gehemmte Wortflüssigkeit, Störungen in der Wortfindung und in syntaktischen Konstruktionen.

Der relative Häufigkeitsanteil der kindlichen Aphasien wird auf 5-10% geschätzt.

Zur **Ätiologie** kindlicher Aphasien werden als häufigste Ursachen schwere Schädelhirntraumen (Hirnkontusion), Hirntumore, Hirnentzündungen (Meningoenzephalitis) und Mangeldurchblutung (Gefäßerkrankungen) genannt, die die für kindliche Aphasien charakteristischen expressiven, rezeptiven und amnestischen Sprachausfälle zur Folge haben. Seltenere Ursachen sind Infarkte, degenerative Erkrankungen und Epilepsie (Aphasie-Epilepsie-Syndrom oder Landau-Kleffner-Syndrom). Zum Zusammenhang von Schädigungsort und Aphasieform liegen nur wenige Untersuchungen vor. Friederici (1994) stellt fest, daß posteriore Hirnläsionen, die im Erwachsenenalter mit flüssigen Aphasien einhergehen (Wernicke- und amnestische Aphasien), bei Kindern bis zum 8. Lebensjahr nichtflüssige Aphasieformen (Broca- und globale Aphasien) hervorrufen. Dies bedeutet, bei posterioren Hirnschädigungen hängt die Form der Aphasie vom Lebensalter ab. Da in der Mehrzahl der Fälle keine – durch Gefäßerkrankungen bedingte – Vorschädigung des Gehirns vorliegt, besteht eine gute therapeutische Prognose. Wichtig ist der Hinweis, daß eine aphasische Störung die schulische und berufliche Ausbildung stärker beeinträchtigt als z.B. eine Lähmung, die als Begleitstörung meist einhergeht. Eine langsame progrediente Entwicklung aphasischer Symptome legt den dringenden Verdacht auf einen Tumor nahe, während bei degenerativen Erkrankungen Symptome des Sprachabbaus kennzeichnend sind.

Hemisphärenspezialisierung

Ein wesentlicher Grund für die andersartige – nicht oder kaum syndromspezifische – Ausprägung der Symptomatik der Aphasien im Kindesalter ist die entwicklungsabhängige allmähliche Ausbildung der Hemisphärendominanz mit der Lateralisierung der Hirnleistungen. Man nimmt an, daß sich die hemisphärische Sprachdominanz etwa um das 10. Lebensjahr fixiert hat, so daß erst dann von einseitigen aphasischen Syndromen die Rede sein kann. Bei jüngeren Kindern kann die erworbene Aphasie auch durch eine Läsion der rechten Hemisphäre bedingt sein.

Klinische Erfahrungsdaten und systematische Untersuchungen bei Kindern mit Aphasien weisen darauf hin, daß das Schädigungsalter prognostisch bedeutsam ist. Aphasien, die vor dem 3. Lebensjahr eintreten, bilden sich relativ

linke Hemisphäre	rechte Hemisphäre
zentrale Sprachverarbeitung	
sequentielle, serielle Sprachverarbeitung: − phonologische und syntaktische Analyse − Erfassen von Wörtern mit abstrakter Bedeutung, abstrakter Analogien − semantische Diskrimination − verbales Gedächtnis − logische Funktionen, abstrakt-logisches Denken − sprachliches Bewußtsein − Planung und Kontrolle (sprech-)motorischer Prozesse, expressiver Sprache − Analyse zeitlicher Abläufe − arithmetische Leistungen, Rechnen − analytische Arbeitsweise, selektives Erkennen und Verarbeiten, Detailanalyse	gleichzeitige, parallele Sprachverarbeitung: − visuell-lexikalische Analyse − Erfassen von Wörtern mit konkreter Bedeutung, einfacher Sprache − Erkennen der Prosodie, Intonation und Stimme − nichtsprachliches Bewußtsein − episodisches Gedächtnis − zeitliche Integration − räumliches und geometrisches Erfassen − Bild- und Mustererkennung − konkret-logisches Denken, analoges Schlußfolgern − Musikalität, ästhetisches Gestalten − interaktionales und emotionales Erfassen und Verarbeiten − holistische Arbeitsweise, ganzheitliches Erkennen und Verarbeiten

Abb. 55: Funktionelle Hemisphärenspezialisierung

rasch und meist vollständig zurück. Es wird berichtet, daß sich die Sprachentwicklung quasinormal mit Lallen, Stammeln, Einwortsätzen usw. wiederholt. Aphasien, die im Alter zwischen vier und zehn Jahren auftreten, bilden sich ebenfalls wieder weitgehend zurück, allerdings mit mehr oder weniger langen Remissionszeiten. Bei Aphasien nach dem 11. Lebensjahr verringert sich dann die Aussicht auf vollständige Rückbildung der Sprache zusehends. Erklärungshypothese ist, daß bis zur Pubertät das Gehirn so plastisch bleibt, daß bei einer bleibend gesetzten, umschriebenen Schädigung die intakte gegenseitige Hirnhemisphäre gleichsam kompensierend sprachdominant werden kann. Man stellt sich das Gehirn als System von variablen funktionellen Einheiten vor, das sich im Laufe der Entwicklung von einer embryonischen Gleichseitigkeit der Hemisphären durch genetische und exogene Einflußfaktoren zu einer funktionsspezifischen Organisation entwickelt. Beide Hemisphären sind für Sprachleistungen zuständig. Die Entscheidung darüber, wie die Sprachfunktionen hemisphärisch repräsentiert werden, fällt um das 5. Lebensjahr. Einige Autoren stellen bereits im Alter von drei Jahren eine überwiegende linguistische Verarbeitung in der linken Hemisphäre fest. Sie nehmen eine angeborene Lateralisation an und sehen die funktionelle Spezialisierung als Ergebnis der kognitiven Entwicklung an.

Während die klassischen Aphasietheorien von der Grundannahme der *zerebralen Asymmetrie* ausgehen und die subdominante Hemisphäre als unterwertige Hirnhälfte ansehen, haben viele empirische Untersuchungen, insbesondere klinische Studien, zu der Erkenntnis geführt, daß beide Hirnhemisphären funktionell so spezialisiert sind, daß sie als gleichwertige Systeme komplementär zusammenwirken.

Weithin Einigkeit besteht trotz der sehr verschiedenen Modellvorstellungen zur funktionellen Spezialisierung darüber, daß jede Hemisphäre für spezifische kognitive Systeme und Prozesse zuständig ist und dementsprechend eigenständig zur Bewältigung der Lebens- und Alltagssituationen beiträgt.

Die linke Hemisphäre scheint in der Regel vor allem für die *logische Sprachverarbeitung* und für das sprachliche Lernen, insbesondere für die phonologische, semantische und grammatische Analyse verantwortlich zu sein, was im unmittelbaren Zusammenhang mit dem logischen Denken und Symbolisieren steht. Von der rechten Hirnhemisphäre aus werden demgegenüber die konkret *bildliche Sprachverarbeitung* und das bildliche Lernen gesteuert, wofür das räumlich-zeitliche Erfassen, episodisches Gedächtnis, Musikalität und emotionale Fähigkeiten maßgebliche Voraussetzungen sind. In der Regel wird die rechte Hemisphäre für rezeptive Sprachleistungen, für Lesen und Schreiben sowie für metalinguistische Operationen spezialisiert.

Entgegen der verbreiteten Annahme eines festen wechselseitigen Zusammenhanges zwischen Händigkeit und sprachdominanter Hemisphäre unterstellt man heute lediglich eine Häufigkeitsbeziehung. Die Mehrzahl der Menschen ist rechtshändig, die Minderheit linkshändig oder beidhändig (ambidexter). Bei den Rechtshändern treten Aphasien regelmäßig in nahezu 95% der Fälle bei linkshirnigen Läsionen auf. In nur wenigen Fällen werden Aphasien bei rechtshirnigen Schädigungen berichtet. Diagnostische Konsequenz ist, daß eine Aphasie bei einem Rechtshänder auf einen linksseitigen fronto-parietalen oder temporalen Schädigungsherd hinweist. Bei den Linkshändern sind Aphasien in der Mehrzahl der Fälle (70%) ebenfalls linkshirnig verursacht, nur etwa 15% rechtshirnig und etwa 15% beidseitig. Rechtsseitige Sprachdominanz ist demzufolge eindeutig seltener (1-2%) als Linkshändigkeit (etwa 9% bei männlichen 20jährigen und etwa 2% bei weiblichen).

Die bisherigen Erfahrungen und Untersuchungsbefunde zu Aphasien im Kindesalter legen folgende zusammenfassende Feststellungen nahe:

- Aphasien bei Kindern vor dem 10. Lebensjahr lassen sich kaum als Standardsyndrome klassifizieren. Meist liegt das klinische Bild einer globalen oder gemischten Aphasie vor. Ausgeprägte aphasische Störungsbilder sind erst bei Kindern im Schulalter zu beobachten.

- Komplexere sprachliche Leistungen mit höheren kognitiven Anforderungen bleiben beeinträchtigt.

- Die aphasischen Syndrome bilden sich zwar weitgehend und rascher als bei Erwachsenen (bis zu einer amnestischen Aphasie) zurück, lassen aber eine völlige Rehabilitation meist nicht zu.

- Die bleibenden aphasischen Störungen gefährden die Schullaufbahn sowie die berufliche Ausbildung und wirken sich negativ auf die sozialen Beziehungen aus.

- Der Verlauf einer kindlichen Aphasie ist vom Alter und Entwicklungsstand des Kindes, von der Art der Erkrankung, von der Lokalisation im Gehirn, vom Ausmaß der Schädigung und von der Rückbildungsgeschwindigkeit abhängig.

Aphasie als komplexe Störung der Sprache kann von verschiedenen Zugängen her definiert, beschrieben und klassifiziert werden. *Symptomatologisch* zeigt sie den völligen oder den teilweisen Verlust der Fähigkeit zur sprachlichen Kommunikation an, wobei Hör- und Sprechorgane intakt sind. Sie fällt durch störungsspezifische Symptome auf, die als Leitsymptome kennzeichnend sind. *Morphologisch* entsteht Aphasie durch eine Hirnschädigung in Bereichen des Versorgungsgebietes der Arteria cerebri media der sprachdomi-

Aphasie		
neurologisches Problem	*neurolinguistisches bzw. neuropsychologisches Problem*	*psychologisches Problem*
hirnpathologisches Syndrom	sprachpathologisches Syndrom	psychosoziale Folgen
Symptom einer umschriebenen zerebralen Läsion	Störungen des Sprachsystems und der sprachlichen Modalitäten	Kommunikations- und Beziehungsstörung
		Persönlichkeitsstörung
Aphasische Syndrome	aphasische Sprachverarbeitung	Störungen des Erlebens und Verhaltens
Neurologische Begleitstörungen (Agnosie, Apraxie, Hemiplegie, Parese)		Neglect
		Störungsbewußtsein
		Depressionen
Dysarthrie, Sprechapraxie, buccofaziale Apraxie, Dysphagie		Sprachhemmungen

Abb. 56: Dreidimensionale Problematik der Aphasie

nanten Hirnhemisphäre. *Ätiologisch* sind Hirngefäßerkrankungen, Schädel-Hirn-Traumen, Hirntumoren, Enzephalitiden und andere Ursachen nachweisbar. *Neurolinguistisch* - bzw. *kognitiv-linguistisch* bedeutet Aphasie Beeinträchtigung der Verarbeitung linguistischer Einheiten, die alle expressiven (Sprechen, Schreiben) und rezeptiven (Verstehen, Lesen) Modalitäten betreffen kann. Nicht das Sprechen ist gestört, sondern die Fähigkeit, Sprache als kognitives und kommunikatives Zeichensystem zu verwenden. Aphasie ist eine sprachsystematische oder sprachstrukturelle Störung.

3. 2 Entwicklungsbedingte Sprachstörungen
Entwicklungsdysphasie

Entwicklungsdysphasie wird als Sammelbezeichnung für spezifische Sprachentwicklungsstörungen verwendet und bedeutet kein einheitliches Störungsbild, sondern Symptomkomplexe sprachspezifischer Entwicklungsauffälligkeiten.

Es gibt eine Reihe ähnlicher Begriffsbezeichnungen, die nicht nur die Uneinheitlichkeit im Begriffsverständnis, sondern vor allem die Ungeklärtheit des Phänomens „Sprachentwicklungsstörung" widerspiegeln.

Mehr oder weniger synonym sind die Termini Alalia prolongata (verlängerte Sprechunfähigkeit), Mutitas prolongata (verlängerte Stummheit), Audimutitas (Hörstummheit), Entwicklungsaphasie (Behinderung des Spracherwerbs infolge frühkindlicher Hirnschädigung), zentralorganische Sprachentwicklungsstörung (Störung der zentralen Sprachverarbeitung), Sprachentwicklungsbehinderung (infolge Hirnerkrankung oder traumatischer Hirnschädigung), Sprachentwicklungsrückstand, Sprachentwicklungshemmung, Sprachunvollkommentheit, allgemeine Unterentwicklung der Sprache, dysphatische Entwicklung (= neurologische Sprachentwicklungsstörung), specific language impairment (SLI; spezifische Sprachschädigung), umschriebene Sprachentwicklungsstörung.

Eine Entwicklungsdysphasie kann eine ausbleibende, eine verspätet einsetzende, eine verlangsamte oder verzögerte, auch unterbrochene oder teilweise stagnierende oder rückfällige und eine fehlerhaft gestörte, von der Norm abweichende Sprachentwicklung sein. Bleibt die Sprachentwicklung aus, so daß das Kind – bis zum dritten Lebensjahr – nicht zu sprechen beginnt, spricht man von *Alalie*. Dabei geht man davon aus, daß das Kind normal hört, kognitiv altersentsprechend entwickelt ist und keine motorischen oder sozialemotionalen Beeinträchtigungen zeigt.

Wenn die Sprachentwicklung verspätet beginnt oder/und verlangsamt verläuft, das Kind also nicht oder noch nicht über die altersgemäße Sprachkompetenz verfügt, spricht man von *verzögerter Sprachentwicklung*, auch *Sprachentwicklungsverzögerung* oder von *temporell affizierter Sprachentwicklung*.

Zeigt die Sprachentwicklung strukturelle Abweichungen und Veränderungen, indem bestimmte sprachliche Fehlleistungen in fixierter Weise vorherrschen, erwartungsübliche sprachliche Formen fehlen oder nicht altersgemäße sprachliche Strukturen unangemessen verwendet werden, spricht man von *strukturell affizierter Sprachentwicklung*, von *Sprachentwicklungsstörung* im eigentlichen Sinne. Strukturelle Sprachentwicklungsstörungen sind in der Regel mit temporellen Sprachentwicklungsauffälligkeiten verknüpft.

Eine Entwicklungsdysphasie kann eine oder mehrere sprachliche Leistungen bzw. Modalitäten (Sprachverständnis, Sprachproduktion) und eine oder mehrere Sprachebenen (phonologische, morphologische, syntaktische, lexikalische Ebene) betreffen und dementsprechend eine *unimodale* oder *multimodale Sprachentwicklungsstörung* darstellen.

Unimodale Sprachentwicklungsstörungen auf der phonologischen Ebene werden als *phonologische* oder *dyslalische Entwicklungsstörungen* (Dyslalie, früher Stammeln) bezeichnet und von phonetischen Störungen abgegrenzt, die als Störungen der Sprechlautbildung definiert werden.

Unimodale Sprachentwicklungsstörungen auf der grammatischen Ebene werden als *Entwicklungsdysgrammatismus* bezeichnet, bei dem Störungen im regelhaften Aufbau der Morphologie und Syntax vorliegen.

Unimodale Sprachentwicklungsstörungen auf der lexikalischen Ebene werden als lexikalische Störungen oder *lexikalische Erwerbsstörungen* bezeichnet und meinen Störungen im Erwerb und in der Organisation des kindlichen Wortschatzes oder mentalen Lexikons, das die Wortformen und die Wortbedeutungen umfaßt.

Multimodale Sprachentwicklungsstörungen sind Störungen auf mehreren oder allen Sprachebenen, als phonologische und/oder grammatische und/oder lexikalische Entwicklungs- bzw. Erwerbsstörungen, die meist mit Störungen in der Wahrnehmung und/oder Motorik und/oder Kognition und/oder Emotionalität und/oder Soziabilität einhergehen. Treten Sprachentwicklungsstörungen im Rahmen einer Gesamtentwicklungsstörung auf, werden sie als „Sekundärstörungen" eingestuft.

Entwicklungsdysphasie wird als syndromspezifische Begriffsbezeichnung verwendet und meint eine spezifische Störung des Spracherwerbs- oder

Sprachlernprozesses, dessen Ursachen bislang ungeklärt sind. Ausgeschlossen werden neurologische Störungen, Sinnesbehinderungen und kognitive sowie sozialemotionale Beeinträchtigungen. Als kennzeichnende Symptome werden ein insgesamt verspäteter Spracherwerb mit erheblicher Verlaufsverzögerung und ausgeprägte grammatische Störungen genannt, die als morphologische und syntaktische Fehlleistungen mit eigenwillig anmutenden Strukturbildungen auffallen, wie sie in der normal verlaufenden Sprachentwicklung nicht vorkommen. Neben den abweichenden grammatischen und phonologischen Prozessen sind metalinguistische Fähigkeiten (vor allem Laut- und Phonembewußtheit, Regelbewußtsein) stark eingeschränkt. Die Folge der lautsprachlichen Beeinträchtigung sind Lese-Rechtschreibschwierigkeiten.

Das Mißverhältnis zwischen sprachlicher Entwicklung und den nichtsprachlichen Entwicklungsbereichen, insbesondere zwischen der sprachlichen und der kognitiven Entwicklung, und die pathologische Entwicklungsdynamik der linguistischen Fähigkeiten zum Erwerb der formalen Struktur der Sprache (der Phonologie, Morphologie und Syntax) veranlassen zur Erklärungshypothese, daß Entwicklungsdysphasien auf spezifischen sprachlichen oder besser sprachrelevanten Teilleistungsstörungen und sprachlichen Lernstörungen beruhen. Beobachtungen und systematische Untersuchungsbefunde weisen darauf hin, daß erhebliche Schwierigkeiten bei der Aufnahme und Verarbeitung der Sprachangebote bestehen. Vielfach werden nur Wörter und Phrasenteile aufgenommen und wiedergegeben. Die Kinder können dem zeitlichen Verlauf der gehörten Sprechmuster nicht folgen. Die Vermutung ist, daß das verbale Kurzzeitgedächtnis schwach ist und somit eine Regelabstraktion erschwert wird. Inwieweit Antriebs- und Steuerungsfunktionen bei der unmittelbaren Sprachverarbeitung begrenzt sind, bleibt vorerst hypothetisch.

Ein anderer – nicht sprachspezifischer – Erklärungsansatz vermutet die Grundstörung einer Entwicklungsdysphasie in sprachunspezifischen kognitiven Verarbeitungsstörungen, etwa in elementaren senso-motorischen Teilleistungsstörungen im Sinne der kognitiven Entwicklungstheorie von Piaget und Affolter. Ein empirischer Hinweis darauf sind die auffällig eingeschränkten Leistungen in der Wahrnehmung und Gestaltung rhythmischer Bewegungen.

In der *phoniatrischen* Sprachentwicklungspathologie besteht Übereinstimmung in der Definition der Sprachentwicklungsverzögerung (SEV), der Sprachentwicklungsstörung (SES) und der Sprachentwicklungsbehinderung (SEB).

Eine *Sprachentwicklungsverzögerung* oder ein Sprachentwicklungsrückstand ist eine einfache, leichte symptomatische und zeitliche Verzögerung der Sprachentwicklung, für die eine Ursache nicht nachgewiesen werden kann.

Eine *Sprachentwicklungsstörung* ist eine erhebliche Verzögerung der Sprachentwicklung, für die eine oder mehrere Ursachen festgestellt werden können.

Eine *Sprachentwicklungsbehinderung* „ist eine Entwicklungsstörung der Sprache, welche durch einen Hirnschaden bedingt ist, der vor Abschluß der Sprachentwicklung eingetreten ist" (Leischner 1979, 229). Der Hirnschaden kann pränatal (vor der Geburt), perinatal (in oder bei der Geburt) oder postnatal (nach der Geburt) eintreten.

Die *Verursachung* von Sprachentwicklungsstörungen kann monofaktoriell oder multifaktoriell sein. Man klassifiziert allgemein in folgende ätiopathogenetische Formen:

- Sprachentwicklungsstörungen aufgrund von ungünstigen Umgebungsfaktoren, insbesondere bei mangelhafter Sprachanregung, bei Deprivationssyndrom oder bei Overprotection; = *psychosozial bedingte Sprachentwicklungsstörung*;

- Sprachentwicklungsstörungen aufgrund von Hörstörungen, wobei periphere Hörstörungen von auditiven Perzeptionsstörungen zu unterscheiden sind. Einseitige periphere Hörstörungen verursachen keine Sprachentwicklungsstörungen, sehr wohl aber beidseitige ab einem Hörverlust von 25-30 dB. Zentral auditive Wahrnehmungsstörungen können totale oder partielle auditive Agnosien sein, bei denen keine oder nur teilweise akustische Reize erkannt werden oder verbale Agnosien, bei denen Sprache zwar gehört, aber nicht verstanden wird. Vielfach liegt bei Sprachentwicklungsstörungen eine auditive Diskriminationsschwäche oder eine sogenannte partielle Lautagnosie vor, die eine phonematische Differenzierung der Laute in ihrer bedeutungsunterscheidenden Funktion nicht zuläßt: z.B. Kanne - Tanne, Fahne - Sahne; = *audiogen bedingte Sprachentwicklungsstörung*;

- Sprachentwicklungsstörungen infolge von frühkindlichen Hirnschädigungen, die als nachweisbare ausgeprägte Hirnsubstanzschädigungen die Sprachentwicklung behindern (Sprachentwicklungsbehinderung) oder als minimale zerebrale Dysfunktionen (MCD) oder Teilleistungsstörungen (TLS) die rezeptiven, integrativen und expressiven Sprachfunktionen beeinträchtigen. Verursachende Faktoren sind:

a) praenatal: Infektionskrankheiten, Stoffwechselerkrankungen, Intoxikationen, Strahlenschäden während der Schwangerschaft;

b) perinatal: Frühgeburt oder Sauerstoffmangel bei der Geburt;

c) postnatal: Infektionskrankheiten, Ernährungsstörungen, Stoffwechselstörungen oder Schädelhirntraumen nach der Geburt; = *zentralorganisch bedingte Sprachentwicklungsstörung*;

- Sprachentwicklungsstörungen bei kognitiven Beeinträchtigungen als Folge von frühkindlichen Hirnschädigungen oder Chromosomenaberrationen (z.B. Morbus Down) oder metabolischen Zuständen (z.B. Phenylketonurie); = *kognitiv bedingte oder dyslogische Sprachentwicklungsstörung*;

- Sprachentwicklungsstörungen infolge von pathologischen Veränderungen an den peripheren Sprechorganen (Dysglossien, insbesondere bei Lippen-Kiefer-Gaumen-Segelspalten) und bei zerebral bedingten Bewegungsstörungen (Dysarthrien) sowie verbalen Apraxien (Sprechapraxien). Die eingeschränkte motorische Sprechfähigkeit stört die korrekte Einübung und den Aufbau der lautlichen Standardmuster und der grammatischen Strukturformen; = *sprechmotorisch bedingte Sprachentwicklungsstörung*.

Im Einzelfall kann eine Sprachentwicklungsstörung sehr heterogen bedingt oder verursacht sein: audiogen, traumatisch, entzündlich, zentralorganisch, sensorisch, motorisch, kognitiv, chromosomal und psychosozial. Sie kann isoliert als spezifische Sprachentwicklungsstörung = Entwicklungsdysphasie vorkommen und assoziiert mit anderen Störungssyndromen oder Krankheitsbildern als audiogene Sprachentwicklungsstörung, als zentrale Sprachentwicklungsstörung, als dyslogische Sprachentwicklungsstörung etc.

In der klinischen Psychologie werden Sprachentwicklungsstörungen als „umschriebene Entwicklungsstörungen" der Sprache und des Sprechens klassifiziert (vgl. ICD-10 und DSM-III-R) und damit in die Nähe von Teilleistungsschwächen und Lernstörungen gebracht. Unterschieden werden „umschriebene Entwicklungsstörungen der Artikulation" bei Ausschluß nachweisbarer Grunderkrankungen (z.B. bei Lippen-Kiefer-Gaumen-Spalte, Hörstörung u.a.m.) und Erscheinungsformen „expressiver und rezeptiver Sprachstörung".

Die logopädische und sprachheilpädagogische Sprachentwicklungspathologie unterscheidet in herkömmlicher Weise folgende Erscheinungsformen:

1. Verzögerte Sprachentwicklung,

liegt vor, wenn die Lautsprache nicht altersgemäß entwickelt ist, was sich in artikulatorischen Störungen (= funktionelles Stammeln oder Dyslalie), in morphologisch-syntaktischen Minderleistungen (= Dysgrammatismus oder Agrammatismus) und in lexikalischen Rückständen (= Wortschatzarmut) zeigt. Unter verzögerter Sprachentwicklung versteht man demnach eine Kombination von Dyslalie, Dysgrammatismus einschließlich einer retardierten Wortschatzentwicklung infolge eines verspäteten Spracherwerbs (nach dem 2./3. Lebensjahr). Man sollte nur dann von verzögerter Sprachentwicklung sprechen, wenn Symptome in mindestens zwei der genannten Richtungen auffällig werden;

2. Alalie,

als vollständiges Ausbleiben der Sprachentwicklung in Form des Nichtsprechenkönnens, als Sprechunfähigkeit über das 3. Lebensjahr hinaus; als Folge verschiedener Ursachen entwickelt sich die Sprache weder artikulatorisch noch lexikalisch noch syntaktisch;

3. Dyslalie,

bedeutet gestörte Aussprache der Laute, die durch Lautfehlbildungen, Lautersetzungen oder Lautauslassungen auffällig wird;

4. Wortschatzrückstand bzw. eingeschränkter/reduzierter Wortschatz

Eckdaten des Spracherwerbs

Die deskriptive Sprachentwicklungspsychologie teilt den Verlauf des Spracherwerbs in Phasen oder Perioden ein. Übereinstimmend wird der Spracherwerbsprozeß in zwei große Entwicklungsabschnitte unterschieden: in die prälinguale (= vorsprachliche) und in die linguale (= sprachliche) Entwicklung.

Als Unterscheidungskriterium gilt das Verstehen und Anwenden der ersten Wörter, d.h. die Erkenntnis der Symbolfunktion sprachlicher Äußerungen.

Die *prälinguale Entwicklung* kann ihrerseits in vier vorsprachliche Phasen unterteilt werden:

1. die Schreiphase (bis 7. Lebenswoche), auch Vokalisationsphase,

die mit dem Neugeborenenschrei beginnt und bis zur 6./7. Woche anhält. Der erste Schrei signalisiert als Reflexschrei Atmungs- und Stimmfunktion. Die Grundtonhöhe des reflektorisch erzeugten Stimmklangs liegt bei Kammerton A (mit 435-440 Hz). Das Schreien besteht aus vokalischen Schreilauten, die als nichtintendierte Signale für Unbehagen und Lust interpretiert werden. Da die Zunge eine indifferente Lage im Mundraum einnimmt, kommen Lautveränderungen vorwiegend durch Lippenstellungsänderungen zustande. Ab der 4./5. Woche wird der Reflexschrei zum Auslösungsschrei, so daß die Bezugspersonen die Befindlichkeit des Säuglings ablesen können. Bei Hunger, Unwohlsein und Schmerz dominieren harte Stimmeinsätze, bei Wohlsein und Lusterleben weiche Stimmeinsätze. Das Kind reagiert bereits ab Ende der ersten Woche auf laute Geräusche und vertraute Stimmen. Der Kehlkopf ist sehr hoch, so daß die Milch beim Saugen und Schlucken auf beiden Seiten des Kehlkopfes in die Speiseröhre vorbeifließen kann.

2. Erste Lallphase (7. Lebenswoche bis 6. Lebensmonat)

Ab der 7./8. Woche beginnt das Kind zu lallen. In Situationen des Wohlbefindens und der Zufriedenheit produziert es instinktmäßige Gurrlaute, die aus vier bis fünf vokalähnlichen Lauten und zwei bis drei Konsonanten bestehen, Gurgellaute in Form von Kehlkopflauten (Hauchlaute, glottale Laute), Schnalzlaute, die sich als Zungen-Gaumenlaute und Zungen-Lippenlaute anhören, Krählaute und R-Lautketten. Bemerkenswert ist, daß die energieintensiveren Laute der hinteren Artikulationszonen (Palatallaute) vor den Labial- und Vokallauten gebildet werden. Die im hinteren Mundbereich entstehenden Gurgellaute verlagern sich allmählich in den vorderen Mundbereich und werden durch Schmatz- und Schnalzlaute zu zischlautähnlichen Gebilden. Es gibt die Hypothese, daß die Konsonanten aus den Saug-, Kau- und Schluckreflexen hervorgehen. Ab dem 2./3. Lebensmonat entstehen durch Reduplikation von Konsonant-Vokalverbindungen (da-da-da, ba-ba-ba, ma-ma-ma) die ersten Lallsilben. Durch die motorisch-kinaesthetische Eigenstimulation baut sich der sogenannte „primäre Sprachkreis" auf, in dem sich Funktion und Bewegungsempfindung der Sprechorgane rückkoppeln. Dies erfolgt auch bei gehörlosen Kindern. Sie lallen wie hörende Kinder, brechen aber ab, da ihnen die auditive Wahrnehmung der eigenproduzierten Laute nicht möglich ist. Der „sekundäre motorisch-kinaesthetisch-auditive Sprachkreis" kommt nicht zustande, der dazu führt, daß das Kind zu sich spricht und in Lallmonologen die Bewegungsmöglichkeiten der Artikulationsorgane ausprobiert.

3. Zweite Lallphase (6. bis 9. Lebensmonat)

Mit dem Eigenhören der Lautproduktionen ab dem 5. Lebensmonat beginnt eine lebhafte Selbstnachahmung, die zunehmend bewußter wird und gezielte Lallproduktionen hervorbringt. Das Kind ahmt ab dem 7./8. Lebensmonat nicht nur die eigenen Laute nach, sondern auch die der Bezugspersonen. Die auditive Komponente im „tertiären motorisch-kinaesthetisch-auditiven Sprachkreis" wird dominant, so daß sich über die Fremdwahrnehmung das Lautrepertoire an das der Muttersprache annähert. Die produzierten Laute werden den realen Sprachlauten immer ähnlicher. Die echolalischen Laut- und Silbenfolgen differenzieren sich und nehmen teilweise die Gestalt von „Protowörtern" mit referentiellen Bedeutungen an: z.B. ma-ma, ba-ba. Die echolalischen Bildungen treten auch in zeitlicher Verschiebung auf. Es kommt zudem zu Verbindungen von unterschiedlichen Lallsilben: z.B. maba, daba. Nachgeahmt wird auch die Intonation.

4. Beginn des Sprachverständnisses (9. bis 12. Lebensmonat)

Ab dem 9. Lebensmonat hört das Kind aufmerksam zu und versteht einzelne Wörter und einfache Aufforderungen. Es antwortet mit Doppelsilben oder vokalischen Lautbildungen. Mit dem ersten Sprachverständnis und den ersten intentionalen Sprachäußerungen in der Zeit vom 9. bis 12. Lebensmonat endet die praelinguale Entwicklung und geht in die eigentliche Sprachentwicklung über. Die phonologische Entwicklung setzt ein. Einerseits übt sich das Kind weiterhin in Lallmonologen, andererseits äußert es die ersten bedeutungshaltigen Wortgebilde und Wörter. Aus den einsilbigen Lallprodukten und Lallsilbenverdopplungen werden durch die sich verfestigenden Assoziationen mit bestimmten Personen und Gegenständen die ersten Einwortäußerungen. Mit einem Jahr kann das Kind Wortbedeutungszuordnungen machen und auf Wo-ist-Fragen angemessen reagieren. Es spricht ein bis zwei Wörter.

Die linguale Entwicklung

wird nach unterschiedlichen Gesichtspunkten in Phasen gegliedert. Die deskriptive Betrachtungsweise der kindlichen Sprachentwicklung orientiert sich im Grunde immer noch an der Einteilung von C. und W. Stern (1907[1], 1927[4]), die mehrere Modifikationen und Erweiterungen erfahren hat. In Anlehnung an diese Vorgaben und unter Berücksichtigung der beiden zentralen sprachlichen Entwicklungsbereiche der Wortschatzentwicklung und der Satzentwicklung kann man folgende alterschronologisch gegliederte Übersicht über die linguale Entwicklung erstellen:

1;0 - 1;6 Phase der Einwortäußerungen in Form von vorzugsweise bis zu zehn einsilbigen Lallwörtern, die dupliziert werden (z.B. ma-ma, di-di) und ihre Bedeutung im Situationskontext haben. Das Kind erkennt die Symbolfunktion der Wörter und verwendet zum Beispiel „Mama" in den Bedeutungen von „Mama, komm!" oder „Mama, wo bist du?" oder „ich will zur Mama".

1;6 - 2;0 Phase der Zweiwortäußerungen, in der sogenannte Angelpunktwörter verwendet und Wörter der offenen Klasse angefügt werden: z.B. da Wauwau, da Ball etc. Das Kind verwendet Nomina (Sub-stanzstadium), Verben (Aktionsstadium) und Adjektive (Merkmals- und Relationsstadium), etwa 20-50 Wörter; es nennt sich selbst mit eigenem Namen. Es ist die Zeit der Wortschöpfungen und der Kindersprache, die Zeit des ersten Fragealters ohne Fragepronomina.

2;0 - 2;6 Phase der Mehrwortsätze in Form des Aneinanderreihens von Wörtern in langen Ketten zu Aussage-, Frage- und Ausrufesätzen. Das Kind benutzt die Ichform und Flexionen. Der Wortschatz nimmt rasch zu und umfaßt etwa 300 Wörter.

2;6 - 3;0 Phase der extensiven Sprachentwicklung, in der sich der Wortschatz auf etwa 800-900 Wörter erweitert, korrekte Mehrwortsätze mit Flexionen, mit Über- und Unterordnen von Haupt- und Nebensätzen gebildet werden. Das zweite Fragealter mit den vorherrschenden Warum- und Wie-Fragen beginnt.

3;0 - 4;0 Phase des grammatischen Ausbaus durch Verwendung aller einfachen Satztypen und Festigung der morphologischen und syntaktischen Grundstrukturen. Weitere Zunahme des Wortschatzes bis auf 1000-1500 Wörter.

4;0 - 6;0 Phase der Sprachbeherrschung: des phonologischen, morphologischen und syntaktischen Grundbestandes. Der Wortschatz wächst weiter auf etwa 2500-3000 Wörter durch Wissenszuwachs und Anwendung von Wortbildungsregeln. Das Kind kann auch komplexe Satzkonstruktionen bilden und abstrakte Bedeutungen verstehen.

Die frühkindliche Sprachentwicklung beginnt mit der sprachvorbereitenden Schreiphase und den beiden Lallphasen, aus denen sich über die phonologische Entwicklung die Produktion der ersten Wörter herausbildet. Dann beginnt die Ausweitung des Wortschatzes und die Konstruktion von Sätzen, die von Einwortsätzen ausgeht und über Zwei- und Mehrwortsätze zur Syntaxbeherrschung führt. Die eigentliche sprachentwicklungskritische Schnittstelle ist das Auftreten der ersten Wörter, für das mehrere Vorausläuferfähigkeiten Voraussetzung sind. Grimm und Wilde (1998) nennen sprachspezifische, gestisch-referentielle, kognitive, sozial-affektive und sozial-interaktive Fähigkeiten und Fertigkeiten, die die Entwicklung des Verständnisses und der Produktion der ersten Wörter ermöglichen und den sich anschließenden extensiven Worterwerb garantieren.

Zur Feststellung, ob eine pathologisch zu bewertende Sprachentwicklungsstörung vorliegt, wird im wesentlichen auf zwei Kriterien verwiesen: auf eine offenkundige zeitliche Verlaufsauffälligkeit und einen inhaltlich andersartigen, normabweichenden Entwicklungsverlauf. Als kritische Zeitpunkte für eine gestörte Sprachentwicklung werden folgende Eckdaten angegeben:
- Abbruch bzw. Ausbleiben der Lallphase um den 7. Lebensmonat
- verspätetes Auftreten der ersten Wörter im Alter von etwa 18 Monaten (normalerweise 12 Monate)
- Nichterreichen bzw. verspätetes Erreichen der entwicklungskritischen 50-Wort-Grenze erst im Alter von 2 Jahren (normalerweise 18 Monate)

- geringer Wortschatzzuwachs (unter 100 Wörter) und Festhalten an Einwortäußerungen im Alter von 3 Jahren
- nichtaltersübliche Abweichungen in den phonologischen, lexikalischen und syntaktischen Komponenten der Umgangssprache im Alter von 4 Jahren.

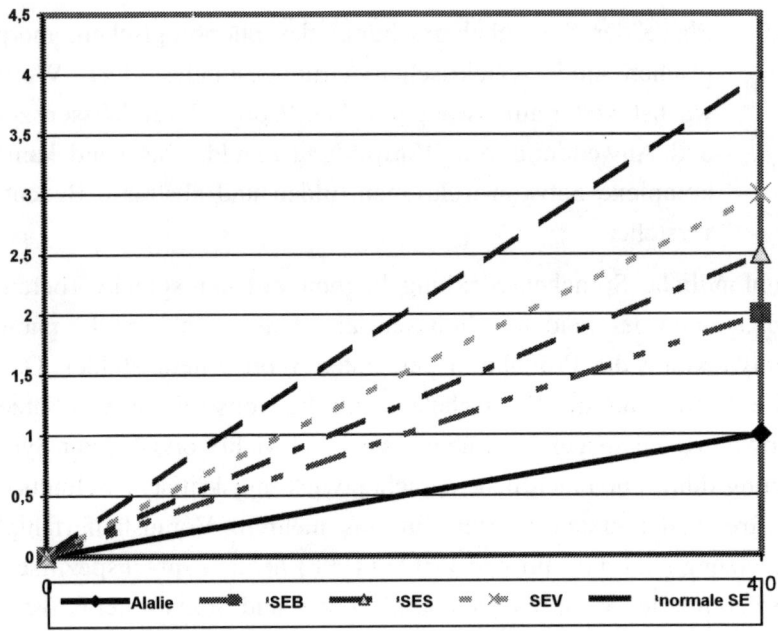

Abb. 57: Formen gestörter Sprachentwicklung (SEB = Sprachentwicklungsbehinderung, SES = Sprachentwicklungsstörung, SEV = Sprachentwicklungsverzögerung)

Wenn auch Sprachentwicklungsstörungen nicht streng linear aufsteigend verlaufen, ist bei der deskriptiven Vorgehensweise offenkundig, welche Bedeutung die zeitlichen Dimensionen in der Sprachentwicklung haben.

Welche temporell affizierten Sprachentwicklungsverläufe auch zugleich strukturelle Störungen anzeigen, dazu liegen nur wenige Arbeiten vor. Erste Ansätze stellen die analytisch vorgehenden entwicklungspsycholinguistischen Arbeiten von H.J. Scholz, M. Dannenbauer, H. Grimm, H. Schöler u.a. dar. Sie basieren auf sprachentwicklungstheoretischen Voraussetzungen.

Spracherwerbstheorien

beschreiben und erklären den Spracherwerb und die Veränderungen der Sprachkomponenten im Laufe der kindlichen Entwicklung. Sie setzen mit unterschiedlichen wissenschaftstheoretischen Ausgangspositionen an und versuchen, allgemeine und spezielle Voraussetzungen, Faktoren, Prinzipien und Regelhaftigkeiten der Sprachentwicklung als Gesamtprozeß und in ihren Teilprozessen auf den verschiedenen linguistischen Ebenen (phonetisch-phonologisch, lexikalisch-semantisch und morphologisch-syntaktisch) zu ergründen.

Sprachheilpädagogisch relevante Spracherwerbstheorien sind:

1. *Biogenetische oder nativistische Theorien* der Sprachentwicklung, die die biologisch-neuralen Grundlagen des Spracherwerbs zu klären versuchen, indem sie die Sprachentwicklung in biologischen Reifungsprozessen und Spracherwerbsmechanismen fundiert sehen. Sie befassen sich vorwiegend mit der Entwicklung der formalen Struktur der Sprache, d.h. mit der phonologischen und syntaktischen Entwicklung. Hauptvertreter sind E. Lenneberg, N. Chomsky, D. McNeill, D.H. Slobin u.a.

2. *Lerntheorien oder Reiz-Relationstheorien (S-R-Theorien)* der Sprachentwicklung, die den Spracherwerb mit den Lernprinzipien und den Arten des Lernens beschreiben und erklären. Besondere Bedeutung messen sie den Konditionierungsmechanismen, dem Imitationslernen und dem Modellernen bei. Nach intensiven Auseinandersetzungen mit der rein behavioristischen Auffassung von Spracherwerb, wie sie vor allem von B. Skinner vertreten wird, wird zugestanden, daß die Lernumwelt eine nicht geringe Rolle beim kindlichen Spracherwerb spielt, ebenso auch die Mechanismen der Verstärkung und der Nachahmung. Inzwischen werden kognitiv-behaviorale Positionen vertreten. Vertreter sind B.F. Skinner, G.E. Osgood u.a.

3. *Psychoanalytische oder psychodynamische Theorien* der Sprachentwicklung, die die Sprachentwicklung, insbesondere die Sprechentwicklung im Zusammenhang mit der Libido- und Ich-Entwicklung sehen. Sprechen wird als Mittel zur Äußerung der Triebbedürfnisse interpretiert und in seiner Funktion für Interaktion und Kommunikation des Kindes mit seinen Bezugspersonen, vor allem mit der Mutter, erläutert. Sprache vermittelt zwi-

schen unmittelbarer instinkthafter Triebabfuhr und sozialer Beziehung. Hauptvertreter sind R. Spitz, E. Erikson u.a.

4. *Kognitive Theorien* der Sprachentwicklung, die die Sprachentwicklung als Teilbereich der kognitiven Entwicklung sehen und die kognitive Fundierung der Sprache nachzuweisen versuchen. Allerdings ist die Beziehung zwischen Sprache und Kognition, zwischen Sprechen und Denken ungeklärt, wozu sich unterschiedliche Auffassungen in drei Grundpositionen niedergeschlagen haben:

– *Kognitionshypothese*: Sprachentwicklung ist von der allgemeinen kognitiven Entwicklung abhängig. Die Sprachfunktion ist Teilfunktion der Symbolfähigkeit. Sensomotorische Strukturen sind Voraussetzung der sprachlichen Kategorienbildung. Die Sprachentwicklung basiert auf der Nachahmung und vollzieht sich als eine spezielle Form des konstruktivistischen Lernens. Vertreter: J. Piaget, F. Affolter, H. Sinclair.

– *Sprachdeterminismus*: Sprachentwicklung ist Voraussetzung der Denkentwicklung. Sprache bestimmt und strukturiert das Denken. Vertreter: E. Sapir, W.L. Whorf.

– *Konvergenzhypothese:* Sprach- und Denkentwicklung verlaufen bis zum Alter von zwei Jahren parallel und beginnen sich dann gegenseitig zu beeinflussen. Das Denken wird intellektuell, das Denken wird versprachlicht. Vertreter: L.S. Wygotski.

5. *Interaktionstheorien* der Sprachentwicklung, die den Beginn der Sprachentwicklung in der Interaktion von Mutter und Kind sehen, bevor das Kind seine ersten Wörter äußert. Das Kind kommuniziert mit seinen Bezugspersonen, bevor es sprechen lernt. Die ersten sprachlichen Strukturen entstehen aus den gemeinsamen Handlungsmustern zwischen Mutter und Kind. Die Sprache ist nichts anderes als spezialisierte und konventionalisierte Fortführung des gemeinsamen Handelns. Die Handlungs- und Kommunikationsmuster sind die Vorformen der sprachlichen Grammatik. Vorläufer der sprachlichen Entwicklung sind das Hinweisen und die verhaltensmäßige Deixis, die zur sprachlichen Benennung hinführen. Die interaktions- und kommunikationsorientierte Sichtweise und Erforschung der kindlichen Sprachentwicklung ist wesentlich vom philosophischen Pragmatismus und

der Sprechakttheorie beeinflußt. Vertreter: J. Bruner, H. Heidtmann, I. Füssenich, H. Ramge.

Versucht man eine Synopse der verschiedenen Sprachentwicklungstheorien, deutet sich die Möglichkeit einer integrativen Gesamtsicht der Sprachentwicklung und damit auch der Sprachentwicklungsstörungen an, indem sich die Theorien mit ihren Schwerpunkten den drei semiotischen Dimensionen der Sprache zuordnen lassen:

1. der syntaktischen Dimension der Phonologie und Grammatik die biogenetischen Sprachentwicklungstheorien,

2. der semantischen Dimension die kognitiven Sprachentwicklungstheorien und

3. der pragmatischen Dimension die psychodynamischen und interaktionistischen Sprachentwicklungstheorien.

3. 2. 1 Dyslalie

Dyslalie wird gleichbedeutend mit Entwicklungsstörungen der Aussprache verwendet und meint entwicklungsbedingte Störungen der Artikulation, bei der einzelne Laute oder Lautverbindungen fehlen, falsch gebildet oder durch andere richtige Laute ersetzt werden (herkömmlich „Stammeln").

Bei der Aussprache der Laute sind grundsätzlich zwei Dimensionen zu unterscheiden:

- die *phonetische* Dimension, die die artikulomotorische und die akustomotorische oder besser audio-motorische Funktion der Lautbildung meint;

- die *phonologische* Dimension, die die kognitive Fähigkeit meint, die Laute in ihrer bedeutungsunterscheidenden Funktion zu erfassen, wofür die verbal-auditive Erkennung, Differenzierung, Speicherung und Synthese die wesentlichen Voraussetzungen sind.

Aus linguistischer bzw. entwicklungslinguistischer Sicht sind dementsprechend zwei Grundformen kindlicher Entwicklungsstörungen der Aussprache zu unterscheiden:

- *phonetische Entwicklungsstörungen* oder Fehlentwicklungen der phonetischen Fähigkeiten, für die Störungen oder Schwächen in der Planung, Steuerung und Kontrolle der Artikulationsmotorik angenommen werden. Bei peripher-organisch bedingten Aussprachestörungen (Dysglossien) sind phonetische Störungen primär, phonologische Störungen sekundär;
- *phonologische Entwicklungsstörungen* oder Fehlentwicklungen der phonologischen Fähigkeiten, für die zentral-kognitive Verarbeitungsstörungen oder Verarbeitungsschwächen in der Phonemwahrnehmung, -differenzierung, -repräsentation, -selektion und -sequenzierung verantwortlich gemacht werden. Bei phonologischen Störungen können die einzelnen Sprachlaute phonetisch produziert, nicht aber in ihrer bedeutungsunterscheidenden = phonologischen Funktion sachrichtig verwendet werden.

Phonetische Entwicklungsstörungen

Die symptomatologische Einteilung der phonetischen Störungen der Aussprache wird nach qualitativen und quantitativen Gesichtspunkten vorgenommen. In qualitativer Hinsicht äußert sich die Unfähigkeit, bestimmte Sprachlaute in Form von Sprechschällen zu erzeugen, als

- *Mogilalie*, bei der die betroffenen Laute ausgelassen werden: bilen/spielen, abel/ Gabel, lafen/schlafen, ater/Vater, o iel/so viel, der ägt immer ost aus/der trägt immer Post aus;
- *Paralalie*, bei der die betroffenen Laute durch andere in der Muttersprache vorkommende richtig gebildete Laute ersetzt werden: Duchen/Kuchen, Taffee/ Kaffee, Dabel/Gabel, Dule/Schule, son/schon, leden/lesen.
- *Dyslalie im engeren Sinne*, wenn die betroffenen Laute falsch, d.h. von der phonetischen Aussprachenorm abweichend, gebildet werden: Wadser /Wasser, chlimm/schlimm.

Zur genaueren Kennzeichnung der betroffenen Laute wird zum Benennen des gestörten Lautes die Endung -ismus oder -tismus bzw. -zismus an die griechische Buchstabenbezeichnung des Konsonanten angehängt: z.B. Fehlbildung des [s]-Lautes wird als Sigmatismus bezeichnet. Ebenfalls häufig betroffene Lautfehlbildungsformen sind Kappazismus ([k]), Gammazismus ([g]) und

Rhotazismus ([r], [R]). Für die Vokale, Diphthonge und Nasale gibt es keine expliziten Termini.

In quantitativer Hinsicht unterscheidet man

- *partielle Dyslalie*, wenn die Aussprache nur eines Lautes und seiner Lautverbindungen oder einer Lautgruppe (z.B. Sibilanten = Sigmatismus) gestört ist; die Sprache ist zwar entstellt, aber noch gut verständlich. Man spricht von leichtgradiger Dyslalie;
- *multiple Dyslalie*, wenn die Aussprache mehrerer (bis zu fünf) Laute und ihrer Lautverbindungen gestört ist, so daß die Sprachverständlichkeit erheblich beeinträchtigt ist. Bezüglich des Schweregrades liegt die mittlere Form vor;
- *universelle* oder *generelle Dyslalie*, wenn die Aussprache fast aller Laute beeinträchtigt ist, so daß die Sprache weitgehend unverständlich ist. Der schwerste Grad gestörter Aussprache liegt dann vor, wenn nicht nur die Konsonanten, sondern auch die Vokale betroffen sind. Man spricht dann von der *Vokalsprache*, die sich auf eine unverständliche Folge von Vokalen und wenigen labialen oder laryngealen Plosivlauten beschränkt.

Wird ein Laut nicht immer in gleicher Weise gestört, liegt eine *inkonsequente Dyslalie* vor. Wird der Laut einmal richtig und einmal falsch gebildet, ist es eine *inkonstante Dyslalie*.

Eine Dyslalie kann als Teilsymptom einer Sprachentwicklungsstörung oder als isolierte Entwicklungsstörung der Aussprache vorkommen. Sie kann auch mit anderen Entwicklungsstörungen und Syndromen assoziiert sein.

Aussprachestörungen auf der suprasegmentalen Ebene werden herkömmlich in Silben-, Wort-, Satz- und Textdyslalie differenziert.

Eine ätiologische und differentialdiagnostisch ausgerichtete Einteilung der Dyslalien kann mit Hilfe des „Hör-Sprach-Kreises" gemacht werden.

Die *Nachahmungsdyslalie* oder Fremdanregungsdyslalie ist meist ein Teilsymptom eines sprachlichen Deprivationssyndroms, bei dem nicht nur die Lautentwicklung, sondern die gesamte Sprachentwicklung von Beginn an durch fehlende oder mangelhafte sprachlich-kommunikative Anregung und Vorbildwirkung beeinträchtigt wird. An dieser Stelle kann auch die *psycho–*

Sprachumgebung	periphere Hörfunktion	zentrale Hörfunktion	verbal-gnostische Funktion	verbal-kognitive Funktion	Zentral sprechmotorische Funktion
fehlende oder mangelhafte *Sprachanregung* und *Sprachvorbilder*	*periphere Hörstörungen* – Außenohr – Mittelohr – Innenohr oder Hörnervenschwerhörigkeit (I. Neuron) – Schalleitungs- oder Schallempfindungsschwerhörigkeit	*zentrale Hörstörungen* – Schädigungen bzw. Funktionsstörungen der zentralen Hörbahn und der primären Hörrinde (II. bis letztes Neuron) – auditive Wahrnehmungsstörung – zentrale Fehlhörigkeit	verbale Dysgnosie, partielle Lautagnosie – Schädigungen bzw. Funktionsstörungen der Wernicke-Region	verbal-kognitive Störungen, Intelligenzminderung	Sprechapraxie Schädigungen bzw. Funktionsstörungen der kortikalen motorischen Gesichtsareale
Nachahmungsdyslalie	peripher-audiogene Dyslalie	zentral-audiogene Dyslalie	sensorische oder dysgnostische Dyslalie	dyslogische Dyslalie	sprechapraktische bzw. motorische Dyslalie

Abb. 58: Einteilung der Dyslalien mit Hilfe des Hör-Sprach-Kreises

gene Dyslalie zugeordnet werden, wenn der soziolinguistische Kontext mit der psychosozialen Sozialisation des Kindes in Verbindung gebracht wird. Während die Nachahmungsdyslalie lerntheoretisch erklärt wird, wird die psychogene Dyslalie meist psychodynamisch als Infantilisierungssymptom oder Regressionsphänomen gedeutet.

Die Bezeichnung *audiogene Dyslalie* wird in zweifacher Bedeutung verwendet: zum einen meint sie die Störung der Aussprache der Laute infolge einer peripheren oder/und zentralen Hörstörung, zum anderen die hörverlustbedingte Störung der gesamten Sprachentwicklung. Als audiogene (=hörbedingte) Aussprachestörung fällt sie allgemein durch eine undeutliche, verwaschene, monotone und rhythmisch wenig gegliederte, mal zu leise oder zu laute, mal zu hohe oder zu tiefe Sprechweise auf. In Abhängigkeit von der Hörverlustkurve fallen diejenigen Laute aus oder werden verändert gespro-

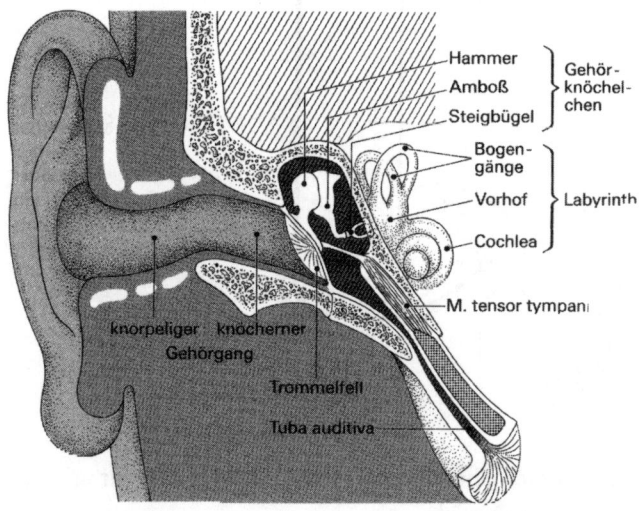

Abb.59: Außen-, Mittel- und Innenohr (von Eysholdt in:Ganz, H. u. Jahnke, V. (Hrsg.): Hals- Nasen-Ohren-Heilkunde. Berlin 1996, 2)

chen, deren Formantlage überhaupt nicht oder nur unvollkommen auditiv wahrnehmbar ist. Je größer der Hörverlust in quantitativer Hinsicht, d.h. in bezug auf die Hörschwelle, und in qualitativer Hinsicht, d.h. in bezug auf den

Frequenzbereich, ist, desto schwerer und varianter sind die artikulatorischen Auffälligkeiten.

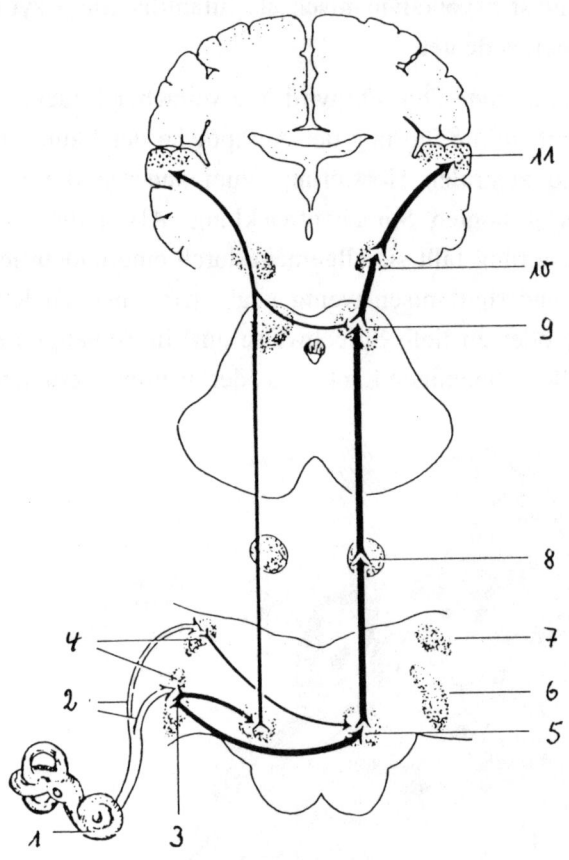

Abb.60: Verlauf der Hörbahn vom Innenohr (Cochlea) bis zur primären Hörrinde (aus Schwarz 1985, 54)

1 Schnecke	5 obere Olive	9 unterer Hügel
2 Hörnerv	6 nucleus cochlearis ventralis	10 medialer Kniehöcker
3 Beginn der zentralen Hörbahn	7 nucleus cochlearis dorsalis	11 primäre Hörrinde
4 bulbäre akustische Kerne	8 seitlicher Schleifenkern	

Betrifft der Hörverlust in erster Linie die oberen Frequenzen von 2000 bis 8000 Hz, fallen vor allem die Frikative (Reibelaute) [s], [ʃ], [ç] und [f] aus, da deren distinktive Merkmale nur durch Wahrnehmung dieser Tonhöhen erkennbar sind. Umfaßt der Hörverlust auch den mittleren Frequenzbereich von 1000 bis 2000 Hz, werden zudem die stimmlosen Plosivlaute [p], [t], [k] unkenntlich und die stimmhaften Plosive [b], [d], [g] undeutlich. Auch die Sonanten [m], [n], [η], [R] und [l] sind nur schwerlich unterschiedbar. [a], [ε:], [Ø] und [e] werden verdunkelt, [i] und [y] klingen wie [u].

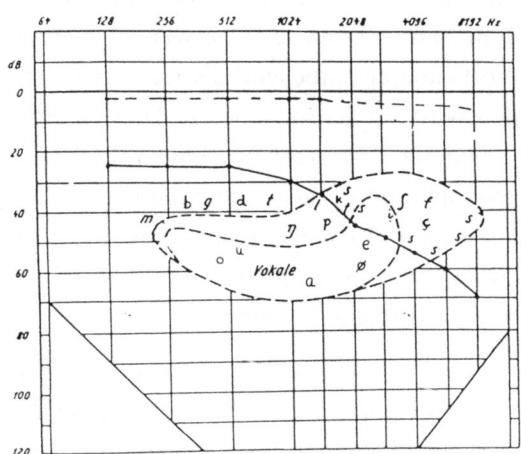

Abb. 61: Sprachwahrnehmungsfeld im Audiogrammschema bei einer Schalleitungsschwerhörigkeit mit mittlerem Hörverlust von 40 dB

Hörverluste, die unter 1000 Hz herabreichen, beeinträchtigen schließlich auch die dunkleren Vokale [o] und [u]. Kinder mit Hörstörungen sprechen die Laute so, wie sie diese hören. Der stimmlose [s]-Laut wird in der Regel durch den dunkleren [ʃ]-Laut oder ein addentales [ts] bzw. [t] ersetzt.

Eine *sensorische Dyslalie* liegt vor, wenn trotz normaler peripherer und zentraler Hörfunktion das Kind über keine oder falsche Lautmuster als Standardmuster (Phoneme) verfügt. Es hört zwar, versteht aber nicht. Es kann seine Aussprachefehler nicht erkennen. Es ist sich seiner artikulatorischen Fehlleistungen nicht bewußt: z.B. „Ich sag doch Dabel!" Es bemerkt die Fehlartikulation auch nicht bei anderen. Eigenhören (intrapersoneller Hör-Sprach-Kreisprozeß) und Fremdhören (interpersoneller Hör-Sprach-Kreisprozeß) sind gestört.

Kann das Kind die phonetischen Fehlleistungen bei anderen erkennen, seine eigene Fehlbildung aber nicht, unterstellt man eine konditionierte Falschassoziation zwischen richtigem Höreindruck und falschem Lautprodukt, was dann als *konditionierte Dyslalie* bezeichnet wird: z.B. „Ist das die Dabel?" - „Nein, das ist eine Dabel!" Das Kind verfügt über die richtigen phonematischen Muster, ist sich seines Fehlers aber nicht bewußt.

Nicht ganz klar ist das Verhältnis von sensorischer Dyslalie und *partieller Lautagnosie*, da beide Termini häufig promiscue verwendet werden. Wenn partielle Lautagnosie dem Wortsinne entsprechend als teilweise Unfähigkeit, Laute zu erkennen, verstanden wird, ist sensorische Dyslalie Oberbegriff für alle Formen wahrnehmungsbedingter Aussprachestörungen. Partielle Lautagnosie ist eine Auffassungs- und Differenzierungsschwäche bestimmter Sprachlaute in ihrer bedeutungsunterscheidenden Funktion: z.B. [k] - [t] in „Kopf - Topf". Die Folge dieser phonematischen Erkenntnis- und Differenzierungsschwäche ist eine gestörte Aussprache (Paralalie).

Bei einer *motorischen Dyslalie* verfügt das Kind über das auditive Phonemsystem und ist imstande, die Phoneme auditiv zu differenzieren, so daß es die artikulatorischen Fehlbildungen bei anderen und bei sich selbst erkennt. Es ist aber nicht fähig, die Phoneme artikulatorisch zu realisieren, da die zentralmotorische Musterbildung der Laute gestört ist. Man verlegt die Störungsstelle der motorischen Dyslalie in den kortikalen motorisch-expressiven Abschnitt und versucht eine Abgrenzung von der Sprechapraxie. Im Modell des Hör-Sprach-Kreises stellt die motorisch-dyspraktische Dyslalie gleichsam das Pendant zur sensorisch-dysgnostischen Dyslalie dar.

Partielle Dyslalien

Sigmatismen

Besonders häufig vorkommende phonetische Entwicklungsstörungen sind Sigmatismen = Störungen der Sibilanten (Zischlaute) [s], [z], [ʃ], [ʒ] und – phonetisch nicht korrekt – der stimmlosen Frikative [f], [x] und [χ]. Schon 1938 stellt H. Möhring in einer Untersuchung bei über 2000 Hamburger stammelnden Schulkindern einen Häufigkeitsanteil der Sigmatismen an allen Lautbildungsschwierigkeiten von etwa 30-50% fest. Seine Ergebnisse werden bis in die Gegenwart immer wieder bestätigt, wenn auch ihre „Lebensbedeutsamtkeit" inzwischen gering eingeschätzt wird. Zur Begründung der großen Verbreitung der Sigmatismen werden zumindest drei Fakten genannt: das späte Auftreten der Sibilanten in der kindlichen Lautentwicklung, die sehr geringe artikulationsphonetische Variationsbreite und die notwendige feindifferenzierte auditive Lautwahrnehmung. Es gibt im Deutschen zwei Formen der [s]-Lautbildung, die sehr präzise eingehalten werden müssen, um nicht als störend empfunden zu werden.

Formen der [s]-Lautbildung

Während sich die Seitenränder der Zunge beiderseits bis zu den Alveolen der oberen Backenzähne (Molares) und dem Gaumen (Palatum) erheben, bildet sich an der Oberfläche der Vorderzunge eine schmale Längsrinne, durch die der Luftstrom in möglichst konzentrierter Strömung auf eine Enge hingelenkt wird. Die für den Reibelaut notwendige Engebildung entsteht zwischen Vorderzunge, Gaumen und Schneidezähnen bzw. deren Alveolen. Die unteren Schneidezähne spielen keine Rolle. Selbst beim Fehlen der oberen Schneidezähne ist eine einwandfreie [s]-Lautbildung möglich. Die Lippen sind leicht gespreizt, die Zahnreihen bilden einen leichten Spalt (Regelbiß). Je nach Lage der Zungenspitze und der medianen Rinnenbildung unterscheidet man zwei Arten der [s]-Lautbildung:

– die *apikale* Bildung

Die Zungenspitze ist gehoben und nähert sich freischwebend der Rückwand der oberen Schneidezähne (apikal-postdental) oder den oberen Alveolen (apikal-alveolar). Die mediane Rinne wird im vordersten Teil der Zunge gebildet (apex linguae). Durch sie fließt der vom Kehlkopf kommende Luftstrom als konzentrierter Strahl und reibt sich an der Beißkante der oberen Schneidezähne;

– die *dorsale* oder *praedorsale* Bildung

Die Zungenspitze ist gesenkt und legt sich an die Rückwand der oberen Schneidezähne (dorsal-postdental) oder in Richtung auf die oberen Alveolen (dorsal-alveolar), ohne sie zu berühren. Die mediane Rinne wird durch den emporgewölbten vorderen Zungenrücken (praedorsum linguae) gebildet. Der Luftstrom ist in einem konzentrierten Strahl auf die unteren Schneidezähne

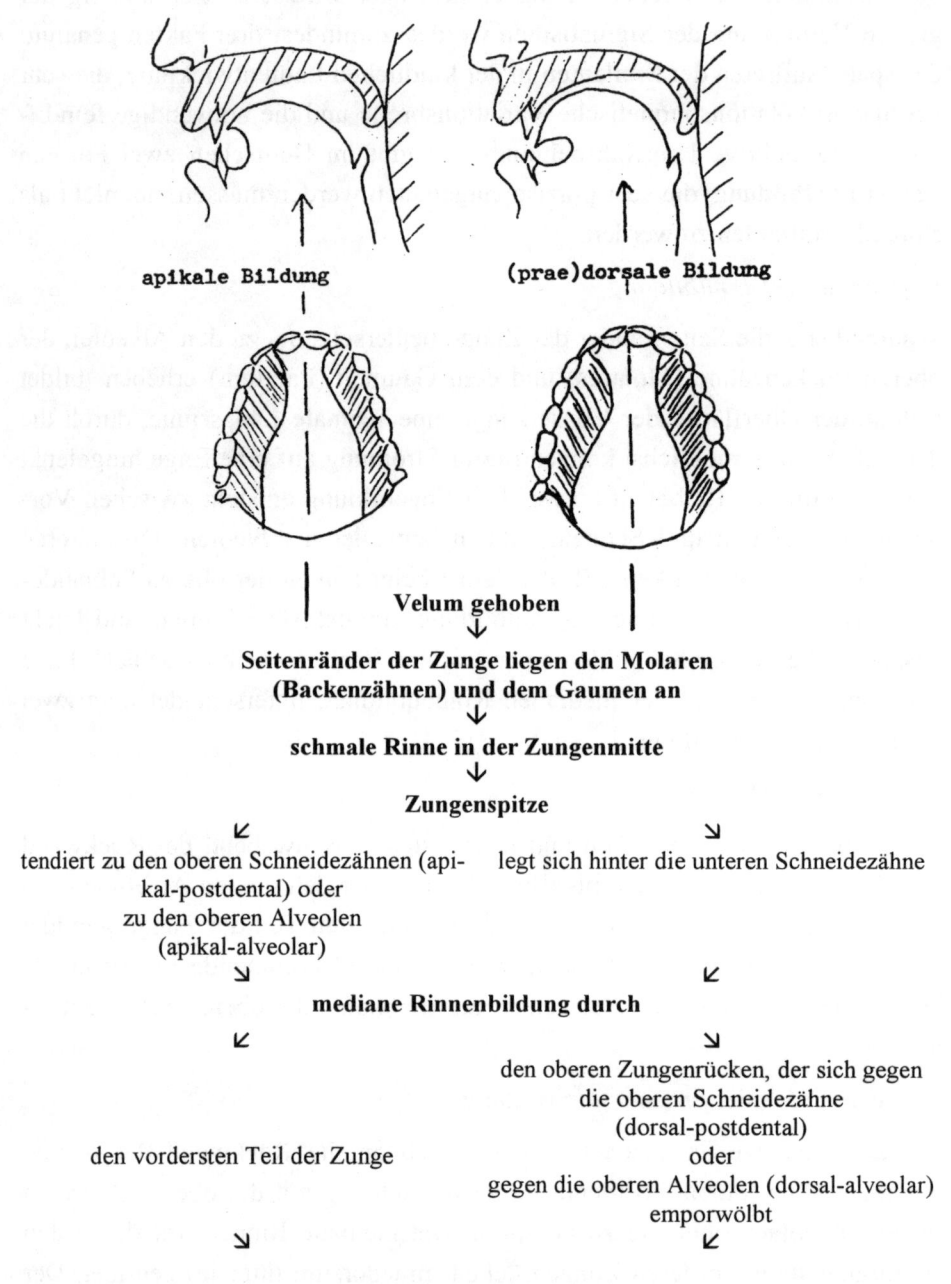

Abb. 62: Hauptformen der S-Lautbildung

gerichtet und reibt sich dort, wodurch das für den [s]-Laut charakteristische Geräusch entsteht. Der Unterkiefer wird leicht vorgeschoben, so daß die oberen und unteren Schneidezähne teilweise oder ganz aufeinander zu stehen kommen.

Das Gaumensegel (Velum) schließt in beiden Fällen den Mundraum gegen den Nasenraum ab. Der dorsale [s]-Laut gilt als der korrekte Laut, wie er für die Bühnensprache erforderlich ist. Er darf mit Recht als die leichter zu bildende Art angesehen werden, weil die Zungenspitze sich hinter die unteren Schneidezähne legen kann und so eine Stütze hat, also nicht frei schweben muß wie bei der apikalen Bildung. Krech stellt (1969) fest, daß sich fast alle Fehlleistungen aufgrund der apikalen Einstellung ergeben. Die Häufigkeitsverteilung der Bildungsmodalitäten scheint regional dialektabhängig zu sein. Der Höreindruck der beiden Arten ist nicht wesentlich unterschiedlich. Beide können so gebildet werden, daß sie zum Verwechseln ähnlich klingen. Das entscheidende Kriterium für die Richtigkeit des [s]-Lautes ist das Geräusch bzw. der Geräuschklang, die akustische Exaktheit, nicht die organische Einstellung.

Systematik der Sigmatismusformen

Dyslalische [s]-Lautbildungen werden in zwei große Gruppen unterteilt: in

1. *orale* Sigmatismen infolge falscher Zungenlage, zum einen als *mediale* Fehlbildungen, zum anderen als *laterale* Fehlbildungen; und

2. *nasale* Sigmatismen infolge falscher Velumfunktion bei der Aussprache der [s]-Laute.

Zu den oralen Sigmatismen, bei denen keine oder eine zu flache mediane Rinnenbildung erfolgt, gehören der

– *Sigmatismus interdentalis*, der durch das Vorschieben der Zungenspitze zwischen die Schneidezähne entsteht und durch einen flächig und stumpf klingenden interdentalen [s]-Laut auffällig ist. Der Unterkiefer ist etwas gesenkt, so daß die Zahnreihen geöffnet sind.

– *Sigmatismus addentalis*, bei dem die mediane Rinnenbildung ausbleibt und die Zunge an die Hinterfläche der oberen Zahnreihe anstößt, so daß die Luft fächerförmig über den vorderen Zungenteil streichend zwischen den

Zähnen breit hervortritt. Es entsteht ein unscharf klingendes [s]-Lautgeräusch, das auch als „Zuzeln" bezeichnet wird.

- *Sigmatismus palatalis*, dessen Reibegeräusch einen „nuschelnden" [ʃ]-ähnlichen Charakter hat, der durch eine zu weit nach hinten verlagerte Zungenspitze in der Höhe des harten Gaumens zustande kommt.
- *Sigmatismus stridens*, auch pfeifendes oder geziertes Lispeln genannt, das durch eine zu tiefe Zungenrinne und einen zu forciert artikulierenden Luftstrom hervorgebracht wird.
- *Sigmatismus glossolabialis*, der zwar selten vorkommt, aber in umso auffälligeren Formen der [s]-Geräuschbildung zwischen Zungenspitze und Oberlippe oder zwischen Zungenspitze und Unterlippe.
- *Sigmatismus labialis* oder *interlabialis*, bei dem das Ersatzgeräusch ohne Beteiligung der Zunge im Mundvorraum zwischen den Zähnen und den rüsselförmig vorgestülpten Lippen erzeugt wird; es hört sich als Blasegeräusch in Form einer Mischung von [f] und [s] an, wie man es bei zahnlosen Kindern hören kann.
- *Sigmatismus labiodentalis*, mit den beiden möglichen Ersatzgeräuschbildungsweisen zwischen hochgezogener Unterlippe und oberen Schneidezähnen oder zwischen Oberlippe und unteren Schneidezähnen.

Bei den *lateralen* Sigmatismen entweicht der Luftstrom nach den Seiten, entweder links- oder rechts- oder beidseitig, anstatt in der Mittellinie.

Der *Sigmatismus lateralis* (Hölzeln, Schlürfen, Schlürpsen) ist einer der auffälligsten und störendsten Sigmatismen. Er entsteht dadurch, daß die Zunge infolge abnormer Stellung den Luftstrom mehr oder weniger flächig nach einer Seite ablenkt und in die Wangentasche führt. Meist hebt sich der Zungenrand auf einer Seite mehr als auf der anderen, legt sich an die seitlichen Zähne an und bildet einen Verschluß, so daß der Luftstrom auf der entgegengesetzten Seite des gehobenen Zungenrandes entweicht und nach vorne zu den Lippen streichend ein schlürfendes Geräusch erzeugt. Je nach der Richtung, in welcher der vom Kehlkopf kommende Luftstrom die Mittellinie der Zunge verläßt, spricht man von einem Sigmatismus lateralis dexter (rechtsseitig) oder sinister (linksseitig). Legt sich die Zunge hinter den Schneidezähnen fest an und entweicht der Luftstrom nach beiden Seiten, liegt *Sigmatismus bilate*-

ralis vor. Mit dem Sigmatismus lateralis häufig verwechselt wird der *Sigmatismus lateroflexus*, bei dem die Zungenspitze und mit ihr die mediane Zungenrinne zur Seite gegen den oberen Eckzahn lenkt. Der Luftstrom entweicht über den lateralen Zungenrand und ist klangmäßig dem Sigmatismus interdentalis oder addentalis ähnlich. Diagnostisch hilfreich ist, daß der entsprechende Mundwinkel auffällig zur Seite gezogen wird.

Bei den *nasalen Sigmatismen* wird infolge des mangelhaften velopharyngealen Abschlusses den mit richtiger Zungenstellung gebildeten Sibilanten ein nasaler Beiklang in Form eines nasalen Blasegeräusches zugefügt. Man unterscheidet

– *Sigmatismus nasalis partialis*, wenn eine ansonsten abnorme [s]-Lautbildung mit pathologischer Näselkomponente (offenes Näseln) vorliegt.

– *Sigmatismus nasalis totalis*, wenn die gesamte Artikulationsluft durch die Nase abströmt und ein blasendes oder schnaufendes oder pfeifendes Geräusch im Nasenraum erzeugt wird.

– *Sigmatismus velaris partialis* oder *totalis*, wenn durch ein mangelhaft abschließendes Velum ein Schnarchgeräusch die [s]-Lautbildung teilweise oder ganz ausmacht und ein partieller oder totaler Schnarchsigmatismus = Sigmatismus stertens entsteht.

– *Sigmatismus pharyngealis nasilatus*, der die [s]-Lautbildung durch ein zwischen dem Zungengrund und der hinteren Rachenwand entstehendes rauhes Rachengeräusch mit näselndem Beiklang entstellt.

Dyslalische [ʃ]-Lautbildungen werden als *Schetismus* oder *Schitismus* bezeichnet und im wesentlichen in drei Formen unterschieden: Schetismus interdentalis, lateralis und nasalis. Da die normale [ʃ]-Lautbildung analog zur [s]-Lautbildung ebenfalls apikal und dorsal erfolgt, ist auch die Störungsbeschreibung analog. Die Störungen der Aussprache der stimmlosen Frikative [ç] = palatal, [x] = velar und [χ] = uvular werden als *Chitismen* oder *Chitizismen* bezeichnet und – wie gesagt – den Sigmatismen zugeordnet. *Parasigmatismen* als Ersatzbildungen der Sibilanten durch andere richtige Laute sollten im Alter von 5–6 Jahren überwunden sein.

Rhotazismen

sind Aussprachestörungen des einzigen Vibranten oder gerollten Lautes oder auch Trills des Deutschen, der in drei Varianten vorkommt: als bilabialer Trill [B], als alveolarer Trill oder Zungenspitzen-[r] und als uvularer Trill oder Zäpfchen-[R]. Obwohl sich die drei Varianten in ihrer Bildungsweise und in ihrer akustischen Gestalt unterscheiden, ist dies ohne phonologische Bedeutung. Sie haben keine phonologische, d.h. bedeutungsunterscheidende Funktion.

Da die gerollten Lautvarianten an allen Stellen des Ansatzrohres vom Kehlkopf bis zu den Lippen, nach verschiedenen Überwindungsmodi (plosiv und frikativ), mit und ohne Stimmbeteiligung sowie mit und ohne Nasalierung gebildet werden können, gibt es mehrere Möglichkeiten der dyslalischen Bildung, die in analoger Vorgehensweise wie bei der Beschreibung und Einteilung der Sigmatismen systematisiert werden. Man unterscheidet labiale, labiodentale, interdentale, linguo-alveolare, linguo-palatale, linguo-pharyngeale, laryngeale, buccale und mandibuläre Rhotazismen. Die häufig vorkommende paralalische Bildung [r]/[l] bzw. [R]/[l] wird als *Pararhotazismus* oder Chinoanismus bezeichnet. *Arhotazismus* als völliges Fehlen des gerollten Lautes fällt nur in der Anlautposition auf, da Trills in der In- und Auslautposition kaum mehr deutlich artikuliert werden bzw. durch den Schwa-Laut [ə] ersetzt werden.

Eine besondere Form der Dyslalie als Entwicklungsstörung der Aussprache ist die *interdentale Dyslalie*, die multipel oder universell sein kann. Bei multipler Interdentalität werden nicht nur die [s]-Laute, sondern auch noch andere Laute, insbesondere die der II. Artikulationszone: [d], [t], [n], [l] und [r] interdental gesprochen. Universelle Interdentalität betrifft alle Laute, auch Vokale. Sie geht meist mit hochgradiger Dyslalie einher.

Phonologische Entwicklungsstörungen

Eine entwicklungspsycholinguistisch analytische Betrachtung der Dyslalie hat im deutschen Sprachraum vor allem H.J. Scholz (1969, 1970, 1974) postuliert und als Ansatz die Theorie der *phonologischen Entwicklung* von R. Jakobson (1941, 1956) vorgeschlagen, nachdem erste empirische Untersuchungen zur *phonematischen Differenzierung* bei dyslalisch sprechenden Kindern von A. Schilling und H. Schäfer (1962), H. Schäfer (1963) und Ch. Theiner (1968) durchgeführt worden waren. Im Unterschied zur *phonetischen Entwicklung* als Entwicklung der artikulatorischen Fähigkeiten ist die phonologische Entwicklung die Entwicklung kleinster Lauteinheiten, die in systematischer Opposition stehen und deshalb distinktive, bedeutungsunterscheidende Funktion haben. Sie ist die Entwicklung von Regeln für die Kombination von Lauten zu prinzipiell möglichen Lautsequenzen in der Sprache. Für die sprachheilpädagogische Analyse und Behandlung der Dyslalie sind zwei gegensätzliche Positionen zur phonologischen Entwicklung bedeutsam geworden:

1. die *empiristische* Position, die den kindlichen Lauterwerb behavioristisch-lerntheoretisch erklärt (vor allem B.F. Skinner und Ch. E. Osgood). Ihrer Auffassung nach verläuft die Sprachentwicklung insgesamt von Anfang bis Ende kontinuierlich. Das Kind produziert in einer zufälligen Verteilung alle Laute, die der physiologischen Ausstattung seiner Artikulationsorgane entsprechen. Es entwickelt durch den Prozeß der *Imitation*, motiviert durch primäre Verstärkung (Nahrung, emotionale Zuwendung) und sekundäre Verstärkung (durch Lautproduktionen der Bezugspersonen, die das Kind primär bekräftigen) in einer fortschreitenden Annäherung an die Erwachsenensprache das für die zu erwerbende Sprache spezifische Lautrepertoire. Die frühen Lautbildungen in der Lallphase haben demnach fundierende Bedeutung für den gesamten Entwicklungsverlauf, der bruchlos verläuft. Die Lautentwicklung erfolgt als sukzessive Ausformung des Lautsystems aufgrund von Erfahrungen mit der sprachlichen Umwelt.

Die Laute werden gelernt. Zu Beginn der Lautentwicklung läßt sich das Primärinventar in Form natürlicher Reflexe (Pawlow) oder spontan produzierter Lautgebilde (Skinner) beobachten. Dabei wird unmittelbar die Steuerung durch die Konditionierung der Artikulation durch die Umwelt wirksam. Welche Lernprozesse und Lernmechanismen ablaufen, wird lerntheoretisch unterschiedlich erklärt. Am bekanntesten sind das Modell der Reiz-Substitution von Pawlow (= klassische Konditionierung), das Modell der selektiven Verstärkung von Skinner und das Modell der stellvertretenden Verstärkung von Miller und Dollard. Das Kind imitiert Laute, die es hört, und wird dafür belohnt.

Ein Blick in die sprachheilpädagogische und sprachtherapeutische Praxis zeigt, daß bis in die 70er Jahre fast ausschließlich nach der lerntheoretischen Grundposition Dyslalietherapie betrieben wird. Die zentrale Vermittlungsfunktion wird dem Imitationslernen zugeschrieben. Das phonologische Lernen besteht im wesentlichen im Vollzug der Koordination artikulatorischer Bewegungsmuster und auditiver Wahrnehmungsleistungen. Die Überbewertung der Steuerung der phonologischen Entwicklung durch die Umwelt ist auch im gegenwärtigen interaktiven und kommunikativen Konzepten unverkennbar.

2. die *rationalistische* Position, die den kindlichen Lauterwerb mentalistisch-nativistisch versteht (vor allem R. Jakobson und P. Menyuk). Jakobsons Habilitationsschrift „Kindersprache, Aphasie und allgemeine Lautgesetze" (1941, deutsch 1966) ist trotz der Kritik von A.R. Luria und A.A. Leontjew und mehreren ergänzenden Modifikationen bis heute die wichtigste Veröffentlichung über den Erwerb des phonologischen Systems geblieben. Auch nach Jakobson geht dem Sprachbeginn die Lallphase voraus, in der das Kind alle nur denkbaren Laute erzeugen und auch nachahmen kann. Danach aber verliert es beim Übergang zur ersten eigentlichen Sprachstufe um den 10. bis 12. Lebensmonat herum nahezu das gesamte Lautrepertoire und muß das Phonemsystem seiner Muttersprache neu lernen. Insofern verläuft die kindliche Sprachentwicklung diskontinuierlich. Dies gilt auch für den Grammatikerwerb. In der vorsprachlichen Phase läßt sich keine regelhafte Reihenfolge der Lauterwerbungen feststellen. Erst im Übergang vom Lallen zur Sprache erfolgt durch Auslese der Laute eine streng gesetzmäßige und allgemeingültige Aufeinanderfolge, da nun jeder Sprachlaut phonematischen Wert bzw. bedeutungsunterscheidende Funktion erhält. Es geht nicht mehr um die Entwicklung der Fähigkeiten, Laute zu artikulieren, sondern um Unterscheidungen der Laute im System phonematischer Kontraste, d.h. um die Beziehungen der Einzellaute zu allen anderen Lauten des Systems. Jakobson stellt in einer Analyse des Lauterwerbs in verschiedenen Sprachen fest, daß die Reihenfolge der lautlichen Erwerbungen weitgehend stabil, das Erwerbstempo jedoch nicht konstant und individuell ist. Der Aufbau des phonologischen Systems erfolgt in jeder Sprache nach bestimmten Gesetzmäßigkeiten, den sogenannten *Fundierungsgesetzen*. Die Stufenfolge des Phonemerwerbsprozesses ge-

horcht dem *Grundsatz der Kontrastbildung* und geht vom Einfachen und Ungegliederten zum Abgestuften und Differenzierten.

Die erste Sprachstufe beginnt nach dem Prinzip des *maximalen Kontrastes* mit einem deutlichen Auseinanderhalten und Abgrenzen von Vokal und Konsonant. Artikluationsphonetisch stellt der breite Vokal [a] das Optimum der Öffnung, die labialen Plosive [p] und [b] den maximalen Verschluß dar. Immer ist [a] der erste Vokal, der den *Vokalismus* einleitet und im größtmöglichen lautlichen Gegensatz zu den labialen Verschlußlauten [p, b] steht, die den *Konsonantismus* einleiten. Sie repräsentieren gleichzeitig in der Abfolge Kosonant-Vokal das einzige universale Silbenschema. So kommt es zur Bildung von pa-pa bzw. ba-ba. Da noch keine Alternativen für [p] bzw. [b] und [a] vorliegen, also keine Ersetzungen möglich sind, haben beide Laute zunächst noch keinen phonologischen Wert. Die phonologische Schließung der Lücke zwischen den extremen [p] und [a] erfolgt in vier Schritten:

1. Schritt: ist die Unterscheidung zwischen dem labialen oralen [p] und dem labialen nasalen [m]. Als erster konsonantischer Gegensatz tritt somit der Gegensatz zwischen Mund- und Nasenlaut auf. Die nun möglichen Äußerungen lauten ma oder mama. Da papa und mama Verschiedenes bezeichnen können, haben /p/ und /m/ bedeutungsunterscheidende Funktion gewonnen. Der erste phonematische Gegensatz ist ein syntagmatischer (nebeneinanderstehender) Gegensatz.

2. Schritt: Die weitere Ausdifferenzierung der Konsonanten erfolgt über die Herausbildung des *minimalen Kontrastes* der Labialen [p], [m] und Dentalen [t], [n]. Oral tritt zu papa - tata, nasal zu mama - nana hinzu. Beide Gegensätze, der der Mund- und Nasenlaute und der der Labialen und Dentalen, bilden den *minimalen Konsonantismus*. Er fehlt in keiner Sprache. Mit dem Erwerb des universalen Gegensatzes der oralen und nasalen Konsonanten entsteht der erste paradigmatische (statteinander stehende) phonematische Gegensatz:

/p/a - /p/a ↓

/m/a - /m/a

Im Gesamtverlauf des Erwerbs des phonologischen Systems ist damit die erste phonologische Phase erreicht.

3. Schritt: Auf die beiden konsonantischen Gegensätze folgt nun der erste *vokalische Gegensatz*. Dem breiten oder weiten Vokal [a] wird der enge Vokal [i] entgegengesetzt, so daß papa - pipi, baba - bibi, mama - mimi, tata - titi, nana - nini u. dgl. entstehen. Phonetisch besteht der erste vokalische Kontrast in dem Gegensatz von niedriger und hoher Zungenlage.

4. Schritt: Die Differenzierung der Vokale geht weiter, indem zum engen hohen palatalen [i] der enge hohe velare Vokal [u] hinzukommt: pipi - pupu. Schließlich können durch einen dritten mittleren Öffnungsgrad [e] und [o] papa - pipi - pepe und papa - pupu - popo gebildet werden. Vokale mit mittlerer Zungenhöhe [e] und [o] werden also später erworben, da sie in einem zweifachen Kontrast stehen, mit niedrigen und mit hohen Vokalen. Damit ist dann auch der *minimale Vokalismus* erreicht, der wie der minimale Konsonantismus in allen Sprachen vorkommt.

Die Entwicklungsreihe des Konsonantismus setzt sich fort mit der Etablierung der velaren Verschlußlaute [g] und [k], die mit den bereits beherrschten Verschlußlauten Voraussetzung sind für die Ausbildung der Engelaute. Dabei werden zunächst [f], [v], [ç], [x] und [j] erworben. Dann folgen in der nächsten Phase des Entwicklungsganges die Sibilanten [s], [z], [ʃ] und der Lateralengelaut [l]. Da die Engekonsonanten vorhanden sind, können in der letzten Entwicklungsphase die echten Affrikaten [pf] und [ts] sowie die häufigsten in der Sprache vorkommenden unechten Affrikaten [ps], [pʃ], [tʃ], [ks], [kv] aufgebaut werden. Letzter Konsonant ist das uvulare [R]. Nicht berücksichtigt sind die Laute [ʒ], [r], [h], [ŋ] und der glottal stop [ʔ].

Der beschriebene Differenzierungsvorgang nach der Kontrastgewichtigkeit ist aufgrund der Gesetze der einseitigen Fundierung invariant und universal. Es gibt demzufolge keine Sprache, die über hintere Konsonanten verfügt, ohne vordere zu besitzen. Der Aufbau der hinteren Konsonanten setzt den der vorderen voraus. Die Fundierungen sind nicht umkehrbar. Die Phoneme, die in den gesprochenen Sprachen selten sind, haben eine differenziertere Merkmalsstruktur und werden aufgrund der Fundierungsgesetze vom Kind spät erworben. Der Phonemerwerb ist ein Erwerb nicht von Einzellauten, sondern von Bündeln distinktiver Merkmale (z.B. offen-geschlossen, hoch-tief, oral-nasal, stimmhaft-stimmlos, labial-velar etc.). Phoneme unterscheiden sich

1. Phase	Vokalismus	Konsonantismus
	[a] ↔ [p], [b] maximaler Kontrast pa - pa ba - ba	
	[a]	/p/ ↔ /m/ oral nasal /p/ ↔ /t/ ⎱ oral /b/ ↔ /d/ ⎰ m/ ↔ /n/ nasal labial dental minimaler Konsonantismus
2. Phase	/a/ ↔ /i/ maximaler vokalischer Kontrast /i/ ↔ /u/ /a/ minimaler Vokalismus	/k/ ↔ /p/, /t/ /g/ ↔ /b/, /d/
3. Phase	/i/ ↔ /u/ /e/ /o/ /a/	/f/ /ç/ /x/ /v/ /j/
4. Phase		/s/ /z/ /ʃ/ /l/
5. Phase		/pf/ /ts/ /R/
	nicht berücksichtigt:	/h/ /r/ /ʒ/ /ŋ/ /ʔ/

Abb. 63: Reihenfolge des Erwerbs der Phoneme (nach Jakobson)

1. Phase: erste distinktive lautliche Opposition, erste Phoneme
2. Phase: Phoneminventar aus drei Grundvokalen und Plosivlauten
3. Phase: erweitertes Phoneminventar aus den übrigen Vokalen und den Frikativen ohne Sibilanten
4. Phase: Sibilanten und Lateralengelaut
5. Phase: vollständiges Phoneminventar mit Affrikaten

durch distinktive Merkmale. Jakobson gibt ein Merkmalsinventar von 12 Merkmalen an.

Die phonologische Entwicklung wird als hierarchisch festgelegtes allmähliches Auftauchen inhärenter phonologischer Strukturen aufgefaßt. Auf der Grundlage mentaler Prädispositionen lernt das Kind nicht Laute, sondern kategoriale Unterscheidungen der Laute im phonologischen System. Durch die vom Kind vorgenommenen Selektionen erhalten die Laute phonematischen = bedeutungsunterscheidenden Wert und werden zu Phonemen. Der Hauptakzent des Erwerbs des Phonemsystems liegt auf seiten des Kindes und seinen spezifischen Dispositionen. Die psychosozialen Bedingungen des Spracherwerbs fungieren lediglich als Auslöser. Die Rolle des spezifischen Lautsystems der Muttersprache des Kindes tritt in den Hintergrund.

Phonologische Störungen bei Kindern

In Abgrenzung zu phonetischen oder artikulomotorischen Aussprachestörungen sind *phonologische Störungen* linguistische Systemstörungen, die sich in der gesprochenen Sprache als nicht altersentsprechende, qualitativ und quantitativ abweichende *phonologische Prozesse* äußern. Sie beruhen auf der Unfähigkeit, produzierbare Laute in ihrer phonologischen Funktion zu verwenden. Das Kind kann nicht die erforderlichen lautlichen Oppositionen bilden, die für die Bedeutungsdifferenzierung notwendig sind. Es besteht der Eindruck eines scheinbar inkonsistenten Auftretens bestimmter Sprachlaute.

In der Zeit der „phonologischen Wende" Ende der 60er und Anfang der 70er Jahre wurden phonologische Störungen als phonologische Lernstörungen definiert, die zum Aufbau pathologisch abweichender phonologischer Systeme führen, in denen die Phoneme als perzeptuelle und artikulatorische Einheiten repräsentiert sind. Phonologische Entwicklungsstörungen werden als Störungen des Phoneminventars gesehen. Zur phonologischen Analyse der kindlichen Dyslalie wird die funktionalistische Sprachlauterwerbstheorie von Jakobson verwendet. Die Feststellung des Lautbestandes (des Phoninventars) wird durch die Erfassung der Phonemkapazität (des Phoneminventars) ergänzt bzw. ersetzt.

Durch die Rezeption der generativen Phonologie der Transformationsgrammatik in den 70er und 80er Jahren konzentriert sich die phonologische Analyse der kindlichen Verstöße gegen die Aussprachenormen der Erwachsenensprache auf die *phonologischen Regeln*. Man erkennt in der fehlerhaften Aussprache des Kindes regelhafte phonologische Prozesse. Eine phonologische Entwicklungsstörung kann eine temporell affizierte Störung sein, wenn das Kind einer früheren Lauterwerbsphase verhaftet bleibt oder die phonologische Entwicklung verspätet beginnt und sich sehr verzögert vollzieht. Eine strukturell affizierte phonologische Entwicklungsstörung liegt dann vor, wenn das Kind unübliche Veränderungen und Auffälligkeiten im phonologischen System oder phonologischen Regelgebrauch zeigt. Da phonologische Prozesse entwicklungsnormale und entwicklungsnotwendige Prozesse sind, ist es schwierig, den „Störfall" zu definieren. Diagnostische Anhaltspunkte sind inkonstante und inkonsequente paralalische Bildungen (Lautersetzungen) und vor allem länger anhaltende Vereinfachungsprozesse. Reine phonologische Störungen sind dadurch gekennzeichnet, daß die Laute als Einzellaute richtig erkannt und richtig gebildet werden können. In der Regel sind phonologische Auffälligkeiten mit sprechmotorischen Störungen kombiniert (= phonetisch-phonologische Störungen).

Zu Beschreibung und Einteilung der häufigsten phonologischen Prozesse bei Kindern mit Aussprachestörungen werden übereinstimmend (Ihssen 1978, Hacker u. Weiß 1986, Sassenroth 1990, Jahn 1998) drei Gruppen phonologischer Simplifikationsprozesse vorstrukturiert:

Daß in der Aussprachewirklichkeit der Kinder eine Vielzahl an phonologischen Einzelprozessen vorkommt, ergibt die Beobachtung. In den phonologischen Systemen der Kinder sind universelle Merkmale und kindspezifische Bildungen zu erkennen. Der phonologische Erwerbsprozeß ist ein individueller Lernprozeß, der allgemeine und sprachspezifische kognitive Fähigkeiten voraussetzt. Zur Aufdeckung der phonologischen Grundmuster der sprachlichen Äußerungen differenziert Romonath (1991) die Klassifikation der phonologischen Prozesse noch weiter aus, indem sie *autosegmentale* Prozesse (= Veränderungen der Anzahl oder der Anordnung der Segmente im Wort), *Assimilationsprozesse* (= Angleichung eines Lautsegmentes an ein anderes), *Verstärkungs- bzw. Abschwächungsprozesse* (z.B. konsonantischer Stärkungsprozeß durch Plosivierung eines Frikativs, Beispiel: Frosch ->

[fRɔt]; z.B. Abschwächung eines unbetonten Vokals zum neutralen [ə], Beispiel: Elefant -> [eləfant]) und *Positionsprozesse* (z.B. vokalischer Positionsprozeß durch Hebung der Zunge zur Palatisierung bei [taʃə] -> [taʃe]; konsonantischer Positionsprozeß durch Vorverlagerung von palatal nach dental in Korb -> [tɔəp]) unterscheidet. Babbe (1994) geht noch weiter ins Detail und überprüft in der „Pyrmonter Analyse" 50 phonologische Prozesse.

3. 2. 2 Dysgrammatismus

Dysgrammatismus ist eine Störung des grammatischen Sprachgebrauchs und Spracherwerbs aufgrund von Beeinträchtigungen der Fähigkeit, das morphologisch-syntaktische Regelsystem der Muttersprache normgerecht anzuwenden bzw. aufzubauen. Seit der einfachen Definition von A. Liebmann, der unter *Agrammatismus infantilis* „die Unfähigkeit, in grammatisch und syntactischen correcten Sätzen zu reden" (A. Liebmann 1901, 240), versteht, hat es nicht nur viele mehr oder weniger modifizierte Wiederholungen, sondern auch mehrere Versuche gegeben, den kindlichen Dysgrammatismus zu erklären. Eine lange Zeit allgemein akzeptierte erklärende Definition sieht das Wesen des Dysgrammatismus in der „Unfähigkeit, einem richtig gedachten Sachverhalt eine grammatikalisch einwandfreie Formulierung zu geben" (Führing u. Lettmayer 1951, 92). Als Kern der grammatischen und syntaktischen Störungen nicht nur des Sprechens – wie bei Liebmann – sondern auch des Schreibens wird eine Störung bzw. der Verlust des „Sprachgefühls" für Form und Aufbau der Sätze angenommen. Die Schwierigkeit, dieses Sprachgefühl zu fassen, ist offenkundig. G. Wirth gibt eine zusammenfassende Umschreibung als „grammatische bzw. morphologische (Deklination, Konjugation, Wortarten) und syntaktische (Wortfindung und Wortfolge, Satzgefüge und Satzfolge) Störung des Sprechens und des Schreibens infolge mangelhafter Entwicklung oder krankhaften Verlusts der Fähigkeit, die Gedanken durch eine regelrechte Wortbildung und Wortfolge auszudrücken" (Wirth [3]1990, 318).

Da Dysgrammatismus selten als isolierte Entwicklungsstörung auftritt, fast immer zusammen mit dyslalischen und lexikalischen Entwicklungsauffälligkeiten vorkommt, interpretiert F. Dannenbauer (1983) den *Entwicklungs-*

dysgrammatismus als eine Störung im Erwerb morphologisch-syntaktischer Regeln und klassifiziert ihn als spezifische Ausprägungsform der Entwicklungsdysphasie. Dysgrammatismus bei Kindern „ist eine sprachliche Entwicklungsstörung, die durch verspätet einsetzende, verlangsamte, teilweise auch stockende, inkonstante und undifferenzierte Lernprozesse geprägt ist" (Dannenbauer 1984, 1), ohne daß massive Primärprobleme wie Hörschädigung, geistige Entwicklungsretardierung, motorische oder sozioemotionale Beeinträchtigungen als verursachende Faktoren in Frage kommen. Besondere Aufmerksamkeit erfährt die zu beobachtende unausbalancierte Retardierungscharakteristik, in der das Fehlen oder das verspätete Auftauchen grammatischer Formen bzw. Strukturen nicht die Grammatik prinzipiell, sondern einzelne morphologische oder syntaktische Bereiche betrifft. Dies gilt auch für die zeitliche Verzögerung des Erwerbsprozesses. Es gibt auf der einen Seite eine deutlich verminderte Gebrauchshäufigkeit bestimmter grammatischer Elemente und Formen, auf der anderen Seite eine unterschiedlich weit fortgeschrittene Beherrschung grammatischer Regeln. Auch H. Grimm (1995) sieht den Entwicklungsdysgrammatismus als Teilstörung einer *dysphasischen Entwicklungsstörung*, die sie ähnlich charakterisiert wie Dannenbauer, im besonderen aber auf drei typische Diskrepanzen hinweist: auf eine normale nonverbale Testintelligenz bei schwerwiegend gestörter Sprachfähigkeit, auf bessere Sprachverstehens- als Sprachproduktionsfähigkeiten und auf die deutlich stärkere morphologisch-syntaktische Problematik. „Morphologie und Syntax sind gestörter als semantische und pragmatische Sprachaspekte" (Grimm 1995, 943). Dysphasische Kinder haben große Schwierigkeiten bei der Aneignung grammatischer Strukturprinzipien. Sie bleiben meist auf einfache und falsch geordnete Wortfolgen oder Strukturformen fixiert und sind nicht imstande, in der weiteren grammatischen Strukturentwicklung fortzuschreiten. H. Schöler (1998) bezeichnet den kindlichen Dysgrammatismus als *spezifische Sprachentwicklungsstörung*, die „als Folge eines qualitativ andersartigen gestörten Spracherwerbs zu betrachten" (Schöler 1998, 22) ist und als hervorstechendste Auffälligkeiten typische Merkmale im morphologischen Bereich (falsche oder fehlende Flexion: Deklination, Konjugation, Komparation) und im syntaktischen Bereich (Auslassung obligatorischer Elemente und Stellungsfehler) zeigt.

Terminologie

In der Literatur und in der diagnostisch-therapeutischen Praxis werden die Ausdrücke *Dysgrammatismus*, *Agrammatismus* und neuerdings auch wieder *Paragrammatismus* gebraucht.

Die ursprüngliche Phänomenbezeichnung ist *Agrammatismus*, die in drei Bedeutungen verwendet wird: erstens synonym mit Dysgrammatismus in der Bedeutung von gestörter Grammatik, zweitens in der Bedeutung von fehlender Grammatik als Extremfall des Dysgrammatismus und drittens in der Bedeutung von Grammatikverlust bei Aphasie. Sinnvoll wäre, Agrammatismus als Nichtverfügbarkeit und *Dysgrammatismus* als eingeschränkte oder gestörte Verfügbarkeit des morpho-syntaktischen Regelsystems zu definieren.

Die von Fröschels (1930) an Stelle von Agrammatismus vorgeschlagene Bezeichnung Paragrammatismus hat sich nicht durchgesetzt, wird aber in der Aphasiologie zur Kennzeichnung fehlerhafter Aneinanderreihungen, Überlappungen oder Verdoppelungen von Satzteilen verwendet.

Symptomatik: In der älteren Literatur wird das Erscheinungsbild des Entwicklungsdysgrammatismus ausschließlich als Sprachproduktionsstörung beschrieben und ein intaktes Sprachverständnis vorausgesetzt. Die Symptomkennzeichnung beschränkt sich auf die Angabe von grammatischen Fehlern in der Deklination und Konjugation und von syntaktischen Verstößen gegen die Regeln der Wortfügung und Wortfolge, der Satzfügung und Satzfolge. Zur Einschätzung des Schweregrades wird auf die Einteilungen von Liebmann (1901) und S. Remmler (1975) verwiesen. Liebmann unterscheidet drei Grade des Agrammatismus infantilis, die er mit bestimmten beobachtbaren Ursachen in Zusammenhang bringt – was der heutigen Auffassung zumindest der Entwicklungsdysphasie nicht entspricht. Bei der schwersten Form, der ersten Art, des Agrammatismus können Sätze weder spontan noch nachgesprochen werden. Die Äußerungen bestehen aus einzelnen, flexionslos nebeneinandergestellten Wörtern. Die zweite Klasse der Agrammatiker äußert sich in flexionslosen Wortreihen und kann einfache Sätze nachsprechen, teilweise mit kleinen Fehlern. Charakteristisch ist die „Infinitivsprache". Bei der dritten Art, der leichtesten Form, des Agrammatismus wird in flektierten Sätzen gesprochen, mit einer sonderbaren Phraseologie, eigentümlichen Flexionen und unvollkommenem Satzbau. Remmler stellt umfangreiche Untersuchungen an und präzisiert die Gradeinteilung des Agrammatismus in vier Schweregrade (A-1 leicht, A-2 mittel, A-3 schwer und A-4 schwerst). Sie kennzeichnet jeweils das Niveau der erreichten Satzentwicklung und die spezifische Ausprägung des Agrammatismus. Mit zwei Rängen gibt sie Hinweise zur altersgemäßen Entwicklung (0) und zum vorbildlichen Gebrauch der Sprache (+1).

Ohne Überprüfung der zur Verfügung stehenden Grammatikmodelle (Syntaxtypen) auf ihre Brauchbarkeit als grammatische Analyseverfahren wird die dysgrammatische Sprache mit Begriffen und Methoden aus der vorstrukturalistischen Syntax und der strukturalistischen Syntax (dependenzgrammatisch, konstituentenstrukturgrammatisch und transformationsgrammatisch) beschrieben. Das Ergebnis ist gleichsam eine Symptomliste, die die häufigsten Auffälligkeiten im morphologisch-syntaktischen Bereich angibt:

- Auslassungen von Wörtern, insbesondere der Artikel, Präpositionen und Konjunktionen
- Formveränderungen der flektierbaren Wortarten: Substantiv, Verb, Adjektiv, Pronomen, Numerale, Artikel
- insbesondere Fehler bei Deklination und Konjugation
- spezifische Formen der Pluralbildung
- Wortstellungsfehler, Umstellen der Wortfolge
- Auslassen von Satzteilen, unvollständige Sätze
- Schwierigkeiten bei der Bildung von Präpositionalphrasen
- Fehlleistungen in den Konjunktionen
- fehlende Kongruenz von Subjekt und Verb

Besonders häufig ist die Verbendstellung (S - O - V).

Die Störungsschwerpunkte liegen im morphologischen Bereich und wirken sich als Folgebeeinträchtigungen in der Syntax aus. Die grammatischen Störungen sind im Zusammenhang mit Auffälligkeiten auf den anderen sprachlichen Ebenen (dyslalische und lexikalische Störungen) zu sehen.

Erklärungsansätze: Zur Erklärung des Entwicklungsdysgrammatismus werden mehrere Grundannahmen diskutiert, die letztlich auf drei wissenschaftstheoretische Ausgangspositionen zurückgeführt werden können:

⇒ *neurophysiologische* und *neuropsychologische* Erklärungsansätze,

⇒ *entwicklungspsycholinguistische* Erklärungsansätze und

⇒ *entwicklungslinguistische* Erklärungsansätze.

Während neurophysiologische und neuropsychologische Erklärungsmodelle *ätiologisch* nach objektivierbaren Ursachen des Entwicklungsdysgrammatismus fragen, setzen entwicklungspsycholinguistische und entwicklungslinguistische Erklärungsmodelle *pathogenetisch* an und nehmen differenzierte Entwicklungsanalysen des gestörten Grammatikerwerbs vor.

Die *neurophysiologischen* und *neuropsychologischen* Erklärungshypothesen lassen sich im Modell des erweiterten Hör-Sprach-Kreises zusammenfassend darstellen, so daß differentialdiagnostische Ableitungen möglich sind und diagnostische Exklusivstrategien erkennbar werden. Durch nachweisbare Ursachen definiert sind:

– der *Soziolektdysgrammatismus*, der durch entwicklungsbeeinträchtigende psychosoziale Umstände und Einflußfaktoren verursacht wird, vor allem im Rahmen eines anregungsarmen und wenig förderlichen Sprach- und Kommunikationsumfeldes. Daß dadurch nicht nur eine zeitliche Verlaufsstörung des Sprach- und damit des Grammatikerwerbsprozesses hervorgerufen werden, sondern auch ein strukturell affizierter Dysgrammatismus entstehen kann, hängt von weiteren, beim Kind liegenden Entwicklungsfaktoren ab.

– der *audiogene Dysgrammatismus*, der peripher-audiogen und/oder zentral-audiogen bedingt werden kann. Bei einer peripheren Hörbeeinträchtigung (Schalleitungs-, Schallempfindungs- oder kombinierter Schwerhörigkeit) werden vielfach unbekannte Laute und Silben, die als grammatische Morpheme fungieren, entstellt oder gar nicht wahrgenommen. Bei einer zentralen Hörstörung kann es zu einer Reihe von Funktionsstörungen mit der Folge eines zentral-audiogenen Dysgrammatismus kommen: gestörte auditive Aufmerksamkeit, gestörte auditive Lokalisation, gestörte auditive Figur-Hintergrund-Wahrnehmung, gestörte Lautdiskrimination, Probleme beim Erkennen auditiver Sequenzen, mangelhaftes auditives Gedächtnis, Störungen der rhythmisch-melodischen Differenzierung und der auditiv-sprechmotorischen Koordination. Inwieweit sich diese vorsprachlichen und sprachlichen zentralen Hörverarbeitungs-Teilleistungen auf die Entwicklung der grammatischen Funktionen und Strukturen auswirken, hängt von ihrer Rolle innerhalb der zentralen hör-sprachfunktionellen Systeme ab.

- der *aphasische* oder *dysphasische Dysgrammatismus*, der als Symptom aphasischer Sprachverarbeitung infolge einer umschriebenen Läsion in der sprachdominanten Hirnhemisphäre verursacht und von der früh erworbenen Sprachentwicklungsbehinderung abgegrenzt wird.
- der *dyslogische Dysgrammatismus* bei geistiger Behinderung bzw. geistiger Entwicklungsretardierung.

Empirisch nicht hinreichend belegt ist das Konstrukt des *zentralen Dysgrammatismus* mit seinen Unterformen des *zentral-impressiven* und *zentral-expressiven Dysgrammatismus*. Es gibt zwar viele Untersuchungen, die die Störungen der grammatischen Verarbeitung aufzeigen und als Störungen der grammatischen De- und Enkodierfähigkeit einkreisen, aber nicht erklären.

Der *impressive Dysgrammatismus* beruht auf der Unfähigkeit, die morphologischen und syntaktischen Regeln aus den gehörten sprachlichen Äußerungen zu erkennen und zu abstrahieren. Die eingeschränkte oder gestörte grammatische Dekodierfähigkeit zeigt sich bei der Identifikation von grammatischen Fehlern, bei der Unterscheidung von grammatischen Richtig- und Falschbildungen und bei der grammatischen Segmentation.

Der *expressive Dysgrammatismus* äußert sich bei intakter grammatischer Regelerkennung als Unfähigkeit bzw. gestörte Fähigkeit, äußerungsadäquate morphologisch-syntaktische Strukturformen zu aktualisieren und anzuwenden. Die eingeschränkte oder gestörte grammatische Enkodierfähigkeit zeigt sich als unmögliche oder fehlerhafte grammatische Musterbildung, als fehlender oder fehlerhafter Aufbau von Basisstrukturen der grammatischen Komponente und als fehlende oder fehlerhafte Regelanwendung. Auffällig häufig sind Kombinations- und Selektionsfehler. Kombinationsfehler sind funktionelle Kontaminationen, d.h. einzelne Satzglieder oder Wörter innerhalb eines Satzgefüges werden zwar richtig abgerufen, jedoch nicht stimmig zusammengefügt. Selektionsfehler gehen auf Abrufstörungen aus dem Langzeitspeicher zurück. Die Selektion einzelner grammatischer Elemente erfolgt nicht richtig, was zu mißlingenden Kombinationen führt, beispielsweise zu falschen Pluralformen.

Entwicklungsdysgrammatismus

impressiver Dysgrammatismus	*expressiver Dysgrammatismus*
= eingeschränkte bzw. gestörte Fähigkeit zu grammatischer Dekodierung als nicht erkennbare	= eingeschränkte bzw. gestörte Fähigkeit zu grammatischer Enkodierung mit Fehlleistungen in der
– Ableitung grammatischer Regeln – Identifikation von grammatischen Fehlern – Unterscheidung von grammatischen Richtig- und Falschbildungen – grammatische Segmentation	– Konstitution grammatischer Basisstrukturen – grammatischen Musterbildung – Regelanwendung

Abb. 64: Entwicklungsdysgrammatismus als zentralbedingte Störung der grammatischen Kodierfähigkeit

Entwicklungspsycholinguistische Erklärungsmodelle des Entwicklungsdysgrammatismus konzentrieren sich zunächst und in der Hauptsache auf die Frage nach der Struktur der grammatischen Abweichungen und Fehlleistungen.

Kognitive Erklärungsansätze:

Der Ablauf des Grammatikerwerbs wird als dynamischer Prozeß der Bildung und Korrektur innersprachlicher Regeln auf dem Hintergrund der Sprachentwicklung als fortschreitende Sequenzen von zunehmend komplexer werdenden Subgrammatiken aufgefaßt. Fehlbildungen können als entwicklungsübliche Abweichungen Zeichen des Fortschritts im Grammatikerwerb sein, aber auch deviante Fehlformen, die in der normalen Entwicklung des grammatischen Regelsystems nicht vorkommen. Sie bedürfen der Korrektur, da sie nicht von selbst überwunden werden. Die in grammatischen Regeln ausgedrückten begrifflichen Relationen müssen vom Kind erst kognitiv bewältigt sein, bevor sie perzeptiv und produktiv erworben werden können. Die regelhafte Anordnung von Wörtern in Sätzen folgt den in der sensomotorischen Entwicklungsphase aufgebauten Handlungsschemata. Der Grammatikerwerb wird nicht als kognitionsunabhängiger Entwicklungsbereich gesehen, sondern als bereichsspezifisches Modul, das vom Kind mit Hilfe sprachspezifischer Fähigkeiten und kognitiver Voraussetzungen in einem strukturbildenden Prozeß erworben wird. „Bei sprachentwicklungsgestörten Kindern erfolgt der Sprachaufbau langsam und mühsam. Die gebildeten Sätze sind simpel und grammatikalisch falsch: Morphologische Formen und Präpositionen werden nicht oder falsch gebraucht, pragmatische Sprachaspekte wie die Herstellung der Dialogkohärenz durch pronominalen Rückbezug fehlen weitgehend" (Grimm 1998, 466).

Auch H. Schöler u.a. gehen davon aus, „daß keine spezifischen grammatischen Strukturmodule vorgegeben sind, sondern Informationskategorisierungsmechanismen, die in vielfältiger Weise erlauben, Reize zu differenzieren, zu selektieren, zu kategorisieren und zu abstrahieren" (Schöler u.a. 1998, 60). Das Kind verfügt bereits über ein regelableitendes kognitives Informationsverarbeitungssystem, mit dem es regelhafte Muster bilden kann. In einer Reihe von Untersuchungen bei Kindern mit spezifischen Sprachentwicklungsstörungen konnten Störungen in der auditiven Informationsverarbeitung gefunden werden: beim unmittelbaren Behalten von Zahlenfolgen und Wortlisten und beim Imitieren und Diskriminieren von Rhythmen. Durch die auditive Verarbeitungsschwäche können die dysgrammatisch sprechenden Kinder gehörte Sprache schlechter strukturieren und speichern, was zur Folge hat, daß sie aus dem sprachlichen Input auch keine Regeln extrahieren und lernen können.

Interaktive Erklärungsansätze:

Im Gegensatz zu den dominant kognitiven Entwicklungstheorien des Grammatikerwerbs, nach denen das grammatische Lernen unabdingbar von kognitiven Voraussetzungen abhängt, gehen sozial-interaktive und kommunikative Theorien davon aus, daß vorsprachliche Handlungs- und Kommunikationsmuster die Vorläufer der späteren sprachlichen Grammatikmuster sind. Die

Sprachmuster entstehen direkt aus den vorsprachlich erlernten Kommunikationsmustern. Der kindliche Spracherwerbsprozeß beginnt mit pragmatischen Strukturen und verläuft über semantische Strukturen zur Grammatik. Im präverbalen Stadium erwirbt das Kind in kommunikativen Interaktionsformen mit der Mutter eine kommunikative Handlungsgrammatik, die über vier Wege aufgebaut wird:

1. über die mütterliche Interpretation der kommunikativen Absichten des Kindes durch Intonation und situationsadäquate begleitende Gesten,
2. über die Bezugnahme auf äußere Ereignisse, Handlungen, Objekte usw. mit den Mitteln des Hinweisens, der Deixis (da, dort) und des Benennens,
3. über gemeinsame Handlungsmuster oder „kommunikative Routinen" mit den Modi des Verlangens, der Aufforderung, des Austausches und der Ergänzung,
4. über die Prädikation mit Hinweis auf den Gegenstand des gemeinsamen Handelns, der Kommentierung und der Dekontextualisierung.

Einen Überblick über den Grammatikerwerb gibt G. Szagun (1986). Da es feste Altersnormen nicht gibt, nimmt sie eine nur grobe Einteilung der Entwicklungsschritte vor:

1;0 - 1;8	Einwortäußerungen
1;6 - 2;3	Zweiwortäußerungen
2;0 - 4; 0	Drei- und Mehrwortäußerungen
ab 3;0/4;0	Äußerungen in komplexen Strukturen

Die Einwortäußerungen bestehen aus Wörtern, die den Wortklassen Nomina, Verbpartikel, Adverbien und Demonstrativa angehören. Das Verneinungswort „nein" bedeutet nicht Negation einer Aussage, sondern Ablehnung. Die Frageintonation tritt auf. Die Zweiwortäußerungen stellen semantische Relationen dar, z.B. Subjekt und Handlung oder Handlung und Objekt, Vorhandensein, Nichtvorhandensein, Wiedervorhandensein usw. Die ersten Flexionsmorpheme tauchen auf: Genus, Numerus und Kasus werden markiert. Artikel fehlen meist. Verben treten im Infinitiv auf oder in infinitivartiger Form. Die Verbendstellung dominiert. In den Drei- und Mehrwortäußerungen wird die Syntax komplexer. Die Morphologie der Nominalphrase und die Verbmorphologie differenzieren sich zusehends aus. Der Plural erscheint in mehreren korrekten Formen. Die Wortstellung erfährt wichtige Veränderungen. Verbstellungsregeln werden korrekt angewandt. Einfache Verben erscheinen in Zweitstellung. Komplex strukturierte Äußerungen treten als Satzgefüge von Haupt- und Nebensätzen auf. Sie werden mit weil, und, aber, wenn, ob und Relativsätzen gebildet. Die Verbstellung ist in den Haupt- und Nebensätzen korrekt. Bei Pluralformen und Vergangenheitsformen kommen noch gelegentlich Übergeneralisierungen vor, auch noch Fehler bei Kasusmarkierungen.

Entwicklungslinguistische Erklärungsmodelle des Entwicklungsdysgrammatismus untersuchen die Frage, welche linguistischen Bereiche im dysgrammatischen Sprachsystem gestört sind. Sie gehen im allgemeinen davon aus, daß das Kind mit sprachspezifischen Fähigkeiten ausgestattet ist, und daß das sprachliche Lernen einen spezifischen Lernmechanismus darstellt, bei dem die Umweltsprache eine wenig wichtige Rolle spielt.

Auf der Basis theoretischer und empirischer Arbeiten hat H. Clahsen (1988) den Ansatz der *Fehlenden grammatischen Kongruenz* entwickelt, der besagt, daß der kindliche Dysgrammatismus eine spezifische Störung in der Entwicklung grammatischer Teilsysteme darstellt und im wesentlichen auf Störungen in den Flexionsprozessen beruht, die der Markierung von Kongruenzbeziehungen dienen. Dysgrammatisch sprechende Kinder haben große Schwierigkeiten in der Markierung der Subjekt-Verb-Kongruenz. Dazuhin ist die Stellung des Verbs im Satz auffällig. Clahsen geht von der Lernbarkeitstheorie aus, nach der Fortschritte beim Erwerb der Grammatik die Verfügbarkeit lexikalischen Wissens voraussetzen. „Die Fortschritte, die man in der Zeit des Spracherwerbs beobachten kann, werden in erster Linie auf Erweiterungen des lexikalischen Wissens zurückgeführt." (Clahsen 1988, 2). Grammatische Lernmechanismen werden erst wirksam, wenn das Kind lexikalische und morphologische Einheiten oder ihre Eigenschaften identifizieren und kategorisieren kann. Grammatisches Lernen beruht auf autonomen Lernmechanismen und ist gleichsam ein eigenständiges spezifisches modulares Subsystem. Dementsprechend ist Entwicklungsdysgrammatismus ein spezifisches selektives sprachstrukturelles Defizit, das gezielte therapeutische Strategien anzeigt. D. Hansen (1996) hat auf dem Hintergrund der *Hypothese der Fehlenden grammatischen Kongruenz* den Versuch einer diagnostischen und therapeutischen Präzisierung der bei Dysgrammatismus unterstellten selektiven Störungen einzelner Komponenten des sprachlichen Erwerbssystems, nämlich des morphologisch-lexikalischen Lernens, gemacht und festgestellt, daß „vor allem die Lernmechanismen betroffen (sind), die für den Aufbau morphologischer Paradigmen zuständig sind" (Hansen 1996, 72). Die therapeutische Methode muß auf die spezifischen grammatischen, vor allem morphologischen Problembereiche (z.B. die Markierung der Subjekt-Verb-Kongruenz) gerichtet sein und besteht demnach weniger in generellen kognitiven Sprachförderstrategien, sondern in der Motivierung zum formal-sprachlichen Lernen. Zur diagnostischen Orientierung und zur entwicklungsadäquaten Bestimmung der formal-sprachlichen Lernziele gibt Clahsen ein fünfphasiges Entwicklungsmodell des Grammatikerwerbs vor, das quantitativ und qualitativ definiert ist.

Phase	Äußerungsart	MLU [x]	Alter
Phase I:	Vorläufer zur Syntax; Gebrauch von Einwortäußerungen und Satzbedeutungen; zwei aufeinanderfolgende Einwortäußerungen; Nomen und deiktische Strukturen; Verbpräfix; Reduplikationen von Einwortäußerungen; Negation durch „nein"; paraverbale Elemente, Intonation	~ 1	bis 1;6
Phase II:	Erwerb des syntaktischen Prinzips; Fähigkeit, Elemente zu kombinieren; Ein-, Zwei- und Mehrwortäußerungen; überwiegend Inhaltswörter: Nomen, Verben, Adjektive und Adverbien; Funktionswörter werden ausgelassen; Informationsfragen durch Fragewörter; Entscheidungsfragen durch Intonation; Verben meist in der Stammform oder im Infinitiv; gelegentliche Markierung mit -t; variable Verbstellung; Subjekt-Verb-Sätze; verblose Sätze; subjektlose Sätze und Sätze ohne Subjekt und ohne Verb	1 - 2	1;6 - 2;0
Phase III:	Vorläufer der einzelsprachlichen Grammatik; Mehrwortäußerungen dominant; erweiterte Satzstrukturen; einfache Verben in Zweitstellung oder am Satzende; zusammengesetzte Verben am Satzende; Verbflexion: Formativ -e; Kasusmarkierung: s-Suffix für Genitiv; Hilfs- und Modalverb; Kopula	2 - 3	2;0 - 2;6

Phase IV:	Erwerb einzelsprachlicher syntaktischer Besonderheiten; Wortstellung meist korrekt; finite verbale Elemente in Zweitstellung; Fragen durch Inversion von Subjekt und Verb; Verbflexion: Flexiv für 2. Person Singular -st; Kasusmarkierung: Nominativform in Kontesten, die Akkusativ- oder Dativmarkierung verlangen	3 - 4	~ 3;0
Phase V:	Komplexe Sätze; Ausformungen aus mehreren Teilsätzen; koordinierende und subordinierende Konjunktionen für semantische Relationen: additiv, adversativ, temporal und kausal; Akkusativformen werden übergeneralisiert; Fragen mit „ob"	> 4	3;6

[x] MLU = mittlere Äußerungslänge

Abb. 65: Phaseneinteilung der morphologisch-syntaktischen Entwicklung (nach Clahsen 1986)

Die linguistische Charakterisierung des kindlichen Dysgrammatismus geht davon aus, daß der Grammatikerwerb als entwicklungsmäßige Erfüllung einer angeborenen Universalgrammatik angenommen werden kann und eine geordnete Folge von Entwicklungsphasen durchläuft. Verzögerungen des Erwerbsverlaufs beim Dysgrammatismus sind kein generelles Phänomen, sondern betreffen in der Regel einzelne selektive Bereiche der Grammatik. Innerhalb der Entwicklung der grammatischen Teilsysteme können dysgrammatische Sequenzen auftreten. Entwicklungsstagnationen zeigen sich vor allem in bestimmten Bereichen der Morphologie, insbesondere in der grammatischen Markierung der Subjekt-Verb-Kongruenz, in der Plural- und Partizipmorphologie und der Verfügbarkeit von grammatischen Funktionswörtern. Die selektiven sprachstrukturellen Defizite bedingen Phasenverschiebungen und somit eine asynchron verlaufende Grammatikentwicklung. Grundsätzlich wird der Grammatikerwerb als autonom kognitive, modular strukturierte Entwicklungskomponente aufgefaßt.

3. 2. 3 Lexikalische Erwerbsstörung

Lexikalische Störungen bei Kindern sind zum einen Spracherwerbsstörungen im lexikalisch-semantischen Bereich, also *Wortschatzdefizite* (eingeschränkter, verminderter, retardierter, fehlerhafter Wortschatz), *semantische Defizite* (fehlende oder falsche Wortbedeutungen), *Wortbildungsmängel* und *Wortbildungsfehler*, zum anderen *Wortfindungsstörungen* oder *Wortabrufstörungen*.

Lexikalische Störungen können zwei Ebenen betreffen: die Ebene des konzeptuellen und grammatischen Bedeutungswissens = die Lemmaebene und die morpho-phonologische Ebene der Wortformen = die *Lexem*ebene. Lexeme sind bedeutungstragende Einzelzeichen der Sprache, die allein in einer Äußerung auftreten können und auf Objekte, Ereignisse, Verhaltensweisen, Eigenschaften usw. in der außersprachlichen Wirklichkeit verweisen. Lexeme sind Morpheme mit lexikalischer Bedeutung.

Wortschatzdefizite sind Mängel oder Störungen des Aufbaus und der Organisation des subjektiven mentalen Lexikons. Das Kind kennt die Wörter nicht oder nicht richtig. Der Umfang der Wörter, mit denen es eine Bedeutung verbindet, ist eingeschränkt oder/und fehlerhaft. Die Menge der bedeutungsvollen Wörter ist gering. Das Kind hat eine geringe rezeptive Lexemkapazität; sein rezeptives Sprachgedächtnis ist mangelhaft, der rezeptive (passive) Wortschatz unterentwickelt. Das Kind kann Wörter nicht oder nicht richtig verwenden. Der Umfang der zur Benennung verfügbaren Wörter ist begrenzt, das reproduktive Sprachgedächtnis schwach oder gestört, der produktive (aktive) Wortschatz ist beschränkt.

Bei *Wortfindungsstörungen* gelingt der Abruf der Wörter nicht oder nicht in der bedeutungszutreffenden Weise. Man unterscheidet:

1. Wortfindungsstörungen im engeren Sinne, bei denen die Benennung nicht erfolgen kann, weil die Wortabwahl aus unterschiedlichen Gründen blockiert ist. Annahme dabei ist, daß das Kind sowohl über das Konzept bzw. die Wortbedeutung als auch über die Wortform verfügt, die Wortform aber nicht aktivieren kann, da die momentane Verbindung zwischen Wortbedeutung und Wortform unterbrochen oder gestört ist. Es liegt eine lexikalische Zugriffsstörung vor, die auf eine gestörte Wortverarbeitung zurück-

geht und die Worterkennung, die Wortsuche, Wortfindung und die Wortreproduktion betreffen kann.

2. Wortfindungsstörungen im weiteren Sinne in Form von Paraphasien, Neophasien, Neologismen und Perseverationen als Symptome eines gestörten, fehlerhaften Benennungsvorganges. Es werden andere ähnliche oder falsche Wörter gebraucht. Der inhaltliche Zugriff zum Zielwort erfolgt vor allem paradigmatisch über logisch-klassifikatorische Ähnlichkeiten. Es kommt zu *semantischen Paraphasien* bei bedeutungsmäßiger Ähnlichkeit des Ersatzwortes zum Zielwort: z.B. Stuhl/Bank, Hase/Eichhörnchen, einbringen/einbrechen, auf/in usw. oder zu *phonematischen Paraphasien* bei lautlich-phonologischer Ähnlichkeit in Form von Auslassung, Ersetzung, Umstellung oder Hinzufügung einzelner Laute: Nopf/Knopf, Vergebrechen/Verbrechen, Talerne/Laterne usw. Statt des nicht auffindbaren Zielwortes kann auch ein neues, im Sprachsystem nicht vorkommendes Wort eingesetzt werden (Neophasie): Debe/Rabe, Benzinladen/Tankstelle. Ein anderer Weg der Zielwortsuche ist die syntagmatische situativ-propositionelle Vorgehensweise, bei der ein verbaler Kontext das Lückenwort evozieren soll. Man bildet einen Satz oder sucht nach normierten Wortsequenzen, die das gesuchte Wort enthalten: ... im Wasser -> schwimmt; oder man gibt semantische Merkmale des zugehörigen semantischen Feldes an: rund, rollt, hüpft -> Ball. Eine sehr auffällige Form des Überbrückens des gestörten Worteinfalls sind Perseverationen, die motorisch (Wiederholen bereits artikulierter Einheiten), mnestisch (fehlende Gedächtniskontrolle des bereits Gesprochenen) oder strategisch (das gleiche Wort für jedes gefragte Wort verwendet) sein können. Schließlich wird vielfach auch auf die Umschreibungsstrategie zurückgegriffen: ... ist zum ..., ... kann man damit ..., so ein Ding ...

Lexikalische Erwerbsstörungen oder *lexikalisch-semantische Entwicklungsstörungen* sind durch Wortschatzdefizite, durch Einschränkungen des rezeptiven und aktiven Wortschatzes sowie Wortfindungsstörungen gekennzeichnet. Wortverständnis und Wortproduktion sind nicht altersentsprechend entwickelt: Die vorherrschenden Symptome sind das verspätete Auftreten der ersten Wörter und Wortkombinationen, das langsame verzögerte Erweitern des Wortschatzes und die häufigen lexikalischen Fehlleistungen. Die Symptome verweisen auf eine nicht oder mangelhaft entwickelte, auch gestörte lexikalische Verfügbarkeit und/oder eine lexikalische Nichtabrufbarkeit. Die lexikalische Erwerbsstörung kann ein generelles oder ein selektives Wortschatzdefizit sein. Die Störungen in der Struktur des mentalen Lexikons können in drei Teilbereichen der lexikalischen Repräsentation auftreten:

- als Störungen in der Organisation des Wortschatzes, als Inventarstörungen,
- als Störungen im semantischen Lexikon (semantischen Gedächtnis), als Störungen im Bedeutungsaufbau und in den Bedeutungsbeziehungen der Wörter und
- als Störungen im Lexikon der Wortformen, der phonologischen Repräsentation.

Für Störungen in der Struktur des Lexikons und in der Aktivierung des semantischen Gedächtnisses werden Auffälligkeiten des zu engen (überdehnten) und zu weiten (übergeneralisierten) Wortgebrauchs, der zu dichten Situationsgebundenheit der Wörter, der seltenen und fehlerhaften Kategorisierung und der mangelhaften Fehlerbewußtheit genannt. Die lexikalisch-semantischen Defizite zeigen sich im Wortverständnis und im Wortgebrauch. Störungen im Wortformlexikon zeigen sich durch ein offenkundiges Suchverhalten an und sind durch die oben beschriebenen para- und neophasischen Strategien auffällig, insbesondere durch phonologische Fehlleistungen. Wortabrufstörungen bei Kindern deuten sich an durch Verzögerungen, Pausen, Umformulierungen, Embolophasien und Embolophrasien, Einsatz von Gesten, Umschreibungen, artikulatorische Suchbewegungen, phonologische und semantische Paraphasien. Die Wortproduktionsleistungen erscheinen unsicher und sind fluktuierend.

Die Wortbedeutungsentwicklung

Unter dem Einfluß der kognitiv orientierten Sprachentwicklungspsychologie - dominant der kognitiven Entwicklungstheorie von Piaget - haben sich die sprachtherapeutische und sprachheilpädagogische Theorie und Praxis schwerpunktmäßig an die Theorien und empirischen Befunde zur Bedeutungsentwicklung beim Kind angelehnt. Wenn die semantische Merkmalstheorie von E. Clark (1973), die Theorie des funktionalen Kerns von K. Nelson (1974), die Prototypentheorie von M. Bowerman (1977), die lexikalische Kontrastheorie von E. Clark (1983) auch ältere Ansätze darstellen, sind sie dennoch theoretisch und praktisch bedeutsam, da sie zur weiteren Theorieentwicklung beigetragen haben und in Detailaussagen Eingang in die sprachheilpädagogische Arbeit gefunden haben.

Merkmalstheoretische Wortbedeutungsentwicklung:

Der Erwerb von Wortbedeutungen erfolgt nach Clark dadurch, daß das Kind semantische Merkmale eines Wortes lernt und allmählich die kritischen perzeptuellen Merkmale der Objektwörter differenziert und klassifiziert. Aufgrund der Gruppierung wahrgenommener ähnlicher Gegebenheiten bzw. Eigenschaften und deren Differenzierung von anderen nichtähnlichen entwickelt das Kind ein System semantischer Merkmale, die je nach Bündelung die jeweilige Wortbedeutung ergeben. Das Kind verbindet mit einem neuen Wort nur einige der kritischen semantischen Merkmale: z.B. Hund = Vierbeinigkeit + bellt + beißt usw. Dabei werden allgemeine semantische Merkmale zuerst gelernt, erst nach und nach die spezifischeren ausdifferenziert. Die semantische Entwicklung wiederholt gleichsam die perzeptuelle Entwicklung.

Aktivitätstheoretische Wortbedeutungsentwicklung:

Nach der Theorie des funktionalen Kerns von Nelson entsteht zuerst eine nichtsprachliche Erkenntnis des Objekts, bevor sich eine Wortbedeutung bilden kann. Dabei ist die Funktion oder Aktivität des Objektes ausschlaggebend. Die erste Phase der Bedeutungsentwicklung ist die Begriffsentstehung durch die funktionale Analyse (z.B. des Objektes Ball) mit dem Ergebnis des funktionalen Kerns (z.B. rollen, werfen, fangen). Danach abstrahiert das Kind die statischen perzeptuellen Merkmale des Objektes (rund, prall) und übernimmt die Bezeichnung „Ball", wenn es in Anwesenheit eines Balles das Wort „Ball" hört. Das erkannte Objekt und der funktional und perzeptuell gebildete Begriff werden mit der Benennung verbunden.

Prototypentheoretische Wortbedeutungsentwicklung:

Die Prototypentheorie nimmt an, daß die Bedeutungsentwicklung über die Bildung von prototypischen Begriffen verläuft, indem eine hypothetische Konstruktion des typischen Mitgliedes einer Begriffsklasse formiert wird: z.B. gilt eine Amsel als typischeres Konzeptbeispiel der Kategorie „Vogel" als eine Ente. Bei Kindern ist meist das erste Objekt, auf das sie mit dem betreffenden Wort Bezug nehmen, der Prototyp. Sie hören das Wort in einer bestimmten Situation und verwenden es in einer ähnlichen Situation. Sie verwenden beispielsweise „Hund" vor „Tier" und „Blume" vor „Rose". Das heißt sie ordnen das Wort auf das für sie typischere Mitglied einer Begriffskategorie schneller zu als auf weniger typische Vertreter. Die Prototypen sind entweder merkmalstheoretisch oder holistisch interpretiert.

Kontrasttheoretische Wortbedeutungsentwicklung:

Nach Revision der semantischen Merkmalstheorie von Clark wird die Wortbedeutungsentwicklung durch die Prinzipien des Kontrastes und der Konventionalität gesteuert. Das Kind kontrastiert ein neues Wort mit den Wörtern, die es schon kennt, und folgert, daß es eine bisher nicht benannte (und bekannte) Begriffskategorie repräsentiert. Wenn es keine Wörter angeboten bekommt, versucht es, seine Wortschatzlücken durch Überdehnungen, Wortneubildungen oder Allzweckwörter zu schließen.

Begriffsorientierte Bedeutungsentwicklung:

Da Wortbedeutungen nicht nur perzeptuell, funktional, prototypisch oder kontrastiv definiert sind, haben alle Aspekte mehr oder weniger Berücksichtigung in sprachheilpädagogischen Förderkonzepten erfahren. Einen besonderen Stellenwert nimmt das wahrnehmungstheoretische Sprachförderkonzept von F. Affolter ein, das auf der Theorie der kognitiven Begriffsbildung von Piaget beruht. Die Ausgangsthese ist, daß sensomotorische Handlungsschemata die Basis der ersten verbalen Schemata abgeben, die das Kind in der Interaktion mit seiner personalen und physikalischen Umwelt bildet. Auf der 6. sensomotorischen Entwicklungsstufe (1;4/1;6 bis 1;6/2;0) tauchen Wörter auf, deren Bedeutungen Zwischenformen zwischen sensomotorischen und begrifflichen Schemata darstellen. Dabei ist nicht zu entscheiden, ob die ersten Wörter Symbolspiele, nachahmende oder begriffliche Tätigkeiten sind. Piaget hält sie für Mischformen aller drei. Die begriffsorientierte Bedeutungsentwicklung ist idiosynkratisch, flexibel und situationsabhängig. Bedeutungen entstehen durch die Verbindung zwischen Wort und Begriff. „Die Bedeutung des Wortes ist der Begriff" (Szagun 1991, 188).

Im Zusammenhang mit Piagets Vorstellung der sich beim Kind verändernden Denk- und Sprachfunktionen haben Wygotski und seine Schüler die These von der sich allmählich entwickelnden und verfestigenden Wortbedeutung konzipiert. Wygotski stellte in Untersuchungen fest, daß sich die kindliche Wortbedeutung in drei qualitativ, strukturell und systematisch zu unterscheidenden Stufen entwickelt und damit reale Stadien des kindlichen Denkens widerspiegelt.

Das Wort löst zunächst intendierte Reaktionen nur im Zusammenhang mit einer bestimmten Intonation, Mimik und Gestik aus. Erst allmählich gewinnt der Lautkomplex relative Unabhängigkeit, indem sich für das Kind die verallgemeinernde oder signifikativ-begriffliche Funktion der Wortbedeutung herausbildet. Das Wort behält seine gegenständliche Bezogenheit, wird jedoch in jeweils andere Zusammenhänge oder Systeme eingeordnet. Das Wort klassifiziert und kategorisiert, es bildet Zusammenhänge ab bzw. modelliert sie.

Durch die Bildung eines Systemes oder Netzes generalisierter Verbindungen hinter dem Wort etabliert sich die normative (bezeichnende oder benennende) Funktion des Wortes. Solche frühen Wortbedeutungen erscheinen diffus oder generalisiert, weil das Wort nur auffallende Merkmale des Gegenstandes widerspiegelt; die Wörter bezeichnen nur dessen einzelne Signalmerkmale.

Im ganzen handelt es sich um einen komplexen Prozeß, bei dem zuerst elementare Orientierungsreaktionen, dann Wahrnehmungen und schließlich Manipulationen mit dem Gegenstand eine Rolle spielen. Handeln ist eine wesentliche Komponente beim Erlernen der Wortbedeutungen.

Die lexikalische Entwicklung

Während die kognitiv sprachentwicklungspsychologischen Theorien der Wortbedeutungsentwicklung zum einen Wortbedeutungen als Kombinationen und Ordnungen semantischer Merkmale (Clark, Nelson, Bowerman), zum anderen als vernetzte Strukturen sich entwickelnder Begriffssysteme (Piaget, Affolter, Szagun, Wygotski) betrachten, beschreiben und analysieren entwicklungs- und entwicklungspsycholinguistische Theorien den Prozeß der lexikalischen Entwicklung als Worterwerb, d.h. sie setzen beim Wort und dem Erwerb der Wörter an. Aus linguistischer Sicht haben Wörter bzw. lexikalische Einheiten (Lexeme) nicht nur semantische Repräsentationsfunktion (als Wortbedeutungen), sondern sind zugleich phonologische Formen (als lautliche Wortformen) und lexikalische Kategorien (als Wortarten) und morphologische Eigenschaften (als Grundmorpheme oder komplexe Wörter). Der kindliche Worterwerb umfaßt semantische, morphologische und phonologische Prozesse und Strukturbildungen, die zueinander in Beziehung stehen. Das Kind erwirbt auch nicht von vornherein vollständige ganze Lexikoneinträge, sondern vollzieht einen sich dynamisch und flexibel verändernden und erweiternden lexikalischen Erwerbsprozeß vom ersten Lebensjahr an bis zum Ende seiner Schulzeit und später.

Der *lexikalische Erwerbsprozeß* bzw. die lexikalische Entwicklung kann in der Hauptsache in drei Phasen eingeteilt werden:

1. Phase: der *frühe Worterwerb* von 0;10 - 1;6

Die Phase der ersten Wörter setzt im Alter von etwa 10 Monaten ein und beginnt mit phonologischen meist vereinfachten Wörtern, deren Bedeutungen kontextgebunden in klar umschriebenen Situationen und referentiell für Objekte, Personen, Tiere, Handlungen usw. gebildet werden. Es werden auch sozial-pragmatische Wörter aufgenommen und verwendet: z.B. nein, bitte, winke-winke, adda usw. Die frühen Wörter werden überwiegend performativ realisiert. Die Aneignung der ersten 30 Wörter im Zeitraum zwischen dem 10. und 18. Lebensmonat erfolgt über assoziative Verknüpfungen im kommunikativ-interaktiven Lernkonzept bei Geltung der Assoziationsprinzipien des Lernens (der Ähnlichkeit, des Kontrastes und der räumlichen und zeitlichen Kontiguität der Gedächtnisinhalte). Charakteristisch für die erste lexikalische Entwicklungsphase ist das langsame Anwachsen des Wortbestandes, da pro Woche nur etwa zwei oder drei neue Wörter gelernt werden.

2. Phase: der *Wortschatzspurt* von 1;6 bis 2;6

Hat das Kind in der ersten lexikalischen Entwicklungsphase die „entwicklungskritische Zahl 50" (Grimm 1998, 460) erreicht, setzt der schnelle Worterwerb für Objekte und Eigenschaften ein. Das Kind lernt sehr rasch viele Wörter, indem spezifische semantische Prinzipien oder Beschränkungen (constraints) wirksam werden. Es stellt unmittelbar eine repräsentative Beziehung zwischen Wort und Bedeutung her. Es gewinnt schon nach dem ein- oder zweimaligen Hören des Wortes einen referentiellen Bezug, identifiziert die Bedeutung und isoliert die zugehörige Wortform. Diesen raschen Abbildungsprozeß bezeichnet man als *fast mapping-Prozeß* der Wörter und meint damit ihre schnelle Übernahme ins mentale Lexikon, d.h. die Identifikation unbekannter Wörter im sprachlichen Kontext und ihre sofortige Einspeicherung in das mentale Lexikon. Genauer beschrieben, besteht das fast mapping aus drei Teilprozessen:

- Identifikation des Referenten (= Erkennen des Objektes im weitesten Sinne),
- Erfassen der Bedeutung (Bezug des Wortes auf die Referenz, daß das Wort den Referenten meint) und
- Erfassen der Abbildung durch die Wortform.

Der fast mapping-Prozeß garantiert aber noch nicht die anhaltende Einspeicherung und die spontane Reproduktion der neuen Wörter, sie müssen dazu mehrere Male wiederholt werden. Auch sind die erworbenen Wörter meist noch unvollständig in ihren Bedeutungen. Sie werden häufig übergeneralisiert (z.B. Hund für alle Vierbeiner) oder überdiskriminiert (z.B. Möbel nur für Stuhl und Tisch). Die Kinder überdehnen Wörter durch *Übergeneralisierungen*, d.h. dasselbe Wort wird für mehrere Objekte oder Eigenschaften verwendet. Dabei sind die Bedeutungserweiterungen perzeptuelle oder/und funktionale Merkmale. Andererseits erhalten Wörter sehr eingeengte Bedeutungen durch Überdiskriminierungen, indem nur ganz bestimmte konkrete Objekte oder Situationen mit einem Wort gemeint werden. Erst nach hierarchisierender Organisation der Bedeutungsfelder nach semantischen Relationen (Hyper-, Hypo-, Syno-, Antonyme) gehen die Übergeneralisierungen und Überdiskriminierungen von Wörtern zurück. Die Kinder lernen nun mit Hilfe der pragmatischen Prinzipien und der semantischen Erwerbsstrategien viele neue Wörter bzw. neue Wortbedeutungen. Hört das Kind ein neues Wort, nimmt es an, daß sich das Wort auf das ganze Objekt bezieht und nicht auf Teile oder Eigenschaften (= Ganzheitsannahme) und daß dieses Wort eine taxonomische Relation (z.B. Bus zu Zug) anzeigt (=Taxonomieannahme). Eine weitere semantische Beschränkung bietet die Disjunktionsannahme, derzufolge ein Objekt nur einen Namen haben kann und die Wortbedeutungen sich gegenseitig ausschließen.

3. Phase: der *prädikative Wortschatz* ab 2;6

In der Zeit des Wortschatzspurts dominieren die Nomina bzw. die Objektwörter. Nach dem Erwerb eines bestimmten Wortschatzumfanges (ab 100 bis

400 Wörter) erfolgt eine Ausdifferenzierung nach Wortarten. Die Dominanz der Nomina nimmt ab, der Umfang an Verben und Adverbien nimmt linear zu (vom Substanz- zum Aktionsstadium), womit die Schwelle für die grammatische Entwicklung erreicht ist. Ab dem 3. Lebensjahr wird die Syntax zum Rahmen für die weitere Semantikentwicklung und Ausdifferenzierung des Wortschatzes. Ab dem 4. und 5. Lebensjahr bilden sich Wortfelder und semantische Relationen aus, wobei täglich 5 bis 10 neue Wörter hinzugelernt werden, so daß ein Schulanfänger über einen durchschnittlichen Wortschatzumfang von 10 000 bis 15 000 rezeptiv und 3000 bis 5000 spontan produktiv verfügt.

Wenn der Worterwerb später einsetzt und verzögert verläuft, so daß ein Kind die „entwicklungskritische Zahl 50" mit zwei Jahren noch nicht erreicht hat, muß ein *verspäteter Spracherwerb* oder eine *spezifische Sprachentwicklungsstörung* angenommen werden. In neuesten Untersuchungen zum fast mapping bei sprachentwicklungsgestörten Kindern stellt M. Rothweiler (1999) fest, daß nicht alle Kinder mit verspätetem Spracherwerb Wortschatzdefizite haben müssen, und daß sich sprachgestörte Kinder mit Wortschatzdefiziten von sprachnormalen Kindern auch nicht in den fast mapping-Prozessen signifikant unterscheiden, sehr wohl aber in der lexikalischen Langzeitspeicherung. Erklärungsgründe können in der lexikalischen Frühphase des assoziativen Wörterlernens, in der phonologischen Verarbeitung und Speicherung und/oder auch in der unzureichenden Aufnahme und Vernetzung semantischer Informationen liegen.

Pragmatische Ansätze zum semantischen Lernen

Während die kognitiven sprachentwicklungspsychologischen und entwicklungslinguistischen Theorien zur lexikalisch-semantischen Entwicklung Störungen auf der lexikalisch-semantischen Ebene in engem Zusammenhang mit kognitiven Schwächen und Störungen, insbesondere in den Wahrnehmungsmodalitäten und in der Wahrnehmungsverarbeitung sehen (Grohnfeldt 1991), sind Störungen der Wortbedeutungsentwicklung aus *pragmatischer Sicht* Störungen des *semantischen Lernens in Interaktionszusammenhängen*. Die Entwicklung der semantischen Fähigkeiten kann nicht losgelöst von der Entwicklung der anderen sprachlichen und der nichtsprachlichen Fähigkeiten verstanden werden. Der Erwerb der ersten Wörter ist stets mit konkreten

Handlungen und Interaktionen zwischen Kind und Bezugspersonen verbunden. Erst allmählich beginnt sich das Wort von der Handlung zu isolieren und selbständig zu werden.

Für den pragmatischen Ansatz des semantischen Lernens als Interaktionslernen berichtet Füssenich (1987) Verhaltensweisen von Kindern, die semantische Schwierigkeiten haben. Sie benutzen einfache vorsprachliche Verständigungsmittel wie Zeigegesten und deiktische Wörter. Sie versuchen funktionale Umschreibungen oder greifen auf den situativen und sprachlichen Kontext zurück. Sie fragen nach den Bedeutungsunterschieden zwischen den semantisch ähnlichen Wörtern oder sagen einfach „weiß ich nicht".

Auch B. Zollinger (1988) geht bei der Erstellung individueller Entwicklungsprofile, die in einzelne Kompetenzbereiche gegliedert sind, von Zusammenhängen zwischen den Entwicklungsfaktoren der Frühphase des Spracherwerbs aus. Auf dem Hintergrund theoretischer Analysen und eigener Praxisbeobachtungen gibt sie einen Überblick über den Verlauf der Entwicklung der zusammenwirkenden Kompetenzen und Entwicklungsbereiche. Die semantisch-lexikalische Entwicklung vollzieht sich im Rahmen der praktisch-gnostischen Entwicklung (Umgang mit Spielgegenständen), der symbolischen Entwicklung (Nachahmung, Symbolspiel), der kommunikativen Entwicklung (Auseinandersetzung mit Personen), der sprachlichen Entwicklung (Sprachproduktion und Sprachverständnis) und der Ich-Entwicklung. Sie stellt fest, daß spracherwerbsgestörte Kinder „vor allem in den Bereichen Symbolspiel und Kommunikation, Sprachproduktion und Sprachverständnis von einem größeren Entwicklungsrückstand betroffen" (Zollinger 1988, 100) sind. Später (1995) akzentuiert sie die kommunikativ-pragmatische Grundbedingung des Spracherwerbs und bezeichnet den *triangulären Blickkontakt* zwischen Kind und Mutter auf einen Gegenstand als Ursprung der Sprache. Sie verfeinert das Entwicklungsprofil zur Erfassung spezifischer Entwicklungsstörungen und Fähigkeiten in vier Entwicklungsbereichen, aus denen in der Übersicht Einzelangaben zur semantisch-lexikalischen Entwicklung entnommen und chronologisch gegliedert sind.

Zusammenfassend kann Entwicklungsdysphasie als syndromatische Sprachentwicklungs- oder Spracherwersbstörung gekennzeichnet werden, die in

1. Phase:	in den ersten Monaten ist die Mutter-Kind-Interaktion auf den direkten Austausch von Bedürfnissen und Gefühlen beschränkt, hauptsächlich über nonverbale Kanäle wie Berührungen, Mimik und Blickkontakt
0;4	Kind sucht mit dem Blick die Mutter und folgt der mütterlichen Blickrichtung, auch mit stimmlicher Begleitung
0;5	Kind greift nach Gegenständen, zeigt Interesse für Gegenstände
2. Phase:	etwa mit dem 6. Lebensmonat erhalten Gegenstände Bedeutung, ohne daß sie in die direkte Mutter-Kind-Interaktion eingebunden werden; das Kind beschäftigt sich mit der Mutter oder mit dem Gegenstand
0;6	Kind vokalisiert im direkten Austausch mit der Mutter oder mit dem Gegenstand
0;7	Kind verbindet mit Blick Mutter und Gegenstand, wenn die Mutter mit dem Gegenstand beschäftigt ist
0;8	Kind greift nach dem Gegenstand bei gleichzeitigem Blick zur Mutter, es blickt zu Mutter und Gegenstand, wenn es selbst mit dem Gegenstand spielt
ab 0;9	*triangulärer Blickkontakt*: Kind vergewissert sich durch Blick auf die Mutter, daß sie auch auf denselben Gegenstand schaut
3. Phase:	Dreiecksbeziehung Mutter-Kind-Gegenstand, Kind bezieht die Mutter in die Interaktion mit dem Gegenstand mit ein
0;10	Kind beginnt Vokalisationen an die Mutter zu richten, um ihr mitzuteilen, was es mit dem Gegenstand erlebt
0;11	erste Protowörter
1;0 - 1;3	erste Interaktionsspiele: „guck-guck-da" usw.
1;6	50 wortähnliche Äußerungen
~ 6;0	Kinder kennen etwa 20.000 Wörter, sprechen etwa 5.000 Wörter, lernen in viereinhalb Jahren täglich 14-15 neue Wörter rezeptiv und 3-4 Wörter aktiv-produktiv

Abb. 66: Überblick über den Entwicklungsverlauf des frühen Spracherwerbs mit Schwerpunkt lexikalisch-semantische Ebene

sprachspezifischen phonologischen, grammatischen und lexikalisch-semantischen Störungen auffällig wird und ein Störungsbild mit Symptomwandel darstellt. Sie kann nicht durch auditive, motorische, kognitive oder/und sozialkommunikative Ursachenfaktoren erklärt werden.

3.3 Kommunikativ reaktive Sprachstörungen Redestörungen

3.3.1 Stottern

Stottern als wohlbekanntes, aber kaum verstandenes Phänomen hat eine reichhaltige Nomenklatur hervorgebracht, nicht zuletzt deshalb, weil es ein sehr auffälliges und vielgestaltiges Störungsbild der geläufigen Rede darstellt und sich nur schwer von den mit ihm verwandten Sprach-, Sprech-, Rede- und Stimmstörungen abgrenzen läßt.

Stottern ist seit der Antike bekannt und taucht als Kennzeichnung einer stotternden Stimme (ισχόφωνος) erstmals in den „Historien" des Herodot (490 - 430 v. Chr.) auf. Er berichtet die Geschichte des stotternden Bathos, der das Orakel in Delphi um Rat befragt haben soll. Im Corpus Hippocraticum (medizinische Schriftensammlung von 400 bis 200 v. Chr.) werden erste Aussagen über mögliche Ursachen gemacht, die in einer Krankheit, im Gehör oder auch in einem Mißverhältnis von Denken und Sprechen liegen können. Der Stotternde fügt Neues hinzu, bevor er das Vorige ausgesprochen hat, oder er denkt über das Folgende nach, ehe er das Gedachte gesagt hat. Die erste Stotterdefinition gibt Aristoteles (384 - 322 v. Chr.), nach der die ἰσχνοφωνία (Ischnophonie) eine Art Stimmhemmung darstellt, bei der die Fähigkeit, eine Silbe mit der anderen schnell zu verbinden, eingeschränkt ist. Stotternde haben, so mutmaßt er, ein reges Vorstellungsleben, so daß der Drang zu sprechen der Fähigkeit dazu vorausgeht – eine Erklärungshypothese, die Moses Mendelssohn im 18. Jahrhundert als Betroffener introspektiv bestätigt.

Durch die globale Verwendung des lautmalenden Ausdrucks *Balbuties* für alle Formen des undeutlichen und unverständlichen Sprechens zusammen mit der Überschätzung der Funktion der Zunge beim Sprechen kommt es im Mittelalter und in der Neuzeit zu einer verhängnisvollen Darstellung der Sprachstörungen. Berühmte byzantinische Ärzte, wie Aetius von Amida (527 - 565) und Paulus von Aegina (um 650), leiten Störungen der Sprache von einer

Ankyloglossie (angewachsene Zunge) ab, zu deren Behandlung die operative Zungenbandlösung (Frenulotomie) bis ins 18. Jahrhundert die Methode der Wahl wird. Avicenna (980 - 1037) sieht die Ursache für die undeutliche Sprache in einer Lähmung der Zunge und verweist damit auf eine zentralnervöse Bedingtheit. Seine Vermutung greift Guy de Chauliac (um 1350), ein berühmter Leibchirurg von drei Päpsten, auf und bildet erstmalig eine spasmentheoretische Hypothese (-> Krampftheorie). Hieronymus Mercurialis (1534 - 1606) differenziert dann in einem besonderen Kapitel seines „De puerorum morbis tractatus" (1583) Balbuties in drei Formen, von denen die erste „Stottern" meint, da sie darin besteht, daß die Rede nicht fortgesetzt werden kann, weil die erste oder irgendeine andere Silbe mit Anstrengung wiederholt wird. Da seine begriffliche Differenzierung aber nicht terminologisch fixiert wird, bleibt Balbuties auch weiterhin ein mehrdeutiger und extensiver Oberbegriff. Auch die beiden Wörter der deutschen Hochsprache „stottern" und „stammeln" werden nahezu gleichbedeutend verwendet, indem sie ein wiederholtes Anstoßen der Zunge beim Sprechen meinen.

Erst R. Schulthess führt eine noch heute allgemeingültige begriffliche Gegenüberstellung von Stottern und Stammeln durch. „Diejenigen Fehler, wo einzelne oder mehrere Buchstaben nicht richtig oder gar nicht ausgesprochen werden können und deswegen in der Rede weggelassen oder mit anderen vertauscht oder wenigstens fehlerhaft artikuliert werden" (Schulthess 1830, 36-37), heißen *Stammeln*. „Das *Stottern* besteht [demgegenüber] in einem momentanen Unvermögen, ein Wort oder eine Sylbe auszusprechen, [wobei] das Stocken der Rede ... häufiger oder seltener eintreten" kann. „Folge davon ist, daß der Anfang der Sylbe oder die vorhergehende mehrere Male wiederholt wird, bis es gelingt, das Hindernis zu überwinden und in der Rede fortzufahren" (Schulthess 1830, 69).

Ein anderer häufig verwendeter synonymer Ausdruck für Stottern ist *Dysphemie* (von griechisch δυσφήμη = gestörte Rede), der zum zentralen Begriff einer Gruppe von Stottertheorien geworden ist: der *Dysphemietheorien*, die Stottern als Teilsymptom einer komplexen Organstörung auf erblicher „Grundlage mit neurophysiologischen und biochemischen Veränderungen" (Arnold 1970, 760) betrachten – ein Erklärungsansatz, der neuerdings unter Berufung auf empirische Untersuchungsergebnisse wieder in der Form zur

Diskussion gestellt wird, „daß als Basis des Stotterns eine neurophysiologische Störung angenommen werden muß" und damit gemeint ist, „daß Stottern im Kern eine körperlich bedingte Funktionsstörung ist, deren äußerer Ausdruck die Sprechunflüssigkeiten sind" (Weikert 1995, 39).

Andere, vorwiegend ältere Bezeichnungen sind Spasmophemie, Logo- oder Laloneurose, Lalo- oder Phonophobie, Logoklonie oder Psellismus. Sie werden kaum mehr verwendet, verweisen aber im Kontext der terminologischen Vielfalt aufgrund ihrer Einbindung in subjektive Stotterkonzepte auf sehr unterschiedliche Sichtweisen.

Die Symptomatik des Stotterns

Da sich eine allgemein akzeptierte aussagekräftige Stotterdefinition mit hinreichendem Erklärungswert nicht finden läßt, versucht man, Stottern symptomatologisch zu fassen. Stottern wird als Kommunikationsstörung mit überzufällig häufig auftretenden Unterbrechungen des Sprechablaufs bzw. Redeflusses charakterisiert, die plötzlich ungewollt und unbeherrschbar in Form von angespannten schnellrhythmischen Wiederholungen (*Kloni* = krampfartige Iterationen) von Lauten, Silben, Wörtern oder Satzteilen auffällig werden oder als gepreßte Stockungen vor einem Laut, einer Silbe, einem Wort oder Satz (*Toni* = krampfartige Blockaden) ein flüssiges Sprechen verhindern. Man unterscheidet nach der Art der Redeunterbrechungen drei Stotterformen:

1. *klonisches Stottern*, dessen Kernsymptome kurze, rasch aufeinanderfolgende verkrampfte oder gepreßte Laut- und/oder Silbeniterationen sind, die durch schnelle kurzzeitige Wechsel zwischen Kontraktionen und Entspannungen der Sprechmuskulatur entstehen: z.B. T-t-t-tisch, Pa-pa-pa-pa-pa.

2. *tonisches Stottern*, dessen Kernsymptome verkrampfte oder gepreßte Laut- und/oder Silbenblockierungen und -prolongationen (Dehnungen, Verlängerungen) sind, die durch relativ lang andauernde Kontraktionen der Sprechmuskulatur entstehen: z.B. P---apa, Hi---ilfe. Dem Sprechen eines Wortes oder Satzes kann auch ein anhaltendes stummes, sehr angestrengtes Pressen vorausgehen.

3. *klonisch-tonisches* oder *tonisch-klonisches Stottern*, wenn klonische und tonische Symptome kombiniert vorkommen und einander dominieren.

Da stotterähnliche Symptome, vor allem Iterationen von Lauten, Silben, Wort- und Satzteilen und Symptome angestrengten oder belasteten Sprechens auch in der Normalsprache vorkommen, ist es schwierig, Stottern als Störung des Sprech- oder Redeflusses symptomatologisch eindeutig zu markieren und zu definieren. Dazuhin sind Überwindungsversuche bei Blockaden meist nur sichtbar und nicht hörbar. Vermeidungsstrategien verhindern oder verdecken die wahrnehmbaren Symptome und verleiten zu Fehleinschätzungen von Art und Schweregrad des Stotterns. Die gängigen Symptomdefinitionen, die die Laut- und Silbenkloni, die tonischen Blockierungen und Dehnungen und die krampfartige Gesichtsmimik als typische Hauptsymptome beinhalten, bedürfen der Relativierung und Ergänzung. Die Exzessivität der zu beobachtenden äußeren Stottersymptome ist nicht alleiniger und auch nicht ein zuverlässiger Indikator für den Schweregrad des Stotterns. Stottern hat auch eine Innenseite, *innere Momente*, die mit Störungsbewußtsein, Angst, Leidensdruck und Isolation umschrieben werden. Der Stotternde erlebt seine Symptomatik als bedrohlich und gefährdend.

Schließlich hat Stottern wie jede Sprachstörung eine Außenwirkung. Stotterndes Sprechen stört nicht nur das weitere Konzipieren sprachlicher Äußerungen, sondern auch und vor allem ihre Verständlichkeit und damit die Kommunikation.

Zu einer differenzierteren Erfassung der Stottersymptomatik bei Kindern sind deshalb Listen mit kritischen Merkmalen zur Unterscheidung von normalen oder funktionellen Sprechunflüssigkeiten (disfluencies) und auffälligen bzw. sehr auffälligen symptomatischen Sprechunflüssigkeiten erstellt worden (*Symptomlisten*), die auch die mögliche *Sekundärsymptomatik* einbeziehen.

Gelegentliche Wiederholungen von Satzteilen oder Phrasen, von Einsilbern und Silben, Revisionen von Äußerungen durch Neubeginn, Verbesserung, Überarbeitung oder Umstellungen, Umschreibungen und Einschübe, kurze Pausen vor und im Satz und kurze Lautdehnungen sind normale physiologische oder *funktionelle Sprechunflüssigkeiten*, die im Alter zwischen 3 und 5 Jahren entwicklungsüblich sind.

Merkmale für *beginnendes Stottern* sind häufige Wort- und Wortteilwiederholungen, vor allem aber angespannte Laut- und Silbenwiederholungen, längere Pausen innerhalb eines Wortes, längere Dehnungen mit Verspannungen

Sprechunflüssigkeiten	funktionell	symptomatisch	
		beginnend	chronisch
1. Wiederholungen (Iterationen) von			
– Satzteilen, Phrasen	x		x
– mehrsilbigen Wörtern			x
– einsilbigen Wörtern	x	x	x
– Wortteilen		x	x
– Silben	x		x
– Silben mit Schwa-Laut [ə]		x	x
– Lauten		x	x
2. Neubeginn von Äußerungen	x		x
Umstellung von Äußerungen	x		x
Überarbeitung von Äußerungen	x		x
Abbruch von Äußerungen			x
Verbesserung von Äußerungen	x		
Umschreibungen	x		x
3. Lauteinschübe (Embolophonien)	x		x
Starter, Flickwörter			x
Pausen: vor dem Satz, im Satz	x	> 0,3 sec	x
Interjektionen von Wörtern, Satzteilen oder Sätzen (Embolophrasien)	x	x	
4. Blockaden			x
Dehnungen	< 1 sec	> 1 sec	
– mit Anstieg der Tonhöhe		x	x
– – mit Anstieg der Lautstärke		x	x
5. Verspannungen im Mund-, Gesichts- und Halsbereich		x	x
krampfartige Bewegungen der Gesichtsmuskulatur, Sprechanstrengung			x

Abb. 67: Liste funktioneller und symptomatischer Sprechunflüssigkeiten

im Mund-, Gesichts- und Halsbereich. Die Laut-, Silben- oder Wortdehnungen gehen vielfach mit Lauterwerden und ansteigender Tonhöhe einher. Die zunehmende Sprechanstrengung und das häufiger werdende Vermeiden von Sprechsituationen kündigen das Entstehen eines Störungsbewußtseins an. Die primären Kernsymptome des *chronischen Stotterns* sind angespannte, krampfartige Wiederholungen, Dehnungen, Blockaden und längere Pausen im Sprechablauf, Mitbewegungen und gestörtes Blickkontakthalten. Hinzu kommt eine mehr oder weniger ausgeprägte Sekundärsymptomatik.

Sekundärsymptomatik bei chronischem Stottern:

- Atemauffälligkeiten: flache Atmung, pathologische Hochatmung, Kurz- oder Schnappatmung, Atemvorschieben, Atemschlürfen, Atemluftverschwenden, gestörte Asynchronie von Bauch- und Brustatmung beim Übergang von der Einatmung zur Ausatmung, Schluchzen, Glucksen, Schnalzen, Zwerchfellverspannungen, Hauchen im Wort

- Veränderungen der Phonation: Phonationsstop, harte Stimmeinsätze, Flüstern, monotone Stimmführung, tonischer Glottisschlag, verkürzte Tonhalte- oder Phonationsdauer, Preßstimme, inspiratorisches Phonieren, Tremolieren, Überschnappen der Stimme, Taschenfaltenpressen

- prosodische Veränderungen: Wort- und Satzmonotonie, auffällige individuelle Intonation, Betonung und Sprechrhythmusgestaltung, ausdrucksarmes Sprechen, unangemessenes Sprechtempo von verlangsamt bis überhastet

- Mitbewegungen der Artikulationsorgane und des Körpers: abnorme, bizarre, grimassierende Mund- und Zungenbewegungen, Lippen- und Kieferbewegungen, Augenzwinkern, Augenaufreißen, Nasenflügelsymptom, Kopfzuckungen, Armschleudern, Schulterheben, Stirnrunzeln

- Störungen des Blickkontaktverhaltens: Vermeidung, Unsicherheit, Unstetigkeit, Abwendung bei den Symptomen und allgemein, erstarrte Mimik und Gestik

- dyslalische und/oder lexikalische Auffälligkeiten, insbesondere Wortfindungsstörungen

- vegetative Reaktionen, wie Erröten, Zittern, Hand- und Gesichtsschwitzen, Erblassen

- Störungsbewußtsein, kommunikative Mißerfolgsorientierung, Angst vor dem Stottern, vor dem Sprechen, vor Sprechsituationen, spezifische Lautangst
- Vermeidungsverhalten: geringe Sprechmotivation, Einsilbigkeit, Schweigen, Redeabbruch, Verschlucken von Silben, Wortteilen oder Wörtern, Umformulierungen von Phrasen und Sätzen, Redefloskeln, Embolophonien und Embolophrasien, Ersatzwörter, Umschreibungen, Symptomkaschieren

Auf die Versuche, meßbare Faktoren des Stotterns zu gewinnen, kann nur hingewiesen werden. Besonders untersucht sind Frequenz und Dauer der *unflüssigen Sprechanteile* sowie die *Sprechrate*. Der durchschnittliche sprechunflüssige Anteil bei einem Stotternden wird auf etwa 10%, bei einem Nichtstotternden auf etwa 2% geschätzt. Die durchschnittliche Dauer einer Sprechunflüssigkeit beträgt eine Sekunde. Die Sprechrate bei Stotternden ist um etwa 25% geringer als bei Nichtstotternden.

Daß die Erfassung der Stottersymptomatik durch Beobachtung und die Ermittlung meßbarer Variablen zur Objektivierung des Stottersyndroms problematisch sind, zeigen die Analysen von Symptomlisten und ihre Anwendung auf den Einzelfall. Nicht nur die Wahrnehmung von Sprechunflüssigkeiten ist subjektiv, sondern auch ihre Qualifikation als funktionell oder symptomatisch. Zur Unterscheidung von entwicklungsbedingten Sprechunflüssigkeiten und beginnendem Stottern haben H. S. Johannsen und H. Schulze (1993) ein Raster vorgelegt, das folgende Bedingungen umfaßt:

- Dauer der Unflüssigkeiten länger als 6 Monate
- Symptomentwicklung von spannungsfreien Iterationen zu angespannten Wiederholungen, Blockierungen mit Mitbewegungen
- Dehnungen mit Lautstärke- und Tonhöheanstieg und Blockierungen mit sichtbarer Anstrengung als charakteristische Symptome
- Vermeidungs- und Abbruchreaktionen bei Auftreten von Stottersymptomen
- Auffälligkeiten in der Mundmotorik
- Defizite in der Gesamtsprachentwicklung

- Bestätigung des Stotterns von seiten der Eltern und Bezugspersonen des Kindes
- Hinweise auf eventuelle familiäre disponierende Bedingungen

Andere Autoren ergänzen den Kriterienkatalog durch die Gesichtspunkte der Häufigkeit der Unflüssigkeiten (mehr als 5% Unflüssigkeitsanteile), des Aufbaus eines festen Stotter-Selbstkonzeptes, des Einsatzes inadäquater Mittel zur Überwindung des Stotterns und seiner Situationsabhängigkeit.

Den Kern der Stottersymptomatik bilden die Kloni und Toni, die alle Stotternden zeigen. Um sie herum gruppieren sich in unterschiedlicher individueller Ausprägung die sprechsprachlichen Auffälligkeiten, die phonetisch-physiologische Vorgänge (Atmung, Stimmgebung und Artikulation), suprasegmentale prosodische Gestaltungsprozesse (Akzentuierung, Intonation, Sprechrhythmus, Pausengestaltung) und sprachstrukturelle Abweichungen (Wortwahl, Satzbildung) betreffen.

In Verbindung mit der Ausbildung des Störungsbewußtseins führen die Kernsymptome und die sprechsprachlichen Auffälligkeiten zu reaktiven Sekundärsymptomen, die sich als unbefriedigende und mißlingende Lösungsversuche selbst verstärken.

Symptomatische Entwicklung des Stotterns:

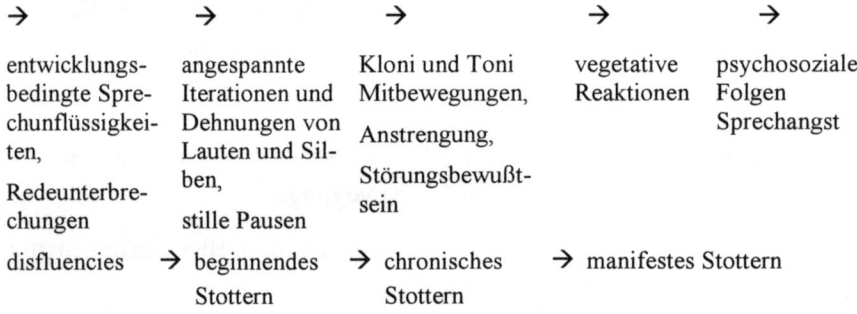

Für eine gewisse Regelhaftigkeit der Stottersymptomatik sprechen eine Reihe von Beobachtungen:

- Anfangslaute werden viel häufiger gestottert als andere Laute im Wort oder Text. Hierbei sind Vokale seltener betroffen als Konsonanten.

- Bei kurzen Wörtern treten Blockierungen seltener auf als bei langen. Bei langen Wörtern mit hoher Wortinformation wird mehr gestottert als bei langen Wörtern mit geringer Wortinformation.
- Bedeutungsvolle Wörter oder Inhaltswörter (Substantive, Verben, Adjektive) werden häufiger gestottert als Wörter anderer grammatischer Kategorien (Funktionswörter).
- Wörter am Anfang eines Satzes oder im Anschluß an eine Zäsur werden häufiger gestottert als solche, die das Ende einer Wortsequenz bilden.

Weitere Belege für die Regelhaftigkeit des Symptomauftretens sind der Konsistenzeffekt, der Adaptationseffekt und das Erwartungsphänomen. *Konsistenzeffekt* ist die ausgeprägte Tendenz des Stotterns, innerhalb eines Textes bei wiederholten Lesungen stets an denselben Stellen zu unterbrechen. Unter *Adaptationseffekt* versteht man die abnehmende Auftretenshäufigkeit des Stotterns als Folge wiederholter Lesungen eines Textes. Als *Erwartungsphänomen* wird die Tatsache bezeichnet, daß Stotternde im allgemeinen mit hoher Treffsicherheit vorhersagen können, an welchen Stellen des Textes Symptome auftreten werden.

Für die Phänomenologie ist Stottern ein deskriptives Konstrukt, das keine qualitative Andersartigkeit bedeutet, sondern eine quantitative Differenz aufklärt. Stottern wird im Sinne der Kontinuitätsthese interpretiert und steht am anderen Ende des Flüssigkeitskontinuums des Sprechens, das als unauffälliges flüssiges Sprechen beginnt, über auffälliges unflüssiges Sprechen zum auffälligen klonisch und tonisch unterbrochenen Sprechen = Stottern verläuft.

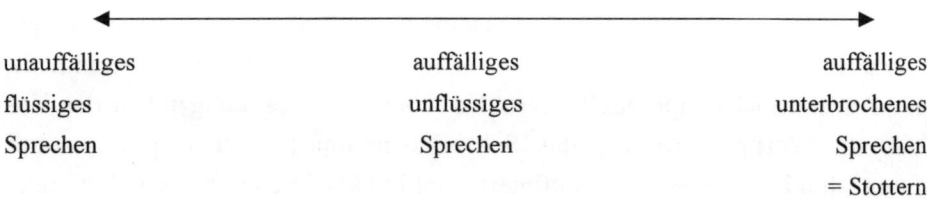

| unauffälliges flüssiges Sprechen | auffälliges unflüssiges Sprechen | auffälliges unterbrochenes Sprechen = Stottern |

Erklärungskonzepte und Erklärungstheorien des Stotterns

Während die Phänomenologie des Stotterns eine differenzierte systematische allgemeinakzeptierte Beschreibung der Stottersymptomatik, ihrer Entstehung und ihres Wandels im Verlauf der Entwicklung hervorgebracht hat, ist die *Ätiologie des Stotterns* nach wie vor ungeklärt. Man kennt inzwischen viele korrelationale Zusammenhänge zwischen Stottern und disponierenden, verursachenden, auslösenden und aufrechterhaltenden Bedingungen, ohne aber die tatsächliche Verursachung und Verlaufsdynamik des Stotterns angeben zu können. Übereinstimmung besteht lediglich in der Auffassung des Stotterns als multifaktorielles und multimodales Phänomen, das nicht monofaktoriell und unilinear erklärt werden kann. Die Stotterforschung hat eine Vielzahl und Vielfalt an Erklärungskonzepten und Erklärungstheorien entwickelt, die an dieser Stelle nicht referiert werden können. Es sollen nur solche Erklärungskonzepte angeführt werden, die in der Gegenwart theoretisiert, empirisch untersucht und der praktischen Arbeit in Diagnostik und Therapie zugrunde gelegt werden.

Weitgehend Konsens besteht über die Profilierung des *neurogenen* oder *organischen Stotterns*, des *psychogenen* oder *traumatischen Stotterns* und des *entwicklungsbedingten Stotterns* bei Kindern.

Neurogenes Stottern wird als Folge einer neurologischen Schädigung oder Erkrankung (z.B. Schädel-Hirntrauma, Epilepsie, Pseudobulbärparalyse usw.) verstanden und aufgrund der diagnostischen Nachweisbarkeit im Rahmen der neurologischen Behandlung von Stottern im üblichen Sinne klar abgegrenzt. Auch das rein *psychogene* oder traumatische *Stottern*, das ganz selten als solches diagnostiziert wird, ist seit der Kennzeichnung von H. Fernau-Horn (1969) durch das Schreckschocksymptom (auffälliges Atemvorschieben, Langziehen stimmloser Anfangskonsonanten und prolongiertes Verstummen), das Angstschocksymptom (Primärtonus, überdeutliches Langziehen der Vokale im Wortinneren) und das Schlucksymptom (kurzer Inspirationsstoß durch Mund oder Nase) klar definiert. Mal konkurrierend, mal kombinierend und mal integrierend werden zum *entwicklungsbedingten Stottern* bzw. zum Stottern bei Kindern eine Reihe von Erklärungskonzepten vorgelegt, die auf der Basis sehr unterschiedlicher Stottertheorien begründet sind. Eine Zusammenstellung der wichtigsten theoretischen Ansätze zur Entstehung des Stotterns bei Kindern zeigt, daß psychologische Erklärungsansätze deutlich überwiegen.

psychodynamisch	lerntheoretisch	kognitionstheoretisch
– Symptom frühkindlicher Triebkonflikte und Verdrängungsprozesse – Symptom elementarer oraler Fixierung – Symptom einer Ichbehauptungsschwäche – Sprechangstneurose	– gelerntes sprachliches Fehlverhalten – gelerntes sprachliches Vermeidungs- und Fluchtverhalten – erwartungsangstmotiviertes Vermeidungsverhalten – antizipatorische Anstrengungsreaktion auf Sprechenwollen	– assoziative Aphasie – wahnhafte Vorstellung, nicht sprechen zu können – Überbewertung des Denkens und Sprechens – unrealistische Einschätzung von Sprechsituationen – Selbstkonzept des „Versagers", des „Stotterers"
physiologisch-phonetisch – spastische Koodinationsneurose – reaktive Koordinationsstörung der lautsprachlichen Rede – spasmische Desynchronisation des Systems von Atmung, Stimmgebung und Artikulation	**Erklärungsansätze** **Stottern**	**entwicklungstheoretisch** – entwicklungsbedingte fixierte Redeflußstörung – Symptom einer familiären Sprachschwäche – Störung des Gleichgewichts zwischen Anforderungen und Kapazität in der Sprachentwicklung
neuropsychologisch – neuromuskuläre Koordinationsstörung – Störung der Autoregulation des Sprechens – Symptom einer Hemisphärenambivalenz – Teilleistungsstörung im hierarchisch sequentiell organisierten System der Sprachproduktion	**psycholinguistisch** – Denksprechstörung – Kodierungsstörung – Störung im unmittelbaren lexikalischen Zugriff	**interaktionistisch kommunikationstheoretisch** – Interaktionsstörung – Folge und Ausdruck von dysfunktionalen Kommunikationsstrukturen – erlebnisbedingte unangepaßte sprachliche Reaktion auf Aktionen und Reaktionen der Umwelt – Symptom eines gestörten Systems familiärer Beziehungsmuster

Abb. 68: Erklärungsansätze zum Stottern

Die längste Tradition haben *physiologisch-phonetische* Erklärungskonzepte, die Stottern auf Störungen der Koordination der drei Teilvorgänge Respiration, Phonation und Artikulation zurückführen. Dazu gehören folgende erklärende Definitionen: Stottern ist eine

- spastische Koordinationsneurose
- reaktive Koordinationsstörung der lautsprachlichen Ebene
- affektive Reaktion auf Redeunterbrechungen
- sprechangstmotivierte Koordinationsstörung von Atmung, Phonation und Artikulation
- spasmische Desynchronisation des Systems von Atmung, Stimmgebung und Artikulation.

Neuropsychologische Erklärungen nehmen Störungen in der Interdependenz zwischen zentralnervösen Prozessen und psychischen, d.h. sprachlichen Funktionen an und definieren Stottern als

- neuromuskuläre Koordinationsstörung des Sprechens
- Störung der Autoregulation des Sprechens
- Folge auditiver Feedback-Interferenzen
- neurologische Dysfunktion der neuronalen Systeme des linken praefrontalen Kortex und der verwandten subkortikalen Strukturen
- Symptom einer Hemisphären-Ambivalenz
- Teilleistungsstörung innerhalb des hierarchisch sequentiell organisierten Systems der Sprachproduktion: Störung der Gedankenprogrammierung, sequentiell-mnestische Schwäche
- Störung der synchronisierenden Taktgebungen im Thalamus

Der *psycholinguistische* Erklärungsansatz setzt beim prozessualen Verhältnis von Denken und Sprechen an und interpretiert Stottern als

- Ergebnis selbstblockierenden Denkens und Sprechens
- Ausdruck einer Störung im unmittelbaren lexikalischen Zugang bzw. im schnellen Abruf der passenden Wörter
- Denk-Sprechstörung
- Kodierungsstörung
- assoziative Aphasie

Wie die neurophysiologischen Erklärungsmuster haben auch die *psychodynamischen* Erklärungs- und Verstehensmodelle des Stotterns eine lange Geschichte, ohne konzeptionell überholt zu sein. Der gemeinsame Ansatzpunkt aller tiefenpsychologischen Deutungen sind Vorgänge im Unbewußten, insbesondere dessen Verdrängungsdynamik. *Psychoanalytisch* kann Stottern Symptom

- gestörter Triebentwicklung
- frühkindlicher Triebkonflikte und Verdrängungsprozesse
- elementarer oraler Fixierung
- gestörter Affektregulation
- von Ambivalenzkonflikten sein.

Individualpsychologisch wird Stottern als Symptom

- der Vermeidung von Herabsetzung, der Sicherung von Anerkennung und Zuwendung
- einer selbstunsicheren Persönlichkeit
- einer Ichbehauptungsschwäche
- einer gestörten Kommunikationsvariante zur Vermeidung der Anforderungen der Gemeinschaft interpretiert.

In *neoanalytischer* Verstehensperspektive ist Stottern

- eine Sprechangstneurose
- Symptom neurotischer Gehemmtheit
- Ausdruck spezifisch gehemmter oraler, analretentiver und motorisch-aggressiver Tendenzen.

In dichter Nähe stehen *kognitionstheoretische* Versuche, die Störstellen für Stottern in der kognitiven Strukturierung von Sprechsituationen zu suchen. Als mögliche kognitive Störfaktoren werden

- unrealistische Situationseinschätzungen aufgrund übersteigerter negativer Gedanken und Gefühle
- Überbewertung des Denkens und Sprechens
- wahnhafte Vorstellung, nicht sprechen zu können
- ein Selbstkonzept des Versagens

Besonders elaboriert sind *lerntheoretische Analysekonzept*e, die vor allem auf die Verhaltensgleichung (S-O-R-K-C) von Kanfer zurückgehen und Stottern als gelerntes sprachliches Fehlverhalten analysieren. Dabei wird das Stotterverhalten auf respondente (S-O-R)-Muster oder auf operante (R-K-C) Muster reduziert. Stottern ist

- gelerntes Vermeidungsverhalten
- gelerntes Fluchtverhalten
- ein auf Erwartungsängste zurückführbares sprachliches Vermeidungsverhalten
- eine antizipatorische Anstrengungsreaktion auf Sprechenwollen
- ein Sprechkrampf, der beim Sprechenwollen trotz zu erwartenden Stotterns entsteht.

Der *entwicklungstheoretische Erklärungsansatz* leitet Stottern aus den entwicklungsnormalen Sprechungeläufigkeiten und Redeunflüssigkeiten ab. Dabei ist nicht geklärt, welche Bedingungen tatsächlich die gestotterten Redeunterbrechungen auslösen. Gängige Vorstellung ist, daß die Umweltreaktionen, d.h. die elterlichen Erwartungen und Sanktionierungen der Unflüssigkeiten das eigentliche Stottern provozieren und verstärken. Die Feststellung von Stottern – so wird angenommen – bedingt seine Etablierung (diagnosogen). Indessen gibt es Untersuchungen mit dem Ergebnis, daß sich die sehr frühen kindlichen Sprechunflüssigkeiten der stotternden Kinder von denen nichtstotternder Kinder bereits unterscheiden.

Interaktions- und kommunikationstheoretische Konzepte zur Erklärung der Stotterentstehung verlegen die verursachenden Faktoren weder in die Umweltbedingungen noch in die Person des Kindes, sondern sehen die eigentliche Störbedingung in der kommunikativen Interaktion zwischen Kind und Kommunikationspartner. Die kommunikative Kompetenz und die Sprechfähigkeit des Kindes werden durch Art und Weise des Interagierens und Kommunizierens in ihrer Entfaltung eingeschränkt oder gestört. Stottern ist somit

- eine Interaktionsstörung
- Folge und Ausdruck von dysfunktionalen Kommunikationsstrukturen
- erlebnisbedingte unangepaßte sprachliche Reaktion auf Aktionen und Reaktionen der Umwelt
- Symptom eines gestörten Systems familiärer Beziehungsmuster
- nonverbale-verbale Kommunikationsbehinderung

Einzelfallorientierte Erklärungsmodelle des Stotterns

Aus der und für die diagnostisch-therapeutische Stotterpraxis werden mehrere Vorschläge zur einzelfallorientierten Vorgehensweise bei der Faktorenanalyse der Stotterentstehung gemacht. Gemeinsamer Ausgangspunkt ist die multifaktorielle Entstehungshypothese, daß Stottern in seiner Entstehung, in seinem Entwicklungsverlauf und in seiner Aufrechterhaltung von mehreren zusammenwirkenden Variablen abhängig und bei jedem stotternden Kind individuell zu fassen ist. Die sprachheilpädagogisch bedeutsam gewordenen Modellvorschläge von H. J. Motsch (1983), von H. S. Johannsen und H. Schulze (1993) und von B. Hansen und C. Iven (1996) gehen von physiologischen oder organisch-konstiutionellen, von psycholinguistischen und von psychosozialen Faktorenbündeln aus, die für sich allein oder interaktiv Stottern hervorrufen können.

Alle Autoren weisen mit Nachdruck darauf hin, daß die entscheidende Wirkvariable nicht die genannten Faktoren bzw. Faktorenbündel an sich sind, sondern ihr Wirksamwerden in den Interaktionsprozessen des Kindes und seiner Umwelt.

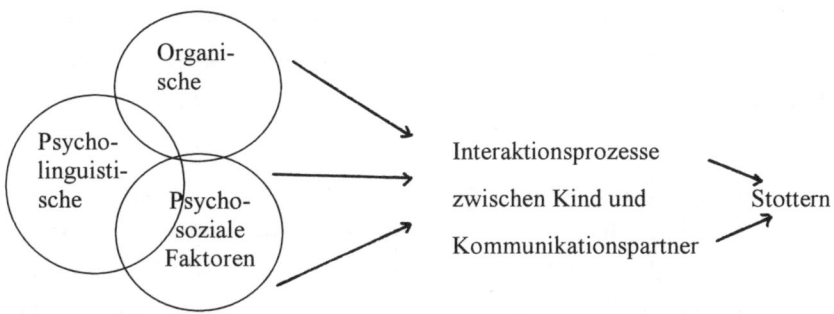

Abb. 69: Faktorenmodell zur Stottererklärung

Organische Faktoren:

    Sensomotorische Koordination, Koartikulation, physiologische Belastbarkeit, Atmung, Stimmgebung, genetische Disposition

Psycholinguistische Faktoren:

    Sprachentwicklungsniveau, Sprechleistungsfähigkeit, Kodierungsfähigkeit, Sprechanforderungen, sprachliche Ressourcen

Psychosoziale Faktoren:

    Kommunikationspartner, persönliche Befindlichkeit, Einstellung zum Stottern, Angst, Zeitdruck, Unsicherheit, Kommunikationsverantwortlichkeit, Elternverhalten

3. 3. 2 Poltern

Poltern ist eine durch Hastigkeit auffallende Störung des Redeflusses, bei der der Sprechablauf überstürzt und ohne Pausen vollzogen wird. Das übermäßig beschleunigte Sprechtempo beeinträchtigt die Verständlichkeit des Gesprochenen, zumal die Artikulation insgesamt undeutlich und verwaschen erscheint. Polterndes Sprechen ist relativ häufig, aber selten als solches diagnostiziert, da die hörmäßige Unterscheidung zwischen Schnellsprechen und gestörter zeitlicher Gestaltung der Rede schwer fällt. Da sich die Symptomatik des Polterns nicht nur auf die zeitlich unstrukturierte und unkoordinierte Sprechweise beschränkt, sondern mehrere Modalitäten des Sprechens und der Sprache betrifft, hat es Syndromcharakter, so daß vom *Poltersyndrom* zu sprechen ist.

Die vielen Versuche, Poltern nicht nur symptomatologisch, sondern auch ätiologisch zu definieren, haben zu verschiedenen terminologischen Bestimmungen geführt, die sich aber alle nicht durchgesetzt haben. Als Teilansichten des Polterphänomens sind sie dennoch erwähnenswert, vor allem die Bezeichnungen *Tachyphemie* als schnelle Redeweise, *Tachyphrasie* als schnelle Redegestaltung, *tumultus sermonis* als verwirrte Rede, *Paraphrasia praeceps* als übereilt flüchtige Redestrukturierung, *Pararthrie* als Entstellung der Lautstruktur der Wörter, und die onomatopoetischen Ausdrücke *Brudeln* und *Battarismus*, die das schnelle schwer- bzw. unverständliche, undeutliche Drauflosreden abbilden.

Die erste ausführliche Beschreibung des Polterns ist durch die erhaltene Schrift „De lingua et vitiis ejus morbosis" (Über die Sprache und ihre mit Krankheit behafteten Fehlern) von D. Bazin (1717) überliefert. Sie hebt hervor, daß bei Menschen mit allzu großem Sprechdrang die Aussprache der Wörter ihren Gedanken vorauseilt, die zunächst noch unklar und ungeordnet sind. A. Kussmaul (1877) kennt wohl diese psychologische Charakterisierung des Polterns und vertieft sie zur persönlichkeitstheoretischen Auffassung, die in der Folgezeit den „polternden Menschen" typologisiert und bis heute Poltern als Persönlichkeitsmerkmal ansieht.

Die erste Monographie mit einer systematischen Studie der Probleme der polternden Rede legt A. Liebmann (1900) mit dem 4. Heft seiner „Vorlesungen über Sprachstörungen" vor. Er unterscheidet primäre psychische Symptome (hastiges Temperament, Mangel der akustischen und motorischen Aufmerksamkeit und Mängel der formalen Sprache) und sekundäre psychische Merkmale (Verstimmung, Schüchternheit und Menschenscheu). Die Hauptgründe für die so sehr überstürzte und inkoordinierte Redeweise sieht er zum einen in der übertriebenen Hast und zum anderen in Schwierigkeiten der Diktion. Dieser Sichtweise schließt sich auch H. Gutzmann (1911) an, der zwei mögliche Polterformen unterscheidet: entweder eilen die Gedanken der Artikulation voraus, was einen verwirrten sprachlichen Ablauf bedingt, oder die Störung liegt schon in der Abfolge der Gedanken, die sich im Sprechvorgang unmittelbar äußern. Während E. Fröschels (1931) die Erklärung und die Bezeichnung des Polterns als Paraphrasia praeceps von Liebmann übernimmt und somit im Poltern eine aphasieähnliche Sprachstörung vermutet, akzentuiert M. Nadoleczny (1926) den Störungsaspekt der Koordination des zeitlichen Sprachakzentes und schlägt deshalb die Bezeichnung Pararthrie vor.

Weitere Autoren der sogenannten *„Wiener Schule"* – mit ihrem Hauptrepräsentanten E. Fröschels – kommen zu dem Schluß, daß Poltern eine sehr komplexe aphasieforme Störung des zentralen Sprechmechanismus darstellt. D.A. Weiß (1950) erklärt das Poltern als Syndrom einer zentralen Gleichgewichtsstörung der Sprache (*central language imbalance*) und verdeutlicht die Stellung des Polterns im Bilde eines Eisberges im Meer. Sichtbar als offene Symptomatik ist lediglich ein Siebtel des Syndroms, nämlich der polternde Redefluß. Verdeckt „unter Wasser" bleibt die Störung der zerebralen Integration des Sprechens, die – so meint er – von der Konzentration der Aufmerksamkeit auf den Sprechvorgang abhängig ist. Achtet der Polternde auf sein Sprechen, ist es unauffällig.

Bei der Suche nach der Ursache des aphasieähnlichen Polterns als sprachliche Gestaltungsschwäche wird auf das Konstrukt der konstitutionellen, vererbbaren Sprachschwäche im Sinne einer angeborenen Dysphasie oder auf frühkindliche Hirnschädigungen zurückgegriffen, d.h. es werden organische Verursachungsfaktoren vermutet. A. Schilling faßt den Kenntnisstand der 60er Jahre mit einer präzisen Definition zusammen, nach der Poltern „eine sprachliche Gestaltungsschwäche mit unbeherrschter, überhasteter und undeutlicher Rede auf Grund einer angeborenen, vererbbaren, konstitutionell bedingten Eigentümlichkeit der gesamten psychomotorischen Persönlichkeit (Schilling 1963, 1254) ist.

Klinische und sprachheilpädagogische Diagnostik und Therapie des Polterns orientieren sich bis in die 80er Jahre nahezu ausschließlich an der persönlichkeitspsychologischen bzw. -psychopathologischen Sichtweise des Polterns bzw. des polternden Menschen. Mit der rein deskriptiven Definition des Polterns von G. Knura: „Poltern ... ist eine Störung des Sprechablaufs, die in einer sich überstürzenden, zunehmend hastiger und unverständlicher werdenden Sprechweise ihren Ausdruck findet" (Knura 1980, 46), beginnt eine Phase der phänomenorientierten genaueren phonetischen, linguistischen und psycholinguistischen Symptomerfassung.

Symptombeschreibung

Eine unvoreingenommene Phänomenbetrachtung geht davon aus, daß Poltern als Syndrom verschiedene Erscheinungsbilder annehmen und verschiedene Ursachen haben kann.

Zunächst werden als Merkmale des Gesamteindruckes übereinstimmend die zu hastige Redeweise, der übereilte Sprechablauf, das zu hohe Sprechtempo (Tachylalie), das impulsive Drauflosreden und die sehr auffälligen *intra- und interverbalen Akzelerationen* genannt: Intraverbale Akzeleration ist die Beschleunigung des Sprechtempos innerhalb längerer Wörter oder gebräuchlicher Redewendungen, interverbale Akzeleration das Schnellerwerden zwischen den Wörtern innerhalb der Sprechpassagen. Beinahe kein Wort wird vollendet, zwischen den Wörtern werden keine Zwischenräume gelassen. Für die mangelhafte Verständlichkeit der Rede wird die undeutliche, verwaschene Artikulation der Laute verantwortlich gemacht. Dabei betrifft die eingeschränkte artikulatorische Deutlichkeit alle Laute in inkonstanter Weise. Das polternde Sprechen läuft wie das unauffällige Sprechen mit sehr geringer Bewußtseinsbeteiligung ab und erzeugt daher auch kein offenkundiges *Störungsbewußtsein*. Beeindruckend ist die Beobachtung, daß sich die Sprechweise bei Aufmerksamkeitshinwendung auf den Sprechakt verbessert und die Symptome bei verlangsamter Rede verschwinden. Nachsprechen kurzer Sätze ist unauffällig. Bekannte und vertraute Gesprächspartner nehmen die Poltersymptomatik weniger störend wahr als unbekannte und fremde Personen, obwohl mancher Polternde „spuckt und purzelt", sich verhaspelt und andere kaum zu Wort kommen läßt. Das propulsive, schußartige Hervorstoßen von Wörtern, Wortblöcken, Satzteilen und Sätzen macht unmittelbar auf sich aufmerksam und stört ebenso wie das übertriebene Durchhalten der kontinuierlichen Rede durch Dehnungen von Silben oder Wörtern und embolophonische (äh, hmm, öh) oder embolophrasische (etwa na, sozusagen, ach ja) Interjektionen.

Phonetische Auffälligkeiten

Häufige inkonstante artikulatorische Auffälligkeiten des polternden Sprechens sind vor allem:

- Wiederholungen von Lauten, Silben, Wörtern, Satzteilen und Sätzen (Iterationen als unverkrampfte Wiederholungen oder Repetitionen), z.B. wa-wa-was will der?

- Auslassungen von Lauten, Silben oder ganzen Wörtern, insbesondere von unbetonten Vor- und Endsilben (Elisionen), vielfach mit dem Eindruck des Verschluckens, z.B. Intelligenz -> Intligenz, Krokodil -> Krodil

- Entstellungen oder Verstümmelungen durch unartikulierte, rudimentäre Laute und Verschleifungen von Konsonantenverbindungen (Pararthrien), z.B. Nagel -> [nɑəl]

- Verschmelzungen von ähnlich klingenden oder sinnverwandten Wörtern oder Wortkreuzungen (Kontaminationen synonym Konzipationen), z.B. kleben und legen -> klegen, Mikrofon -> Miron

- Verwechslungen oder Vertauschungen von Lauten (Kommutationen), z.B. Land und Wasser -> Wand und Lasser
- Verschieben von Lauten an eine andere Stelle des Wortes (Heterotopie), z.B. Brot -> Bort
- Ersetzungen von Lauten (Substitutionen), z.B. Radio -> Fadio
- Umstellungen der Reihenfolge von Lauten, z.B. Fischen -> Schiffen (Metathesen)
- Vereinfachungen von Lautverbindungen und Konsonantenhäufungen (Reduktionen), z.B. Schlüssel -> [sysə]
- Angleichungen (Assimilationen) von Lauten durch Antizipation, z.B. laukeln/schaukeln, oder Postposition, z.B. die Suppe mit dem Suffel/Löffel essen
- Einschübe von Lauten (Anaptyxien), z.B. Blume -> Bəlumə
- Zusammenziehungen von Silben oder Wörtern zu reduzierten Bildungen (Telescoping), z.B. telefonieren -> tefonieren, Feder und Tinte -> Finte

Die artikulatorischen Auffälligkeiten werden meist verstärkt durch Auffälligkeiten der Sprechatmung und der Phonation. Zu beobachten sind dysrhythmische Atembewegungen mit erhöhter Einatmungsfrequenz (Polypnoe), Einatmung mitten im Satz und vor allem Nichteinhalten von Atem- und Sprechpausen. Die Einatmung ist gelegentlich recht rauh und geräuschvoll bis pfeifend. Die überhastete Sprechweise braucht viel Luft, die unökonomisch verbraucht wird. Die Phonation ist infolge der unruhigen und kurzphasigen Atemführung im Stimmeinsatz (gepreßt), in der Tonhaltedauer (kurz), in der Stimmkapazität (gering) und in der Gestaltung der Intonation (monoton, entstellt) beeinträchtigt. Nicht selten sind leichtere Ausprägungsgrade von Dysphonien, wie z.B. Unterbrechungen mitten im Ton, Umschlagen in höhere Stimmlagen, resonanzarme Modulation, Stimmschwäche usw. Widersprüchliche Angaben werden zur Musikalität gemacht. Die angebliche Unmusikalität wird aus der Beobachtung abgeleitet, daß vorgegebene Töne nicht treffsicher aufgenommen und einfache Melodien nicht richtig nachgesungen werden können. Auch werden Störungen des Rhythmusempfindens genannt.

Insgesamt ist die prosodische Gestaltung der Rede in allen Akzenten gestört: in der Dynamik, Melodik und Rhythmik.

Lexikalisch-grammatische Auffälligkeiten

Wenn Poltern eine Störung der innersprachlichen Formulierung ist, die Störung in der gedanklichen Vorbereitung des Sprechvorganges in Form einer mißlingenden Integration der Sprachprozesse besteht, können die beschriebenen Symptome der artikulatorischen Ebene des Sprechvorgangs als Symptome einer mangelhaften zentralen Ordnungsebene der Sprache gewertet werden. Die ungenügend strukturierten vorauseilenden Gedanken und das Denken in kurzen Phrasen finden ihren Niederschlag in syntaktisch und morphologisch nicht oder mangelhaft strukturierten, abstrakten Formen.

Die artikulatorischen Auffälligkeiten sind dann das Resultat der Wiederholungen, Auslassungen, Verwechslungen, Umstellungen und Verschmelzungen von Satzteilen und Wörtern auf der syntaktisch-morphologischen Ebene. Dafür sprechen auch das häufige Steckenbleiben im Satz, das Satzumbauen, das Satzabbrechen und die Verwendung von meist kurzen einfachen Sätzen. Auffällig beim Nacherzählen ist, daß die Sätze unvollständig sind und ganze Sätze ausfallen. Die grammatischen Fehlleistungen gehen mit lexikalisch-semantischen Auffälligkeiten einher, die sich als Wortfindungsstörungen mit den Symptomen des Vokalstopps am Wortbeginn und des unschlüssigen Hin- und Herschwankens zwischen mehreren Ausdrücken anzeigen. Polternde haben oft Schwierigkeiten, das passende Wort oder die passende Redewendung zu finden. Auch semantische Paraphasien kommen vor. Genauere Satzanalysen ergeben Inkongruenzen zwischen semantischen und syntaktischen Strukturen, außerdem Brüche in den syntaktischen Spannungsbögen.

Auffälligkeiten in der Schriftsprache

Auch beim Lesen und Schreiben zeigen Polternde ähnliche symptomatische Erscheinungen wie beim Sprechen. Die wenigen empirischen Analysen der Handschrift von polternden Kindern und Jugendlichen ergeben mehrere Hinweise auf eine unstrukturierte, zerfahrene, hastige und unvollständige Schriftbildgestaltung. Das Lesen ist ebenfalls durch polternde Symptome mit häufigem Über- und Verlesen auffällig. Bei den verschiedenen Schreibleistungen, also Abschreiben, Aufschreiben, Diktatschreiben und Freischreiben finden sich die inkonstanten artikulatorischen Auffälligkeiten in schriftlicher Form wieder.

Arten des Poltersyndroms

In der älteren Literatur werden im wesentlichen folgende Erscheinungsformen des Polterns unterschieden:

- *Entwicklungspoltern* bei Kindern mit verzögerter Sprachentwicklung im Alter von 4-5 Jahren, bei denen sich die Diskrepanz zwischen Denkgeschwindigkeit und Sprechfähigkeit in einem übereiligen Verhaspeln äußert. Bei überaus lebhafter Gedankenflüssigkeit wird auch von ideogenem Poltern gesprochen.

- *Organisches* oder *symptomatisches Poltern* bei neurologischen Erkrankungen, insbesondere nach Hirntraumen.

- *Paraphrasisches Poltern* aufgrund einer innersprachlichen Formulierungsschwäche bzw. einer angeborenen Sprachschwäche.

- *Artikulomotorisches* oder *expressives Poltern*, das im Rahmen einer kongenitalen Entwicklungsdyspraxie mit einer motorischen Koordinationsschwäche entsteht.

- *Rezeptives* oder *rezeptiv-dysgnostisches Poltern*, das auf dem Hintergrund einer Entwicklungsdysphasie entsteht und insofern eine Unterform des Entwicklungspolterns darstellt.

- *Polter-Stottern* bzw. *Stotter-Poltern* als Kombinationsformen, wobei beim Polter-Stottern die Polterkomponente die primäre Störung ist. Es entsteht durch den Versuch, das unkoordinierte polternde Sprechen mit Kontrolle und Verspannung zu vermeiden bzw. zu unterdrücken, was zu verspannter Sprechweise führt.

Erklärungshypothesen

Die Ätiologie des Polterns ist wie bei allen Sprachstörungssyndromen vielfältig, d.h. multifaktoriell. Man geht dabei von einer genetischen Disposition und ungünstigen Entwicklungsbedingungen aus und versucht, die hinter der Symptomatik vermutete individuelle ätiopathogenetische Bedingungsstruktur zu erkennen.

Aus der Vielzahl an Ursachenangaben und Entstehungsvorstellungen sollen einige sprachheilpädagogisch relevant erscheinende Erklärungshypothesen ausgewählt und thesenartig referiert werden.

1. Poltern ist eine sprachliche *Entwicklungsstörung*, da die Poltersymptomatik bei Kindern selten isoliert auftritt, sondern häufig bei verspätetem Sprechbeginn mit dyslalischen Auffälligkeiten, Entwicklungsdysgrammatismus (grammatische Strukturierungsschwäche) und Wortfindungsstörungen assoziiert ist. Häufiger noch ist das kombinierte Auftreten mit dem Entwicklungsstottern. Die meisten Autoren sehen Poltern als familiär bedingte erbliche Sprachstörung an, deren Hauptmerkmal eine zumindest eingeschränkte Fähigkeit zur sprachlichen Gestaltung ist. Als eine zweite These ergibt sich demzufolge:

2. Poltern ist eine primär sprachkonstitutionelle *Redestörung*, die den Endzustand der Entwicklung einer konstitutionellen Sprachgestaltungsschwäche bildet und in ihrer genetischen Bedingtheit durch das gehäufte Vorkommen in der Familie des Betroffenen eine gewisse Wahrscheinlichkeit für sich hat. Die Hypothese der vererbten Disposition bezieht sich auf eine zerebrale Unreife mit herabgesetzter sensorischer Integration und/oder motorischer Geschicklichkeit. Poltern wird zum Beispiel als Symptom einer Gleichgewichtsstörung der zentralen Sprachfunktionen auf der Integrationsstufe (Weiss) erklärt.

3. Poltern ist eine *Persönlichkeitsstörung* mit persönlichkeitsspezifischen Zuschreibungen im Sinne von Wesensmerkmalen: fahrig, übereilt, hastig, impulsiv, robust, sehr selbstbewußt, geistreich, lebhaft, expansiv, sprunghaft, extravertiert mit großem Mitteilungsdrang, ungestüm, unstet, unaufmerksam, unkontrolliert, selbstunkritisch, unordentlich usw. Die Phase der empirischen Persönlichkeitsforschung bei Kindern und Jugendlichen mit Sprachstörungen hat bekanntlich keinerlei Hinweise für die Annahme gruppenspezifischer persönlicher Andersartigkeiten ergeben, wohl aber für diskriminierende Gefährdungsmomente in der Persönlichkeitsentwicklung durch solcherart vorurteilsbesetzte Zuschreibungen.

4. Poltern ist eine *Denk-Sprechstörung* als Folge einer zu großen Diskrepanz zwischen Denkfähigkeit bzw. Fähigkeit zur Strukturierung von Gedanken einerseits und nicht entsprechend entwickelter Sprechfähigkeit bzw.

sprachlicher Formulierungsfähigkeit andererseits. Dabei wird auch angenommen, daß Polternde weder zu schnell noch zu langsam, sondern zu abstrakt, nichtsprachlich denken. Die größere Plausibilität scheint indessen der Annahme, daß die innersprachliche Ausverbalisierung der Gedanken der Fähigkeit zur artikulatorischen Realisierung allzusehr vorauseilt, zuzukommen.

5. Poltern ist eine *Teilleistungsstörung* und wird in der Hauptsache mit einer frühkindlichen Hirnschädigung erklärt. Danach ist Poltern Symptom einer minimalen zerebralen Dysfunktion (MCD) aufgrund verschiedener Einzelstörungen, die die Synchronisation der am gesamten Sprechvorgang beteiligten Teilfunktionen beeinträchtigen.

In der Hauptsache sind im sprachheilpädagogischen Bereich drei Erklärungsansätze theoretisch und empirisch überprüft worden.

Ein erster Erklärungsansatz analysiert Poltern als *Programmgestaltungsstörung*, als Folgesymptom von Störungen im artikulomotorischen Ablaufprogramm, und erklärt die Poltersymptome mit Planungssteuerungs- und Kontrollstörungen. Herabgesetzte auditive Kontrollfunktionen, verbunden mit motorischen Schwächen im gesamten Artikulationsmechanismus, die mangelhafte Eigenkontrolle des Sprechens bei einem starken Sprechantrieb lösen einen dysfunktionalen propulsiven Sprechablauf aus (vgl. J. Graichen 1973).

Ein anderer Erklärungsansatz erkennt im Poltern eine *seriale Störung*, bei der zeitlich aufeinander eintreffende Stimuli nicht in eine Funktionsganzheit integriert werden können. Der Polternde kann Abfolgen von Lauten, Silben, Wörtern, Satzteilen und Sätzen weder korrekt aufnehmen und verarbeiten noch entsprechend wiedergeben (vgl. F. Affolter 1975).

Ein dritter und neuerer Erklärungsansatz sieht Zusammenhänge zwischen dem Poltersyndrom und dem hyperkinetischen Syndrom. Die Kennzeichnung des hyperkinetischen oder hyperaktiven Syndroms bei Kindern durch unangemessenen Überschuß an motorischen Bewegungen, durch Störungen der Aufmerksamkeit und Konzentration, schwache Merkfähigkeit, mangelnde Impulskontrolle und emotionale Instabilität trifft auf die Poltersymptomatik voll zu und vermag die nicht gelingende Sprechkoordination, die Unfähigkeit zur Strukturplanung und gesteuerten Ausführung der Sprechmuster zu erklären. Die Hypothese des Polterns als *hyperkinetische Redestörung* im Kontext des attention deficit hyperactivity syndromes (ADHS) hat einen Vorläufer in der Hypothese des Polterns als psychomotorische Störung im Rahmen eines frühkindlichen psychoorganischen Syndroms (POS), bei dem in der Hauptsache die Koordination komplexer feinmotorischer Abläufe betroffen ist.

3. 3. 3 Logophobie

Logophobie bedeutet krankhafte Sprechangst in der Publikumssituation und ist aufgrund ihrer *phobischen Grundkomponente* eine unangemessene, dauerhafte und starke Angstreaktion in Sprechsituationen, von denen keine reale Gefahr oder Bedrohung ausgeht. Die übersteigerte, unmotivierte Angstreaktion ist mit Vermeidungs- und Fluchttendenzen verbunden, die in unterschiedlicher Art und Weise reduziert oder kompensiert werden. Eine Lösungsstrategie ist eine verbale Überreaktion in der Form einer Logorrhöe (angstmotivierter Redeschwall), eine andere die Schweigehaltung. Die Logophobie kann als eigenständiges Störungsbild auftreten; sie kann aber auch als Komponente bei verschiedenen Sprach-, Sprech-, Rede- und Stimmstörungen enthalten sein, insbesondere bei Stottern und Mutismus.

Logophobie als pathologische Sprechangst ist von *Lampenfieber* und *Publikumsangst* als spezifische Formen der Angst in öffentlichen Situationen abzugrenzen, ebenso von *Kommunikationsbesorgnis* als kognitiver Komponente der Sprechangst und von *Sozialangst* als Hemmung in sozialen Situationen.

Logophobie kann partiell in Begegnungen mit unbekannten Personen auftreten, sie kann aber auch so stark sein, daß sie durch Familienmitglieder oder Klassenkameraden ausgelöst wird. Die Angst vor dem Sprechen wird als subjektiver Leidensdruck erlebt, wodurch das kommunikative Verhalten beeinträchtigt wird. Auffällige Redeunterbrechungen wie beim Stottern gehören aber nicht zum Störungsbild.

Die **Symptomerfassung** erfolgt auf drei Ebenen:

1. auf der *verbalen* Ebene,

die eine Reihe direkter Hinweise abgibt. Charakteristische Auffälligkeiten sind neben einer hohen Schweigerate und einer geringen Wortproduktivität eine relativ hohe Fehlerhäufigkeit, eine zitterige, gepreßte Stimme mit häufigem Räuspern. Die Sprechstimmlage ist zu hoch, die Sprechweise zu leise, die melodische Gestaltung monoton, ausdruckslos und nicht immer sinnentsprechend. Die Sprechatmung vollzieht sich rasch und oberflächlich in einer dominanten Brustatmung. Die Atemfrequenz ist bei einem beschleunigten Sprechtempo gesteigert. Die Pausengestaltung korrespondiert nicht mit den Sinneinheiten des Sprechens. Auffälligkeiten zeigen sich auch im Gesicht und in den Körperbewegungen. Die Gesichtsmuskulatur ist angespannt und zeigt suchende und grimassierende Mitbewegungen. Blickkontakt wird vermieden oder ist unstet. Arme und Beine schwanken von bewegungslos bis zappelig, sind meist zitterig und angespannt. Die Sprechangst wirkt sich auch sprechstrategisch aus. Persönliche Gespräche werden vermieden. Die Gesprächsführung wird dem Gesprächspartner überlassen.

2. auf der *physiologischen* Ebene,

auf der sich die Hemmung in einer angespannten und verkrampften Körperhaltung und die Zappeligkeit in motorischer Unruhe widerspiegeln. Besonders unangenehm sind Erregungszustände, die sich in erhöhtem Blutdruck, in Pulsbeschleunigung bis Herzrasen, in Schwitzen und Kälteempfindungen äußern. Allerdings ist eine differentielle Zuordnung der physiologischen Veränderungen zur Sprechangst fragwürdig, da die physiologischen Reaktionen an sich unspezifisch sind und auch durch andere Emotionen ausgelöst sein können.

3. auf der *kognitiven* Ebene,

die durch das Erleben des subjektiven Leidensdruckes und der negativen Befindlichkeit geprägt ist. Man fühlt sich blockiert, unbehaglich, unbeholfen, verkrampft und entfremdet. Das Gefühl der Bedrohung, des Sichausgeliefertseins und des Versagens beherrschen das Situationserleben. Man befürchtet, etwas Falsches zu sagen und nicht mehr weiter zu wissen. Man entwickelt überhöhte Ansprüche an die eigene Person und an das Verhalten, was zu negativen Antizipationen führt. Versagenserwartungen und Mißerfolgsorientierung sind die Folgen.

Logophobie ist also ein komplexes, situations- und aufgabenbezogenes kommunikatives Erlebens- und Verhaltenssyndrom, in dem in besonderer Weise intrapsychische (kognitive und motivationale), physiologische (vegetativ nervöse) und interpersonelle (verbal behaviorale) Faktoren zusammentreffen.

Die *Entstehungsanalyse* der Logophobie geht von drei theoretischen Interpretationsansätzen aus, die den Versuch machen, das Phänomen Logophobie insoweit zu rekonstruieren, daß sich Bewältigungsstrategien ableiten lassen.

1. Der *lerntheoretische* Analyseansatz

geht von der Grundannahme aus, daß die auslösenden Bedingungen der Logophobie in erster Linie durch Spezifika der Reizsituation bestimmt werden: durch direkte und indirekte Konditionierung (Erfahrungen in der Redesituation), Mißerfolg (Bestrafung) und das Ausbleiben von positiver Bewertung (Frustration). Nach der klassischen Zwei-Faktoren-Theorie des Lernens wird logophobisches Verhalten über die Vorgänge der klassischen und instrumentellen Konditionierung erworben. Logophobie ist sowohl eine Reaktion auf aversive Reizung als auch ein motivationaler Zustand, der Abwehr- und Vermeidungsverhalten unterstützt. Eine logophobische Reaktion enthält eine aversive und eine instrumentelle Konditionierungskomponente. Je häufiger das Kind eine negative Bewertung durch sein Publikum erfährt, desto enger verbindet sich Sprechangst mit einer öffentlichen Exposition. Je intensiver das aversive Ereignis ist, umso rascher kommt es zur Ausbildung einer logophobischen Reaktion. Oft genügt schon ein einziges Trauma, eine vernichtende Kritik. Die aversive Stimulation löst eine Reaktionshemmung aus: Redehemmung bzw. Schweigeverhalten, Redeabbruch oder auch Redeüberfluß, was das weitere Auftreten des negativen Ereignisses verhindert und somit die Sprechangst reduziert bzw. vermeidet. Kritische Punkte des Aversion-Vermeidungsschemas sind alle Vorbehalte gegen die Mechanisierung menschlichen Verhaltens.

2. Der *psychodynamische* Analyseansatz

interpretiert Logophobie als Abwehr von Trieb- und Handlungsimpulsen, die mit internalisierten Normvorstellungen konfligieren. Motivvariablen für die Konstituierung logophobischen Verhaltens sind Inferioritätsgefühle (Unterlegenheits- und Schwächegefühle) und Kontrollverlustängste als Vorbedingungen vor Exhibitionismus mit der Angst, daß der Gesprächspartner zu nahe kommt, und der Tendenz zur Distanz zum Partner. Logophobie ist die Manifestation von Abwehr vor starken expositiven Bedürfnissen. Hauptkritikpunkt der psychodynamischen Erklärung der Logophobie ist die Geringschätzung der individuellen Ausprägung der motivationalen Grundeinstellung, sich in verschiedenen Sprechsituationen in Gefahr zu fühlen. Der Mensch ist nicht immer verantwortlich für die auftreffenden Umwelteinflüsse. Persönliche Krisen können auch zufällig entstehen.

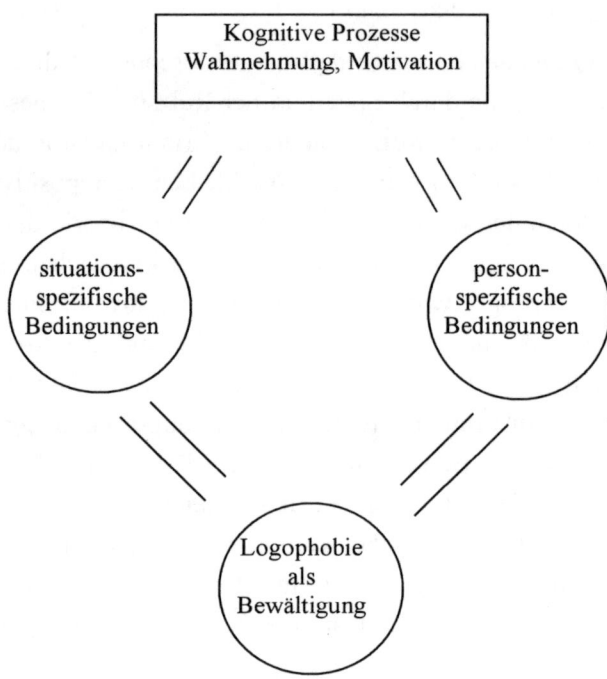

Abb.70: Wechselwirkungen im logophobischen Geschehen (modifiziert nach U. Beushausen 1996, 49)

3. Der *transaktionstheoretische* Analyseansatz

verbindet die Grundaspekte des lerntheoretischen und psychodynamischen Ansatzes, so daß Logophobie auf verschiedene situations- und personspezifische Ausgangsbedingungen zurückgeführt werden kann. Anzusetzen ist bei der Bestimmung der Redesituation als ein noxisches Ereignis. Leistungsanforderungen, Gruppengröße und andere Redesituationsvariablen können bedrohungsinduzierend und angstauslösend wirken, wenn entsprechende personspezifische Bedingungen der Bedrohungswahrnehmung, Bedrohungsverarbeitung, der Sprechangstdisposition, des Expositionsmotivs oder defensiver Verhaltenstendenzen gegeben sind. Der transaktionale Streßansatz beispielsweise erlaubt, neben Situations- und Reaktionsvariablen auch kognitive und motivationale Bedingungen einzubeziehen. Ein differenziertes Modell zu den transaktiven Wechselwirkungen im Sprechangstgeschehen legt U. Beushausen (1996) vor, in dem sie kognitiven Prozessen die Vermittlungsfunktion zuweist.

3. 3. 4 Mutismus

Mutismus meint in mehr passiver Bedeutung einen Zustand des *Stummseins* oder der *Stummheit* (von lateinisch mutus = stumm), in eher aktiver Bedeutung ein Verhalten des *Schweigens* oder des *Nichtsprechens*, das allerdings über einen größeren Zeitraum von einigen Tagen bis zu mehreren Jahren anhalten kann und auch nicht freiwillig erfolgt, wie es die ursprüngliche Bezeichnung *Aphrasia voluntaria* als freiwilliges Schweigen vorgibt. Trotz intakter Sprech- und Hörorgane werden keinerlei verbale Äußerungsformen verwendet, weder Flüstern (Apsithyrie) noch modifizierte Formen des Sprechens. Zur Definition des Störungsbildes gehört, daß die Sprachentwicklung weitgehend abgeschlossen sein muß, so daß der Betroffene im Besitz der Sprache ist, d.h. Sprache versteht. Während die klassische Sprachpathologie – in der Prägung von A. Kussmaul (1877) und H. Gutzmann (1893) – die anhaltende *Schweigsamkeit* als gewollt (voluntaria) interpretiert, wird ab den 30er Jahren des 20. Jahrhunderts Mutismus als totales oder elektives Nicht-Sprechen-Können verstanden. M. Tramer (1949) differenziert in eine totale Form des Mutismus, die generell situations- und personunabhängig lange andauert, und eine partielle Form, die zeitlich begrenzt oder zeitweise in bestimmten Situationen und gegenüber bestimmten Personen auftritt. Bereits im Jahr 1934 führt er den Terminus „*elektiver Mutismus*" ein, den er aber damals nur auf einen ausgewählten (electus) Personenkreis bezieht.

Totaler Mutismus kommt sehr selten vor, häufiger sind Formen des elektiven Mutismus, vor allem bei Kindern (~ 1% der Population), so daß zwischen *in-*

fantilem und *adultem* Mutismus unterschieden wird. Der elektive Mutismus kann auch als Durchgangsstadium auftreten, und zwar in beiden Richtungen vom Normalzustand zum totalen Mutismus und umgekehrt. Andere, vielfach synonym verwendete Bezeichnungen wie *Sprech-* oder *Sprachscheu, Sprachverweigerung* oder *Sprachhemmung* werden wegen ihrer vagen Bedeutungen abgelehnt.

Die zahlreichen Klassifikationsvorschläge, die vorwiegend ätiologisch ansetzen, haben zwar zu einer differenzierteren Sicht des Mutismus beigetragen, letztendlich bis dato aber keine allgemeine Akzeptanz erfahren. Zur Abgrenzung des Nichtsprechenkönnens bzw. Schweigeverhaltens bei organischen Beeinträchtigungen, wie zum Beispiel nach Glossektomie oder Laryngektomie, wird von *funktionalem Mutismus* gesprochen, zu dessen Erklärung in erster Linie psychologische Entstehungstheorien angeboten werden. Mutismus wird demzufolge als psychogene Stummheit bzw. als psychogene Sprach- und Sprechhemmung verstanden. K. P. Becker und M. Sovak (1975) definieren Mutismus als funktionell bedingten Sprachverlust auf der Grundlage einer pathologisch ausgeprägten Hemmung und elektiven Mutismus als neurotische Reaktion. Der Präferenz des Terminus *selektiver Mutismus*, die durch die American Psychiatric Association im DSM-IV (Diagnostic and Statistical Manual of Mental Disorders) im Jahre 1994 vorgegeben wird, schließen sich auch deutsche Autoren an. T. Spoerri verwendet diesen Terminus bereits in seiner Mutismusdefinition im Jahre 1973, in der er totales und selektives Nichtsprechen unterscheidet. Mit *selektiv* soll die Ausgewähltheit des Schweigens bei bestimmten situativen und personalen Bedingungen betont werden. Die Definition des Mutismus von G. Knura als „eine Störung der sprachlichen Kommunikation, die sich darin zeigt, daß Personen, die bereits Sprache erworben haben, nicht mehr sprechen, ohne daß organische Ursachen sie daran hindern" (Knura 1980, 42), wird neuerdings in ihrer kommunikationstheoretischen Perspektive vertieft, indem Mutismus als Kommunikationsstörung „aus der Sicht des Kindes eine subjektiv sinnvolle Bewältigungsstrategie darstellt" (Bahr 1996, 5). Um diese zu verstehen, macht R. Bahr einen Interpretationsvorschlag, nach dem das mutistische Verhalten „dem Kind dazu dient, (1.) vor allem die Mutterbindung angesichts übersteigerter Trennungsangst zu sichern, (2.) das Problem, nicht zu wissen, was man und wie man etwas sagen soll, zu lösen, (3.) den Selbstwert zu erhalten und die Zuwendung zu sichern" (Bahr 1996, 13).

Die **Ätiologie** des Mutismus ist uneinheitlich und unübersichtlich. Es werden sehr verschiedene Ursachen- und Entstehungshypothesen angestellt. Ein grober Überblick über die ätiologische Theoriegeschichte legt nahe, einen Wandel der Erklärungsansätze von somatologischen Konzepten über psychoanalytische Interpretationen und lerntheoretische Modelle zu interaktions- bzw. kommunikationstheoretischen Verstehenshypothesen zu erkennen. Ältere Autoren nehmen hereditäre konstitutionelle Dispositionen, frühkindliche Hirnschädigungen, Erkrankungen, Entwicklungsstörungen, negative Persönlichkeitseigenschaften und ungünstige Umweltbedingungen, insbesondere Erziehungsfehler der Eltern, als Verursachungsfaktoren an. Im Gegensatz dazu stehen psychologische Erklärungsansätze, die entweder völlig kontrovers oder komplementär oder integrierend ansetzen. Sprachheilpädagogisch bedeutsam sind vor allem

⇒ *psychodynamische* Erklärungsansätze

⇒ *lerntheoretische* Erklärungsansätze

⇒ *interaktionstheoretische* Erklärungsansätze.

Nach *psychodynamischer* Auffassung ist Mutismus eine neurotische Störung, die auf abnorme Erlebnis- bzw. Konfliktreaktionen zurückzuführen ist und sich als inadäquate sprachliche und stimmliche Reaktion auf einen umschriebenen Konflikt mit der Folge psychosozialer Störungen äußert. Mutismus kann beispielsweise ein Beibehalten einer durch Schreck oder Schock bedingten plötzlichen Innervationsstörung der Sprech- und Stimmorgane sein, so daß es bei jedem Versuch, sprechen zu wollen, zu einer Fehlinnervation kommt. Mutismus kann aber auch auf eine einfache neurotische Entwicklung zurückgehen und eine inadäquate Verarbeitungsform von länger anhaltenden Konflikt- und Frustrationssituationen sein, die oft in die Kindheit zurückreichen, so daß das mutistische Verhalten orale Abhängigkeit oder Regression auf eine frühkindliche Entwicklungsstufe oder ödipale Konflikte signalisiert. Mutismus ist eine Neurose, wenn sich bestimmte infantile Komplexe in Form unverarbeiteter, affektiv überwertiger, unbewußter Vorstellungen oder Gefühle fixiert haben und ständig in das Verhalten und Erleben störend hineinwirksam sind. Mutismus ist entweder ein Symptom unter anderen oder das alleinige Symptom der neurotischen Problematik und stellt deren Lösungsversuch dar. Alle möglichen traumatischen Umwelteinflüsse und inneren Konfliktsituationen können die massive Sprechneurose Mutismus verursachen. In psychoanalytischer Deutung liegt dem neurotischen Mutismus ein unbewußter Verdrängungsmechanismus – vor allem der Ängste – zugrunde.

Lerntheoretische Erklärungsansätze erklären Mutismus als gelernte Verhaltensweise, die durch unterschiedliche Lernmechanismen zustande kommen kann. In der Hauptsache werden zur Verhaltensanalyse des mutistischen Schweigens die Lernmodelle der *operanten Konditionierung* oder des *Verstärkungslernens* und die Modelle des *Imitations-* oder *Modellernens* herangezogen. Die operante Konditionierung wird wirksam, wenn das Kind für sein Schweigeverhalten verstärkte positive Zuwendung erhält, und zwar immer wieder nach einem bestimmten Verstärkungsplan (= positive Verstärkung). Sie wirkt auch, wenn die Umwelt auf weitere Anforderungen verzichtet, so daß negative Konsequenzen durch das mutistische Verhalten vermieden werden bzw. wegfallen (= negative Verstärkung). Das Erlernen mutistischer Verhaltensweisen auf dem Wege des Imitierens bzw. der Nachahmung setzt neben der genauen Beobachtung die Identifikation mit der Modellperson voraus, die meist aus der näheren Umgebung des Kindes stammt.

Interaktionstheoretische Erklärungsansätze gehen vorwiegend von streßtheoretischen Überlegungen aus und führen die Entstehung des mutistischen Verhaltens auf ungünstige Einflüsse aus dem sozialen Umfeld zurück. Vom Kind als Überforderung wahrgenommene Situationen wirken streß- und angstauslösend, worauf das Kind mit Schweigen bzw. Verstummen reagiert. Daß eine Anforderungssituation als Überforderung und nicht bewältigbar erlebt wird, hängt von mehreren Faktoren ab, insbesondere von der Einschätzung der Situation und den eigenen Bewältigungsmöglichkeiten. In *Streßmodellen* werden weitere Faktoren genannt und in ihrem wechselseitigen Zusammenspiel erläutert. Für die Bewältigung des Mutismus sind neben den individuellen Bedingungen wie physische und psychische Konstitution, soziale Kompetenz, objektive Bewältigungskompetenzen und Erfahrungswerte, vor allem soziale Anerkennungs- und Unterstützungsbedingungen wichtig. Wenn sprachlich-kommunikative Situationen verunsichernde und bedrohliche Bedeutung annehmen, ist Schweigen als Form der Bewältigung naheliegend. Das Kind verstummt, weil es mit der Situation nicht fertig zu werden glaubt.

Allen Erklärungsansätzen gemeinsam ist ein neurosentheoretischer Hintergrund des psychogenen oder funktionalen Mutismus, an dessen Entstehung und Aufrechterhaltung mehrere Bedingungen beteiligt sind, so daß die diagnostische Abklärung von den im Einzelfall gegebenen somatischen, psychischen und sozialen Bedingungen auszugehen hat.

4. Pädagogische Sprachdiagnostik und Sprachtherapie bei Kindern und Jugendlichen mit Sprachstörungen

4.1 Pädagogische Sprachdiagnostik

Seit den 70er Jahren hat sich in der Sprachheilpädagogik durch die Rezeption vieler neuer sozial- und sprachwissenschaftlicher Erkenntnisse ein Paradigmawechsel angebahnt, der vor allem durch Einflüsse aus der Linguistik, der Psycho- und Neurolinguistik, der Klinischen Psychologie und der Neuropsychologie geprägt wird. Nicht nur die Sichtweise und das Wissen über die Sprache und ihre Störungen haben sich verändert und erweitert, sondern auch die Theorie und Praxis der Erziehung, des Unterrichts und der Therapie sprachgestörter bzw. sprachbehinderter Kinder und Jugendlicher. Die Sprachheilpädagogik hat wie die gesamte Sonderpädagogik eine Wende in der Gewichtung ihrer Institutionsgebundenheit vollzogen, indem sie die Notwendigkeit sprachheilpädagogischer Förderung grundsätzlich individuumszentriert oder personbezogen legitimiert und erst in zweiter Linie institutionsbezogen organisiert. Die Grundorientierung der sprachheilpädagogischen Arbeit ist *problembezogen*: in sprach*systemischer*, sprach*prozessualer* und sprach*pragmatischer* Hinsicht (vgl. Kap. 1).

Die pädagogische Sprachdiagnostik bei Kindern und Jugendlichen mit Sprachstörungen versteht sich als *Förderdiagnostik*, die den individuellen sonderpädagogischen Förderbedarf im Förderschwerpunkt Sprache festzustellen hat. Sonderpädagogisch zu fördern sind Schüler, die aufgrund einer erheblichen Sprachstörung, also Sprachbehinderung, ihre Fähigkeiten in der Schule nicht ohne sprachheilpädagogische Maßnahmen angemessen entwickeln können. Sonderpädagogischer Förderbedarf im Bereich der Sprache ist anzunehmen, wenn die Sprechtätigkeit, der sinnhafte Sprachgebrauch und der Spracherwerb so gestört sind, daß die Kinder in ihren Entwicklungs-, Lern- und Bildungsmöglichkeiten beeinträchtigt werden. Die Feststellung des sonderpädagogischen Förderbedarfs umfaßt drei Aufgaben:

1. die Ermittlung von Art und Umfang des individuellen sonderpädagogischen Förderbedarfs,

2. die Empfehlung bzw. Entscheidung über die Schullaufbahn bzw. den Förderort und

3. die Empfehlung von zusätzlichen therapeutischen, sozialpädagogischen oder anderen Maßnahmen.

Das Verfahren zur Feststellung des sonderpädagogischen Förderbedarfs ist in den Bundesländern unterschiedlich geregelt. Im allgemeinen kann die Antragsstellung von den Eltern, von der zuständigen Schule oder von anderen zuständigen Fachdiensten ausgehen. Sie erfolgt in Form der Anmeldung zu einem *Förderausschußverfahren*. Bei ausreichenden Anhaltspunkten für die Notwendigkeit der Einleitung und Durchführung eines Förderausschußverfahrens wird auf der Grundlage einer Kind-Umfeld-Analyse ein sonderpädagogisches Fördergutachten mit einem sonderpädagogischen Förderplan erstellt.

Für die diagnostische Erfassung der sprachlichen Auffälligkeiten, Störungen oder Behinderungen hat sich bislang weder ein einheitliches Konzept noch eine einheitliche Vorgehensweise entwickelt. Übereinstimmung besteht zwar bezüglich der Standards der sprachdiagnostischen Komponente der sehr komplexen sonderpädagogischen Begutachtung. Bei ihrer Realisierung sind aber doch große Diskrepanzen zu beobachten, insbesondere bezüglich der Handhabung der hochspezialisierten klinischen Sprachpathologie, die vielfach als defizitorientiert abgetan wird. Wenn die Erstellung eines individuell differenzierten Sprachfördergutachtens theoriegeleitet, entwicklungsorientiert, zielbegründet, planvoll strukturiert, sach- und methodenkritisch reflektiert sein soll, kann patholinguistisches, pathopsycholinguistisches und neurolinguistisches Fachwissen nicht einfach ausgeblendet werden. Sprachdiagnostik als Förderdiagnostik hat die Sprache in ihrer Ganzheit, zumindest in den drei beschriebenen Dimensionen als System, als Prozeß und als Handlung in ihren jeweiligen individuell persönlichen Gegebenheiten zu erfassen. Als problemorientiertes diagnostisches Handeln versucht sie, auch und gerade defizitäre sprachliche Zustände unter der Perspektive der Veränderung zu ermitteln und in bezug auf mögliche Modifikationsstrategien zu analysieren. Je differenzierter und präziser ihr dies gelingt, umso gezielter und wirkungsvoller gestaltet sich die spezifische Förderung. Orientierungsmodelle sind das entscheidungstheoretisch begründete diagnostisch-therapeutische Strukturierungsschema von G. Kaminski (1970) in den sprachheilpädagogischen Übertragungen von U. Schoor (1972) und O. Braun (1973), das Sprech- und Sprachprozeßmodell von J.E. Nation und D.M. Aram (1989), das Konzept des förderdiagnostischen Prozesses von K. Bundschuh (1991), das neuropsychologisch orientierte Konzept des Diagnose-Förderplanes von Th. Gieseke (1993) und der individuelle Entwicklungsplan (I-E-P) von D. Eggert u.a. (1996). Allen Modellen gemeinsam ist das Grundkonzept der Verbindung von Diagnose und Förderung. Die Modelle von Kaminski und Bundschuh sind eher Strukturierungsmodelle des diagnostischen Vorgehens, während die Modelle von Nation und Aram, Gieseke und Eggert u.a. auch operationalisierte Sprachmodelle enthalten.

1. Diagnostikstufe	*Erfassung des sprachlichen Problems:* Gespräch mit dem Kind und Spielangebot → Sprach- und Verhaltensbeobachtung; Gespräch mit den Eltern → Anamnese; erste linguodiagnostische Analyse: sprachsystemisch, sprachprozessual und sprachpragmatisch
2. Diagnostikstufe	*Bestimmungsuntersuchung* → *Syndromdiagnose* Syndromerfassung und differentialdiagnostische Eingrenzung durch Bildung und Überprüfung von Bedingungshypothesen und Konstruktion von individuellen Störungserklärungsmodellen, orientiert an einem ätiologietheoretischen Erklärungsansatz: organphysiologisch, verhaltensanalytisch, psychodynamisch, neuropsychologisch, kommunikationstheoretisch
3. Diagnostikstufe	*Konstruktion eines sprachtherapeutischen Behandlungskonzepts* → *störungsspezifische Indikation:* Zuordnung individueller Therapiestrategien und sprachtherapeutischer Maßnahmen mit Einordnung in den sonderpädagogischen Förderplan

Eine **problemorientierte Sprachdiagnostik** ist *konzeptionell* sowohl störungs- als auch fähigkeitsorientiert. Als Störungsdiagnose ist sie Symptom- bzw. Syndrombeschreibung und Differentialdiagnose. Als Fähigkeitsdiagnose ist sie Ermittlung der

- *sprachlichen* Fähigkeiten (phonetisch, phonologisch, lexikalisch, semantisch, morphologisch, syntaktisch; De- und Enkodierung sowie Verarbeitung),
- *kommunikativen* Fähigkeiten (Mimik und Gestik, Kontakt- und Dialogfähigkeit),
- *sprachbasalen* Fähigkeiten (sensorisch, motorisch, kognitiv, motivational, emotional, sozial).

Eine problemorientierte Sprachdiagnostik ist *methodisch* zielbezogen strukturiert und formalisiert. Sie ist in Phasen gegliedert und setzt kontrollierbare formalisierte Verfahren ein. Praktisch bewährt hat sich eine diagnostische Vorgehensgliederung in drei Stufen.

4. 1. 1 Erfassung des sprachlichen Problems

Selbstverständliche Voraussetzung einer umfassenden, gründlichen, möglichst objektiven und repräsentativen Erfassung des problematischen Sprachverhaltens ist zunächst das gegenseitige Sichkennenlernen und Vertrautwerden, was durch ein lockeres, freies Gespräch und/oder ein Spielangebot angebahnt werden kann. Ziel ist zunächst die Beobachtung des Sprachverhaltens im sozialen Kontext, im Kommunikationszusammenhang und der individuellen Sprechakte zur Einschätzung der sprachlichen Performanz. Ist das Kind zum freien Sprechen bereit, kann eine *Spontansprachstichprobe* oder *freie Sprachprobe* erstellt werden, die den alltäglichen Gebrauch der Sprache des Kindes repräsentieren soll. Als Voraussetzung für eine hinlängliche Repräsentativität wird ein Mindestumfang von etwa 100 analysierbaren Sprachäußerungen in einer zeitlichen Dauer von etwa 30 Minuten angesehen. Das als Tonband- bzw. Videoaufzeichnung erhaltene corpus wird transkribiert und anhand eines Kriterienkataloges zu einem Profil analysiert (Profilanalyse nach H. Clahsen 1986), das keinen Testanspruch erhebt, aber eine systematische linguistische Analyse ermöglicht. In Verbindung mit den *Vorinformationen* und den Daten aus den *Gesprächen* mit dem Kind und den Eltern können die ersten Hypothesen zum vermuteten sprachlichen Leistungs- und Störungsbild gebildet werden. Zur Erklärung der vorläufigen noch vagen Hypothesen können weitere Voruntersuchungen mit Hilfe von *Screenings* gemacht werden. Screenings als grobrasterige aussiebende Kurzverfahren machen entweder eine weitere diagnostische Prozedur überflüssig oder sie zeigen die Notwendigkeit einer genaueren *Bestimmungsuntersuchung* an. Einige ausgewählte praktisch erprobte Screenings sind:

- Untersuchungsprogramm zur Krankheitsfrüherkennung
  (Vorsorgeuntersuchungen U1 = 1. Tag bis U9 = 60.-64. Lebensmonat)
- Sensomotorisches Entwicklungsgitter von E.J. Kiphard (0;6 bis 7;6 Jahre)
- Münchener Funktionelle Entwicklungsdiagnostik für das 2. und 3. Lebensjahr von G.J. Köhler und H.D. Egelkraut
- Screening-Verfahren zur Erfassung von Sprachentwicklungsverzögerungen (SEV) bei Kindern im Alter von 3½ bis 4 Jahren bei der U8 von M. Heinemann und Ch. Höpfner
- Untersuchungs- und Dokumentationsbögen zur Überprüfung der kindlichen Sprache (bei der U8 und U9) von U. Kottmann
- Screening-Verfahren zur Diagnostik des kindlichen Grammatikerwerbs auf der Grundlage der Profilanalyse nach Harald Clahsen von D. Schrey-Dern (1994)
- Kurzverfahren zur Überprüfung des lautsprachlichen Niveaus bei 5 bis 7 Jahre alten Kindern (KVS). In: Breuer, H./Weuffen, M.: Gut vorbereitet auf das Lesen- und Schreibenlernen? Berlin (DDR) 1986, 77-89
- Beobachtung des kindlichen Verhaltens in einem sprachheilpädagogisch konzipierten Diagnosespiel von I. Bauer und M. Ochoko-Stastny. In: dgs - Landesgruppe Bayern (Hrsg.): Sprache-Verhalten-Lernen. Würzburg 1993, 32-53
- Verfahren zur Erfassung sprachlicher Auffälligkeiten bei Vorschulkindern von G. Petermann In: dgs - Landesgruppe Hessen (Hrsg.): Behinderung-Pädagogik-Sprache. Gießen 1991, 293-295
- Hamburger Screening Verfahren zur Sprachüberprüfung Fünfjähriger (HSVS-5) von J. Teumer. In: dgs - Landesgruppe Hessen (Hrsg.): Behinderung-Pädagogik-Sprache. Gießen 1991, 297-305

4.1.2 Bestimmungsuntersuchung

Sie greift die Ergebnisse der Vor- bzw. Screening-Untersuchungen auf und versucht, die daraus abgeleiteten Ersthypothesen zu überprüfen, indem sie eine möglichst genaue differentielle Symptomerfassung vornimmt und im Anschluß daran die in Frage kommenden Bedingungshypothesen durch den gezielten Einsatz spezieller Untersuchungsverfahren abklärt. Auf der Grundlage des differenzierten sprachpathologischen Fachwissens führen die Ermittlung der sprachstörungsspezifischen Symptomatik und die Abklärung des Bedingungshintergrundes zu einer *Differentialdiagnose,* die das Störsyndrom nach Art und Grad spezifiziert und in ihrem Stellenwert innerhalb der gesamtsprachlichen Leistungsfähigkeit des Kindes verdeutlicht. Zur differentialdiagnostischen Eingrenzung der festgestellten sprachlichen Auffälligkeiten und der wahrscheinlichen organphysiologischen und/oder psychosozialen Determinanten muß ein Sprachmodell verfügbar sein, das die Fähigkeiten und Störungsmöglichkeiten auf den verschiedenen sprachlichen Strukturebenen, in den verschiedenen sprachlichen Modalitäten und in den sprachpragmatischen Funktionen ablesen und bewerten läßt. Da aus wissenschaftstheoretischer Perspektive ein solches, erkenntnistheoretisch, methodologisch und empirisch begründetes Sprachmodell nur in teiltheoretischen Modellen vorliegt, muß diagnostisch und therapeutisch pragmatisch verfahren werden. Die differentialdiagnostische Untersuchung von Sprachauffälligkeiten kann nach den vorfindbaren konzeptionellen und methodischen Vorgaben einerseits und aufgrund der diagnostisch-therapeutischen Praxiserfahrungen in folgender Weise strukturiert werden:

4.1.2.1 Phonetische Funktionsanalyse des Hörens und Sprechens

mit den artikulationsphonetischen Teilfunktionen der Sprechatmung, Stimmgebung und der Artikulationsmotorik. Mögliche, bei Kindern und Jugendlichen häufig vorkommende Störsyndrome sind audiogene Dyslalie, Dyspnoe, Dysphonie, Dysglossie, orofaziale Dysfunktion, Dysarthrie und Sprechapraxie, die gegeneinander diagnostisch abzugrenzen sind.

1. Hörprüfung bei Kindern

Zunächst sind *audiogene* - durch Gehörlosigkeit oder Schwerhörigkeit bedingte - *Sprachstörungen* mit frühzeitigen Hörprüfungen auszuschließen. Sprachdiagnostisch unverzichtbar sind groborientierende Hörprüfungen

(Screenings) und audiometrische Hörschwellenbestimmungen. Praxisüblich sind die *Hörweitenbestimmung* durch Sprechabstandsprüfung und die *audiometrische Bestimmung* der mittleren Hörverlustwerte in Dezibel (dB). Die Sprechabstandsprüfung erfolgt mit Umgangs- und mit Flüstersprache und signalisiert ab einer geringeren Hörweite von 4m den Verdacht auf eine mittelgradige – sprachrelevante – Schwerhörigkeit. Mit ihr korrespondieren in etwa audiometrisch gewonnene mittlere Hörverlustwerte zwischen 40 und 70 Dezibel (dB), die auditive Fehlleistungen mit der Folge einer multiplen Dyslalie bedeuten. Ein bewährtes Screening-Verfahren ist der „Heidelberger Hörprüf-Bild-Test für Schulanfänger (HHBT)", der alle die Schulanfänger erkennen will, bei denen ein Verdacht auf eine leicht- bis mittelgradige Schwerhörigkeit besteht, und die dann einer eingehenden audiologischen Untersuchung zu unterziehen sind.

Die *audiometrischen* Methoden bei Kindern werden eingeteilt in:

- *Neugeborenenaudiometrie* ab der 1./2. Lebenswoche bis zum 3. Lebensmonat (= Reflexaudiometrie und Elektrische Reaktions-Audiometrie = ERA),
- *Kleinstkinderaudiometrie* ab dem 3. Monat bis zum 2. Lebensjahr (= Reflex-, Verhaltens-, Orientierungsreaktionsaudiometrie und ERA)
- *Kleinkinderaudiometrie* vom 3. bis 7. Lebensjahr (= Spiel- und Kindersprachaudiometrie) und
- *Schulkinderaudiometrie* (= Schwellen-, überschwellige und Sprachaudiometrie).

Im Rahmen der pädagogischen Hör-Sprachdiagnostik werden Kleinaudiometer zur Prüfung des Frequenzbereichs 250-2000 Hz bei Lautstärken von 20, 40 und 60 dB verwendet. Werden bei einer Lautstärke von 20 dB zwei Frequenzen oder bei 40 dB eine der Frequenzen nicht gehört, ist eine audiometrische Bestimmungsuntersuchung, d.h. eine Vorstellung beim HNO-Arzt zu empfehlen.

Sodann sind die Sprechstörungen zu differenzieren, wobei sich Dysarthrie und Sprechapraxie als zentral-motorisch bedingte Sprechstörungen auf der einen Seite den peripher-organisch bedingten Störungsbildern Dyspnoe, Dysphonie, Dysglossie und orofaziale Dysfunktion auf der anderen Seite gegenüberstellen lassen.

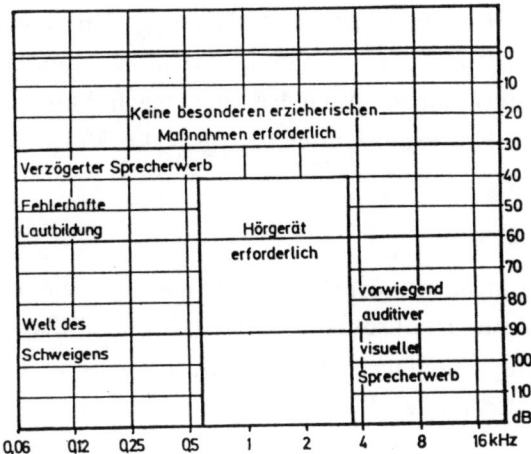

Abb. 71: Audiogramm

2. Pädagogische Stimmdiagnostik

Die pädagogische Stimmdiagnostik setzt die phoniatrische Untersuchung des Kehlkopfes, des Rachens, der Sprech- und Singstimme voraus und besteht in einer Funktionsbeurteilung der Atmung und der Stimme.

Bei der *Sprechatmung* werden die Atmungsarten, insbesondere die Phonationsatmung, und die Atmungstypen, vor allem die kosto-abdominale Atmung als Basis für die physiologische Stimmgebung beobachtet. Ebenso wichtig sind die Atemführung, die Phrasenlänge, die Ausatmungsdauer, Atemgeräusche, Mund- und Nasenatmung.

Die Beurteilungskriterien für die Erhebung des *auditiven Stimmstatus* sind der Stimmklang (heiser-behaucht-rauh), der Stimmeinsatz (weich, fest-hart, gepreßt), der Stimmumfang (normal 18-36 Halbtöne bzw. 1½ bis 3 Oktaven, pathologisch 12 Halbtöne bzw. eine Oktave), die mittlere Sprechstimmlage (bei Kindern und Frauen 200-250 Hz, bei Männern 100-150 Hz), der Stimmschallpegel (Umgangssprache 60-70 dB, leises Sprechen 40-50 dB, lautes

Sprechen 70-80 dB), die Tonhaltedauer (normal etwa 15 sec., pathologisch kürzer als 10 sec.), die Stimmdynamik (zwischen leisestem und lautestem Stimmton normal 45 dB Differenz) und Konstanz der Stimmbelastung. Die musikalischen Fähigkeiten werden mit Aufgabenstellungen wie z.B. Melodien und Töne nachsingen, Rhythmen nachklatschen und Töne unterscheiden angeprüft. Schließlich werden Daten zur Stimmentwicklung, zum Beginn und Verlauf der Stimmstörung erhoben. Auch läßt man nach Möglichkeit eine Stimm-Eigenanalyse anstellen (Selbsteinschätzungsskala, Video- oder Tonbandaufzeichnung).

3. Artikulationsprüfung

Die Überprüfung der Artikulationsfähigkeit umfaßt die Beobachtung von Zustand und Funktion der Artikulationsorgane (Lippen, Kiefer, Bißsystem, Zunge, Gaumen und Nase), vor allem der Zungen-, Lippen- und Kieferbeweglichkeit, die Nasalitätsprüfung, die Koordination der phonetischen Teilvorgänge Sprechatmung, Stimmgebung und Lautbildung, die prosodische Gestaltung der Rede bzw. die Akzentuierung des Sprechens (dynamisch, melodisch, temporell) und die Lautbestandaufnahme oder Feststellung des Phoninventars.

Die *Beobachtung des Zustandes und der Funktionstüchtigkeit* (der „Dozilität" im Sinne von Übbarkeit) *der Sprechorgane* erfolgt mit Blick auf mögliche *dysglossische* Auffälligkeiten, d.h. Aussprachestörungen infolge von peripher-organischen Abweichungen der Sprechorgane, und *orofaziale Dysfunktionen*. Für die Statusbeobachtung sind eine Reihe von Untersuchungsbögen erstellt worden, die zahnmedizinische, kieferorthopädische, myofunktionelle und logopädische Befunde vorsehen und nicht zuletzt in Abhängigkeit vom jeweiligen Therapieansatz konzipiert sind. Exemplarisch erwähnt seien der *Zungenmotilitätstest* von P. Gabriel, R. Chilla und P. Kozielski (1976), das Altersinventarium der *mimischen Psychomotorik* von L. Kwint (in Böhme 1978, 15-16) und der *Untersuchungsbogen für den orofazialen Komplex* nach Castillo Morales (1991, 107-111).

Nasalitätsprüfungen dienen der Unterscheidung von offenem, geschlossenem und gemischtem Näseln. Als klassische Methode gilt die *A-I-Probe* von H. Gutzmann, die ein alternierendes Aussprechen der Vokale [a] und [i] mit wechselweisem Zuhalten und Öffnen der Nase verlangt. Bei offenem Näseln ist eine deutliche Klangveränderung beim [i] hörbar, während [a] unverändert bleibt. Bei geschlossenem Näseln ist keine Klangveränderung zwischen zugehaltener und nicht zugehaltener Nase erkennbar. Die *Spiegelprobe* mit der Czermak-Platte beruht auf dem Nachweis des nasalen Durchschlags, der beim offenen Näseln bei allen Lauten als hygroskopisches Sichbeschlagen der Platte sichtbar wird, vor allem bei den palatalen bzw. velaren Plosiven (z.B. bei Kuckuck, Kakao). Bei geschlossenem Näseln bleibt der Spiegel bei den nasalen Lauten [m], [n] und [ŋ] unbeschlagen, da der Nasendurchstrom behindert ist. Eine weniger kindgemäße Methode ist die Verwendung eines *Phonendoskops* (eines Nasenhörschlauches), das mit der Nasenolive in ein Nasenloch gesteckt wird, während das andere Nasenloch verschlossen wird. Über die Ohrolive am anderen Ende des Schlauches hört der Untersucher ein auffälliges Rauschen, wenn das Kind näselnd spricht. Eine einfachere Vorgehensweise ist das *Abtasten der Vibrationen* an den Nasenflügeln des Kindes, das Lautfolgen ohne nasale Laute sprechen soll.

Lautprüfverfahren:

Die meisten sprachdiagnostischen Verfahren sind zur Feststellung des kindlichen Lautbestandes entwickelt worden. Eine mögliche Einteilung der vielen *Lautprüfverfahren* kann in Anlehnung an Ch. van Riper und J.V. Irwin (1970) nach dem Umfang des auditiven und visuellen Sprechanreizes gemacht werden, was zur Unterscheidung von zwei Verfahrensgruppen veranlaßt:

1. Prüfverfahren mit audiovisuellem Sprechanreiz (mit Vorsprechen), bei denen der Untersucher deutlich hör- und sichtbar mit Aufmerksamkeitsinstruktion die Prüfwörter vorspricht und das Kind nachsprechen soll (= *Nachsprechverfahren*).

Beispiele:

- Lauttreppe von M. Möhring mit 162 Prüfwörtern für An-, In- und Auslaut; Reihenfolge nach artikulatorischer Fehleranfälligkeit, erstellt auf der Grundlage von Untersuchungen zu Lautbildungsschwierigkeiten bei über 2000 stammelnden Schulneulingen.
- Lautstreifen mit Prüfworttafel von P. Lüking mit Protokollierung im Lautstreifen nach Artikulationszonen und farbiger Kennzeichnung der verfügbaren Laute, 133 Prüfwörter

- Lautprüfbogen für Stammler. Einlegeblatt 1 des Untersuchungs- und Behandlungsbogens mit 115 Prüfwörtern für Konsonanten in An-, In- und Auslautposition und isolierter Vokalprüfung; viermalige Eintragung für Verlaufsdiagnostik
- Bremer Artikulationstest (BAT) mit 100 Prüfwörtern, die alle wesentlichen in der deutschen Sprache vorkommenden Laute und Lautverbindungen enthalten; für 2. Klassen liegen Normen in Prozenträngen bzw. T-Werten vor.

2. Prüfverfahren ohne audiovisuellen Sprechanreiz (ohne Vorsprechen), bei denen die Lautbildungsfähigkeit an Wörtern geprüft wird, die das Kind zu vorgelegten Bildkarten oder Bilderbogen äußert (= *Bildprüfverfahren*).

Beispiele:

- Der Stammler-Prüfbogen von H. Metzker mit 40 schwarz-weißen Prüfbildern und Protokolliermöglichkeit jeweils unter den Prüfbildern.
- Lautprüfbogen von G. Frank und P. Grziwotz mit 40 farbigen Bildern und Angaben in Farbbildern, in welchem Lebensalter die Laute normalerweise beherrscht werden. Prüflaute stehen meist in Anlautposition.
- Lautprüfscheibe von H. Aschenbrenner mit kleinen farbigen Bildern, die nach Lautgruppen geordnet im Bildausschnitt sichtbar werden, enthält zusätzlich eine Bildergeschichte und Bildpaare zur Phonemunterscheidung, ermöglichst einen raschen Überblick über den Lautbestand.
- Werscherberger Lautprüf- und Übungsmappe von M. Gey mit großformatigen Bildern und mehrmaliger Prüfmöglichkeit der Laute im An-, In- und Auslaut mit 250 Prüfwörtern. Die Protokollierung erfolgt durch Ausmalen auf dem Protokollbogen
- Prüfmittel zur Lautbildung und Phonemgehör (PLP) von R. Stoyke und W. Orthmann, bestehend aus einer Diaserie für die Lautprüfung (38 Bilder) und für die Prüfung des Phonemgehörs (8 Bildpaare)
- Lautbildungshilfen von M. Brunner, G. Dupuis u.a. mit 56 Bildvorlagen und einem Lautprüfbogen zur Überprüfung aller Konsonanten und der häufigsten Konsonantenverbindungen. Außer dem Diagnose-Material wird ausführliches Therapie-Material angeboten.
- Bilder-Sprachtest I von H. Sulser und M. Wechsler mit 80 Bildkarten zur Prüfung der Konsonanten im An-, In- und Auslaut und in Lautverbindungen; der Test kann als Spontansprachtest und als Nachsprechtest verwendet werden; Normen liegen nicht vor.
- Lautbildungstest für Vorschulkinder (LBT) von L. Fried für Kinder im Alter von 4-7 Jahren, besteht aus zwei Untertests, prüft 43 bzw. 101 repräsentativ ausgewählte Laute

und Lautverbindungen mit Bildkarten schwarz-weiß, enthält Normtabellen mit Prozenträngen. Der Test hat zu kritischen Kommentierungen veranlaßt.
- Phonetisches Bilder- und Wörterbuch von M. Cerwenka, Schema zur Überprüfung der Sprachentwicklung 3-5 jähriger Kinder; 85 Bilder mit Einzeldarstellungen; Prüfwörter und Prüfbilder sind nach drei Artikulationszonen geordnet.

Untersuchung des Sprechens

Die Untersuchung des Sprechens bei Verdacht auf eine zentrale Sprechstörung in Form einer *Dysarthrie* bezieht sich auf die Koordination von Sprechatmung, Stimmgebung, Nasalität und Artikulation. Dabei sind Störungen der Artikulation im engeren Sinne, d.h. der Bildungsfähigkeit der einzelnen Laute auszuschließen. Genauer zu beobachten sind die Lippen- und Zungenmotorik, die orale Schluckmotorik, die Gaumensegelbeweglichkeit und die Funktion des velopharyngealen Abschlusses. Zur genaueren Erfassung mundmotorischer Beeinträchtigungen und dysarthrischer Symptome bei Kindern mit zentralen Bewegungsstörungen bzw. zentralen Koordinations- und Tonusstörungen dienen differenzierte Beobachtungs- und Beurteilungsbögen, die je nach diagnostischer Zielsetzung unterschiedliche Schwerpunkte setzen. Sprach- bzw. sprechdiagnostisch wichtig erscheinen vor allem drei Zielrichtungen: zunächst die Feststellung einer dysarthrischen Störung mit Abgrenzung gegen verwandte zentrale Sprechstörungen (vor allem gegen *Sprechapraxie*), sodann die Bestimmung von Art und Schweregrad der Dysarthrieform und schließlich die Datengewinnung für den Entwurf eines Therapieplans. Zur Sicherung der Diagnose einer Dysarthrie sind die charakteristischen Auffälligkeiten im Rumpf-, Schulter-, Nacken- und Kopfbereich (persistierender asymmetrischer tonischer Nackenreflex = ATNR, Opisthotonus = tonischer Krampf der Rückenmuskulatur, mangelhafte Kopfkontrolle, allgemeine Strecktendenz, Tonuswechsel), im oralen und perioralen Bereich (Hypersensibilität, Würgreflex, Hypersalivation, Beißreflex, Schluckstörung, Kieferpressen, Einschränkung willkürlicher Lippen- und Zungenbewegungen) und der phonetischen Teilfunktionen Atmung (hörbar, verkürzt), Stimmgebung (gepreßt, rauh), Artikulation (undeutlich, verwaschen) und Prosodie (monoton, skandierend, verlangsamt) bedeutsam. Für die Abgrenzung einer Dysarthrie gegen eine Sprechapraxie ist neben der Andersartigkeit der artikulatorischen Symptomatik die unterschiedliche Verursachung einschlägig. Sprechapraxie tritt nach

Läsionen im Versorgungsgebiet der mittleren Hirnarterie der sprachdominanten Hemisphäre auf, während dysarthrische Störungen die Folge von Schädigungen der zentralen motorischen Regionen, Bahnen und Hirnnervenbahnen sind. W. Ziegler u.a. (1998) geben als diakritische Merkmale für Dysarthrien das Fehlen phonematischer Fehlleistungen, das Fehlen artikulatorischer Suchbewegungen, das Auftreten konstanter phonetischer Störungen (z.B. Hypernasalität) und das Mitauftreten einer Dysphonie an. Als ein ökonomisches Screening-Verfahren zur Klassifikation dysarthrischer Störungen in fünf Hauptsyndrome und zur Erstellung eines individuellen Profils wird die *Frenchay Dysarthrie-Untersuchung* von P. Enderby (1991) angeboten. Das Verfahren besteht aus 10 Untertests, die mit verschiedenen Aufgabenformen Reflexe, Respiration, Lippenbewegungen, Kiefer, Gaumensegel, Stimme, Zunge, Verständlichkeit und weitere beeinflussende Faktoren überprüfen. Der Untersucher erhält einen zuverlässigen Überblick über das individuelle Dysarthriesyndrom. Zur akzentuierten Untersuchung der spezifisch sprechmotorischen Beeinträchtigungen schlagen Ziegler u.a. ein sehr differenziertes Vorgehen vor, das mit der Anamneseerhebung beginnt und im Hauptteil in der *auditiven Diagnostik* der spontanen Äußerungen im Rahmen eines Gespräches und anhand von Aufgabenstellungen besteht. Das Anamnesegespräch zielt in erster Linie auf die subjektive Einschätzung des Betroffenen und bietet Gelegenheit zur Beobachtung sichtbarer Auffälligkeiten im Körper- und Gesichtsbereich. Die Analyse phonetischer Störungsmerkmale erfolgt mit Hilfe sehr übersichtlicher Merkmalstabellen, die die Dysarthriecharakteristika markieren: bei der *Sprechatmung* pathologischer Atmungstyp, respiratorische Insuffizienz und gestörte Lautstärkekontrolle, bei der *Phonation* Unfähigkeit zu stimmhafter Phonation, veränderte Stimmqualität, Verschiebung der Stimmlage und Instabilität, bei der *Artikulation* geringe oder übermäßige Kieferöffnung, reduzierte oder überschießende Konsonantenartikulation, abweichende Artikulationsstelle, gestörte Vokalartikulation, Hyper- oder Hyponasalität, und bei der Prosodie verlangsamtes oder beschleunigtes Sprechtempo, Redeflußunterbrechungen durch Lautdehnungen, Pausen und Iterationen, Betonung von Nebensilben, silbisches und monotones Sprechen. Schließlich wird die kommunikative Bedeutung der Symptomatik mit einer Verständlichkeitsprüfung abgeklärt, deren Ergebnisse in einem Verständlichkeitsprofil dargestellt werden.

Schwieriger als die Abgrenzung der Dysarthrie von der Sprechapraxie und der Aphasie ist die Abgrenzung der Sprechapraxie von der Broca-Aphasie und der globalen Aphasie. Eine eigenständige und zusätzlich zur Aphasie vorliegende Sprechapraxie wird an charakteristischen Störungen der Lautbildung (inkonstante Lautentstellungen und kategoriale Lautabweichungen), der Prosodie (Wortakzentveränderungen) und des Sprechverhaltens (Suchbewegungen und Sprechanstrengung) festgemacht. Ein deutschsprachiges standardisiertes Untersuchungsverfahren ist bislang nicht bekannt geworden. Die Diagnostik der Sprechapraxie verläuft ähnlich wie die Dysarthriediagnostik als auditive Befunderhebung anhand der Spontanäußerungen der Betroffenen. Dazu werden strukturierte Analyseraster vorgegeben, die in der Hauptsache drei Ebenen des Sprechens unterscheiden: eine segmentale Lautebene, eine suprasegmentale prosodische Ebene und die Sprechverhaltensebene. Die Symptombewertung erfolgt auf der Grundlage der Symptommarkierung der Sprechapraxie in Kernsymptome und fakultative Merkmale. Als differentialdiagnostische Kernsymptomatik gilt die inkonstant und inkonsistent entstellte Lautbildung.

4. 1. 2. 2 Linguodiagnostische Analyse

1. Diagnostik des sprachlichen Entwicklungsstandes

Die Feststellung des Sprachentwicklungsstandes geht verschiedene Wege, die zwischen den Polen der *Spontansprachstichproben* einerseits und der *Sprachentwicklungstests* andererseits anzusiedeln sind. Die Vertreter einer objektivierenden normorientierten Testdiagnostik gehen von der Notwendigkeit der Vergleichbarkeit der Untersuchungsdaten aus, während die Vertreter einer freien Spontansprachdiagnostik eine möglichst repräsentative Datenmenge für die tatsächliche sprachkommunikative Kompetenz des Kindes in der natürlichen Alltagssituation gewinnen wollen. Eine sprachpragmatisch orientierte systematische Überprüfung des Sprachentwicklungsstandes geht den Weg der gestuften diagnostischen Erfassung der Entwicklung der kindlichen Sprachfähigkeit, indem sie mit der Beobachtung und Analyse der Spontansprache in freien Spiel- und Gesprächssituationen beginnt und zur systematischen Untersuchung der sprachlichen Fähigkeiten auf den verschiedenen Sprachstrukturebenen fortschreitet. Nach dem entscheidungstheoretischen, hypothesengesteuerten Problemlösungsmodell des diagnostischen Vorgehens werden die geeigneten Untersuchungsverfahren gezielt hypothesenbezogen durchgeführt. Demzufolge sind informelle und standardisierte Prüfverfahren untersuchungspraktisch gleichwertig. Entscheidend für den Einsatz eines jeden Prüfverfahrens ist die diagnostische Fragestellung bzw. Zielsetzung.

Wie bei der *phonetischen Diagnostik* ist auch bei der *Sprachentwicklungsdiagnostik* vorab eine pädaudiologische Abklärung zum Ausschluß einer Hörstörung, vor allem einer zentralen Hörstörung, notwendig. Störungen in der zentralen Hörbahn beeinträchtigen die sprachliche Dekodierung, die Sprachverarbeitung und das verbal-auditive Gedächtnis mit der Folge einer zentralaudiogenen Sprachentwicklungsstörung. Einstiegsvoraussetzungen für den sprachdiagnostischen Prozeß sind die Eingangsinformationen und die vom Untersucher selbst gewonnenen Informationen aus der Erstbegegnung mit dem Kind, aus den weiteren mehr oder weniger vorstrukturierten Gesprächs- und Spiel- bzw. Beschäftigungssituationen. Die systematische linguodiagnostische Analyse kann sich danach entweder als *sprachbereichsspezifische* oder als *sprachkomplexe allgemeine Sprachentwicklungsanalyse* vollziehen. Bei der Feststellung des Sprachentwicklungsstandes als komplexer Beobachtungs- und Analyseansatz werden *Sprachentwicklungsprofile* erstellt, beispielsweise durch Einsatz des „Psycholinguistischen Entwicklungstests (PET)" von Angermaier oder des „Heidelberger Sprachentwicklungstests (HSET)" von Grimm und Schöler. Bei der bereichsspezifischen Sprachentwicklungsanalyse werden die einzelnen linguistischen und psycholinguistischen Teilbereiche mit spezifischen Sprachprüfverfahren untersucht. Beim vorgeschlagenen diagnostischen Stufenkonzept kristallisieren sich bereits in der 1. Diagnostikstufe der Erfassung des sprachlichen Problems differenzierte diagnostische Hypothesen heraus, so daß die Anwendung eines komplexen „Testsystems" im Erstversuch die Ausnahme ist, – oder ein anderes Diagnostikkonzept widerspiegelt. Die *linguodiagnostische Bestimmungsuntersuchung* des Sprachentwicklungsstandes differenziert sich in der Regel in folgende linguodiagnostische Teilbereichsuntersuchungen:

– phonologische Bestands- und Prozeßanalyse

– lexikalisch-semantische Analyse

– syntaktisch-morphologische Analyse

- pragmatisch-kommunikative Analyse

Diagnostik phonologischer Störungen

Die Analyse kindlicher Sprachäußerungen auf der phonologischen Strukturebene besteht in der Überprüfung der – rezeptiven – *Lautdiskrimination* bzw. *Phonemunterscheidung* und in der Bestimmung des Phonembestandes sowie der – expressiven – *phonologischen Prozesse*.

Zur Überprüfung der *Lautdiskrimination* bzw. *phonematischen Differenzierung* stehen folgende Verfahren zur Auswahl:

- *Bremer Lautdiskriminationstest (BLDT)* von W. Niemeyer, bei dem die Kinder nach der Hörvergleichsmethode vorgesprochene Wortpaare auf „gleich" oder „ungleich" erkennen sollen; geprüft werden 66 Wortpaare, von denen 14 gleich sind; Untersuchungsleistung ist die Diskrimination ähnlich klingender Laute im Wort; Normen liegen für Kinder von 2. Klassen vor.

- *Lautunterscheidungstest für Vorschulkinder (4-7) Jahre LUT* von L. Fried; besteht auf einem Einübungsprogramm (EL), einem Lautunterscheidungstest (LUT) und einem Diagnostischen Lautunterscheidungstest (DLUT); durch Vergleich von drei zu den im „Bilderbuch" (= Testheft) abgebildeten „inneren" Klanggestalten von Wörtern mit einem gehörten Wort sollen Mängel in der Lautunterscheidungsfähigkeit aufgezeigt werden; der LUT besteht aus 17 Reihen mit jeweils 3 Bildern, der DLUT aus 32 Bildreihen, von denen die ersten elf Vokale als Prüflaut haben; der DLUT wird eingesetzt, wenn die Lautunterscheidungsfähigkeit im LUT als gestört eingestuft werden muß. Normtabellen liegen für den LUT für 4;0 bis 5;0 und 5;1 bis 7;0 Jahre vor.

- *Lautagnosie-Prüfbogen* von Ch. von Deuster; überprüft mit 44 Bildwortpaaren die zentrale Lautwahrnehmung bei 4 bis 8jährigen Kindern; berücksichtigt dabei besonders die im Deutschen häufigen artikulatorischen Fehlleistungen (Stammeln) bei Konsonantenverwechslungen, z.B. k-t, g-d, s-d usw.

- *Bildwortserie zur Lautagnosieprüfung und zur Schulung des phonematischen Gehörs* von H. Schäfer; besteht aus einem diagnostischen Teil zur

Überprüfung der Unterscheidung von phonematischen Klanggestalten und einem therapeutischen Teil zur Schulung der Lautdifferenzierungsfähigkeit bei Kindern mit einer Schwäche in der Lauterkennung. Bei der *Lautagnosieprüfung* wird nach der Bildwahlmethode mit 30 Bildwortpaaren, die sich durch die phonologische (bedeutungsunterscheidende) Opposition zweier Laute klanglich unterscheiden, die Lautdifferenzierung im Wort untersucht. Das Verfahren kann bei artikulationsauffälligen Kindern ab 6 Jahren eingesetzt werden. Es ermöglicht Aussagen über einen nicht altersentsprechenden Sprachentwicklungsstand, über die Lauterkennungs- und Lautunterscheidungsfähigkeit und die Form der partiellen Lautagnosie. Die *Lautdifferenzierungsprobe* ist eine Kurzform der Lautagnosieprüfung und kann als Screening-Verfahren bei Kindern ab 4 Jahren angewendet werden.

- *Mottier-Test* von G. Mottier; überprüft mit zwei- und mehrsilbigen Pseudowörtern über Vor- und Nachsprechen die auditive Merkfähigkeit (z.B. luri, tokipa, relomani usw.); J. Graichen hat dem Verfahren eine neuropsychologische Zusatzprüfung hinzugefügt.

- *Auditory Discrimination Test* von I.M. Wepman in deutscher Fassung von H. Steffen; bietet 49 Wortpaare an, die wie beim Bremer Lautdiskriminationstest als „gleich" oder „anders" identifiziert werden sollen.

- *Hörverstehenstest (HVT)* von K.K. Urban; ist ein mehrdimensionales Testverfahren mit 6 Subtests zur Messung der Fähigkeit, gesprochene Sprache wahrzunehmen, zu verarbeiten und zu verstehen für Schüler der 4.-7. Klasse. Der Untertest *Laute unterscheiden* (LU) prüft mit zwei Aufgabentypen (Wiedererkennen von sinnlosen Wörtern und Identifizieren eines Einzellautes) die Fähigkeit, Lautkombinationen und Laute zu vergleichen. Es liegen Normen für drei Altersstufen, fünf Jahrgangsstufen und fünf Kombinationen Schulart/Jahrgangsstufe vor.

Zur Beschreibung und Analyse **phonologischer Prozesse** bzw. phonologischer Störungen haben D. Hacker (1992), R. Romonath (1993), T. Babbe (1994) und I. Wagner (1994) Vorschläge gemacht.

Hacker geht in drei Arbeitsschritten vor: er nimmt zunächst die zu analysierende Sprachstichprobe auf und verwendet dazu aus ökonomischen Gründen Lautprüfverfahren. Es folgt die Strukturbeschreibung der kindlichen Äußerungen nach Wort- und Silbenstrukturen, Lautinventar und Wortposition sowie Stimulierbarkeit kritischer Laute. Die Ermittlung der phonologischen Prozesse besteht im Vergleich der Äußerungen des Kindes mit den phonologischen Zielstrukturen auf der Grundlage eines Differenzierungsrasters phonologischer Prozesse in Silbenstruktur-, Harmonisierungs- und Substitutionsprozesse. Romonath differenziert die Erhebungsverfahren in Spielhandlungen, freie Konversation, spontane Äußerungen zu Bildern, Gegenständen und Handlungen, Geschichten nacherzählen, Lesen, Imitation von Sätzen, Bildbenennung, Imitation von Wörtern und Geräuschen, erstellt Transkripte und erfaßt die Lautbildungsfähigkeit, die phonologischen Regelkenntnisse und die prosodischen Fähigkeiten. Als Beschreibungskonzepte verweist sie auf die Analyse der kontrastiven Lautsegmente, die Kennzeichnung mit Hilfe der distinktiven Merkmale, die Analyse als phonologische Komponente und die Beschreibung der Auffälligkeiten als natürliche phonologische Prozesse.

In der *Pyrmonter Analyse Phonologischer Prozesse (PAPP)* von Th. Babbe werden die sprachlichen Regeln und Strategien in den Bereichen der Lautersetzung, Lautangleichung, Vereinfachung von Mehrfachkonsonanzen, Laut- und Silbenauslassung, Laut- und Silbenergänzung sowie Umstellung von Lauten und Silben untersucht. Das Analyseverfahren zielt auf eine differenzierte und detaillierte Beschreibung der *phonologischen Störungen* und eine therapierelevante Einschätzung. Die Analyse berücksichtigt 50 phonologische Prozesse, die nach der bekannten Gruppierung in Silbenstruktur-, Harmonisierungs- und Substitutionsprozesse klassifiziert werden.

Das Erhebungsverfahren versucht, die Vorteile einer Spontansprachstichprobe mit den Vorteilen einer gleichbleibenden Sprachprobe miteinander zu verbinden, indem es 100 Prüfwörter nach phonologischen Gesichtspunkten zusammenstellt und auf 10 Situationsbildern abbildet. Das Kind wird zu spontanen Äußerungen angeregt, die in einem Protokollbogen registriert werden. Die Auswertung erfolgt in zwei Analyseschritten: Ermittlung des Phoneminventars und Beschreibung der phonologischen Prozesse. Die Phonembestandsanalyse gibt Aufschluß, über welche Phoneme das Kind sicher verfügt und welche Phoneme ihm bei der artikulatorischen Realisation Schwierigkeiten bereiten. Die phonologische Prozeßanalyse zeigt an, welche distinktiven Merkmale und Oppositionen das Kind sicher, unsicher oder gar nicht verwendet.

Auch Wagner weiß um die Vorteile freier Sprachstichproben als Grundlage einer alltagsrepräsentativen Sprachanalyse, macht aber zugleich auf die möglichen Nachteile aufmerksam, die sie neben dem enormen Zeit- und Arbeitsaufwand in den unkontrollierbaren Rückwirkungen des Nicht- oder Mißverstandenwerdens und im Vermeiden bestimmter Lautkonstellationen auf seiten des Kindes sieht. Sie hat deshalb ein strukturiertes Wort-Bildmaterial für die systematische Erhebung durch das Benennen von abgebildeten Objekten erarbeitet und 108 Items in einem „Bilderbuch" für die *LOGO Aussspracheprüfung* zusammengestellt. Die erhaltenen Äußerungen werden transkribiert und in vier Arbeitsschritten ausgewertet:

1. Erstellen des Lautinventars, 2. Klassifizierung, 3. Erstellen des Regelinventars phonologischer Prozesse und 4. Diagnosestellung und Ableitung von Therapiezielen und -inhalten.

Von der Praktikabilität abgesehen ist die Vorgehensweise sehr übersichtlich strukturiert und durch informative Beispiele unterlegt. Hervorgehoben werden soll das Schema zur Ergebnisdarstellung der phonologischen Prozeßanalyse, das konsonantische Prozesse (Umgebungs-, Silbenstruktur- und Ersetzungsprozesse) und Vokalprozesse zusammenfaßt.

Diagnostik lexikalisch-semantischer Erwerbsstörungen

Die Erfassung von Umfang und Struktur des kindlichen Lexikons und der Art und Weise des kindlichen Wortbedeutungsgebrauchs erfolgt vorwiegend informell und wenig systematisch durch Verhaltensbeobachtung und –einschätzung auf dem Hintergrund von Theorien und Erfahrungsdaten zur Wortschatz- und Bedeutungsentwicklung. Für die Ermittlung des lexikalisch-semantischen Entwicklungsstandes durch Spontansprachanalysen mit mehr oder weniger formalisierten Kategorienschemata gelten dieselben kritischen Punkte wie bei der Artikulationsprüfung und der phonologischen Analyse: zu großer Aufwand, fragwürdige Repräsentativität, Zufälligkeit, Subjektivität der Einschätzung, mangelhafte Kontrollierbarkeit der Einflußfaktoren. Auch die Feststellung charakteristischer Auffälligkeiten (z.B. paraphasischer Bildungen, Umschreibungen) können nicht mehr als Hinweise für lexikalisch-semantische Entwicklungsstörungen sein. Die wenigen deutschsprachigen standardisierten diagnostischen Verfahren zur genauen Feststellung des kindlichen Wortschatzes werden ebenfalls sehr kritisch kommentiert, da sie den entwicklungspsycholinguistischen und diagnostisch-methodischen Ansprüchen nicht genügen. Dennoch sind sie in Kombination mit kognitions- und sprachentwicklungspsychologisch orientierten Analysen der kindlichen Spontanäußerungen diagnostisch brauchbar. Bei den Wortschatzüberprüfungen werden Verfahren zur Erfassung des aktiven und rezeptiven Wortschatzes unterschieden.

Aktive Wortschatztests sind zum Beispiel:

- *Frankfurter Tests für Fünfjährige (Wortschatz-FTF-W)* von U. Raatz und R. Möhling; Schätzung des substantivischen Grundwortschatzes mit Hilfe von 30 Bilderkennungen, standardisiert für die Altersstufe 5;0 bis 6;0 Jahren
- *Aktiver Wortschatztest für drei- bis sechsjährige Kinder (AWST 3-6)* von Ch. Kiese und P.-M. Kozielski; Individualtest zur Messung des aktiven Wortschatzumfanges durch Benennen von 82 Abbildungen (Inhaltswörter); Prozentränge für die Altersstufen 3, 4 und 5; zur Differentialdiagnose von Sprachentwicklungsstörungen im Vorschulalter.

Passive bzw. rezeptive Wortschatztests sind:

- *Wortschatztest für Schulanfänger (WSS 1)* von I. und J. Kamratskowski; besteht aus 35 Bildstreifen mit je 4 Bildern (Vierfach-Wahlaufgaben); der Untersucher nennt zu jeder Bildreihe ein Wort, das Kind kreuzt das zum Wort passende Bild an; geprüft werden Substantive; Normentabellen in Prozentrangplätzen und T-Werten für 1. Klassen.
- *Wortschatzuntersuchung (WSU 4-6)* von U. Raatz und E. Schwarz; für die 4. Klasse der Grundschule, 5. und 6. Klasse der Haupt- und Realschule sowie des Gymnasiums; untersucht die Kenntnis von Synonymen, Antonymen, Oberbegriffen und Redensarten; Prozentränge und T-Werte für 9-11 Jahre bzw. die verschiedenen Klassen und Schularten.

Weitere standardisierte Verfahren zur Prüfung des rezeptiven Wortschatzes sind in Intelligenztests enthalten, z.B. der *Peabody Picture Vocabulary Test* (PPVT) in der Testbatterie für geistig behinderte Kinder (TBGB) von G. Bondy u.a., der Subtest *„Bilder-Wortschatz"* im French-Bilder-Intelligenz-Test (FBIT) von G. Hebbel und R. Horn, der *Wortschatz-Test* im Hamburg-Wechsler Intelligenztest für Kinder Revision (HAWIK-R) von U. Tewes u.a. Wegen der geringen Item-Anzahl ist die Eignung der Subtests in den Intelligenztests zur Untersuchung des Gesamtwortschatzes fragwürdig.

Eine vorwiegend qualitative Analyse des kindlichen Wortschatzes wird im *Ulmer Lexik und Semantik Test (ULST)* von A. Holtz angezielt, in dem in nahezu allen Untertests semantische Fähigkeiten angeprüft werden. Allerdings ist der „Test" nicht standardisiert.

Der Wortschatz wird selbstverständlich auch in allgemeinen Sprachtests untersucht. Eine *Screening-Konzeption* zur semantisch-lexikalischen Analyse bei Vorschulkindern schlagen C. Dickmann und R. Klasen (1994) vor. Sie nehmen als diagnostische Kriterien für die Ermittlung der semantischen Fähigkeiten die rezeptive Zuordnung von Unter- zu Oberbegriffen und das Definieren von Gegenständen, um bei Kindern im Alter von 5 Jahren die Entscheidung über die Behandlungsbedürftigkeit im semantisch-lexikalischen Bereich zu begründen.

Ein standardisiertes Verfahren zur Erfassung der verbalen Verfügbarkeit semantischer Relationen bei Kindern im Alter zwischen 3 und 6 Jahren ist der *Teddy-Test* von G. Friedrich. Der Test untersucht die zwischenbegrifflichen semantischen Relationen Aktor-Aktion (Was macht der Teddy?), Aktion-Objekt (Was malt der Teddy?), Lokation (Wo? Wohin?), Instrument (Womit?) und Kausalität (Warum?) in einer unspezifischen Aktivierungssituation (Bildergeschichte erzählen) und in einer standardisierten Befragung. Außerdem wird die Sprechaktivität durch die Anzahl der Wörter pro Item registriert. Das Verfahren ist für die Altersgruppen 3;0 bis 5;11 Jahre, für Schulanfänger von 6;1 bis 6;11 Jahre, für sprachauffällige und lernbehinderte Kinder zwischen 4;0 und 8;6 Jahren normiert.

Diagnostik grammatischer Störungen

Pointiert formuliert, besteht die gegenwärtige Dysgrammatismusdiagnostik in unterschiedlichen Formen formalisierter Spontansprachdiagnostik. Spezifische standardisierte Dysgrammatismustests gibt es nicht, nur Subtests in allgemeinen Sprachentwicklungstests zur Feststellung des Entwicklungsstandes in grammatischen Teilbereichen mit begrenzter Reichweite. Freie Sprachproben werden in ihren Beschränkungen durch Zufälligkeit und Situationsabhängigkeit erkannt und durch linguistische bzw. entwicklungslinguistische Analysekriterien zu formalisierten Verfahren relativiert. Im Grunde genommen hat das Methodikproblem in Form der Polarisierung von freiem Sprechen versus Nachsprechen vorgegebener Texteinheiten immer schon die Dysgrammatismusdiagnostik dominiert und die ebenso wichtige Frage nach der Bezugsgrammatik (Duden-Grammatik, Dependenzgrammatik, generative Transformationsgrammatik) in den Hintergrund gedrängt. Nach wie vor haben die mehr oder weniger formalisierten Überprüfungsverfahren zum Dysgrammatismus ihren diagnostischen Stellenwert, zumindest die Prinzipien ihrer Konstruktion und ihrer methodischen Vorgehensweise. Die chronologische Auflistung der praktizierten Verfahren bzw. der verwendeten Untersuchungsmaterialien läßt eine Entwicklung der zunehmenden linguistischen Vertiefung der Prüfinhalte und eine Wende von der bloßen Übernahme der Erwachsenengrammatik zur konstruktiven grammatischen Eigengestaltung des Kindes erkennen.

Praxisbewährte und praktikable Überprüfungsverfahren für Dysgrammatismus sind:

- *Überprüfung agrammatisch sprechender Kinder* nach H. Staps mit Analyse der Spontansprache und der Nachsprechleistungen bei einfachen und mehrgliedrigen Prüfsätzen.
- *Prüfmaterial für Agrammatiker* von A. Fiege
- *Protokollbogen für Dysgrammatiker.* Einlegeblatt 2 zum Untersuchungs- und Behandlungsbogen der Deutschen Gesellschaft für Sprachheilpädagogik (Freies Sprechen, Nachsprechen, Nacherzählen)
- *Prüfbogen Agrammatismus* von S. Schüler, R. Kienitz u. R. Hilpert mit Nachsprechen, Nacherzählen, selbständigem Erzählen und Spontansprache; Einstufung nach Schweregraden von A-1 bis A-4 (schwersten Grades).
- *Bilder-Sprachtest II* von H. Sulser mit 20 Bildtafeln zur Erfassung von Satzbaustörungen in der Spontansprache; die Bildtafeln sind nach Bildschwierigkeitsgraden geordnet.
- *Sprachprüfsystem „Anni und Toni"* von F. Meixner, zur Erkennung der Sprachgestaltungsschwäche und zur Erstellung einer genauen Diagnose des Dysgrammatismus durch Untersuchung der Spontansprache, ein Diagnosegespräch und Nachsprechen
- *Dysgrammatiker-Prüfmaterial* von G. Frank und P. Grziwok, ermöglicht einen raschen Überblick über die sprachlichen Fähigkeiten im Bereich des Satzbaues, indem Sprachverständnis, spontanes Formulieren, Vor- und Nachsprechen, Nacherzählung, sprachschöpferische Darstellung einer Bildgeschichte, Analogiebildung, Mengenerfassung und Farbkenntnisse überprüft werden. Die Auswertung erfolgt nach einem Diagnoseschema, das in Sprachverständnis, integrative und expressive Prozesse differenziert.
- *Testbatterie Grammatische Kompetenz (TGK)* von U. Tewes und F. Thurner; überprüft die Sprachfähigkeit bei Kindern von 10 bis 12 Jahren, insbesondere das verständige Lesen grammatisch komplexer Sätze, die syntaktische Flexibilität auf der Satzebene, die Wortflüssigkeit und das Erkennen von Wortgestalten; Normen sind alters und geschlechtspezifische Z-Werte.

- Die *Profilanalyse* von H. Clahsen ist ein linguistisches Verfahren zur Sprachdiagnose im Vorschulalter, und zwar explizit zur Diagnose grammatischer Störungen im expressiven Bereich bei sprachauffälligen Kindern. Die Durchführung erfolgt in vier Arbeitsschritten von der Erhebung einer Spontansprachstichprobe in einer Kommunikationssituation (Spiel- oder/und Gesprächssituation), über die Transkription der etwa 100 grammatisch analysierbaren Äußerungen zu deren Analyse anhand des Profilbogens und schließlich der Interpretation, die sich an den grammatischen Entwicklungsstufen orientiert. Untersuchungsziel ist die differenzierte Bestimmung des individuellen grammatischen Entwicklungsstandes auf der Basis der empirisch begründeten Spracherwerbstheorie in 5 Phasen. Zur Auswertung der Profilanalyse liegt ein Computerprogramm COPROF 1991 von H. Clahsen und D. Hansen vor.
- Konzeption eines *Screenings zur morphologisch-syntaktischen Analyse* im Vorschulalter von D. Schrey-Dern (1994) durch Zusammenfassung der zentralen Kriterien der Profilanalyse von Clahsen: Entwicklung der Wortarten, morphologische und syntaktische Entwicklung nach dem Schema:

Phasen	I bis 1,5 J.	II 1,5-2 J.	III 2-2,5 J.	IV ab 3 J.	V ab 3,5 J.
Wortart	Nomen	Verb	Auxiliar, Kopula, Modalverb	Präposition	Konjunktion
morphologische Entwicklung: z.B. Verbendung		O-Endung, -en, ohne Kongruenz	-t, -e ohne Kongruenz	-st, Kongruenz	
syntaktische Entwicklung: Verbstellung				Verbzweitstellung im Hauptsatz	Satzgefüge: Verbzweit-/-endstellung
Äußerung	Einwort dominant	Zweiwort dominant	Mehrwort, ab 3 Wörtern	Mehrwort, zunehmend deutlicher Umfang	

- Die in den einzelnen Kategorien ermittelten Befunde werden in einem Profil zusammengefaßt und ergeben zwei Profilverläufe: eine linear zeitliche Verzögerung und eine strukturelle Verzögerung der Grammatikentwicklung. Damit wird die Entscheidung, ob das Kind behandlungsbedürftig ist, empirisch unterstützt.
- *Evozierte Sprachdiagnose grammatischer Fähigkeiten ESGRAF* von H.-J. Motsch zur Ermittlung des grammatischen Entwicklungsstandes auf der Grundlage der Spracherwerbstheorie von Clahsen; überprüft als spieldiagnostisches Verfahren in der Morpho-

logie die Subjekt-Verb-Kongruenz, die Kasus-, Plural- und Genusmarkierung, in der Syntax die Verbstellung, die Konstituenten und die Komplexität. Das Verfahren liefert zusätzlich Informationen über das Arbeitsgedächtnis und die phonologische Entwicklung als basale Voraussetzungen für den Grammatikerwerb. Es ist nicht nur theoriegeleitet, sondern vor allem arbeitsökonomisch, kindgemäß und therapiefundierend.

Die *pragmatisch-kommunikative Analyse* besteht in der Beobachtung und Exploration der sozialen Situation, der Kontakte, der Spielmöglichkeiten und des Spielverhaltens, des Tagesablaufs und der Kindergarten- bzw. Schulsituation des Kindes. Die Aufmerksamkeit richtet sich vor allem auf den zirkulären Austausch von Kommunikationen, die auf ihre Inhalte und ihre Beziehungsstrukturen hin analysiert werden. Ansatzpunkte aus der systemtherapeutischen Diagnostik verweisen auf Prozesse der kommunikativen Erzeugung eines Sprachproblems bzw. einer Sprachstörung in problemdeterminierten Systemen (Familie, Geschwisterkonstellation, Kindergartengruppe, Schulklasse, Spielgruppe usw.). Kommunikationsanalytische Vorgaben finden sich vor allem in dialogisch orientierten Diagnosekonzepten (z.B. H. Rodenwaldt 1990) und in kommunikationsanalytischen Ansätzen, die Sprachstörungen als Kommunikationsstörungen interpretieren und die Diagnostik bei den Interaktionssystemen bzw. beim Wechselspiel der Kommunikationspartner ansetzen (z.B. H.-J. Motsch 1989).

Wie bereits erwähnt kann die systematische linguodiagnostische Entwicklungsanalyse auch in Form einer *allgemeinen komplexen Sprachentwicklungsüberprüfung* vorgenommen werden. Für den deutschsprachigen Raum sind eine Reihe von Untersuchungsverfahren entwickelt worden.

Wenn auch die Verfahren zur Feststellung des allgemeinen Sprachentwicklungsstandes in nur beschränkter Weise die Ableitung differenzierter Therapie- und Förderziele erlauben, dienen sie dennoch als Orientierungshilfe bei der Empfehlung des sonderpädagogischen Förderortes, bei der der Vergleich mit der Altersgruppe nicht unwichtig ist.

Ein sehr umfassend konzipiertes *Inventar diagnostischer Informationen bei Sprachentwicklungsauffälligkeiten IDIS* haben H. Schöler und B. Spohn (1997) erarbeitet. Sie erheben möglichst viele Daten mit dem Ziel, eine valide, reliable und zeitökonomische Differentialdiagnose bei Sprachentwicklungsauffälligkeiten zu erhalten. Das Inventar ist in zwei Teile gegliedert, wobei der erste Teil biographische und anamnestische Daten enthält, der

Untersuchungsbereiche

Verfahren	Altersbereich	Sprach-verständnis	Artikulation phonet.	Artikulation phonolog.	Morphologie	Syntax	Semantik Lexik	Pragmatik
Sprachprüfung für Kleinkinder von F. Wurst	1;6 - 7 J.	X	X			X	X	
Münchener Funktionelle Entwicklungsdiagnostik (MFED) von T. Hellbrügge u.a. bzw. G. Köhler u.a.	0 - 3 J.	X	X			X	X	
Sprachentwicklungsskalen von K. Sarimski	1 - 7 J.	X					X	
Entwicklungsprofil von B. Zollinger	1 - 3 J.	X				X	X	X
Landauer Sprachentwicklungstest für Vorschulkinder (LSV) von R. Götte	4;0 - 6;6		X		X	X	X	X
Psycholinguistischer Entwicklungstest (PET) von M. Angermaier	3;0 - 9;11	X	X		X	X	X	
Heidelberger Sprachentwicklungstest (HSET) von H. Grimm und H. Schöler	3 - 9 J.	X			X	X	X	X
Psycholinguistischer Sprachverständnis- und Sprachentwicklungstest (PSST) von P. Wettstein	4;0 - 9;10	X				X		X
Kindersprachtest für das Vorschulalter (KISTE) von D. Häuser u.a.	4;0 - 4;11	X			X	X	X	X
Allgemeiner Deutscher Sprachtest (ADST) von I. Steinert	3. bis 10. Schuljahr	X	X		X	X	X	

Abb. 72: Übersicht über Untersuchungsverfahren zur Feststellung des allgemeinen Sprachentwicklungsstandes

zweite Teil Informationen über die Ergebnisse der medizinischen, logopädischen und psychologischen Untersuchungen. Die Informationen über die sprachlichen Leistungen umfassen Indikatoren für phonetische und phonologische (Lautbildung, Lautdiskrimination), grammatische (Syntax und Morphologie), semantische (Wortschatz und Organisation des Lexikons) und pragmatische bzw. kommunikative Leistungen. Als einschlägige nichtsprachliche Leistungsbereiche werden Auffälligkeiten in der Wahrnehmung und Motorik, in der Informationsverarbeitungskapazität und Intelligenz sowie im Hörvermögen registriert. Für ein sequentielles und verzweigtes diagnostisches Vorgehen sind ausführliche Materialien und Befundbögen beigegeben.

2. Aphasiediagnostik

Die sprachpathologische Diagnostik bei Aphasieverdacht hat die Aufgabe, das Sprach- und Kommunikationsverhalten des Betroffenen genau zu beschreiben und das vorliegende aphasische Syndrom in seiner spezifischen Ausprägung differenziert zu erfassen. Man unterscheidet:

1. Aphasiediagnostik in der Akutphase

Während man früher die Akutphase, d.h. die ersten 6-8 Wochen nach der Hirnschädigung, als Phase der spontanen Rückbildung der aphasischen Symptomatik ansah und sprachdiagnostisch-therapeutische Maßnahmen erst später einleitete, nachdem sich relativ stabile aphasische Ausfälle und Störsymptome zeigten, wird heute so früh wie möglich mit der therapeutischen Unterstützung der spontanen Rückbildung begonnen. Mit einer sehr frühen Diagnostik können elementare Orientierungs- und Verständnisreaktionen des Betroffenen erkannt werden, so daß sich Anhaltspunkte für eine kommunikativ-sprachliche Frühbehandlung ergeben. Fixierungen sprachlicher Ausfallserscheinungen und umständlicher Kompensationsstrategien können ebenso vermieden bzw. vermindert werden wie nichtsprachliche neuropsychologische Störungen, die vielfach die visuelle und auditive Wahrnehmung, das Gedächtnis und die Aufmerksamkeit betreffen.

Ein deutschsprachiges standardisiertes Screening-Verfahren zur diagnostischen Abklärung in der Akutphase ist *der Aachener Aphasie-bedside-Test (AABT)* von R. Bienik u.a., der aus einem halbstandardisierten Spontansprachinterview und 6 Untertests mit jeweils 10 Aufgaben besteht. Er prüft das Auftreten der Wortarten, die Länge und Vollständigkeit der Äußerungen und bestimmte aphasische Symptome (phonematische Paraphasien, Neologismen).

2. *Orientierende Aphasiediagnostik*

die in der Postakutphase eine Analyse der Spontansprache, die Anamnese und den *Token-Test (TT)* von B. Orgass umfaßt.

Die informelle Sprachüberprüfung erfolgt mit Hilfe einer Aufgabensammlung zur expressiven und rezeptiven Lautsprache, zur Schriftsprache und zu nichtsprachlichen Leistungsbereichen. Die Untersuchung beginnt in der Regel mit Fragen, die zu spontanen Äußerungen veranlassen sollen, und führt über Reihensprechen, Verbalisierung einer Bild- oder Bildergeschichte, Nachsprechen und Wortfindung zum Wort- und Satzverständnis. Der Token-Test deckt rezeptive Störungen auf und trennt mit hoher Zuverlässigkeit Aphasien von Hirngeschädigten ohne Aphasie und von gesunden Personen.

3. *Ausführliche Aphasiediagnostik*

mit Testbatterien und störungsspezifischen Leistungstests:

- *Aachener Aphasietest (AAT)* von W. Huber u.a. ist das verbreitetste Verfahren zur Feststellung von Aphasie infolge erworbener Hirnschädigungen. Es ist zwar nur für Aphasien mit vaskulärer Verursachung normiert, kann aber bei allen Aphasieformen angewandt werden. Der AAT ermöglicht eine differenzierte Analyse der Spontansprache, der sprachlichen Leistungen beim Nachsprechen, Benennen und im Sprachverständnis sowie beim Lesen und Schreiben. Er leistet eine genaue Kennzeichnung der aphasischen Störung auf den sprachlichen Strukturebenen (Phonologie, Lexik-Semantik und Grammatik). Er differenziert aphasische Patienten von hirngeschädigten Patienten ohne Aphasie und ermöglicht die Klassifikation in die vier Standardsyndrome Broca-, Wernicke-, amnestische und globale Aphasie. Er identifiziert auch die Nicht-Standard-Aphasien und modalitätsspezifische Sprachstörungen sowie nichtklassifizierbare Aphasien. Der Test ist bei Jugendlichen ab 14 Jahren und bei Erwachsenen etwa 4-6 Wochen nach Störungsbeginn anwendbar.

- *Tübinger-Luria-Christensen Neuropsychologische Untersuchungsreihe (TÜLUC)* von W. Hamster u.a. ist ein sehr umfangreiches Verfahren zu 10 Untersuchungsbereichen mit über 250 Aufgabenstellungen und wird daher nur ausschnittsweise zur diagnostischen Erfassung von Aphasien herangezogen, vor allem in Bereichen, die der AAT nicht untersucht. Die neuropsychologische Testbatterie zielt auf eine Differentialdiagnose und Strukturanalyse neuropsychologischer Störungen unter anderen auch der rezeptiven und expressiven Sprache. Aus den Werten für alle Testabschnitte wird ein Kreisprofil erstellt und ein Gesamttestwert gebildet.

- Im sprachheilpädagogischen Arbeitsfeld hat sich die auf dem neuropsychologischen Strukturschema des TÜLUC basierende *Tübinger-Luria-Christensen Neuropsychologische Untersuchungsreihe für Kinder (TÜKI)* von G. Deegener u.a. durchgesetzt, die bei Kindern im Alter von 5 bis 16 Jahren grobnormiert ist und zur Planung von Therapiemaßnahmen differenzierte Daten liefert.

- *Aphasieprüfverfahren (APV)* von K. Frühauf zur Erfassung von Sprachstörungen nach zerebralen Schädigungen im Erwachsenenalter ist standardisiert und differenziert Aphatiker und Nichtaphatiker. Es prüft Spontansprechen, Reihensprechen, Satzverständnis, Lesesinnverständnis, Lesen, Nachsprechen, Bildbenennen, Wortfindung und einige nichtsprachliche Leistungsbereiche. Die Anzahl der Items ist jedoch zu gering, um therapiedifferenzierende Ableitungen machen zu können.

4. Diagnostik der kommunikativen Fähigkeiten

Aphasien sind nicht nur Störungen der sprachsystematischen Fähigkeiten und der sprachlichen Modalitäten, sie beeinträchtigen auch die kommunikativen Fähigkeiten. Da kommunikative Prozesse noch schwieriger objektivierend zu erfassen sind als linguistische und psycholinguistische Prozesse, nimmt es nicht wunder, daß eine linguistisch-pragmatische oder funktionelle Aphasiediagnostik erst in jüngster Zeit sich zu entwickeln beginnt. Erste deutschsprachige Verfahren sind:

- das *Untersuchungsprotokoll der linguistisch-pragmatischen Fertigkeiten bei Aphasie* von R. Bongartz als deutsche Fassung des Assessment Protocol of Pragmatic-Linguistic Skills (APPLS) von S. Gerber und G.B. Gurland. Es ist ein gesprächsanalytisches Beobachtungsverfahren, das die Auswirkungen aphasischer Störungen auf die Alltagskommunikation zwischen Aphasikern und ihren Kommunikationspartnern untersucht.

- der *Amsterdam-Nijmegen Everday Language Test (ANELT)* von L. Blomert und D.C. Buslach, der „die Adäquatheit" untersucht, „mit der ein Patient fähig ist, im Alltagsleben Information verbal zu kommunizieren, und zwar relativ unabhängig von der linguistischen Form der gebrauchten Äußerungen" (Blomert und Buslach 1994, 3). Der standardisierte Test ist außerdem ein Maß für den allgemeinen Schweregrad der Aphasie.

4. 1. 2. 3 Diagnostik der Redestörungen

Die *Differentialdiagnostik* der Redestörungen erfolgt auf dreierlei Art:

1. durch Kennzeichnung der syndromspezifischen Symptomatik auf der Basis der gemeinsamen Zugehörigkeit zur Gruppe der Störungen der Rede bzw. Redefähigkeit.

Stottern, Poltern und Mutismus sind kommunikativ bedingte Störungen des Redeflusses, der entweder exzessiv häufig unterbrochen (Stottern), überhastet kontinuiert (Poltern) oder total bzw. selektiv blockiert (totaler bzw. selektiver Mutismus) sein kann.

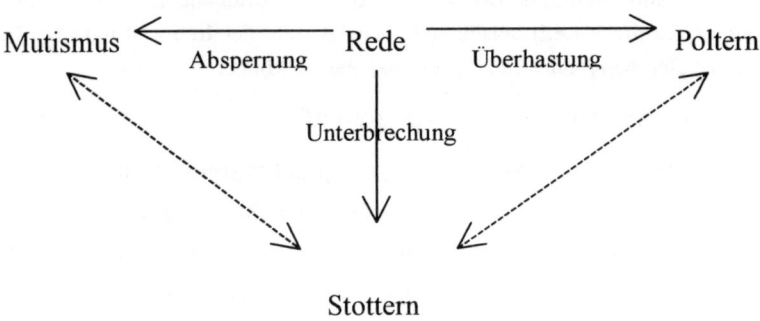

Die unterscheidenden Merkmale der drei Redestörungssyndrome sind ihre charakteristischen Symptome:
- die klonischen und tonischen Unterbrechungen der Rede, die als *Stottern* wahrgenommen werden,
- die überhastete inter- und intraverbal akzelerierte ununterbrochene Rede, durchsetzt mit Laut-, Silben- und Wortwiederholungen, -auslassungen, -verschmelzungen, Vor- und Nachklängen, was als *Poltern* bezeichnet wird,
- das zeitweise oder andauernde Schweigeverhalten, das nur in bestimmten kommunikativen Situationen als *elektiv mutistische* Reaktion oder aber generalisiert als *total mutistische* Reaktion auftreten kann.

2. durch Darstellung des unterschiedlichen Symptomverhaltens bei gleichen Bedingungen bzw. Kriterien

	Stottern	Poltern
Hauptsymptome	Kloni	Iterationen
	Toni	Propulsionen
Sprechtempo	eher verlangsamt	schnell, hastig
Störungsbewußtsein	vorhanden	fehlt
Sprechangst	vorhanden	fehlt
Sprechverhalten	vermeidend	ungeduldig
	gehemmt	unbekümmert
konzentriertes Sprechen	schlechter	besser
Sprechen in gewohnter Umgebung	besser	schlechter
Lesen bekannter Texte	besser	schlechter
Lesen unbekannter Texte	schlechter	besser
Sprechen bei Lee-Effekt	besser	schlechter
Artikulation der Laute	deutlich	verwaschen
Therapiemotivation	vorhanden	fehlt

3. durch Abgrenzung gegen andere Sprachstörungen

Im Unterschied zu Störungen der Aussprache (Dysglossien und Dyslalien) sind Stottern und Poltern Störungen der Prosodie, der Sprachakzente, Störungen auf der suprasegmentalen phonetischen Ebene, nicht auf der segmentalen Ebene der Laute. Im Unterschied zu den Dysarthrien beruhen Stottern und Poltern nicht auf nachweisbaren Schädigungen der zentralmotorischen Hirnregionen, Kerngebiete und Bahnen, nicht auf zerebralen Bewegungsstörungen, wohl aber auf Fehlsteuerungen bzw. Reifestörungen des Zentralnervensystems.

Mutismus bedarf der Abgrenzung gegen Stummheit als Folge von Gehörlosigkeit, gegen Stummheit bei geistiger Behinderung (Dyslogie), gegen Stummheit bei ausbleibender Sprachentwicklung (Alalie), gegen Sprachverlust bei kindlicher Aphasie, gegen Nichtsprechenkönnen aufgrund von zentral-motorischer Schädigung (Anarthrie), gegen extremes Stottern, gegen Stummheit infolge auditiver Agnosie (fehlendes auditives Sprachverstehen) oder verbaler Apraxie (verstehen aber nicht sprechen können) und gegen Autismus (ausgeprägte Kontaktstörung mit verzögerter Sprachentwicklung).

Während sich die syndromspezifische Diagnostik des Polterns, des Mutismus und der Logophobie in der Hauptsache auf die Beschreibung der Primär- und Sekundärsymptomatik beschränkt, hat sich die *Stotterdiagnostik* nicht nur als ausführliche *Symptomdiagnostik*, sondern auch als sehr vielfältige *Therapiediagnostik* entwickelt. Viele stottertherapeutische Ansätze beinhalten auch eigene stotterdiagnostische Vorgehensweisen. Für die diagnostische Erfassung der Stottersymptomatik gibt es mehrere Untersuchungsvorschläge:

- *Protokollbogen für Stotterer/Polterer.* Einlegeblatt 3 zum Untersuchungs- und Behandlungsbogen der Deutschen Gesellschaft für Sprachheilpädagogik
- *Umriß für Stotterer (Stottererprofil)* von H. Möhring
- *Balbuties-Streifen* oder *B-Streifen* von P. Lüking
- *Sprechleistungsstufen* nach K.P. Becker bzw. A. Stoll
- *Kriterien zur Unterscheidung von Disfluency und Stottern* nach Ch. van Riper
- *Differentialdiagnostische Entscheidungshilfen* zur Erfassung von Sprechunflüssigkeiten nach U. Schoor

Aus der Vielzahl der *therapieorientierten Stotterdiagnostik* seien exemplarisch die „Erhebung von Vorgeschichte und Befund" von H. Fernau-Horn (1969), die „diagnostischen Maßnahmen zum verhaltenstherapeutischen Sprechtrainingsprogramm" von W. Wendlandt (1979) und die „Diagnostik in der Behandlung des Stotterns" von P. Fiedler und R. Standop (1992) genannt.

```
┌─────────────────────────┐
│ Problemstellung         │
│ Eingangsdaten           │
│ Vorinformationen        │
└─────────────────────────┘
            ↓
```

Screening-Untersuchung:
Erfassung des Sprachproblems
- Gespräch mit dem Kind:
- Verhaltens- und Sprachbeobachtung   → fachärztliche, psychologische, logopädische u.a. Beratung und Betreuung
- Gespräch mit den Eltern: Anamnese
- Spontansprachdiagnostik

↓

Bestimmungsuntersuchung:
differentialdiagnostische Erfassung des Sprachproblems
- *Phonetische Funktionsanalyse:* Hörprüfung, Stimmdiagnostik, Artikulationsprüfung, Untersuchung des Sprechens
- *linguodiagnostische Analyse:*

  1. *Diagnostik des sprachlichen Entwicklungsstandes:*

allgemeine-Sprachentwicklungsdiagnostik	sprachbereichsspezifische Entwicklungsanalyse – phonologische Bestands- und Prozeßanalyse – lexikalisch-semantische Analyse – syntaktisch-morphologische Analyse – pragmatisch-kommunikative Analyse

  2. *Aphasiediagnostik*
- *Diagnostik der Redestörungen*

Diagnose: Art und Umfang der Sprachstörung

↓

Bedingungsanalyse: Abklärung des Bedingungshintergrundes
- Kind-Umfeld-Analyse
- somatische und neurophysiologische Faktoren
- senso-motorische Entwicklung
- sozio-emotionale Entwicklung
- kognitive Entwicklung, Intelligenz

↓

Behandlungsplan:
Konstruktion des sprachtherapeutischen Behandlungsplans:
Ableitung der individuellen Therapieziele; Strategie des sprachtherapeutischen Umgangs; Wahl der speziellen sprachtherapeutischen Vorgehensweise und Techniken; Einordnung der individuellen Sprachtherapie in den sonderpädagogischen Förderplan; Verlaufs- und Ergebniskontrolle des sprachtherapeutischen Prozesses

Abb. 73: Untersuchungsablauf der pädagogischen Sprachdiagnostik

4.2 Pädagogische Sprachtherapie

4.2.1 Definition und Strukturierung

Sprachtherapie umfaßt die Gesamtheit der allgemeinen und speziellen Behandlungsverfahren für Störungen der Sprache als System, als Prozeß und als Handlung. Es lassen sich medizinische, psychologische, linguistische und pädagogische Therapiekonzepte und Methoden erkennen. Die Einsicht in die mehrdimensionale und komplexe Phänomen- und Bedingungsstruktur der Sprache und ihrer Störungen hat zu vielen Versuchen geführt, mehrdimensionale und komplexe therapeutische Ansätze und Zugänge zu konzipieren. Proklamiert wird eine interdisziplinäre Sprachtherapie, die mal mehr medizinisch oder psychologisch oder linguistisch oder mal mehr pädagogisch determiniert ist. Dabei sind die Übergänge vielfach fließend, so daß manche Therapiekonzepte und Therapieverfahren nicht eindeutig zugeordnet werden können. Einigermaßen klar abgrenzen läßt sich die phoniatrische Sprach- und Stimmtherapie, die davon ausgeht, daß Sprach- und Stimmstörungen Krankheitswert haben und als solche medizinisch, nämlich phoniatrisch-logopädisch, zu behandeln sind. Psychologische Sprachtherapie ist vorwiegend sprachprozeß-, sprachverhaltens- und sprachbedingungsorientiert, während linguistische Sprachtherapie bei den sprachsystematischen Einheiten ansetzt. Der Schwerpunkt der psychologischen Therapie liegt bei der Behandlung psychoneurotischer Sprachstörungen. Die pädagogische Sprachtherapie ist mehrperspektivisch und facettenreich und insofern schwer zu definieren. Bei Besinnung auf das, was an bzw. in der Sprachtherapie pädagogisch ist, gehen die Ansichten weit auseinander. War früher die Grundkategorie der erziehungswissenschaftlichen Theoretisierung der Sprachstörungen bzw. Sprachbehinderungen die Störung bzw. die *Behinderung der Bildsamkeit*, ist es heute die Grundkategorie des *Sonderpädagogischen Förderbedarfs*.

Nach den Empfehlungen der Kultusministerkonferenz (KMK) zum „Förderschwerpunkt Sprache" ist es Aufgabe der sonderpädagogischen Förderung, der Entstehung und Fixierung von Beeinträchtigungen im sprachlichen Handeln vorzubeugen, eine „sprachliche Beeinträchtigung und deren Auswirkungen in ihren Ausprägungen und ihrer Regelhaftigkeit, in ihrem Bedingungsgefüge und ihrer Entwicklungsdynamik zu *erkennen*, ... *individuelle pädagogische Fördernotwendigkeiten in Erziehung und Unterricht zu begründen, We-*

ge einer entsprechenden Förderung aufzuzeigen und mit den Schülerinnen und Schülern zu verwirklichen" (KMK 1998, 3). Dazu „gehört auch die Einbindung *individueller sprachtherapeutischer Maßnahmen* in das jeweilige pädagogische Handlungsfeld" (KMK 1998, 13). So verstanden, ist individuelle Sprachtherapie an sich nicht schon pädagogische Sprachtherapie, sie wird es durch ihre intentionale, methodische und organisatorische Einordnung in die sonderpädagogische Förderung. Damit wird auch verständlich, warum pädagogische Sprachtherapie bislang so viele und so heterogene Therapien rezipiert und probiert hat, und warum es so schwer ist, das Standardrepertoire der pädagogischen Sprachtherapie zu markieren. Übereinstimmung besteht in den Grundzügen der pädagogischen Sprachtherapie, die mit Kindbezug, Entwicklungsorientierung, Zielbewußtheit, Methodenreflexion und praktischer Handlungskompetenz umschrieben werden. Dabei werden im Sinne eines pädagogisch-therapeutischen Paradigmawechsels folgende Entwicklungen hervorgehoben:

- die Abkehr von der Betrachtung und Behandlung von umschriebenen, gestörten Erlebens- und Verhaltensausschnitten und die Hinwendung zur Person des Kindes als Ganzheit, vor allem vom bewußten manifesten Verhalten zum Unbewußten mit all seinen geheimen Intentionen und Wünschen, mit den negativen Erlebnissen und verdrängten Gefühlen, mit den nicht bewältigten Frustrationen, d.h. Beachtung der subjektiven Befindlichkeit;

- die Blickwendung weg vom unmittelbaren Erscheinungsbild der Störung – der Symptomatik – hin zur biographischen Dimension, auf dem Hintergrund der Einsicht, daß Probleme des Gestört- bzw. Behindertsein gewordene, erfahrungsbedingte Probleme sind, vor allem auf soziale Erfahrungen und Erlebnisse in der Kindheit und Interaktionen im Alltag zurückzuführen und als Summe lebensgeschichtlicher Ereignisse aufzufassen sind;

- die stärkere Berücksichtigung der Körperlichkeit, die durch Haltung und Bewegung, Mimik und Gestik Affektiviät zum Ausdruck bringt und Rationalität relativiert;

- die veränderte Sichtweise des Kindes als eigenaktiv handelndes Individuum, das sein Verhalten und seine Entwicklung im wesentlichen selbst gestaltet, auch sein Sprachverhalten und seine sprachliche Entwicklung; schließlich

- der Wandel im Rollenverständnis des Therapeuten, der sich nicht als dirigistisch lenkender und kontrollierender Instruktor und Macher versteht, - und als „therapeutischer Guru" verstanden wird – sondern der versucht, problemorientiert und fachkompetent ein verständnisvoller Ansprechpartner zu sein, zu Lösungsmöglichkeiten anregt, Lösungswege vorschlägt und jederzeit zur Hilfestellung und Unterstützung bereitsteht. In dezidiert sprachtherapeutischer Hinsicht ist pädagogische Sprachtherapie ein geplanter interaktionaler Prozeß zur Beeinflussung von Sprachstörungen und deren Begleit- sowie Folgezuständen auf der Grundlage einer Theorie des normalen und pathologischen Sprachverhaltens und Spracherwerbs.

Im Anschluß an das Konzept *der pädagogischen Sprachdiagnostik* wird der Versuch gemacht, die Konzepte und Methoden der *pädagogischen Sprachtherapie* in korrespondierender Weise zu strukturieren. Das entworfene Strukturschema geht davon aus, daß pädagogische Sprachtherapie fähigkeitsspezifische Förderbereiche und störungs- bzw. syndromspezifische Therapieformen umfaßt.

Ohne die prinzipielle Wesensverschiedenheit des *klinischen Therapiekonzepts*, das als phoniatrisch-logopädische und als klinisch-psychologische Therapie störungsspezifisch ansetzt, und des *pädagogischen Sprachförderkonzepts*, das vom förderbedürftigen individuellen sprachlichen Leistungs- und Entwicklungsstand ausgeht, im Sinne der Konkurrenz hochstilisieren oder durch einen Fusionierungskompromiß geringschätzen zu wollen, sind im Interesse der Betroffenen sowohl Strategien der getrennten therapeutischen Wege als auch Strategien der Verbindung beider Therapiezugänge vorzusehen. In den pädagogischen, insbesondere schulischen, Arbeitsfeldern haben sich additive, kooperative und integrierte sprachtherapeutische Förderformen bewährt.

Für die Erstellung und Durchführung der individuellen sprachheilpädagogischen Förderpläne haben sich verschiedene Vorgehensmodelle entwickelt, die alternierend therapiezentriert oder förderzentriert sein können, aber auch Varianten der förderorientierten Therapie bzw. therapieorientierten Sprachförderung ermöglichen.

fähigkeitsspezifische Förderbereiche ⟵⟶	*syndromspezifische* Therapieformen ⟵⟶	*theoretische* Begründungsansätze
1. *Hören und Sprechen* auditiv und taktil-kinästhetische Wahrnehmung, *Bewegung und Sprechmotorik* Artikulationsgeschicklichkeit *Rhythmik und Musikalität* Körpererfahrung	1. Therapie der *phonetischen Störungen* – Artikulationsstörungen (Dysglossien) – Stimmstörungen (Dysphonien) – Resonanzstörungen (Rhinophonien und Palatolalien) – Myofunktionelle Störungen der Orofazialregion (orofaziale Dysfunktionen) – Zentrale Sprechstörungen (Dysarthrien, Sprechapraxien)	– physiologisch-phonetisch – neurophysiologisch – neuropsychologisch – wahrnehmungstheoretisch – bewegungstheoretisch – biokybernetisch
2. *Sprachentwicklung* im Kontext der Gesamtentwicklung – Sprachverstehen, Sprachgedächtnis, Formulierungsfähigkeit, Sprachbewußtheit *Kommunikation in der Interaktion*: – Gesprächs- und Dialogfähigkeit – Kooperationsbereitschaft und Kooperationsfähigkeit	2. Therapie der *Entwicklungsdysphasie* – phonologische Störungen (Dyslalien) – lexikalische Erwerbsstörungen (Wortschatzdefizite, Wortfindungsstörungen) – grammatische Störungen (Dysgrammatismus)	– entwicklungspsycholinguistisch – kognitionstheoretisch – interaktions- und kommunikationstheoretisch – systemtheoretisch – handlungstheoretisch
3. *Akzeptanz* und *Motivation*, *Kontakt* und *Kommunikation*, *Coping*	3. *Aphasietherapie*	– neuro-, psycho- und systemlinguistisch – kommunikationstheoretisch – handlungstheoretisch
4. *Akzeptanz* und *Entspannung*, *Frustrationstoleranz* und *Ichstärke*, *Kontakt* und *Kooperation*, *Integration*	4. Therapie der *Redestörungen* – Stottern – Poltern – Logophobie – Mutismus	– verhaltens- und lerntheoretisch – psychodynamisch – kommunikations- und systemtheoretisch

Abb. 74: Strukturschema zur pädagogischen Sprachtherapie

Das *strukturanalytische* Vorgehen basiert auf dem klassischen Diagnose-Therapie-Prinzip und beginnt mit einer Analyse der allgemeinen Bedingungsfaktoren (persönliche und soziale Situation) und der störspezifischen Bedingungen (primär = linguistische, psycholinguistische und soziolinguistische, phonetische Bedingungen; sekundär = somatische, senso-motorische, kognitive, affektive und soziale Bedingungen). Darauf baut die therapeutische Strukturplanung auf, die konzeptionell das Feld der Entscheidungsfaktoren umfaßt: die störungsspezifische und störungsunspezifische Therapiezielbestimmung, die Wahl der Thematik und der Textebene, die Festlegung der Methodik (sprachtherapeutische Grundsätze, Methodenwahl, Übungsaufbau), den Medieneinsatz und die operationalisierte Verlaufskonstruktion. Auch weiterführende therapeutische Maßnahmen werden vorgesehen und erwartete Probleme reflektiert. Organisatorisch gliedert die Strukturplanung das Vorgehen in Behandlungseinheiten und Behandlungssitzungen, für die jeweils die Ziele, die Methoden und Techniken sowie Alternativen für ein flexibles Reagieren des Therapeuten angegeben werden. Nach jeder Behandlungssitzung wird eine Ergebnis-, Verlaufs- und Bedingungsanalyse angestellt, aus der die Konsequenzen für das weitere Vorgehen abgeleitet werden.

Das *verhaltensanalytische* Grundschema des diagnostisch-therapeutischen Handelns in der Verhaltenstherapie setzt für die Aufstellung des Therapieplans eine umfassende Verhaltens- und Bedingungsanalyse der sprachlichen Symptomatik voraus. In fünf Arbeitsschritten werden die Verhaltensdiagnose und der Plan für die Verhaltensmodifikation gewonnen:

- *Datenerhebung* durch Verhaltensbeobachtung, verhaltensanalytische Interviews, Fragebögen und Tests,

- *Analyse* der Stimuluskontrolle und der Verstärkungspläne sowie des Verhaltens des Kindes und seiner Bezugspersonen,

- *Bildung von Bedingungshypothesen*,

- *Zielbestimmung* und Wahl der geeigneten verhaltenstherapeutischen Verfahren mit Spezifizierung des konkreten Vorgehens.

Neuerdings werden *Therapiemanuale* auch für die Behandlung von Sprachstörungen angestrebt, die eine überprüfte Methodenindikation vorgeben und die klassischen verhaltenstherapeutischen Verfahren als überholt erscheinen lassen.

Der *interaktionsanalytische* Vorgehensansatz, nach dem sich Sprache und Sprechen als Interaktion zwischen Kind und Bezugspersonen vollziehen, verlangt für die Aufstellung eines zielorientierten sprachheilpädagogischen Interventionsplans eine differenzierte linguo-diagnostische Analyse des kindlichen Sprachverhaltens und Sprachentwicklungsstandes. Je nach sprachstruktureller Auffälligkeit dient die linguistische (phonologische, morphosyntaktische, semantische und pragmatische) Struktur- und Prozeßanalyse der Zielbestimmung der pädagogischen Interventionsmaßnahmen. Das individuelle Sprachlernen soll in kommunikativen Spiel-, Beschäftigungs- und Unterrichtssituationen angeregt und entwickelt werden. Das übergreifende inhaltliche Arbeitsziel ist produktives Sprachverhalten seitens des Kindes. Das leitende Vorgehensprinzip ist eine dialogische Sprachanregung, -erweiterung, -korrektur und Sprachbewußtwerdung in gemeinsamen Handlungszusammenhängen. Die therapeutische Arbeit an der gestörten bzw. entwicklungsdevianten sprachlichen Struktur erfolgt über die Realisierung der sprachpragmatischen Bedürfnisse des Kindes, aus der Sicht des Therapeuten durch Anknüpfen an die kommunikativen, kognitiven und regulativen Funktionen der Sprache. Im wesentlichen beschränkt sich der Interaktions- und Situationsansatz auf die dialogische Interaktion Kind-Therapeut und auf die Förderung der Kommunikationsfähigkeit.

Das sprachheilpädagogische Vorgehenskonzept, das die Förderung bei den *sprachbasalen* Fähigkeiten beginnt, wird mit einem mehrdimensionalen Ganzheitsmodell der Entwicklung begründet, in dem die Sprachentwicklung eine Teilkomponente unter anderen darstellt. Das Zustandekommen von Sprachstörungen bzw. Sprachentwicklungsstörungen wird durch Beeinträchtigungen der sprachtragenden Funktionen und Entwicklungsfaktoren in den Bereichen der Sensorik, Motorik, Kognition, Emotion und Soziabilität erklärt. Folglich muß sich die spezifisch pädagogische Sprachförderung in erster Linie auf die störungsspezifische Förderung der Interaktions- und Kommunikationsfähigkeit, der Wahrnehmungs- und Bewegungsfähigkeit, der Erkenntnis- und Gedächtnisfähigkeit usw. ausrichten.

4.2.2 Syndromspezifische Sprachtherapie

Da die beschriebenen organisch verursachten, entwicklungsbedingten und kommunikativ reaktiven Sprachstörungen nicht ohne störungsspezifische Interventionsmaßnahmen wirksam behandelt werden können, ist neben oder im Rahmen der Förderung der linguistischen und phonetischen sowie der sprachbasalen Fähigkeiten die individuelle, problemspezifische sprachtherapeutische Behandlung notwendig. Dazu bedarf es der sprachtherapeutischen Methodenkompetenz. Wenn beispielsweise eine Aussprachestörung phonetisch oder phonologisch oder phonetisch-phonologisch oder dysglossisch oder audiogen usw. bedingt sein kann, müssen nicht nur auditive Wahrnehmungs- und artikulatorische Bewegungsfähigkeit, Kognition und Gedächtnis des Lautsystems usw. gefördert werden, sondern es müssen auch die speziellen sprachdiagno-

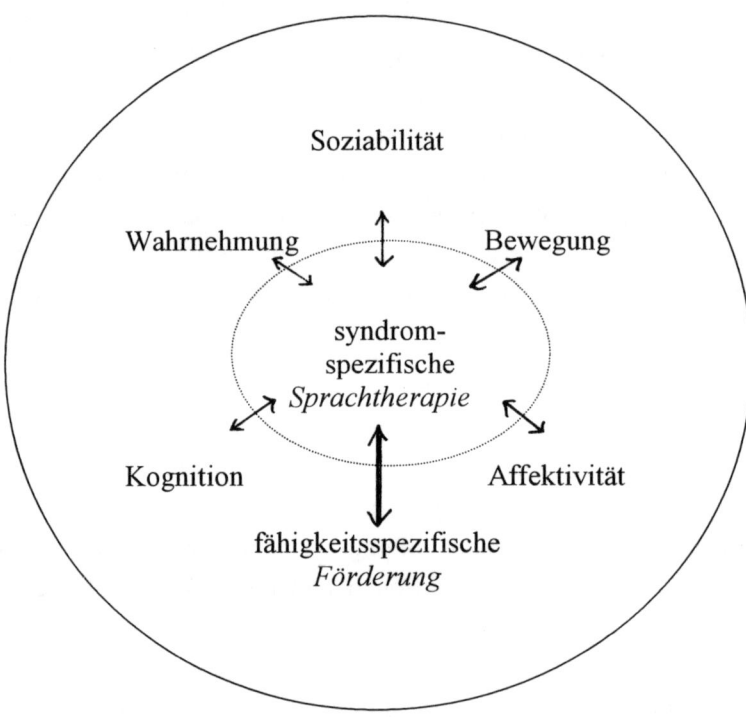

Abb.75: Wechselverhältnis zwischen syndromspezifischer Sprachtherapie und fähigkeitsspezifischer Förderung

stischen Zugänge und die speziellen sprachtherapeutischen Verfahren verfügbar sein. Die pädagogische Sprachtherapie setzt problemorientiert an der jeweiligen Sprachstörung an und ist in ihrem Wesenskern syndromspezifische Sprachtherapie. Sie kann sowohl als störungsspezifische Therapie als auch als fähigkeitsspezifische Förderung beginnen. Will sie erfolgreich sein, müssen beide Wege begangen werden. Fähigkeitsspezifische Förderung meint die Förderung nur derjenigen nichtsprachlichen Fähigkeitsbereiche, die für sprachliche Leistungen und Sprachentwicklung unmittelbare Voraussetzungen sind.

4.2.3 Sprachtherapeutische Verfahren

4.2.3.1 Therapie der phonetischen Störungen

Atmungstherapie in der pädagogischen Sprachtherapie hat das Ziel der kosto-abdominalen Atmung als Tiefatmung. Sie kann primär Therapie der Sprechatmung und sekundär Therapie durch Atmung sein. Nach Orthmann kann man eine symptomatische, eine kausale und eine kombinierte Atmungstherapie unterscheiden. Bei der symptomatischen Therapieform wird mit Hilfe gymnastischer Atemübungen die fehlerhafte Sprechatmung direkt und/oder indirekt in die Zwerchfellatmung überführt. Als Hauptursache für den Atmungsverfall wird der Haltungsverfall angesehen und dementsprechend in kausaler Sichtweise indirekt über die Haltungskorrektur beeinflußt. Wird die Berichtigung der Haltungsfehler durch Gymnastik, Schwimm- und Sportunterricht mit der gezielten Atmungsschulung durch Atemschlürfen, Atemschnüffeln, Atemstütze, Flanken- und Rückenatmung verbunden, ist die Voraussetzung für eine tragfähige Sprechatmung geschaffen.

Therapie der Artikulationsstörungen: Störungen der Lautbildung werden artikulationsphonetisch und/oder auditionsphonetisch angegangen.

Artikulationsphonetische Methoden sind Lautanbahnungsverfahren, die eine Erst- oder Neuanbildung der betroffenen Laute über Instruktion und Imitation auf der Grundlage der präzisen phonetischen Lautbeschreibung nach dem Vokal- und Konsonantensystem anzielen. Lautkorrekturverfahren beruhen auf der Feststellung der Diskrepanz korrekt-abweichend, der Identifikation und Berichtigung der falschen Bildungskomponenten. Lautableitungsmethoden werden in der Sigmatismustherapie praktiziert, indem die Ableitung des [s]-Lautes aus einem phonetisch verwandten richtigen Laut vorgenommen wird, z.B. mit Hilfe der F-S-Methode, der T-S-Methode, der K-S-Methode usw. Die phonetische Verwandtschaft der Ziel- und Ausgangslaute besteht in der Übereinstimmung in den artikulatorischen Dimensionen der Artikulationsstelle, des Artikulationsmodus oder der Stimmbeteiligung. H. Krech (1969) gibt eine operable Beschreibung der [s]- und [ʃ]-Ableitungsmethoden. Die Nachsprechmethoden bedienen sich der Wahrnehmungsverstärkung durch Intensivierung des Absehens vom Mund (Hör-Sehmethode) und durch Einsatz eines Artikulationsspiegels. Auch wird die Kinästhesie, d.h. die Eigenwahrnehmung, der Sprechbewegungen im Mundraum durch Abtasten und Abfühlen bewußt gemacht. Zudem kann ein signalphonetisches Vorgehen mit Hilfe akustischer und optischer Lautdarstellungen das Lernen der Ziellaute unterstützen. Eine erlebnisganzheitliche Methode der Lautgewinnung ist die ausdrucksmäßige Betätigung des gesamten Sprechorganismus in der Form der Nachahmung natürlicher oder vitalvegetativer Geräusche. U. Franke (1996) berichtet als weitere artikulationsphonetische Verfahren den phonetischen Ansatz nach Scripture und Jackson und den moto-kinästhetischen Ansatz nach Stinchfield-Hawk und Young.

Phonetisch fundierte und empirisch erprobte Video-Sprech-Lehrprogramme zur „Stammlertherapie" geben Ch. Schlenker-Schulte und K. Schulte an die Hand. Sie zeigen in didaktisch-methodischer Feingliederung, wie bei verschiedenen Schweregraden des „Stammelns" auf verschiedenen Therapiestufen mit verschiedenen Methoden und Techniken phonetisch und sprechtherapeutisch vorgegangen werden kann.

Auditionsphonetische oder *auditiv-motorische* Therapieverfahren sichern zunächst – wie dies M. Seeman (1955) mit dem Grundsatz der Verwendung der eigenen Hörkontrolle fordert – das Hören der Laute.

Das bislang differenzierteste Behandlungskonzept für Kinder mit Artikulationsstörungen haben van Riper und Irwin (1958) vorgelegt, nach dem der Artikulationsvorgang feedbacksystemisch funktioniert und Sprechen weitgehend automatisch kontrolliert wird. Die maßgeblichen Grundfunktionen des automatischen Kontrollsystems sind die Abtastfunktion (die auditive und taktil-kinästhetische Überprüfung der produzierten Laute), die Vergleichsfunktion (der produzierten Laute mit den internalisierten Standardmustern = Phonemen) und die Korrekturfunktion (der fehlerhaft oder abweichend artikulierten Laute in Richtung auf die Standardmuster). Artikulationsstörungen sind in erster Linie die Folge von feedback-Störungen. Der Therapieprozeß hat im wesentlichen fünf Aufgaben zu erfüllen, die zugleich die Prozeßstufen abgeben:

(1.) Aktivierung des interpersonellen Kreisprozesses oder Fremdhörens zur Bildung der Standardmuster

(2.) Aktivierung des intrapersonalen Kreisprozesses oder Eigenhörens zur Überprüfung der eigenproduzierten Laute durch

(3.) den Vergleich mit den Standardmustern der Laute,

(4.) den Berichtigungsvorgang durch Suche der Artikulationsstellungen und Bewegungsfolgen des Ziellautes (Zielsuche) und seine Fixierung sowie

(5.) Stabilisierung des neuen Lautes in phonetischen, semantischen und pragmatischen Kontexten.

Die Autoren geben eine Reihe von therapeutischen Techniken an, wobei sie bekannte Methoden der Hörerziehung und traditionelle artikulationsphonetische Verfahren in ihr Stufenkonzept einordnen.

Ein anderes, kaum mehr praktiziertes, kybernetisches Therapiekonzept ist das synthetisch aufgebaute Übungsschema von K. Hartlieb (1969), das die Regelung und Steuerung systematisch einübt.

Ein lernzielorientiertes auditiv-sprachliches Selbstinstruktionsprogramm hat P. Arnoldy (1978) entwickelt, das in drei Lernstufen die differenzierte Wahrnehmung von Geräuschen, Wörtern und Lauten fördert und mit der Lernstufe „Laute verbinden" abschließt.

Wenn auch die älteren Therapiekonzepte überholt erscheinen, finden sie sich zumindest in Teilen in neueren hör-sprechganzheitlichen Vorgehensweisen mehr oder weniger modifiziert oder integriert wieder. Dies trifft auch für die systematischen Trainingsmethoden der sensorischen (auditiven, visuellen und taktil-kinästhetischen) und motorischen (körper- und sprechmotorischen) Grundfunktionen zu, für die neuerdings übergreifende Wahrnehmungs- und Bewegungsmodelle vorgeschlagen werden. Angeführt seien die funktionellen

Modelle der auditiven Wahrnehmung von Esser u.a. (1987) und von Günther und Günther (1991) oder die Wahrnehmungstherapie von F. Affolter, die Sensorische Integrationstherapie von J. Ayres, die Assoziationsmethode von H.A. McGinnis, die Klangtherapie von A.A. Tomatis u.a.

Die **pädagogische Stimmtherapie** wendet wie die logopädische Stimmtherapie spezielle stimmtherapeutische Konzepte und Verfahren an, selbstverständlich auf der Grundlage der phoniatrischen Abklärung und Empfehlung. Die Stimmtherapie gehört zu denjenigen Therapiefeldern, auf denen sich therapeutische Fehlgriffe besonders verhängnisvoll auswirken können. Die Palette der Methoden reicht von Übungen zum Finden der physiologischen Sprechstimmlage und zur Richtigstellung der Stimmeinsätze und Stimmabsätze bis zu hochspezialisierten funktionellen Therapieverfahren. Da Stimmstörungen in ihrer Symptomatik und Ätiologie sehr vielfältig sind, ist eine einzelfalldiagnostisch-therapeutische Vorgehensweise angezeigt. Die verschiedenen stimmtherapeutischen Methoden werden als Bausteine einer individualisierenden Therapiekonzeption verstanden und fallweise problemorientiert kombiniert. Allgemeines Therapieziel ist die Herstellung bzw. Wiederherstellung, Förderung und Stabilisierung der stimmlichen Leistungsfähigkeit. Therapieschwerpunkte sind:

- Spannungsregulierung des gesamten Körpers und des Stimmbildungsorganismus, die im Spannungsabbau oder Spannungsaufbau bestehen kann. Zur Entspannung werden psychovegetative Therapien empfohlen, die sportlich-musische und spielerische Aktivitäten (z.B. Hydrotherapie, Hippotherapie, sprachheilpädagogische Rhythmik), Entspannungsverfahren (z.B. Autogenes Training, Progressive Muskelrelaxation nach Jacobson u.a.), Körperübungen und Bewegungsspiele beinhalten. Zum Spannungsaufbau wird z.B. die Eutonie nach G. Alexander praktiziert.

- Sensibilisierung der Körperwahrnehmung als Voraussetzung für die Wahrnehmung der Fehlspannungen und die Beeinflussung und Steuerung der Sprechatmung und Stimmgebung

- Atemregulierung in Richtung der kosto-abdominalen Atmung und der beherrschten Sprechatemführung mit sinngemäßer Pausengestaltung und Sprechgeschwindigkeitsanpassung

- Artikulationstraining bei tonusregulierter orofazialer Muskulatur durch gezielte Vokal- und Konsonantenübungen, bei denen auf Lage und Bewegungsweise der artikulierenden Organe geachtet wird
- Stimmfunktionstraining zur Verbesserung der Leistungsfähigkeit der Stimme durch spezielle Übungen bei hyperfunktioneller und hypofunktioneller Dysphonie.

Spezielle stimmtherapeutische Konzepte und Methoden, die auch in der pädagogischen Stimmtherapie zur Anwendung kommen, sind auswahlweise:

- *Stimmtherapie nach H. Fernau-Horn*, die Atemübungen (Bauchschnellen, Blasebalg, Atemwurf, Flankenstützen, Zwerchfellatmung), Übungen zur Weitung des Kehl- und Rachenraumes (Gähnübungen, Kehlfederung), Übung der Stimmeinsätze (beginnt mit dem stimmlosen Glottisschlag = Ventiltönchen), Vokalübungen, Übungen zu Kopf- und Körperhaltung beinhaltet. Grundprinzip der Methode ist das Zusammenwirken von Atmung, Stimmgebung und Artikulation (s. auch Stottertherapie!). Sie kann bei allen funktionellen und bei vielen postoperativen Stimmstörungen angewendet werden.

- *Atem- und Stimmbehandlung nach C. Schlaffhorst* und *H. Andersen*, zielt auf eine ganzheitliche Eutonisierung, die auf fünf Regenerationswegen erreicht wird: über Kreisen, Schwingen, rhythmische Bewegung, Atmen und Tönen. Wichtige methodische Hilfen sind zum einen Vorstellungshilfen (Ablenkung vom Phonationsvorgang), zum anderen der Einsatz von Schwingegurt, Reifen, Atemringen, Seilen, Bällen u.a.m. Das Konzept ist kein Übungskonzept, sondern Erarbeitung eines eutonen Haltungsaufbaus als Voraussetzung für die unmittelbare Wechselwirkung zwischen Bewegung, Atmung, Stimme und Artikulation. Es eignet sich besonders zur Verbesserung der Körper-, Bewegungs- und Atemwahrnehmung sowohl bei hyper- als auch bei hypofunktionellen Stimmstörungen.

- *Atemrhythmisch angepaßte Phonation von H. Coblenzer* und *F. Muhar*, geht von der zentralen Rolle der ökonomischen Atmung beim Stimmgebrauch aus (der Atemmittellage), die durch rhythmische Gliederung der Phonation und Konzentration der Aufmerksamkeit auf den Atemablauf über das Atemempfinden erreicht wird. Die Autoren geben eine Reihe von Übungen für den Spannungsaufbau (bei hypofunktionellen Stimmstörungen) und für die Atemführung (bei hyperfunktionellen Störungen) an. Voraussetzung des Übungsaufbaus ist die Bewegung zum Spannungsausgleich der gesamten Körpermuskulatur und zur Wahrnehmung des Zusammenspiels von Bewegung und Atmung. Darauf aufbauend wird die Phonation über die Gähnspannung und das Abspannen (= elastisches Zurückfedern des Zwerchfells in die Einatmungsstellung mit automatischer Atemergänzung) erarbeitet. Geübt wird die Tonstütze, ebenso der weich-elastische Stimmeinsatz nach Vorübung des Ventiltönchens. Zur richtigen Artikulation dienen Bewegungsübungen der Zunge und der mimischen Muskulatur (Korkensprechen). Prinzip der Methode ist die dynamische Anpassung der Stimmfunktion an den Rhythmus der Atmung, der durch die automatisch fortgesetzte Atemergänzung während der Phonation durch ökonomischen Luftverbrauch und ständigen Hörerkontakt bewerkstelligt wird.

– *Akzentmethode von S. Smith*, baut auf der Regulierung des subglottischen Anblasedruckes mit Hilfe der Bauchpresse auf und umfaßt vier Behandlungsstufen: abdominale Atmung, Verbindung von In- und Exspiration in Stimmübungen, kurze Inspirationen und verlängerte Exspirationen mit Akzentuierungen und Anwendung beim automatisierten Sprechen. Prinzip der Methode ist die Akzentsetzung durch den Wechsel von Anspannen und Loslassen der Bauchdecke bzw. des Zwerchfells. Die Akzentsetzung erfolgt dabei in drei Tempi: Largo, Andante und Allegro mit entsprechenden Körperbewegungen. Der Übungsaufbau verläuft von Atemübungen über einleitende Phonationsübungen zu den akzentuiert rhythmischen Stimmübungen. Schließlich erfolgt eine Übertragung auf das bewußte Lesen und das spontane Sprechen. Die Akzentübungen werden dialogisch durchgeführt. Zur Verstärkung des Rhythmus wird eine Handtrommel eingesetzt. Die Methode wird für alle funktionellen Dysphonien, bei Larynxparesen, spastischer Dysphonie und postoperativ bei Neubildung der Stimmlippen empfohlen.

– *Nasalierungsmethode nach J. Pahn*, die auf der Grundlage der Unterscheidung von organogenen, psychogenen und usogenen Dysphonien beruht und dazu dient, die usogenen Störungen zu identifizieren, da beim Nasalieren durch die Velumsenkung ein größeres Ansatzrohr mit besseren Resonanzbedingungen, weniger Spannungen im Mund- und Rachenraum und eine intensivere Stimmlippenspannung entsteht, so daß die stimmliche

Belastung und damit das Störungsrisiko (ponogen, technogen, adaptogen, senso-audiogen und kinetogen) geringer werden. Bei der Nasalierung erschlafft das Velum, der Rachenraum entspannt sich und die Stimmlippen können freier schwingen. Die Nasalierungsübung beginnt mit entspannter Atmung und leicht geöffnetem Mund, wobei ohne Artikulationseinstellung mit gehauchtem Einsatz phoniert wird. Der weitere stimmtechnische Übungsgang umfaßt für die Sprechstimme 8 Schwierigkeitsstufen von artikulationsfreien Stimmspielen über die nasalierte Artikulation zur Zurücknahme der Nasalierung und schließlich zur Resonanzformung und Ausdrucksgestaltung. Zur Vorbereitung der Nasalierungsprobe wird das Autogene Training empfohlen, um gesamtkörperliche Verspannungen zu lösen. Die Methode kann bei allen Dysphonieformen eingesetzt werden. Besonders wirksam ist sie bei Larynxparesen.

- *Kaumethode von E. Fröschels*, die sich biophonetisch begründet mit der funktionellen Verwandtschaft von Kauen und Sprechen. Durch das Kauen wird eine Relaxation aller Stimm- und Artikulationsorgane induziert, was ein Einpegeln der Stimme in die Indifferenzlage zur Folge hat. Zunächst wird mit realem Kaugut geübt, dann fiktiv. Die Stimme klingt mit. Es entstehen Kausilben als Basis für eine entspannte und klangvolle Sprechweise. Die Methode ist besonders günstig bei hyperfunktionellen Dysphonien.

- *Kombiniert-psychologische Übungsbehandlung nach H. Krech*, die aus mehreren Teilverfahren besteht: der Kaumethode, des modifizierten Autogenen Trainings, der Musiktherapie, der Kinder- und Gruppentherapie. Ziel der Therapie ist die Herstellung bzw. Wiederherstellung der Bewußtheit des Könnens. Dazu werden psychologische Momente mit Übungsverfahren eingesetzt.

- *Kommunikative Stimmtherapie nach H. Gundermann*, die eine situationsgebundene, partnerbezogene und stimmungsgetragene Phonation anzielt. Den Rahmen der mehrdimensionalen Methode bildet die Stimmheilkur, in der Entspannungstherapie, Physiotherapie, psychotherapeutische Methoden, Hörtraining, Atemtherapie, Stimmübungsbehandlung, Phonorhythmik, rhythmische Gymnastik, Unterwasser-Stimmtraining und themenzentrierte Interaktion durchgeführt werden. Kern des Konzepts ist das koordinative Funktionstraining der Körper-, Stimm- und Sprechmotorik, die

Phonorhythmik, ein mit Gebärden agierendes Bewegungsspiel. Aus einem Laut soll eine passende Gebärde, aus einer Gebärde ein stimmiger Laut entstehen. Die stationäre Intensivtherapie ist bei psychogenen, funktionellen, hormonellen und organischen Dysphonien angezeigt.

- *Funktionale Stimmtherapie nach E. Kruse* enthält einen störungsunspezifischen und eine störungsspezifischen Therapieteil. Die unspezifische Eingangsphase besteht im Aufbau von Haltung, Bewegung und Tonus, wobei das taktil-kinästhetische feedback betont wird. Das funktionale Stimmtraining konzentriert sich auf die Zusammenhänge von Atmung, Stimme, Artikulation, Körperbewegung und Ausdruck. Schwerpunkte sind Stimmresonanz und Stimmklang.

- *Dynamische Stimmtherapie nach V. Middeldorf* legt im Unterschied zu den bisherigen Verfahren den Schwerpunkt auf partnerbezogene Momente wie Gespräch, Erarbeitung und Bewußtmachung der Stimmfunktion, Transfer der neuen Stimme in den Sprechvorgang, entspannende Maßnahmen, Konfrontation mit der eigenen Stimme und Übungsprogramm. Intention ist, durch didaktisch-methodische Maßnahmen eine Dynamik im Therapiegeschehen zu ermöglichen, die die Stimmstörung in ihrer objektiven und subjektiven Dimension erfaßt.

- *Tonale Stimmtherapie nach M. Hermann-Röttgen und E. Miethe* ist eine symptomorientierte integrative Methode, die in einem therapeutischen Basisprogramm die Grundfunktionen der Stimme angeht: Zwerchfelltiefstellung, Hörkontrolle, Rhythmus, Ökonomisierung, Modulation, Stimmlippenschluß, Indifferenzlage, Stimmumfang, Resonanz und Lautstärke. Je nach Störungsbild, ob funktionell oder organisch usw., wird ein Vorgehenskonzept angepaßt, wobei Entspannungstherapie, Körperarbeit, Atemtherapie, Psychotherapie und Situationstraining einbezogen werden können.

Für die Therapie von Dysphonien im Kindesalter hat J. Schulze (1994) eine *mehrdimensionale Konzeption* vorgelegt, die er in *erste Maßnahmen* (stimmhygienische Beratung, Einflußnahme auf Milieu und Erzieherverhalten, temporäres Singverbot, Stimmschonung, medizinische, physio- und psychotherapeutische Maßnahmen), *Stimmheilunterricht* (mit allgemeinen Lockerungs- und Entspannungsübungen, psychotherapeutischen Elementen, rhythmisch-melodischen Übungen, Übungen im funktionellen Hören und Stimmverhaltenstraining) und *phonopädische Übungen* (Atemübungen, Lockerung von Ansatzrohr und Kehlkopf, Resonanzübungen, Stimmeinsatzübungen, Artikulation und Anwendung) gliedert. Er gibt einen Überblick über die Haupt- und speziellen Teilziele sowie über die inhaltlichen Schwerpunkte des Stimmheilunterrichts, die sich am multifaktoriellen Bedingungsgefüge der kindlichen Stimmstörungen orientieren.

Ein Modell eines umfassenden ganzheitlichen stimmtherapeutischen Zugangs hat Spiecker-Henke (1994) entwickelt, wobei das Ziel aller therapeutischen Maßnahmen die leistungsfähige und klangvolle Stimmfunktion ist.

Therapie der Resonanzstörungen

1. Die Sprachtherapie bei *offenem Näseln (Rhinophonia aperta)* verfolgt im wesentlichen zwei Ziele: den funktionierenden velopharyngealen Abschluß durch Gaumenfunktionstraining und die bewußte Luftführung beim Artikulieren durch Atemziel-, Atemstütz- und Atemverteilungsübungen (s. H. Wulff 1983).

Bei der Gaumenspaltensprache (Palatolalie) beginnt die pädagogische Sprachtherapie so früh wie möglich mit der Elternberatung und Elterninformation parallel zur medizinischen Behandlung, die nach unterschiedlichen interdisziplinären Sanierungsplänen verläuft. Während früher mehrere Operationstermine durchgeführt wurden – Lippenoperation im 2./3. Lebensmonat, Velumverschluß im 7.-9. Monat, Gaumenverschluß im 3.-5. Lebensjahr und Abschlußkorrekturen in der Zeit vom 11. bis 18. Lebensjahr –, wird seit den 90er Jahren ein einzeitiger Spaltverschluß vorgenommen, d.h. alle Spaltformen an einem Operationstermin. Isolierte Lippenspalten werden in der 6. bis 8. Lebenswoche, alle anderen Spaltformen im 5. bis 6. Monat verschlossen. Allerdings verfahren nicht alle Fachkliniken in gleicher Weise.

Die eigentliche sprachheilpädagogische Betreuung sollte zwischen 1;0 und 1;6 Jahren einsetzen, damit eine möglichst normal verlaufende Sprachentwicklung ermöglicht wird. Schwerpunkte der Frühtherapie sind das Muskelfunktionstraining, die Förderung der taktil-kinästhetischen und auditiven Wahrnehmung sowie die Arbeit an der Artikulation. H. Wulff (1983) prazisiert die Therapiebereiche in Funktionstraining der vorderen Sprechmuskeln, Verbesserung der Gaumenfunktion, Bewußtmachung der Luftwege, Hörerziehung einschließlich phonematischer Differenzierung, Stimmschulung, Lauterwerb mit Lautkorrektur und Sprech- und Sprachschulung.

2. Bei *geschlossenem Näseln (Rhinophonia clausa)* besteht die sprachtherapeutische Arbeit in der Anregung der auditiven Aufmerksamkeit, in der Bewußtmachung der Atemwege durch Mund und Nase, und im Training der Nasallaute durch Verdeutlichung der Nasenresonanz.

3. Beim *gemischten Näseln (Rhinophonia mixta)* richtet sich die sprachtherapeutische Übungsbehandlung nach den vorliegenden organischen und funktionellen Bedingungen. Wichtig ist die Unterscheidung von oraler und nasaler Resonanz.

Therapie der orofazialen Dysfunktionen: unphysiologische Bewegungsmuster, schädliche Gewohnheiten, Störungen, fehlende oder retardierte Funktionen im Gesichts-, Mund- und Halsbereich werden durch die *Myofunktionelle Therapie* (MFT) = Muskelfunktionstherapie behandelt. Sie ist eine besondere Therapiemethode zur Beseitigung von Fehlfunktionen und Fehlhaltungen der gesamten orofazialen Muskulatur, die sich hauptsächlich als Dysfunktionen des Atmens, Kauens, Schluckens und des Sprechens äußern. Sie entwickelt die orale Sensibilität und Motorik zur Verbesserung der Vital- und Sprechfunktionen. Dazu werden ausschließlich muskelfunktionelle Stimulierungen, Aktivierungen und Übungen vorgenommen.

Spezielle Therapiekonzepte und Therapieverfahren sind:

- *Neurophysiologische Bewegungstherapie von B. und K. Bobath*, die als Mund- und Eßtherapie die Symptome einer Zerebralparese angeht, indem sie eine koordinierte Mundmotorik bahnt (fazilitiert). In reflexhemmenden Stellungen werden Kau- und Trinkübungen, Atemregulations-, Stimm- und Vibrationsübungen gemacht. Hauptaugenmerk liegt auf der Normalisierung des Muskeltonus.

- *Orofaziale Regulationstherapie nach R.C. Morales*, die annähernd normale Bewegungsabläufe im orofazialen System erreichen will, insbesondere der Nahrungsaufnahme, der Atmung, Phonation, Artikulation und Mimik. Sie konzentriert sich auf die gestörte Sensomotorik und reduziert Saug-, Kau-, Schluck- und Sprechstörungen. Über die taktile und propriozeptive Stimulation bestimmter neuromotorischer Punkte im Mund- und Gesichtsbereich werden koordinierte Lippen- und Zungenbewegungen angeregt. Morales hat auch spezielle Gaumenplatten zur Verhinderung des pathologischen Zungenstoßes entwickelt.

- *Klassische myofunktionelle Therapie von G. Garliner* wird ab dem 8. Lebensjahr im Einvernehmen mit dem Kieferorthopäden zur Behandlung der gestörten orofazialen Muskulatur und des gestörten Schluckverhaltens angewendet. Das Verfahren umfaßt 14 Übungsschritte und beinhaltet Muskelübungen, Schlucktherapie und Artikulationstraining. Es gilt als Basiskonzept der myofunktionellen Therapie, deren Hauptziel die Herstellung einer ausbalancierten (eutonen) Kau-, Schluck- und Gesichtsmuskulatur ist und somit orofaziale Dyspraxien ausschließt. Therapievarianten sind von V. Clausnitzer (orofaziale Muskelfunktionstherapie), H. Breitwieser und E. Hämmerle (logopädisch orientierte orofaziale Therapie), M. Krüger und J. Tränkmann (phasengegliederte myofunktionelle Therapie), B. Padovan (neurofunktionelle Reorganisation), S. Codoni (ganzheitliche myofunktionelle Therapie), D. Freiesleben (als unterstützende Maßnahme in der Sprachtherapie), A. Kittel (Erweiterung der Übungsbereiche: Lippen- und Zungenübungen) u.a. entwickelt worden.

- *Neurosensorielle Therapie nach J. Dahan u.a.*, die den stereognostischen Prozeß als Raum- und Bewegungswahrnehmung durch Tasten und Empfinden in der Mundhöhle in den Mittelpunkt stellt, anregt und bewußt macht. Die Methode besteht vorwiegend in Übungen zur Erkundung der Mundhöhle, zur Steigerung der Zungenmotilität und zur Entwicklung der Stereognose.

- *Heidelberger Gruppenkonzept für myofunktionelle Störungen (GRUMS)*, sieht neben sensorischen Übungen für das orofaziale System auch Übungen zur Grobmotorik und zur Stimulierung der beiden Hirnhemisphären vor. Übungsbereiche sind orale Wahrnehmung, Artikulation, Regulierung der Haltung und Bewegung. Das Konzept will dem Spiel- und Bewegungsbedürfnis der Vorschulkinder entsprechen und allgemein das Sprach- und Sozialverhalten fördern.

- *Mundmotorische Förderung in der Gruppe von U. Burhop u.a.* als „Berliner Therapieansatz" strebt eine mehrdimensionale Beeinflussung des myofunktionellen Systems und seiner Störungen an. Es werden nicht nur funktionsspezifische Übungen zur Wahrnehmung, zur Atmung, zum Pusten und Saugen, sondern auch Sprechspiele, Rollenspiele und themenbezogene Therapieeinheiten vorgeschlagen, die vor allem der Motivierung dienen.

Therapie der Dysarthrien bei Kindern und Jugendlichen: Das allgemeine Ziel der Dysarthriebehandlung ist die Verbesserung der Sprachverständlichkeit. Da Dys- bzw. Anarthrien Symptome bzw. Syndrome zerebraler Bewegungsstörungen sind, liegen weitere motorische Probleme vor, die insbesondere auch die Nahrungsaufnahme betreffen. Dysarthrietherapie erfolgt deshalb im Rahmen einer mehrdimensionalen Förderung der kindlichen Entwicklung. Es ist praktikabel, eine Frühtherapie von einer Therapie bei älteren Kindern mit zerebralen Bewegungsstörungen zu unterscheiden. Zu den Aufgaben der Frühtherapie gehören

(1.) Aufbau und Unterstützung des kommunikativen Verhaltens durch Zuwendung und zuverlässige Bedürfnisbefriedigung,

(2.) Beeinflussung und Modifikation der Atmung in Richtung kostoabdominaler Atmung mit Kontrolle der In- und Exspiration, Erhöhung der Vitalkapazität und Kräftigung der Atemmuskulatur,

(3.) sensomotorische Stimulation im Mundbereich zur Erleichterung der Nahrungsaufnahme und Vorbereitung der Artikulationsmotorik und

(4.) Eß- und Trinktherapie.

Voraussetzung für die Arbeit ist die Desensibilisierung durch Beeinflussung der oralen Reflextätigkeit, die Normalisierung der Sensibilität im Mund- und Gesichtsbereich, die Bewußtmachung der Mundregionen, der Nasenatmung und die Kontrolle des Speichelflusses. Ausgangslage ist ein reflexhemmende Position des Kindes.

Die Therapie bei älteren Kindern durchläuft nach U. Haupt (1989) drei Stufen: als 1. Stufe die Tonusnormalisierung und Bahnung normaler automatischer Reaktionen, in der 2. Stufe die Überführung der normalen automatischen Reaktionen in willentlich einsetzbare Bewegungen und als 3. Stufe der Vollzug normaler Bewegungsabläufe ohne Hilfestellungen. Erst auf dieser Stufe können Lautbildungsmuster bewußt nachgeahmt werden. Ein methodisch differenziertes Konzept für die sprachtherapeutische Vorgehensweise gibt M. Crickmay (1994) für die Arbeit an der Stimme, an der Artikulation und an der Sprechfertigkeit vor.

Allgemeine Prinzipien der Dysarthrietherapie sind Entspannung (insbesondere des Gesichts-, Hals- und Schulterbereichs), Motivation (lustvolle, nicht überfordernde Übungen, ermutigende Reaktionen), Aktivität (Aufgreifen spontaner Bewegungen und Äußerungen und gezielte Modifikation), Bewußtheit (der Wahrnehmung und Ausführung), Kompensation (Ausnutzen der senso-motorischen Restfähigkeiten) und Konsequenz (Kontrolle und Bewertung der Leistungen).

Spezielle Therapieverfahren sind die Methode der progressiven Muskelentspannung von E. Jacobson, die Bobath-Methode, die Orofaziale Regulationstherapie von C. Morales, die Vojta-Therapie von V. Vojta, die konduktive Förderung von A. Petö, das Behandlungsprogramm für gehirnbehinderte Kinder von G. Doman und C.H. Delacato. Die verschiedenen Konzepte und Vorgehensweisen unterscheiden sich in der Spezifität. Konzeptionell kann man die dysarthrischen Behandlungsansätze einteilen in

– neurophysiologische, syndrom- und störungsorientierte Ansätze, die unmittelbar an der Grundstörung ansetzen und physiologische Normalisierung anstreben; und

– pragmatische, kommunikativ und alltagsorientierte Ansätze, die das Kommunikationsverhalten des Betroffenen und seiner Bezugspersonen angehen und kommunikative Strategien und Mittel in einem alltagsorientierten Training vermitteln.

Wenn eine Dysarthrie so stark ausgeprägt ist, daß das Kind sich nicht mehr lautsprachlich verständigen kann, bedarf es der Kommunikationshilfen oder der *unterstützten Kommunikation* (facilited communication = FC). Dabei können verschiedene Symbolsysteme, Kommunikationstafeln und andere Hilfen eingesetzt werden. Die Unterstützung erfolgt in der praktischen Handhabung der Kommunikationshilfen. Die zur Verfügung stehenden unterstützenden Maßnahmen werden in *körpereigene Kommunikationsformen* (Blickbewegungen, verabredete Zeichen, Gebärden, Fingeralphabet) und *externe Kommunikationshilfen* (elektronischer oder nichtelektronischer Art) unterschieden. Nichtelektronische Hilfen sind z.B. Kommunikationstafeln oder Kommunikationsbücher, Kommunikationskästen und Kommunikationsschürzen. Elektronische Medien sind Geräte mit Schriftausgabe (z.B. Canon Communicator), Geräte mit digitalisierter Sprachausgabe (z.B. Alphatalker, Digivox, My-Voice) und Geräte mit synthetischer Sprachausgabe und hoher Speicherkapazität (z.B. Touchtalker, Lighttalker). Über den Sinn und die Effektivität der externen Kommunikationshilfen gehen die Meinungen auseinander. Die berichteten Erfahrungen sind uneinheitlich, teilweise widersprüchlich. Dennoch sollte am Prinzip der pädagogischen Sprachtherapie bei nichtsprechenden Kindern und Jugendlichen festgehalten und jede Hilfe zur Kommunikation und ihrer Entwicklung – sei sie noch so bescheiden oder noch so aufwendig, im Interesse der Persönlichkeits- und Sozialentwicklung des Betroffenen genutzt werden. Größere Übereinstimmung besteht in der Verwendung der *Bliss-Symbol-Kommunikationsmethode*, die „als eines der bedeutendsten Arbeitsmittel für nichtsprechende Kinder anzusehen" (Wetzel und Bauer 1991, 758) ist.

Therapie sprechapraktischer Störungen: Da Sprechapraxie meistens mit dysarthrischen oder dysphasischen Störungen assoziiert auftritt, ist zunächst über eine explizite Behandlung zu befinden. L. Springer (1995) unterscheidet zwei mögliche Behandlungsansätze: ganzheitliche Stimulierungstechniken und segmentorientierte Verfahren. Das Unterscheidungskriterium ist der Wortbezug.

Stimulierungsverfahren gehen von Wortganzen oder Satzphrasen aus und praktizieren Vor-, Mit- und Nachsprechen, unterstützt durch rhythmische Finger-, Hand- und Fußbewegungen. Die Stimulierung kann intensiver über rhythmisch-melodische Musterbildung (Zuhören, Mitklopfen, Mitsummen, Mitsingen und Nachsingen) erfolgen, wie sie etwa in *der Melodischen Intonationstherapie* von Helm vorgenommen wird. Die zu übenden Phrasen werden als Sprechgesang intoniert und durch rhythmisches Klopfen verstärkt. Der Sprechrhythmus mehrsilbiger Äußerungseinheiten kann auch vibrotaktil über den rechten Zeigefinger stimuliert werden. Einen neuen Ansatz haben M. Jaeger und W. Ziegler erprobt. Sie versuchen, nicht über Vereinfachung der Sprechsequenzen, sondern über Fraktionierung der Äußerung eine Reduktion der Komplexität des Zusammenspiels der Artikulationsorgane zu erzielen. Die Äußerung eines Wortes beispielsweise wird in der metrischen Struktur beibehalten (in Silbenzahl und Akzentuierung), in der artikulatorischen Komplexität jedoch durch Weglassen bestimmter Artikulationsteilbewegungen vereinfacht: Schwamm → /mam/ → /bam/ → /vam/ usw. Auf diese Weise wird die metrische Grundstruktur des Wortes geübt und das Verfahren *metrischer Übungsansatz* genannt.

Bei den *segmentorientierten Therapien* werden Laute, Silben und ihre systematische Kombination zu Wörtern und Sätzen erarbeitet. Meistens werden dabei Visualisierungshilfen (Artikulationsspiegel) oder Lautgebärden eingesetzt. Ein spezielles Verfahren ist die *Prompt-Methode* von P. Squarer-Storer und D. Hayden, bei der jeder Laut des Wortes durch Berührung bestimmter Stellen an den Artikulationsorganen oder im Gesicht markiert wird. Die Methode zur *gestischen Reorganisation des Sprechens* übt zunächst Gesten ein (deiktische oder bedeutungsvolle Gesten, Taktgeben), die dann an das Sprechen gekoppelt und nach Stabilisierung wieder ausgeblendet werden. Erprobtes Therapiematerial für die „Erweiterte Mediationstechnik für Sprechapraxie" EMS hat K. Shell (1993) veröffentlicht. Durch eine hochautomatisierte Koppelung von Geste und Lautbildung soll ermöglicht werden, daß sich der Betroffene bei einer Störung des Sprechablaufs selbst stimulieren kann. Als Vermittlungstechniken werden häufig die phonetische Ableitung von Lauten aus nichtsprachlichen Vokalisationen oder Geräuschbildungen (z.B. Schnalzen, Räuspern), die progressive Approximation über ähnliche Laute und das phonetic placement (manipulierende Einrichtung der Artikulationsstellung des Ziellautes) verwendet. L. Springer stellt einen neuen segmentorientierten Therapieansatz vor, der vor jede Bewegungsausführung eine Entspannungsphase vorschaltet, „um die taktil-kinästhetische Wahrnehmung von Artikulationsbewegungen und die bewußte Kontrolle über motorische Sprechakte zu betonen" (Springer 1995, 6). Sie arbeitet mit Sprechsilben und einem Computerprogramm mit dynamischen Bewegungsabläufen.

Die verschiedenen Behandlungsverfahren bei sprechapraktischen Störungen verfolgen alle das Ziel eines flüssigen störungsfreien Sprechens bei unterschiedlicher Komplexität des sprachlichen Materials. „Materialien zur Sprechapraxie-Therapie", das eine Anordnung der Übungsaufgaben nach zunehmendem Komplexitätsgrad ermöglicht, haben Ziegler und Jaeger (1993) vorgelegt.

Spezielle Therapiemethoden bei Kindern mit verbaler Entwicklungsdyspraxie sind im deutschen Sprachraum bislang nicht bekannt geworden. Vermutlich werden diejenigen Therapiekonzepte und Vorgehensweisen, die bei Störungen der Aussprache auf der segmentalen Ebene und bei orofazialen Dysfunktionen praktiziert werden, in modifizierter und spezifizierter Weise auch bei sprechdyspraktischen Störungen angewendet. Allerdings ist dabei das Vorgehen auf die sprechmotorische Programmierungsstörung der Lautsequenzen auszurichten. Die Übungen zur Verbesserung der Beweglichkeit der Artikulationsorgane sind dazu eine wichtige Voraussetzung, treffen aber nicht schon den Kern der Störung. Der Praktiker ist auf die Übertragung der spezifischen Therapietechniken aus der Arbeit mit Erwachsenen verwiesen. Im einzelnen sind dies die Melodische Intonationstherapie, die Methode der gestischen Reorganisation des Sprechens, die Prompt-Methode und die Assoziationsmethode nach McGinnis.

4. 2. 3. 2 Therapie der Entwicklungsdysphasie

Die therapeutische Behandlung von spezifischen Sprachentwickungsstörungen wird im Rahmen der allgemeinen Entwicklungs- und Persönlichkeitsförderung des Kindes geplant und durchgeführt. Herausragende sprachrelevante Förderschwerpunkte sind Wahrnehmung und Bewegung, Handlung und Kommunikation. Bevorzugte methodische Vermittlungsformen sind Arbeit, Spiel und Dialog, die primär aus der Perspektive des Kindes zu sehen und zu realisieren sind. Die Vielzahl der Ansätze zur kindlichen Entwicklungsförderung in den verschiedenen Altersstufen können an dieser Stelle nicht thematisiert werden, auch nicht all jene, die in die sprachheilpädagogische Arbeit Eingang gefunden haben. Der bloße Verweis auf die spielpädagogischen und spieltherapeutischen, die psychomotorischen und bewegungstherapeutischen, die rhythmisch-musikalischen und musiktherapeutischen, die gestalterischen und kunsttherapeutischen Konzepte und Methoden als Wege und Mittel zur sprachtherapeutischen Förderung verdeutlicht die Notwendigkeit einer gründlichen Auseinandersetzung und sachgerechten Darstellung.

Im Sinne der Weiterführung der sprachproblemspezifischen, d.h. der störsyndromspezifischen Orientierung der pädagogisch-therapeutischen Arbeit sollen einige ausgewählte Konzeptansätze zur Therapie der Entwicklungsdysphasie als komplexe Störung und einige Vorgehensweisen zur Therapie der sprachstrukturellen Teilbereiche der Sprachentwicklungsstörung genannt werden.

Einen didaktisch-methodisch strukturierten Ansatz zur Therapie sprachentwicklungsgestörter Kinder gibt Grohnfeldt (^{2}1990) vor. Er gliedert sein Vorgehen in die Arbeit mit den Eltern und in die Arbeit mit dem Kind, die in der Förderung *sprachtragender sensomotorischer* Basisfunktionen und in *sprachstörungsspezifischen Maßnahmen* besteht. Auf der phonetisch-phonologischen Ebene wird eine in einen spielerischen Kontext integrierte Artikulationstherapie empfohlen, die sich an das feedback-Konzept von van Riper anlehnt und methodisch in Anbildungsphase, Festigung in sinnlosen Silben, Stabilisierung in Wörtern, Automatisierung in Sätzen und Anwendung in freier Rede aufteilt. Er betont die Hörerziehung mit der Entwicklung der phonematischen Differenzierung und die artikulationsphonetischen Verfahren. Auf der lexikalisch-semantischen Ebene verläuft der therapeutische Prozeß von der Konkretion über die Abstraktion zur Anwendung. Die Arbeit am Wortschatz beginnt mit der Versprachlichung von Gegenständen und Ereignissen in Situationszusammenhängen. Die gewonnenen Begriffe werden auf der Abstraktionsstufe vorstellungsmäßig und logisch differenziert und kategorisiert, so daß sie in der Anwendungsstufe in verschiedene kommunikative Kontexte transferiert werden können. Die Dysgrammatismustherapie ist mehrdimensional anzusetzen, da sie sowohl impressive als auch expressive Voraussetzungen zu schaffen hat. Übungsbereiche sind auditive Stimulation und Diskrimination, Sprachverständnis, Sprachgedächtnis und rhythmisch-melodisches Erfassen auf der impressiven Seite, Artikelzuordnung, Präpositionen, Zwei- Drei- und Mehrwortsätze, Verneinungen und Mehrzahlbildungen auf der Seite der expressiven Lautstruktur. Allgemeines Prinzip der störungsspezifischen Arbeit ist der pragmatische Vollzug der Übungen, für den Grohnfeldt eine Reihe praktischer Hinweise gibt.

Ein ebenfalls didaktisch-methodisch systematisiertes Konzept enthalten die Gestaltungsvorschläge zur *rehabilitativen Spracherziehung* bei sprachlosen und hochgradig sprachentwicklungsrückständigen Kindern im Alter bis zu 3 Jahren, bei Kindern mit allgemeinen Sprachentwicklungsverzögerungen im Alter von 3 bis zu 8 Jahren und bei Kindern im Vorschulalter mit Lautfehlbildungen, die K.P. und R. Becker mit einem Autorenkollektiv (1983, ²1993) erarbeitet haben. Die für die verschiedenen Formen der gestörten oder behinderten Sprachentwicklung formulierten spezifischen sprachrehabilitativen Ziele implizieren eine konsequente sprachentwicklungslogische Therapiestrategie. Sie beginnt bei den sprachlosen oder hochgradig sprachretardierten Kleinkindern mit der Herausbildung des Kommunikationsbedürfnisses und will die Äußerungsbereitschaft und das Lautverständnis entwickeln, damit im gemeinsamen Handeln und in rhythmischen Bewegungsspielen ein grundlegender Wortschatz in Form von Ein- und Mehrwortäußerungen aufgebaut werden kann. Bei den hochgradig und erheblich sprachentwicklungsrückständigen Kindern im Alter von 3-8 Jahren sind mit der Anregung des Kommunikationsbedürfnisses der Aufbau und die Präzisierung des Sprachverständnisses verbunden, was Voraussetzung für die lexikalische Bezeichnungsfähigkeit ist. Die Stimulierung verbaler Äußerungen zielt auf sinnvolle Sätze, die den Spracherwerb maßgeblich bestimmen. Die Autoren weisen darauf hin, daß die gegliederten Zielangaben kein Nacheinander bedeuten, sondern in der konkreten Arbeit miteinander zu verquicken sind.

In gleicher Weise syndromspezifisch orientiert ist das *mehrdimensional angelegte Therapiekonzept* für Kinder mit hirnorganisch bedingten Sprachentwicklungsstörungen von K. Offergeld (1988), das Elternarbeit, Reifungshilfen, Sprachanbahnung und gezielte Sprachheilbehandlung bei expressiven Sprachentwicklungsstörungen und bei Störungen des Sprachverständnisses und des Symbolverhaltens umfaßt. Eine zentralbedingte Sprachentwicklungshemmung, die exogen durch eine Hirnschädigung vor, während oder nach der Geburt gesetzt wird, hat die Konsequenz, daß schon sehr früh mit gezielten Hilfsmaßnahmen begonnen werden muß. Offergeld stellt einen dreistufigen Behandlungsplan vor, dessen 1. Stufe Maßnahmen zur Sprachanbahnung sind. Diese werden in roborierende (Sport, Schwimmen, Hydrotherapie), heilpädagogische (Werken, psychomotorische Übungen, rhythmisch-musikalische Erziehung) und psychologische Maßnahmen (Entspannungsübungen, Gruppen-Spieltherapie) unterschieden. Die 2. Stufe sind vorsprachliche Maßnahmen: Sinnes- und kognitives Funktionstraining, Scheiblauer-Rhythmik, Entwicklung der Symbolfähigkeit und der Pantomime. Die Sprachtherapie als 3. Stufe besteht in der Gewinnung des Wortschatzes, der Sprachvermittlung außerhalb des Sprechens, der Festigung der erarbeiteten Sprachmittel, der Begriffs- und Satzbildung. Die Themenkreise entstammen den Lebensbereichen der Kinder und erfahren zunehmende Ausweitung auf Sachverhalte und Ereignisse des weiteren Umfeldes.

Ein anderes Therapiekonzept zur Behandlung zentralorganischer Sprachentwicklungsstörungen ist die *Assoziationsmethode* von McGinnis, die in drei Arbeitsabschnitte eingeteilt ist: in den ersten Abschnitt der Anbildung der Phoneme und der Assoziierung der Artikulation des Lautes mit dem Buchstaben, den zweiten Abschnitt des Trainings der Gedächtnisspanne für Sätze durch Erweiterung des Wortschatzes und den dritten Abschnitt der Einführung der Zeitformen und anderer grammatikalischer Strukturen. Prinzipien der Assoziationsmethode sind die Mitverwendung der Schriftbilder, die Förderung einer exakten Artikulation, die Verbesserung des serialen Gedächtnisses für Laut- und Buchstabenfolgen, die starke Strukturierung und die Transparenz des Vorgehens.

Zu den ersten Ansätzen, die Sprachentwicklungsstörungen auf gestörte Mutter-Kind-Beziehungen zurückführen und die Förderung den speziellen Bedürfnissen der vernachlässigten Kinder und ihrer Eltern anpassen, gehört die *Kommunikationstherapie* von G.L. Wyatt (1973). Ihr Kernkonzept ist das Modell des Sprachkreises zwischen Erwachsenen und Kindern, in dem sprachliche und nichtsprachliche Austauschprozesse stattfinden. Das Kind, das die Sprache erlernt, braucht phonetische, semantische und grammatikalische feedbacks. Diese werden von den Eltern in sehr unterschiedlicher Weise gegeben: als verläßliche regelmäßige, zugewandte oder als unregelmäßige verwirrende corrective feedbacks. Therapeutische Konsequenz ist die Aufklärung der Eltern über Wirkung und Praxis der Arten der verbessernden sprachlichen Rückmeldung. Eine methodische Übertragung der kommunkationstherapeutischen Grundsätze von Wyatt in die logopädische Praxis unternimmt U. Breuer (1977). Sie betont „die Angleichung des Kommunikationsstiles der Mutter bzw. des primären Sprachmodells an die spezifische Kommunikationsform des Kindes" (Breuer 1977, 101). Die Mutter wird über Selbstwahrnehmung, Eigenkontrolle und ständige Rückkopplung durch die Logopädin mit der Rolle als primäres Sprachmodell vertraut gemacht. Im Mittelpunkt steht ihre Praxis der phonematischen, grammatischen und semantischen corrective feedbacks. Während das Therapiekonzept von Offergeld für Kinder mit hirnorganisch bedingten Sprachentwicklungsstörungen zugeschnitten ist, ist die Kommunikationstherapie nach Wyatt in erster Linie für sprachentwicklungsgestörte Kinder mit Deprivations- oder Hyperprotectionsretardierung geeignet.

In Kenntnis der neueren Theorien und Untersuchungsergebnisse der Entwicklungspsycholinguistik und der therapiepraktischen Erfordernisse erstellt H.-J. Motsch (1981) ein *Trainingsprogramm zur Veränderung verbaler Mutter-Kind-Interaktionen* bei sprachentwicklungsverzögerten Kindern. Er knüpft an die empirischen Befunde zur Motherese an und verfolgt das Ziel, den Eltern ein ökonomisches und individuell angepaßtes Verhaltensprogramm anzubieten, das durch Hausbesuche in der familiären Umgebung vermittelt bzw. erarbeitet werden kann und die Sicherheit der Mittel beim Umgang mit den Kindern erhöht. Die Maßnahmen des Programms erstrecken sich dabei nahezu ausschließlich auf das Erklären von Regelhaftigkeiten im mütterlichen Sprachverhalten sowie Modifikationen zur Verbesserung des Sprachvorbildes. Die Erprobung bei 4,5 – 6 jährigen Kindern mit schweren Sprachentwicklungsverzögerungen zeigte bereits nach acht Wochen positive Veränderungen des Interaktionsverhaltens. Bei den Müttern nahm der Anteil lobender Äußerungen zu, ebenso auch der Anteil grammatikalisch richtiger Sätze, der Aussagesätze, der Was-Fragen und der Expansionen kindlicher Äußerungen. Satzteile, Ja-Nein-Fragen und Wo-Fragen nahmen ab. Bei den Kindern stieg die Zahl der Äußerungen an, der Anteil grammatikalisch unkorrekter Äußerungen wurde geringer. Als unspezifische Veränderungen wurden Zeichen der Überwindung der Sprechhemmung, des wachsenden Selbstwertgefühls und der wachsenden Sprechfreude wahrgenommen.

Auschlaggebend für das Eintreten positiver interaktionaler Veränderungen ist die Art und Weise der Zusammenarbeit, die von den Müttern gewollt und gekonnt werden muß. Motsch leitet aus den Daten und Beobachtungen wichtige Orientierungsprinzipien ab: Offenheit über die Leistungsfähigkeit der Methoden, partnerschaftliche Zusammenarbeit, aktive Beteiligung der Eltern, Individualisierung und Weg der kleinen Schritte. Voraussetzungen und Grenzen liegen in der kommunikativen Gestaltungsfähigkeit, der dialogischen Basisfähigkeit der Eltern und in der emotionalen Beziehung zwischen Eltern und Kind. Als wesentliche Gesichtspunkte einer Sprachtherapie als *Kommunikationstherapie* nennt Motsch (1989) die Förderung des funktionalen Gebrauchs der Sprache unter Einbezug nonverbaler Kommunikation, die Beeinflussung von Einstellungen, Gedanken und Gefühlen, die Förderung der Selbstsicherheit, die Sicherung des Transfers und den Miteinbezug wichtiger Kommunikationspartner. Die Methoden zur Anregung (Stimulierung) und Formung (Modellierung) kindlicher Äußerungen werden dem natürlichen sprachlichen Umgang der Mütter mit ihren Kindern entnommen und konzentrieren sich auf das kindgemäße Sprachmodell.

Eine *frühe Sprachtherapie* ist nach B. Zollinger (1987, 1997) dann erforderlich, wenn die sensomotorische Entwicklung und die Individuation des Kindes durch eine Hirnreifungsverzögerung und/oder eine affektive Beziehungsstörung zwischen Mutter und Kind beeinträchtigt werden, so daß die Entwicklung des Sprachverständnisses zurück- oder ausbleibt. Das Kind ist wenig interessiert, sein Umfeld zu erkunden und sich mit ihm auseinanderzusetzen. Es ist notwendig, ein Entwicklungsprofil zu erstellen, das anzeigt, welche Grundkompetenzen (psychomotorische, gnostische, symbolische und kommunikative Kompetenzen) förderbedürftig sind und welche Grundprozesse (neuro- und psycholinguistische Prozesse) gestört oder behindert sind. Das Ziel der Therapie, mit dem Kind und seinen Bezugspersonen Möglichkeiten und Wege zu eröffnen, die Welt selbst zu entdecken und die Umwelt zu verstehen, wird in gemeinsamen spielerischen Tätigkeiten zu erreichen versucht. Dabei werden drei Ebenen angezielt: die Entdeckung der Welt durch Anknüpfen an die aktuellen Tätigkeiten des Kindes, die Entdeckung des Du durch bewußte Wahrnehmung und ausbalancierten Umgang des Kindes mit der Therapeutin und seinen Bezugspersonen, und die Entdeckung der Sprache durch Entwicklung des Sprachverständnisses. Hauptaugenmerk wird ständig auf die Vermittlung der Bedeutung von Sprache gelegt, d.h. dem Kind zu zeigen, daß sprachliche Äußerungen Bedeutung und pragmatische Funktion haben, daß mit der Sprache Realität erschlossen und angeeignet werden kann.

Von der umfassenden Bedeutung der Sprache geht auch das *therapeutische Arbeitsmodell* mit sprachentwicklungsverzögerten, stammelnden Kindern und ihren Eltern von S. Hardmeier-Hauser aus. Es stellt den Versuch dar, die Zusammenarbeit mit dem Kind, seinen Eltern und weiteren Bezugspersonen in einer ganzheitlichen Vorgehensweise zu integrieren. Die wesentlichen Aspekte des therapeutischen Arbeitskonzepts sind die Grundhaltung der Therapeutin, die die Arbeit an und mit der Sprache ganzheitlich, d.h. aus der Sicht des Kindes, aus der Situation der Eltern und des weiteren Umfeldes angeht, die Arbeit mit dem Kind, die ganzheitlich und elementar zugleich ist, und die Elternmitarbeit. „In der Arbeit mit dem Kind wird sprachstörungsspezifisch vorgegangen, indem speziell an einem Einzelelement gearbeitet wird (z.B. Funktionstraining, Erarbeiten eines Lautes usw.), um dies dann bezogen auf das Ganze zu reflektieren" (Hardmeier-Hauser ^{2}1996, 50). Die Arbeit mit den Eltern strebt eine versachlichende Einstellung zur Störung, eine Sensibilisierung für den Sprachentwicklungsprozeß des Kindes und eine Intensivierung des therapeutischen Lernprozesses durch direkten Einbezug (auch Hausaufgaben) bei der Durchführung der Übungen an.

Die *Therapie mit sprachentwicklungsverzögerten Kindern* von J. Cooke und D. Williams ist für Kinder mit spezifischen Sprachentwicklungsstörungen bestimmt, d.h. für Kinder, deren allgemeine Entwicklung unauffällig ist. Das Konzept geht von einem relativ strukturierten Ansatz des kindlichen Spracherwerbs aus und umfaßt die Therapie der ersten vorsprachlichen Aktivitäten, die ersten kommunikativen Handlungen und Aktivitäten für die ersten Vokalisationen, das erste Konzeptverständnis und das erste Sprachverstehen. Es folgen Handlungsvorschläge zur Förderung der Aufmerksamkeit, des Zuhörens und des Spielens als wesentliche Voraussetzungen für die Entwicklung des Sprachverständnisses und Sprechens. Die Autorinnen geben allgemeine Richtlinien für die Therapie an, die die sorgfältige Diagnostik, die mehrdimensionale Entwicklungsorientierung, die Motivierung, die Lerngestaltung und die Anwendungsbezüge betreffen. Für die Durchführung der Therapie werden die gebräuchlichsten Techniken exponiert, geplante Imitationen, Modellverhalten, Rollentausch, Satzergänzung, Anfangsergänzung, Endergänzung und Verstärkung. Bevorzugte Arbeitsform ist die Gruppen-Sprachbehandlung.

Auf der theoretischen Grundlage der pragmatischen Konstitutionshypothese der Sprache und einer veränderten Sicht des Sprachlernens gehen mehrere Autorinnen und Autoren, vor allem I. Füssenich (1987) und H. Heidtmann (1990), davon aus, daß das sprachdiagnostische und -therapeutische Handeln in Handlungssituationen und nicht in atypischen, künstlichen Situationen erfolgen muß. Die *pragmatische Sprachtherapie* betont die Abhängigkeit der sprachlichen Strukturen und Formen von funktionalen Bedürfnissen und Zwängen und setzt dementsprechend funktionalistisch an. Sie beginnt mit der Analyse der kindlichen Äußerungen in der Interaktion und baut zusammen mit dem Kind als Dialogpartner gemeinsam Handlungszusammenhänge auf. Dabei sind die Interessen des Kindes und sein Mitteilungsbedürfnis für die Inszenierung kindgerechter Sprachlernsituationen maßgeblich. Die Vorgehensweise orientiert sich an den diagnostisch ermittelten kooperativen, kommunikativen und sprachlichen Fähigkeiten des Kindes. Es werden therapeutische Verfahren angewendet, die aus der natürlichen Kommunikation abgeleitet sind: Techniken des Modellierens, spezielle Fragetechniken und Selftalking. Sprachliche Fehlleistungen werden weder ignoriert noch sanktioniert, sondern im kommunikativen Dialog akzeptiert und zu Sprachlernanlässen umgemünzt. Dem Kind wird Zeit gelassen, sich mit dem sprachlichen Angebot der Therapeutin auseinanderzusetzen und die sprachlichen Regeln selbständig abstrahieren zu können. Man kann nicht erwarten, daß das Kind nach einmaligem Hören bereits zum korrekten sprachlichen Umsetzen kommt. Die inszenierte Handlungssituation und der gemeinsam entwickelte Handlungszusammenhang bieten mehrere Möglichkeiten zu Wiederholungen der neuen Begriffe, Wörter und grammatischen Formen, auch zu korrektiven feedbacks auf den sprachlichen Strukturebenen und bei den verschiedenen Sprechakttypen.

Eine stärker pädagogisch orientierte Therapie mit sprachentwicklungsgestörten Kindern realisieren R. Bahr und H. Nondorf in „*Sprach-Handlungs-Spielräumen*", die als „arrangierte oder zuweilen spontan sich ergebende Situationen ... die elementaren Merkmale des Spiels erfüllen und zugleich sprachliche und/oder am Aufbau sprachlicher Kommunikationsfähigkeit beteiligte Variablen aufweisen" (Nondorf u. Bahr 1992, 706). Sie verwenden Funktions-, Konstruktions-, Rollen- und Regelspiele und gestalten die Sprach-Handlungs-Spielräume in Abhängigkeit von den jeweiligen individuellen Besonderheiten der Kinder auf den sprachlichen Strukturebenen und den Entwicklungsauffälligkeiten in den nichtsprachlichen Fähigkeiten und Leistungsbereichen. Die spielerischen Situationen können mehr oder weniger Freiheitsgrade und unterschiedliche sprachliche Erfahrungsanteile haben. Entscheidend ist die pädagogische Atmosphäre, in der nicht nur die Sprachfunktionen, sondern die gesamte Persönlichkeits- und Sozialentwicklung des Kindes gefördert werden sollen.

Therapie der phonologischen Störungen

Voraussetzung der phonologischen Therapie ist die diagnostische Feststellung einer Unfähigkeit, bestimmte produzierbare Sprachlaute in ihrer phonologischen Funktion, d.h. in ihrer bedeutungsunterscheidenden Funktion, verwenden zu können. Eine systematische Therapieplanung und -durchführung erfordert eine detaillierte individuelle phonologische Analyse der kindlichen Äußerungen. Die Funktion der Sprachlaute als Phoneme kann nur in einem bedeutungsvollen kommunikativen Kontext erfaßt und vermittelt werden. Das Kind muß die distinktiven Merkmale der Phoneme erkennen und verwenden lernen, so daß der Schwerpunkt der therapeutischen Arbeit nicht auf der Erarbeitung der einzelnen Laute, sondern ihrer charakteristischen Merkmale und ihrer relationalen Positionierung im Phonemsystem liegt. Die phonologische Therapie ist nicht segment-, sondern strukturorientiert.

Konzepte und Methoden zur Therapie phonologischer Störungen sind auswahlweise:

Phonembestimmtes Manualsystem (PMS) von K. Schulte (1974), das aus 19 Phonemzeichen für Konsonanten und 9 Phonemzeichen für Vokale als Hinweise zum artikulierten Sprechen durch Verdeutlichung der artikulatorischen Merkmale der Lautgestalten besteht. Es ist eine Sprechgliederungshilfe, indem die Hand- und Sprechbewegungen parallel ablaufen. „Jedes Phonemzeichen bietet Informationen zu den Bildungsmerkmalen lange versus kurze Dauer, Stimmhaftigkeit oder Stimmlosigkeit, Art der Ansatzrohrüberwindung, orale oder nasale Luftführung und gespannter oder ungespannter Muskeltonus; ferner sind besonders die Artikulationsstellung des artikulierenden Organs und die Artikulationsstelle bei den Phonemen verdeutlicht, die hinter dem Lippen-Zähne-Vorhang wenig oder gar nicht einsehbar sind" (Schlenker-Schulte u. Schulte 1990, 46).

Bildwortserie zur Lautagnosieprüfung und zur Schulung des phonematischen Gehörs von H. Schäfer (1986), das im therapeutischen Teil Hörübungen und Spiele enthält, die die Unterscheidung richtig oder falsch gesprochener Wörter (Das falsche Wort), das Erkennen von Artikulationsfehlern in Sätzen (Fehler im Satz), das Finden des passenden Wortes (Das passende Wort), das Reihenlegen, die Bild-Wortzuordnung, die Konzentration auf die Schriftbilder und die Polarisation der visuellen und auditiven Aufmerksamkeit trainieren. Alle Übungen sind auf bestimmte Lautkombinationen gerichtet und verlangen Eigeninitiative.

Minimalpaar-Therapie von D. Hacker (1990), C. Crämer und M. Schmelzele (1994) u.a. konfrontiert das Kind mit bedeutungsdifferenten Wortpaaren, die sich nur in einem Phonem voneinander unterscheiden (z.B. Kopf-Topf). Das Kind soll die bedeutungsdifferenzierende Funktion der Phoneme erkennen und sie in der Spontansprache entsprechend verwenden. Die Therapie zielt auf eine allmähliche Veränderung des kindlichen Phonemsystems in Richtung der Erwachsenensprache. Eine vielseitige und flexibel handhabbare Sammlung von Minimalpaaren für die spielerische phonologische Therapie sind die „Passt Fast-Minimalpaare" von M. Hasselmann u. U. Hellrung (1997), die auch für ganz bestimmte phonologische Einzelprozesse gezielte Wortpaare anbieten. Methodische Möglichkeiten der Minimalpaartherapie sind Formen des Modellierens (Präsentation der Phoneme in gemeinsamen Spielsituationen durch Vorsprechen und Parallelsprechen), Herstellen von Mißverstehenssituationen durch Phonemverwechslung und metasprachliche Reflexion (Sprechen über die Phoneme und ihren Einsatz). Die Beschränkung der Methode liegt in der Reduktion der phonologischen Störung auf die Wortebene. In der realen Alltagskommunikation wird selten nur in Einwortäußerungen gesprochen. Ein Therapiematerial, das die Behandlung der phonematischen Störung nicht nur auf der Wortebene, sondern auch auf der phonematischen Satzebene vorsieht, ist von A. Fechtelpeter et al. (1995) veröffentlicht worden. Die Aufgaben enthalten jeweils nur einen minimalen phonematischen Kontrast und eignen sich für die rezeptiven und expressiven Modalitäten in der Laut- und Schriftsprache. Sie sind anwendbar bei Sprachentwicklungsstörungen und bei Aphasien. Die Autorinnen weisen ausdrücklich auf die genaue diagnostische Erfassung der phonologischen Störung und die variable individuelle Therapiegestaltung hin.

Ein umfassendes und zugleich störungsspezifisches „Programm zur Behandlung phonologischer Störungen bei Kindern" teilt T. Jahn (1998) mit, das sie mit *Metaphon* überschreibt. Es ist für Kinder mit phonologischen Störungen ab 4 Jahren konzipiert und behandelt in zwei Therapiephasen die spezifischen phonologischen Auffälligkeiten (Silbenstruktur-, Substitutions- und Assimilationsprozesse). Sie gibt mögliche Therapieinhalte anhand von Beispielen an und erläutert die Arbeit auf der Konzept-, Geräusch-, Laut-, Wort- und Satzebene. In der ersten Therapiephase geht es um den Erwerb phonologischer Kompetenzen, in der zweiten um den Erwerb einer Sprechhandlungskompetenz.

Therapie lexikalischer Erwerbsstörungen

Daß es so gut wie keine spezifischen Therapie- und Förderprogramme zur Behandlung lexikalisch-semantischer Entwicklungsstörungen gibt, liegt wohl in der Sache selbst. Im Vordergrund des lexikalischen Erwerbsprozesses steht die Aneignung der Wortbedeutungen, das semantische Lernen. Die Wortbedeutungsentwicklung läßt sich von den anderen Strukturbereichen der Sprache nicht abkoppeln, da es festgelegte Bedeutungen nicht gibt. Die Bedeutung eines Wortes ist seine Verwendung, die weder strukturell noch funktionell isoliert werden kann. Die „drei vom Kind zu meisternden Aspekte der Sprache – ihre Syntax, ihre Semantik und ihre Pragmatik – sind offensichtlich nicht unabhängig voneinander und könnten entsprechend auch nicht isoliert gelernt werden" (Bruner 1987, 14).

Zur Therapie lexikalisch-semantischer Störungen ist man demzufolge auf die komplexen Therapiekonzepte zur Entwicklungsdysphasie rückverwiesen. In der praktischen Arbeit verwendet man in der Hauptsache Korrektur- und Modellierungstechniken. Die Korrekturverfahren in Form von corrective feedbacks werden in Spontankorrekturen durch das Kind selbst, in elizitierte und unmittelbar reaktive Korrekturen durch die Gesprächspartner unterschieden. Die Orientierung des therapeutischen Vorgehens geschieht an einer oder an mehreren Aspekten der Theorien zur kindlichen Wortbedeutungsentwicklung.

Beim *linguistisch* lexikalischen Zugang erfolgt die Arbeit am Wortbestand als Wortschatzerweiterung und an den Wortbezügen als Wortschatzdifferenzierung und -kategorisierung (z.B. Wortfelder, Relationen). Die Verwendung der Wörter im kommunikativen und situativen Kontext verlangt den Einstieg über die vor- und nichtsprachlichen kommunikativ-pragmatischen Strategien, wie sie die interaktionistisch orientierten Therapiekonzepte bei der komplexen Entwicklungsdysphasie angehen.

Therapie des Dysgrammatismus

Therapiedidaktisch können traditionellerweise zwei grundsätzlich verschiedene Konzeptansätze zur Behandlung grammatischer Störungen unterschieden werden:

1. *lerntheoretisch* orientierte Ansätze der Übungsbehandlung, die in unterschiedlichen Übungsreihen grammatischer Mustersätze ihre Anfänge und verschiedene didaktisch-methodische Ausformungen zu Konzepten erfahren haben, wie z.B. „Reduziertes Unterrichtsgespräch" von A. Zuckrigl (1964), „Sprachtraining mit dem Endlostonband" von V. Rutte (1974), „Language-Master-Therapie" nach A. Zuckrigl (1966), „Signalmethode" von A. Freunthaller, „Dysgrammatiker-Therapie im Sprachlabor" von H. Blankenheim u. G. Gillen (1973), „Sprachaufbauprogramm Fritz und Franz" von F. Meixner (1978), „Spiele für Dysgrammatiker" von G. Frank und P. Grziwotz, „Wir wollen gute Sätze bauen" von E. Eisenberger u. W. Elstner, „Satzbauspiele" von H. Sulser u.a.m., die alle zum abstrakten Satzbauplan oder Satzmuster (pattern) hinführen wollen.

2. *entwicklungspsycholinguistisch* bzw. *entwicklungslinguistisch* orientierte Ansätze, die kognitionstheoretisch orientiert und strukturentwicklungsbezogen im Gegenzug zu den lerntheoretisch begründeten Vorgehensweisen nicht nur die rezeptive Lernfähigkeit des Kindes beanspruchen, sondern die sprachlich konstruktiven und kreativen Fähigkeiten entwickeln wollen. Besonders profiliert haben sich die „entwicklungsproximale Sprachtherapie" von Dannenbauer (1983), die „ökolinguopädische Therapie" von Homburg (1991) und das „psycholinguistisch begründete Modell von Sprachtherapie bei Dysgrammatismus" von D. Hansen (1996).

Die *entwicklungsproximale Sprachtherapie* nach Dannenbauer setzt bei der kognitiven Verarbeitung von Sprachstrukturen an und verfolgt das Prinzip, die kindliche Sprachentwicklung anzuregen und in entwicklungsüblicher Weise zu fördern. Sie knüpft an den bereits entwickelten Sprachfähigkeiten des Kindes an und unterstützt es über die sprachlichen Zwischenformen auf dem Wege der Annäherung an die alters- und umweltentsprechenden Sprachstandards. Die Therapieziele werden individuell mit Hilfe repräsentativer Sprachproben für die jeweilige nächste Entwicklungsstufe bzw. Zone der nächsten Entwicklung festgelegt. Das therapeutische Vorgehen ist gleichsam ein inszenierter Spracherwerb, der eine tragfähige Beziehung zwischen Therapeut und Kind zur Voraussetzung hat. Die Eckpfeiler des Vorhabens sind ein kommunikatives Kind, ein als Sprachmodell tauglicher Therapeut und gemeinsame Interaktionsstrukturen in Form von gemeinsamen Spiel- und Handlungskontexten, Themen und Ritualen. Der therapeutische Prozeß vollzieht sich auf der Basis der interaktionalen und kommunikativen Prozesse. Er ist „eine Abfolge möglichst natürlicher Interaktionen, in denen das Kind in gemeinsamen Aktivitäten mit einem responsiven und kooperativen Therapeuten seine Bereitschaft und Fähigkeit zur Kommunikation entfalten kann" (Dannenbauer 1987, 47).

Eine ausführliche Definition mit sehr differenzierten Leitlinien zur Gestaltung der Beziehungsbasis, zur Etablierung der Interaktionsstrukturen, zur Planung und Durchführung der Sprachtherapie und schließlich zur Reflexion der Therapie gibt Dannenbauer in seinem Beitrag zur „Grammatik" (in: Baumgartner u. Füssenich 1992, 123-203). Besondere therapiemethodische Bedeutung haben die Modellierungstechniken, die in den kindlichen Äußerungen vorausgehende und ihnen nachfolgende Sprachmodelle gruppiert werden. Zu ersteren gehören Präsentation, Parallelsprechen, linguistische Markierung und Alternativfragen, zu letzteren Expansion, Umformung, korrektives Feedback, modellierte Selbstkorrektur und Extension.

Die *ökolinguopädische Therapie* nach Homburg heißt „öko' ", weil sie auf ein Fließgleichgewicht von Forderungen und Wohlbefinden, von Strukturzentriertheit und Kommunikationszentriertheit gerichtet ist. Sie ist ‚linguo', weil sie auf die ganze Sprache ...gerichtet ist. Sie ist „päd(agog)isch", weil sie erziehungswissenschaftliche Methoden der Lern- und Verhaltenssteuerung anwendet" (Homburg 1991, 115). Grundlage des therapeutischen Vorgehens ist die linguistisch begründete Auswahl der Therapieziele, die auf einer detaillierten psycholinguistischen Diagnostik beruht. Hauptaufgabe des Therapeuten ist, als bewußter Modellgeber zu fungieren, der durch häufige Verwendung der Zielstruktur dem Kind die Möglichkeit zu internalen Modellierungsprozessen gibt. Homburg versucht, mehrere Aspekte und Grundsätze in ein Rahmenhandlungsmodell zu bringen. Er erläutert im einzelnen die Planungsgrundsätze: Entwicklungsnähe, Strukturzentriertheit, Aufbau sprachlichen Wissens, Kommunikationszentrierung und ökologische Ausgewogenheit.

Das *psycholinguistisch begründete Modell* der Sprachtherapie bei Dysgrammatismus von Hansen konzentriert sich auf die Vermittlung sprachlicher Strukturen und Regeln. Alle sprachlichen und nichtsprachlichen therapeutischen Maßnahmen sind auf dieses Ziel gerichtet. Hansen differenziert seine Modellstruktur in äußere Rahmenbedingungen und kindbezogene Bedingungsfaktoren. Die Außenbedingungen fallen in die Gestaltungssphäre des Therapeuten. Sie sind an die individuellen Voraussetzungen des Kindes anzupassen und zur Vermittlung der ausgewählten sprachlichen Lernziele nach Möglichkeit zu optimieren. Als wichtigste beim Kind liegende Bedingungsfaktoren nennt Hansen Aktivität, Handlungsbezogenheit, Dialogfähigkeit, Vigilanz, Wahrnehmung, Memorisierung, Motiviertheit, Initiative und auditive Aufmerksamkeit. Sie determinieren die Initiierung der sensorischen, motorischen, kognitiven, kommunikativen Prozesse einerseits und die zielnotwendigen innersprachlichen Prozesse andererseits. Der therapeutische Arbeitsprozeß beginnt mit der Spezifizierung der sprachlichen Lernziele und setzt eine gründliche linguistische Untersuchung der Sprache des Kindes voraus. Die Befunde sind psycholinguistisch so zu evaluieren, daß sie „Aussagen zum erreichten Sprachentwicklungsstand im Bereich der Grammatik, zur Struktur des erworbenen Systems grammatischer Regeln, zu entwicklungsrelevanten Funktionszusammenhängen in verschiedenen Bereichen von Morphologie und Syntax sowie zu den entwicklungslogisch nächstliegenden Lernschritten ermöglichen" (Hansen 1996, 114).

4. 2. 3. 3 Aphasietherapie

Über die Zielsetzung der Aphasietherapie besteht weitgehend Einigkeit. Der Betroffene soll wieder kommunikationsfähig werden. Demgegenüber wird die Methodenfrage kontrovers diskutiert. Prinzipiell stehen sich zwei Grundauffassungen gegenüber: auf der einen Seite der sprachorientierte Therapieansatz, auf der anderen Seite der kommunikativ-pragmatische Ansatz. Die traditionellen Therapiekonzepte und Methoden arbeiten sprachsymptomorientiert und modalitätenspezifisch, neuere Therapiekonzepte an der kommunikativen Kompetenz. Auf dem Hintergrund der dreidimensionalen Sichtweise von Sprache als System, Handlung und Prozeß kann man folgende Einteilung der Therapiemethoden vornehmen:

1. *Sprachtherapeutische Methoden*, die entweder linguistisch orientiert oder modalitätenspezifisch vorgehen, in schweren Fällen auch kompensatorisch verfahren:
Linguistisch orientierte Methoden gehen von der sprachsystematischen Gliederung in phonologische, morphologische, syntaktische und semantische Subsysteme aus, die je nach Störung isoliert trainierbar sind. Insofern kann die Praxis der linguistischen Aphasietherapie Training des Sprachverständnisses (Unterscheidung von Phonemen und Wörtern, Erkennen der Beziehungen zwischen den Wörtern, Satzverständnis und Textverständnis) und/oder Training der Sprachproduktion (Übung der Wortfindung, Korrektur phonematischer Paraphasien, Satzbildung, Erarbeitung von Nebensätzen und verschiedenen Satztypen) sein. Beispiele für Übungen auf der phonologischen Ebene sind Vorsprechen, Lippenlesen, Aussprechen einzelner Laute, Minimalpaarbildungen, Lückensätze und Lesen bei visueller Darstellung, Beispiele zur Bearbeitung des Agrammatismus bzw. Paragrammatismus Erarbeiten von Satzmustern, Satzvervollständigung und Satzlegeaufgaben und Beispiele auf der lexikalisch-semantischen Ebene Bildbenennung, Lückensätze, Assoziationsübungen und Erarbeiten semantischer Felder. Dazu liegen Übungsmaterialien und Textbücher vor, wie etwa:

- Sprachübungen zur Aphasiebehandlung 1 und 2 von E.M. Engl, A. Kotten, I. Ohlendorf u. E. Poser. Berlin 1989.
- Materialien zur Aphasietherapie I und II von B. Puller, J. Steiner u. U. Worms 1987.
- Neurolinguistische Aphasietherapie: Materialien, Teil 1 Lexikalisch-semantische Störungen, Teil 2 Agrammatismus, Teil 3 Lexikalisch-phonematische Störungen und Bildsemantische Störungen von C. Neubert, N. Rüffer u. M. Zeh-Hau. Hofheim 1992, 11.

Das verbreiteteste Sprachübungsprogramm sind die „Sprachübungen" von Engl u.a., die durch exemplarische Auswahl ein Arbeiten an den spezifischen Störungen ermöglicht. Das Therapieprogramm sieht Übungen für das Sprachverständnis und den Sprachausdruck vor, die im Schwierigkeitsgrad vom Verständnis zum Ausdruck, von Wörtern zu Sätzen und Texten und von der Stimulierung durch Bilder zur verbalen Stimulierung zunehmen. Die nach linguistischen Schwierigkeitsstufen in den 4 Kapiteln geordneten Übungen enthalten vielfach Kontraste, z.B. auf der phonologischen Ebene Minimalpaare, auf der syntaktischen Ebene Aktiv- und Passivsätze. Das methodische Vorgehen ist hoch strukturiert und übungsintensiv.

Der sprachstrukturelle Therapieansatz hat zum Ziel, den Betroffenen „indirekt oder direkt auf linguistische Einheiten und Regularitäten aufmerksam zu machen, die entweder generell verloren sind oder deren Verfügbarkeit fluktuiert, d.h., bei der einen Aufgabe leicht und korrekt zur Verfügung stehen, bei der anderen aber nicht oder nur fehlerhaft verarbeitet werden können... Die therapeutischen Techniken stützen sich in erster Linie auf die exemplarische und linguistisch begründete Auswahl von Übungsmaterial und Aufgabensammlungen" (Huber 1991, 75-76). Das methodische Vorgehen ist lerntheoretisch begründet. Vertreter sprachsystematischer Therapiekonzepte sind der Ansicht, daß die gezielte Übungsarbeit an den sprachlichen Defiziten wirksamer ist als die generelle kommunikative Förderung.

Modalitätsspezifische Methoden konzentrieren sich auf die verschiedenen impressiven und expressiven sprachlichen Leistungen, d.h., auf Nachsprechen, Benennen, Wortverständnis, lautes Lesen und Schreiben. Man unterscheidet direkte Methoden, z.B. Stimulationsmethoden, und indirekte Methoden, z.B. die Deblockierungsmethode nach E. und I. Weigl (1979).

Die *auditive Stimulierung* nach H. Schuell versucht über gezieltes Vor-, Mit- und Nachsprechen unter Beachtung von Länge, Vertrautheit und Intensität des sprachlichen Stimulus sprachliche Reaktionen anzuregen. Dabei wird zum Zuhören und anstrengungsfreien Nachsprechen instruiert. Eine Intensivierung der auditiven Stimulation kann durch Medieneinsatz erreicht werden. Es wird nicht korrigiert, statt dessen häufig wiederholt. Neben den akustischen Stimuli (Wortklangbilder) werden auch Abbildungen verwendet und Lesen, Abschreiben sowie Nachzeichnen eingesetzt.

Die *Deblockierungsmethode* wurde zunächst von E. Weigl als einfache Deblockierung entwickelt, dann von I. Weigl zur Kettendeblockierung erweitert. Ausgangsthese ist, daß bei einer Aphasie die Sprachkompetenz nicht verloren, sondern blockiert ist. Auch sind nicht alle Sprachfunktionen betroffen. Es ist deshalb möglich, die blockierten Funktionen über die erhaltenen Funktionen aufgrund der Zusammenhänge im gesamten sprachfunktionalen System wieder zu aktivieren. Das Deblockieren kann über alle Modalitäten erfolgen. Durch eine Funktionsanalyse wird festgestellt, welche sprachlichen Leistungen als Deblockanten in Frage kommen: Wortverständnis, Mitsprechen, Nachsprechen, Benennen, lautes Lesen usw. I. Weigl geht in 3 Stufen vor: auf der ersten Stufe werden Substantive, Verben und Adjektive aus dem semantischen Feld deblockiert, auf der zweiten Stufe erarbeitet man mit den bereits deblockierten Wörtern kleine Sätze, und auf der dritten Stufe kommt es zu syntaktischen Transformationen in Frage-, Befehls-, Passivsätze usw. Im Beispiel für eine einfache Deblockierung soll der Patient ein vorgelegtes Bild „Bus" benennen: dies kann er nicht, die Benennleistung ist blockiert. Nun wird ihm mit 3 bis 6 anderen Wörtern „Auto, Bahn, Rad" usw. das Wort deutlich vorgesprochen. Er spricht richtig nach und benennt anschließend die Bildvorlage. Als Deblockant fungiert in diesem Beispiel das Nachsprechen. Deblockiert wird das Benennen. Die Methode ist bei allen aphasischen Syndromen in gleicher Weise anwendbar.

Modalitätenaktivierung (MODAK) ist von L. Lutz entwickelt worden, als Kombination mehrerer Modalitäten, sprachlicher und nichtsprachlicher Art, je nach den individuellen Bedürfnissen. In der ersten Phase ist auf die Bilder von Tätigkeiten (Verben) zu zeigen, zu denen die Therapeutin Sätze spricht (auditives Verstehen). In der zweiten Phase sind Satzkarten den Abbildungen zuzuordnen (Lesesinnverständnis), in der dritten Phase die zu den gesprochenen Sätzen gehörenden Satzkarten wieder zurückzugeben (auditives Verstehen und Lesesinnverständnis) und in der vierten Phase die Bildkarten dazu (auditives Verstehen). Es folgen Wortlegen bzw. Satzlegen und Schreiben. In der ersten Phase werden Verstehen und Sprechen durch einen Dialog angeregt. Im Fortgang der Therapie wird zu Beginn jeder Sitzung das Geübte wiederholt, indem eine Bildbeschreibung gemacht wird, nach der die Therapeutin das Bild identifizieren kann. Lutz weist auf die Individualisierung des Verfahrens hin, da mehrere verschiedene Kombinationsformen mit den Modalitäten gebildet werden können.

Die *Melodische Intonationstherapie* nach Sparks, Helm und Albert will mit Hilfe rhythmisch-melodischer Muster, die den sprachlichen Äußerungen zugrunde liegen, expressive lautsprachliche Leistungen (Wörter, Redefloskeln und Sätze) reaktivieren. Dazu werden anhand von Situationsbildern die rhythmisch-melodischen Intonationsmuster der entsprechenden sprachlichen

Äußerungen durch Summen und Klopfen mit der Hand vorgegeben. Der Klient hört erst zu und summt oder klopft dann mit. In der folgenden Phase werden Äußerungen im Sprechgesang mit verzögerter Wiederholung geübt. In der dritten Phase wird der Sprechgesang auf gesprochene Intonation reduziert, wobei die Therapeutin zunächst mitintoniert, der Klient den Satz dann alleine zuende bringt. Die Methode eignet sich vor allem für die Therapie bei Broca-Aphasie zur Aktivierung der Sprechmotorik.

Kompensatorische Methoden setzen bei schweren Aphasieformen Techniken und Zeichensysteme zur non- oder paraverbalen Kommunikation ein, z.B. Bliss-System, Kommunikationstafeln, Gebärdensysteme, mimisch-pantomimische Kommunikationshilfen, Bild-Grundwortschatz usw.

2. *Kommunikationstherapeutische Methoden*, die von der Auffassung der Sprache als Handlungssystem ausgehen und bei der Alltagskommunikation ansetzen. Sie zielen auf Wiederherstellung der kommunikativen Fähigkeiten in kommunikativen Situationen (Alltagssituationen, in-vivo-Übungen, kommunikative Rollenspiele), in denen verschiedene Kommunikationshandlungen (Sprechakte) vollzogen werden.

Ein sehr verbreiteter Kommunikationsansatz ist die *PACE-Therapie* (Promoting Aphasics Communicative Effectiveness) von Davis und Wilcox (1986), in der unterschiedliche Sprachhandlungen und die Verteilung von Gesprächsschritten berücksichtigt sind. Therapeut und Klient übernehmen die Rollen des Senders und Hörers und tauschen unbekannte Informationen aus. Sie sind in der Wahl der verbalen und nonverbalen Modalitäten frei und orientieren sich am kommunikativen Erfolg, nicht an der sprachlichen Richtigkeit. Sie sitzen sich am Tisch gegenüber, auf dem ein Stapel mit Wort- und Bildkarten liegt, mit der Rückseite nach oben. Abwechselnd wird eine Karte gezogen, ohne daß der Partner Einblick hat. Die Stimuluskarte ist so zu beschreiben, daß sich der Partner das Bild vorstellen und das passende Wort nennen kann. Je nach Schweregrad der Aphasie kann das Stimulusmaterial ausgewählt werden. Die Therapie erfolgt in drei Schwierigkeitsstufen: Beschreibung alltagstypischer Objekte, einfacher Handlungen und sequentieller Bildgeschichten. Der Klient lernt durch die Versuch-Irrtum-Strategie, die Dinge und Situationen des Alltags zu beschreiben und dem Gegenüber mitzuteilen. Der Therapeut kann Hilfen und Rückkopplung geben.

Zur Annäherung des therapeutischen Sprachgebrauchs an die Umgangssprache führt F. Pulvermüller (1989) *Sprachübungsspiele* durch, in denen alltagsrelevante Äußerungen geübt werden. Dazu sollen die Spielthemen und sprachlichen Handlungsmuster aus der Realität entnommen werden, so daß wie im Alltag agiert werden kann. Während der Durchführung der Übungsspiele werden Verständnissicherungssequenzen und erforderlichenfalls Wiederholungsphasen eingefügt. Pulvermüller sieht den Vorteil der Spielpraxis in der situativen Variationsmöglichkeit der sprachlichen Handlungsmuster, die der Klient bewältigen kann.

V.M. Roth u.a. (1989) empfehlen zur Ergänzung der Aphasietherapie ein *Partner-Aphasiker-Kommunikations-Training (PAKT)*, in dem trotz gestörter Sprache miteinander gesprochen wird. Reale Verständigungsprobleme in der Familie usw. werden in Rollenspielen thematisiert und gleichsam nachvollzogen. An den Therapiesitzungen nehmen auch Angehörige teil (= kommunikative Gruppentherapie). Weitere kommunikative Therapiekonzepte sind das Gesprächstraining von Holland (1991) und die Functional Communication Therapy (FCT) von Aten (1986).

3. *Prozeßtherapeutische Methoden* setzen nicht an den aphasischen Symptomen, auch nicht an den kommunikativen Fähigkeiten bzw. am Gesprächsverhalten und den kommunikativen Ausdrucksmitteln an, sondern an den zugrunde liegenden Störmechanismen in den sprachlichen (und kognitiven) Verarbeitungsprozessen. Dabei geht man von Sprachverarbeitungsmodellen aus, die zur Ortung der vermuteten Verarbeitungsstörungen dienen. Das Ziel der prozeß- oder auch modellorientierten Aphasietherapie ist die Reorganisation der ausgefallenen bzw. beeinträchtigten spezifischen sprachlichen Verarbeitungsrouten.

Als Beispiel für prozeßorientierte Aphasietherapie soll die Reduzierte-Syntax-Therapie (REST) von C. Schlenck, K.J. Schlenck und L. Springer (1995) angeführt werden. Sie „ist eine Methode zur Behandlung von schwerem Agrammatismus mit dem Ziel, die syntaktische Struktur der Spontansprache der behandelten Patienten zu verändern und dadurch die sprachlichen Kommunikationsmöglichkeiten ... zu erweitern" (Schlenck et al. 1995, 15).

Für den methodischen Aufbau der Aphasietherapie hat sich ein dreiphasiges Verlaufsschema durchgesetzt, das dem Rehabilitationsprozeß angepaßt ist:

1. Aktivierungsphase (4-6 Wochen), in der es um die Aktivierung nonverbaler Systeme gekoppelt mit sprachlichen Abläufen geht. Eingesetzt werden z.B. auditive Stimulierung, Melodische Intonationstherapie, Deblockierungsmethode u.a. (= verbale Stimulierung).
2. Störungsspezifische Übungsphase mit dem Ziel der Reorganisation von gestörtem Sprachwissen durch linguistische Therapieprogramme, Methoden des Modalitäten-Ansatzes und prozeßorientierte Therapieverfahren. Bei schweren Aphasieformen werden nonverbale Möglichkeiten zum Aufbau alternativer Kommunikationssysteme verwendet.
3. Konsolodierungsphase zur Festigung und Übertragung von geübten verbalen und nonverbalen Fähigkeiten in die alltägliche Kommunikation durch kommunikative Therapiemethoden, z.B. PACE-Therapie

Für die konkrete aphasietherapeutische Behandlung von Menschen mit Aphasie ist die Methodenkenntnis zur individuell angepaßten therapeutischen Vorgehensweise unerläßlich. Sie reicht indessen zur Bewältigung der Gesamtproblematik der Aphasie nicht aus, sie hat sich in den interdisziplinären personzentrierten Rehabilitationsprozeß der jeweils betroffenen Person einzugliedern.

4. 2. 3. 4 Therapie der Redestörungen

Die Vorschläge zur Behandlung des **Polterns** reichen von einfachen sprachlichen bzw. sprechsprachlichen Verhaltenstechniken bis zur Umerziehung des Polternden. Es gibt eine Reihe von störungsspezifischen Therapieansätzen, die mehr oder weniger systematisch aufgebaut und methodisch differenziert sind. Mehrere Therapiekonzepte gehen auf das *Übungsverfahren* von A. Liebmann (1900) zurück, der zwei Typen von Polternden unterscheidet und entsprechend vorgeht. Bei den Polternden, die einen Mangel an motorischer Aufmerksamkeit zeigen, verbessert er die mechanische Rede durch Leseübungen, Nacherzählungen und freie Sprechübungen. Bei den Polternden, die akustisch unaufmerksam sind, verlangt er zunächst ein genaues Nachsprechen einfacher, kurzer Sätze, später komplizierter Satzgebilde. Sie müssen Fragen wiederholen und präzise beantworten, gelesene Texte wiedergeben und Gespräche führen (= Sprechleistungsstufen).

D.A. Weiß (1960) orientiert sein *Vorgehen an den charakteristischen Polter-symptomen* und nennt folgende Therapiebereiche: Verringerung des zu schnellen Sprechtempos durch Silbenklopfen, Zeigen der Artikulationsorte, Überbetonung der akzentuierten Silben und Einsatz eines Lesefensters; Korrektur der artikulatorischen Fehler mit überartikulierter Sprechweise; Erweiterung des Wortschatzes; prosodische Akzentuierung des Satzsprechens und gleichsam als Prinzip Konzentration auf den Sprechvorgang bzw. Lesevorgang.

G. E. Arnold (1970) setzt seinen *Therapievorschlag* sehr *komplex* an und hält folgende didaktische und therapeutische Maßnahmen für notwendig: Korrektur der Lautbildung, Verbesserung der Sprechatmung und Stimmgebung, Reorganisation des Sprechstils und des verbalen Ausdrucks, Übung des grammatischen und stilistischen Ausdrucks, Verbesserung der Handschrift, rhythmisch-musikalische Elementarerziehung, Unterweisung in sozialem Benehmen, psychotherapeutische Beratung und medikamentöse Behandlung.

Auch von Arentsschild und A. Koch (in Biesalski u. Frank 1994) fordern *mehrstufige Programme,* Hilfen für verlangsamtes, rhythmisiertes Sprechen, Behandlung der Sprachschwäche, Bewegungstherapie und Beratung der Eltern.

Ein *neueres Therapiekonzept* hat N. Katz-Bernstein (1986) vorgestellt, das eine sprachtherapeutische Übungsbehandlung (vom schweigenden Spielen über Atem- und Stimmübungen, Laut- und Silbenübungen, Wort- und Reihensatzübungen zu Satz- und Spontansprachübungen), Fördermaßnahmen zur Eigeninitiative, spezielle psychotherapeutische Maßnahmen und Umfeldarbeit umfaßt. G. Wirth (1990) konzentriert das gesamte therapeutische Vorgehen auf die Verbesserung des Sprechablaufs und die Artikulation über zielgerichtete Steuerungsvorgänge. Er empfiehlt eine *verhaltenstherapeutische Vorgehensweise,* die die Steuerung gesamt- und sprechmotorischer Abläufe systematisch einübt, die Wahrnehmung schult und die Redegestaltung normalisiert. Ebenfalls verhaltenstherapeutisch konzipiert ist das Behandlungskonzept von H. Stang (1984), das in 8 Arbeitsschritten *problem- und selbstbehandlungsorientiert* vorgeht: Problembeschreibung; Information; Selbstbeobachtung; Neubeschreibung des Problems; Sammlung möglicher Therapieziele; Wahl der Interventionsmethode; Planung, Durchführung und Auswertung der Therapie mit der Angabe stabilisierender Maßnahmen.

Sehr systematisch und praxisbetont aufgebaut ist das *komplexe Therapiekonzept* von F. Meixner (1972, 1992), das eine gründliche Diagnose voraussetzt und eine individuelle Sprachförderung im Rahmen einer gesamtpersonellen Förderung vorsieht. Den zentralen Bestandteil der individuellen Sprachförderung bildet der Sprachaufbau mit dem Ziel eines geordneten Denk- und Sprachprozesses. Der methodische Weg führt von der Verbalisierung von Einzelbildern über zwei Bilder, einfache Bildreihen, Bildergeschichten zum Entwerfen von Bildgeschichten und Reihengeschichten zum situativen Sprachhandeln. Meixner betont überdies die Förderung der Basalfunktionen. K. Rieder und A. Rumler (1990) streben ebenfalls eine ganzheitliche Poltertherapie an, indem sie drei Behandlungsebenen einbeziehen: die psychosoziale Ebene (Motivierung, Umfeldsanierung), die Bewegungsebene (rhythmisch-musikalische Erziehung) und die Sprachebene (Bewußtmachung, Konzentrationsschulung, Sprechzeichnen, Ordnen des Denk-Sprechprozesses). Begleitende Fördermaßnahmen berücksichtigen weitere mögliche Auffälligkeiten und Störungen.

Generell ist bei Kindern eine frühzeitige Polterbehandlung angezeigt, um eine eventuell drohende Stotterfolge zu verhindern.

Zur Behandlung der **Logophobie** und des **Mutismus** werden je nach theoretischer Störungserklärung *psychotherapeutische Maßnahmen* gewählt. Eine übersichtliche Darstellung der möglichen *therapeutischen Verfahren zur Sprechangstreduktion* gibt U. Beushausen (1996), die die einschlägigen verhaltenstherapeutischen und kognitiven Verfahren enthält. Sie informiert des weiteren über die medikamentöse Behandlung, die körperliche Aktivierung, über Übungsprogramme für sprecherische Fertigkeiten und über integrative Ansätze. Beushausen stellt fest, daß die eigentliche Anlaufstelle für Sprechängstliche nicht die Psychotherapie, sondern die Sprachtherapie bzw. Logopädie ist. Sie unternimmt deshalb den Versuch, Sprechangst aus dem Blickwinkel der Sprechsituation und der involvierten Sprecherpersönlichkeit zu betrachten und zu behandeln. Da Sprechangst ein eigenständiges Störungsbild ist, hat sie ein *Integratives Gruppen- und Einzeltraining (IGE)* entwickelt und in einer Therapiestudie empirisch überprüft. Sie bietet ein Set von Methoden an, aus dem die individuell wirksamsten Techniken ausgewählt werden können.

Noch entschiedener wird die *Therapie des Mutismus* an den Bedingungsfaktoren des blockierten Sprechens bzw. nicht beherrschbaren Schweigeverhaltens festzumachen versucht. Als Behandlungsverfahren werden psychoanalytische, spieltherapeutische, musiktherapeutische, beschäftigungstherapeutische und verhaltenstherapeutische Methoden verwendet. Die Therapieziele sind „sukzessive Approximation der gestörten Sprechbereitschaft an eine altersadäquate Sprechleistung (primäres Ziel); Förderung der Gesamtpersönlichkeit bzw. der ontogenetischen, physischen, seelischen, intellektuellen und sozialen Entwicklung; Stärkung des Selbstbewußtseins; Auflockerung des negativistisch-trotzigen Verhaltens; Elimination entwicklungshemmender, familiärer Konflikte; Aufhebung der eventuell vorhandenen Sprachstörung; Beseitigung von Leistungsinsuffizienzen; Abbau psychoreaktiver Verhaltensstörungen (sekundäre Symptomatik)" (Hartmann 1997, 134). Die spärlich vorliegenden Beiträge zur Mutismustherapie sind fast alle Einzelfallberichte und zeigen somit die Notwendigkeit der einzelfallorientierten Behandlung (s. Bahr 1996). Sie zeigen zudem, daß es die störungsindizierte Methode der Wahl nicht gibt. Auch sind sprachtherapeutische Methoden und Techniken zunächst kontraindiziert. Neuere Fallberichte verweisen auf interaktionstheoretisch orientierte Vorgehensweisen.

Zur **Stottertherapie** gibt es eine Vielzahl und Vielfalt an Konzepten, Methoden, Techniken und Hilfen, so daß schon eine Übersichtsdarstellung an dieser Stelle nicht möglich ist. Bezüglich einer inhaltlich-konzeptionellen Strukturierung der Therapieansätze sei auf die Darstellung der Erklärungsansätze verwiesen, aus denen Behandlungskonzepte und -methoden mehr oder weniger logisch konsequent und stringent abgeleitet werden. Nach den leitenden Begründungskonstrukten lassen sich phonetische, rationale, psychodynamische, kognitiv-behaviorale Therapien sowie Neuropsychotherapien und Kommunikationstherapien unterscheiden. Nicht weniger unübersichtlich ist die therapeutische Praxissituation, die ausschnittsweise im schulischen Bereich beschrieben werden soll.

Grundsätzlich gehen die Praktiker in den Schulen für Sprachbehinderte den Weg einer *eklektischen Stottertherapie,* indem sie verschiedene theoretische Konzepte und Methoden zu fallspezifischen Therapiesettings integrieren. Dabei besteht der Anspruch auf eine ganzheitliche Behandlung durch Verbindung von sprachtherapeutischen, psychotherapeutischen und anderen Methoden und ihre Einfügung in das gesamte Unterrichtsgeschehen. Die therapietheoretische Orientierung ist therapieschulenübergreifend und umfaßt mit wenigen Ausnahmen zwei oder mehrere verschiedene Therapiekonzepte, aus denen Therapiebausteine entnommen und in drei unterschiedlichen Vorgehensweisen bearbeitet werden: in *indirekter, direkter* und in *indirekt-direkter* Vorgehensweise.

Die *indirekte Therapiestrategie* setzt basaltherapeutisch an bei nonverbalen kommunikativen Verhaltensweisen und beim Bezugspersonen-Verhalten zum Aufbau verbaler kommunikativer Fähigkeiten, insbesondere der Dialogfähigkeit, und einer spontanen Sprechweise durch indirekte Durchführung von: Entspannungsübungen (autogenes Training nach J. H. Schultz und progressive Muskelrelaxation nach E. Jacobson); Atem-, Stimm-, Sprech- und Sprachübungen in spielerischen Situationen; Spiel, Gesang und Bewegung; Ruhe- und Ablauftraining nach H. Fernau-Horn. Orientierungskonzepte sind: kombinierte Spiel- und Kommunikationstherapie von N. Katz-Bernstein, das selbstregulative Lernen von S. Baumgartner und die Stimmtherapie von Schlaffhorst-Andersen.

Direkte Therapiestrategie besteht in intensiver spezifischer Sprechtherapie, konstruktivem Therapieaufbau und konsequentem Übungsgang. Das Ziel ist eine ungestörte Sprechweise. Therapiebausteine sind Entspannungsübungen (autogenes Training nach J. H. Schultz und progressive Muskelrelaxation nach E. Jacobson); Atemübungen; Ruhe- und Ablauftraining nach H. Fernau-Horn; Konzentrationsübungen; Logopädische Rhythmik; Sprechtechniken (rhythmisierendes, metrisches, prolongiertes, akzentuiertes Sprechen); Sprechhilfen (Rhythmusgeber, verzögerte akustische Rückkopplung); Sprechregeln nach A. Gutzmann; Sprechleistungsstufen nach N. A. Wlassowa und K. P. Becker; verhaltenstherapeutische Elemente (Desensibilisierung, Verstärkung, Generalisierung, Stabilisierung, Bezugspersonen-Verhaltenstraining) und psychotherapeutische Gespräche. Als Orientierungskonzepte werden physiologisch-phonetische Übungstherapie von A. und H. Gutzmann,

Klang-/ Kontakt-Methode von E. Richter, Methode der „Sinntöne" von O. Hausdörfer, Akzentmethode von S. Smith, Nasalierungsmethode von J. Pahn, Kaumethode von E. Fröschels, computergestützte Sprechtherapie von A. Deuse, rekonstruktive Stufentherapie von Ch. van Riper und Sprechtrainingsprogramm von W. Wendlandt genannt.

Als therapeutische Wirkfaktoren lassen sich Entspannung, Konzentration, Übung bzw. Lernen, Rhythmisierung, Angstabbau, Klärung, Sprechregulation identifizieren.

Die indirekt-direkte Therapiestrategie

setzt basaltherapeutisch an bei nonverbalen kommunikativen Verhaltensweisen und beim Bezugspersonen-Verhalten zum Aufbau verbaler kommunikativer Fähigkeiten, insbesondere der Dialogfähigkeit, und einer spontanen Sprechweise durch indirekte Durchführung von Entspannungsübungen (autogenes Training nach J. H. Schultz und progressive Muskelrelaxation nach E. Jacobson); Atem-, Stimm-, Sprech- und Sprachübungen in spielerischen Situationen; Spiel, Gesang und Bewegung; Ruhe- und Ablauftraining nach H. Fernau-Horn. Übergang zu *direkter Vermittlung* von Sprechtechniken, neuen Sprechformen nach U. Pape, Sprechleistungsstufen nach N. A. Wlassowa und K. P. Becker und Realisierung verhaltenstherapeutischer Elemente (Symptomregistrierung, Desensibilisierung, Verstärkung, Stabilisierung) einschließlich psychotherapeutischer Gespräche und Sozialtraining. Orientierungskonzepte sind kombinierte Spiel- und Kommunikationstherapie von N. Katz- Bernstein, selbstregulatives Lernen von S. Baumgartner, Stimmtherapie von Schlaffhorst- Andersen, Neusprechen-Lernen von U. Pape, Klang-/ Kontakt-Methode von E. Richter, rekonstruktive Stufentherapie von Ch. van Riper und Sprechtrainingsprogramm von W. Wendlandt. Als therapeutische Wirkfaktoren lassen sich Entspannung, Beziehungsgestaltung, Spontansprechen, Eigenaktivität, Angstabbau, Selbstbewußtsein, Selbstregulation erkennen.

Das Hauptmerkmal der *eklektischen Stottertherapie* der Schulpraktiker ist die Orientierung an vorgegebenen Therapiekonzepten und Methoden, aus denen nach pragmatischen Gesichtspunkten und aufgrund von Erfahrungswerten ausgewählt wird. Die Individualisierung besteht in der Anpassung der Zielbestimmung durch Vereinbarung und in der Verständigung über das methodische Vorgehen.

Wenn auch die drei skizzierten Therapiestrategien mehr oder weniger konzept- und methodenorientiert sind, zeigt der Versuch der Interpretation der jeweils gewählten Methodenkombinationen eine implizite Ausrichtung der therapeutischen Arbeit auf generelle therapeutische Wirkfaktoren. Der weitgehende Verzicht auf eine ursachen- bzw. bedingungsanalytische Diagnostik deutet eine finale Förderorientierung an, die nicht mehr mit der störungsgerichteten ätiopathogenetischen Analyse des Stotterns beginnt, sondern in der Projektion der Zielbereiche des pädagogischen Handelns die spezifischen Förderbedürfnisse des Kindes ermitteln und durch entsprechende Förderangebote aufarbeiten will. Damit ist eine *Umorientierung* angezeigt. Nach wie vor steht hinter der ständigen Suche nach dem besten Weg der Therapie die Frage: Was und wie therapiert der Sprachheilpädagoge? Was muß er tun und wie muß er vorgehen, damit der stotternde Schüler am besten therapeutisch gefördert wird? Welche Therapiebereiche und -ebenen müssen angegangen und welche Methoden und Techniken können eingesetzt werden? Es wird nicht gefragt: Wie finden therapeutische Änderungsprozesse statt? Wie verändert sich therapeutisch die intra- und interpsychische Dynamik des Kindes mit Stottern? Welche therapeutischen Vorgehensweisen bewirken welche therapeutischen Wirkungen? Welche therapeutischen Prozesse können mit welchen Methoden und Medien ausgelöst und vermittelt werden? Das heißt: Therapeutische Umorientierung bedeutet Prozeßorientierung des therapeutischen Handelns, weg von der Therapeutenzentriertheit hin zum therapeutischen Prozeßgeschehen beim Kind mit Stottern.

Nicht die Frage des Was und Wie, sondern die Frage des Worauf ist zentral. Worauf zielt die therapeutische Veränderung in der therapeutischen Beziehung und mit der therapeutischen Methodik?

Angesichts der Vielzahl und der Vielfalt der Stottertherapien drängt sich geradezu die Frage nach den intendierten *therapeutischen Änderungsprozessen* auf. Eine retrospektive Prozeßanalyse der in den sprachheilpädagogischen Organisationsformen bisher praktizierten Stottertherapien hat eine Extraktion von *vier problemspezifischen Prozeßbereichen* ergeben, die in jedem Falle als therapeutische Bezugspunkte bzw. als therapeutische Wirkfaktoren markiert

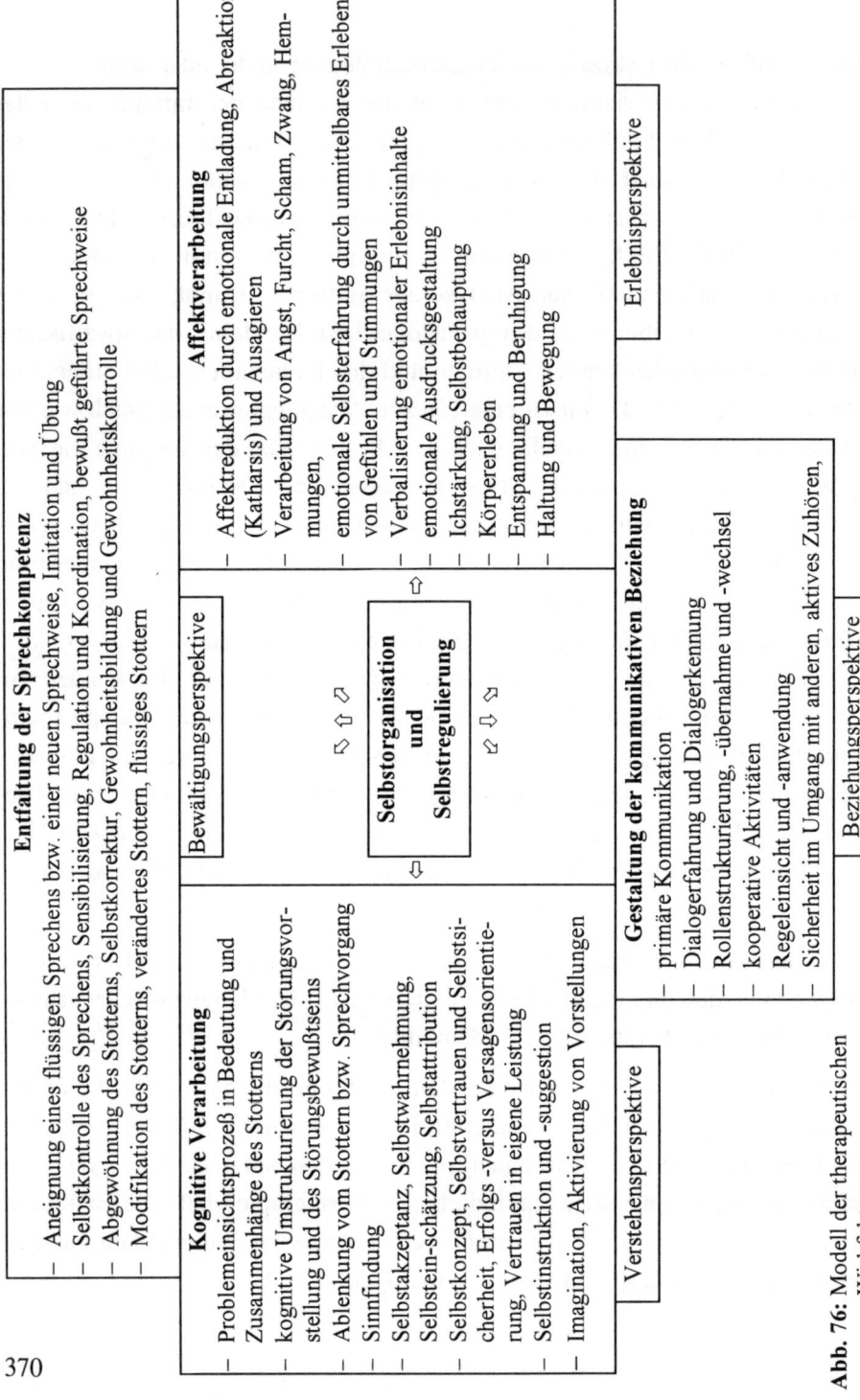

Abb. 76: Modell der therapeutischen Wirkfaktoren

1. Problemdefinition „Stottern"
individuelles Problem - subjektive Störungstheorie
2. Problemanalyse
Erscheinungsform und Symptomwahrnehmung
kognitive Verarbeitung und emotionale Reaktion
funktionale kommunikativ-pragmatische Bedeutung
lebensgeschichtliche Bedingungen
3. Erklärungshypothesen
4. Therapeutische Strategie
Richtlinie für die Festlegung des Einsatzes von einer oder mehreren Methoden im Hinblick auf ein therapeutisches Ziel

⇩ ⇩

keine hinreichende Erklärung	hinreichende Erklärung

⇩ ⇩

störungsübergreifend basal	störungsspezifisch differentiell

⇩ ⇩

Änderungsbereiche Veränderungsprozesse	
Entfaltung kommunikativer Kompetenz kognitive Umstrukturierung Affektreduktion Selbstakzeptanz Selbstattribution von Erfolg Körpererfahrung	Aufbau flüssigen Sprechens Veränderung des Stotterns i.S. flüssigen Sprechens Entwicklung der Artikulationsgeschicklichkeit Modifikation der Prosodie Modifikation des Atmungsverhaltens Entspannung und Körpererfahrung Vermittlung von Gesprächs- und Dialogstrategien
5. Therapeutische Beziehung und therapeutische Methoden	

⇩ ⇩

störungsübergreifend	störungsspezifisch
Methoden zur Entspannung u. Körperwahrnehung Methoden zur Veränderung von Überzeugungen und Denkgewohnheiten Methoden zur unbewußten Informationsverarbeitung: Verwendung von Hypnosemustern, Traumarbeit Methoden zum Selbstsicherheitstraining Methoden zur Verhaltensänderung: Shaping, Modellernen, Desensibilisierung	Sprechhilfen, Sprechtechniken, Standardisierte Verfahren bzw. methodische Systeme, Methodenkombinationen
6. Therapeutische Interventionen und Wirkfaktoren	
Konkrete Aktionen, Instruktionen etc.	

Abb. 77: Problemorientiertes therapeutisches Stufenmodell

werden können (Abbildung 76). Die Wirkfaktoren sind Entfaltung der Sprechkompetenz, kognitive Verarbeitung, affektive Verarbeitung und kommunikative Kompetenz, denen verschiedene Perspektiven zugeordnet sind: Verstehens-, Erlebnis-, Beziehungs- und Bewältigungsperspektive. Im Mittelpunkt steht das stotternde Kind und seine aktive Teilnahme im Gesamttherapieprozeß. Die Komponenten stehen gleichberechtigt nebeneinander; sie sind integrierte Bestandteile des Gesamtkonzepts. Konzentriert auf die individuellen Probleme des Kindes wird die Therapie mit einem dieser Komponenten begonnen. Dies bedeutet nicht, daß der ausgewählte Schwerpunkt linear abgearbeitet wird, um sich dann einem anderen Schwerpunkt zuzuwenden. Wenn es im Prozeß angezeigt erscheint, können sich Therapeut und Kind in allen vier Änderungsbereichen auf unterschiedlichen Ebenen bewegen. Voraussetzung sind eine hohe Flexibilität und gründliche Kenntnisse der möglichen pädagogischen und therapeutischen Verfahren sowie Methoden. Zur Erleichterung des gesamttherapeutischen Vorgehens hat O. Braun (1997, 367) ein *problemorientiertes therapeutisches Stufenmodell* vorgelegt. Ausgangspunkt des Stufenmodells ist, eine Definition des Problems Stottern aus der Sicht des Kindes als Arbeitsgrundlage zu finden, die sich an der subjektiven Erklärungsvorstellung der Störung und an den individuellen Problemen des Kindes orientiert. Auf der folgenden Stufe wird das Stottern hinsichtlich seiner Erscheinungsform und Symptomwahrnehmung, der bisherigen kognitiven Verarbeitung und emotionalen Reaktionen, der Funktion und Bedeutung für Kommunikation und Handeln sowie der lebensgeschichtlichen Bedingungen analysiert. Daraus werden Erklärungshypothesen abgeleitet, die sich an den theoretischen Erklärungsmodellen und Hypothesen (Abbildung 68) orientieren. Aus den gewonnenen Informationen wird eine therapeutische Strategie entwickelt, die sich auf die entweder hinreichende oder nicht hinreichende Erklärung bezieht. Im Falle einer konzeptuell hinreichenden Erklärung wird eine spezifisch differentielle Therapiestrategie, im Falle einer unzureichenden prozeduralen Erklärung eine störungsübergreifende basale Änderungsstrategie eingeschlagen. Liegt eher eine übergreifende basale Störung vor, wird über die Auswahl der Ziele aus den allgemeinen Änderungsbereichen bzw. therapeutischen Wirkfaktoren entschieden. Liegt eher eine stottersymptomspezifische Störung vor, wird über die Zielalternative *flüssiges Stottern* oder *flüssiges Sprechen* gemeinsam entschieden. Die wichtigste Variable für den Gang der Therapie ist die Art der therapeutischen Beziehung. Auf der Stufe des praktischen Vorgehens wird nach den grundlegenden Regeln der Interaktions- und Kommunikationsgestaltung verfahren, wobei aktives Zuhören, kognitives und emotionales Verstehen, Informieren, Aktivieren, Einüben, Konfrontieren und Rückkoppeln bewährte therapeutische Verhaltensweisen und Techniken sind. Der Therapieansatz ist ein komplexer, in sich flexibler und offener therapeutisch orientierter pädagogischer Ansatz.

5. Organisationsformen zur sprachheilpädagogischen Förderung

Wenn auch jedes Bundesland ein spezifisches sprachheilpädagogisches Fördersystem hat, lassen sich doch mehr Gemeinsamkeiten als Unterschiede erkennen. Nach wie vor sind die tragenden Einrichtungen der sprachheilpädagogischen Förderung die Beratungsstelle, die Sprachheilambulanz und die Sprachheilschule. Allerdings hat sich ihr Stellenwert durch die veränderte Sichtweise der sonderpädagogischen Förderung als „eine eher personenbezogene, individualisierende und nicht mehr vorrangig institutionenbezogene" (KMK-Empfehlungen 1994, 2) Förderung verschoben. Sonderpädagogische Förderung von Kindern mit sonderpädagogischen Förderbedarf im Förderschwerpunkt Sprache kann auch in allgemeinen Schulen in Formen integrativer Förderung erfüllt werden. Die Entscheidung über den Bildungsgang und den Förderort hängt von „Art und Umfang des Förderbedarfs, von der Stellungnahme der Erziehungsberechtigten und gegebenenfalls beratender Gremien, von Fördermöglichkeiten der allgemeinen Schule, von der Verfügbarkeit des erforderlichen sonderpädagogischen Personals und der Verfügbarkeit technischer, apparativer Hilfsmittel sowie spezieller Lehr- und Lernmittel, gegebenenfalls baulich-räumlicher Voraussetzungen" (KMK-Empfehlungen 1994, 9) ab. Damit ist die Vielfalt der Formen und Orte sonderpädagogischer Förderung angesprochen, die auch im sprachheilpädagogischen Förderbereich gegeben sind.

1. *Sprachheilpädagogische Förderung durch vorbeugende Maßnahmen*, die insbesondere durch die *Sonderpädagogischen Beratungsstellen* und die *ambulante pädagogische Sprachtherapie* angeboten werden. Vorbeugende Maßnahmen sind besonders wichtig in der Frühphase (bei Kindern im Alter von 0 bis 3 Jahren), in der Elementarphase (bei Kindern im Alter von 3 bis 6 Jahren, bis zum Schuleintritt) und in der Grundschulzeit. Die Aufgaben der sprachheilpädagogischen Früherfassung und Früherziehung sind Frühdiagnostik, Frühberatung und Frühförderung oder Frühtherapie, die eine Fixierung der sprachlichen Auffälligkeiten und die Ausbildung se-

kundärer Folgen verhindern sollen. Die Beratungsstelle für Sprachbehinderte ist Anlaufstelle für Kinder mit Sprachauffälligkeiten, die sie diagnostiziert und eventuell im Rahmen ihrer personellen Ausstattung auch therapiert. In der Regel führt sie Elternberatung, Lehrer- und Schülerberatung durch und kooperiert mit Behörden und anderen Fachdiensten. Sie ist ein wichtiges Bindeglied zwischen allgemeiner und Sonderschule. Die Sprachheilambulanz betreut die vorschulischen und schulischen Einrichtungen ihres Einzugsbereichs, berät die Lehrerinnen, Erzieherinnen und Eltern, untersucht die sprachauffälligen Schüler und macht Fördervorschläge. Sie unterstützt diejenigen sprachauffälligen Kinder, die keinen sonderpädagogischen Förderbedarf haben. Im günstigen Falle umfaßt die ambulante Hilfe Diagnostik, Beratung und zeitlich begrenzten Sprachheilunterricht (Sprachheilkurs).

2. *Sprachheilpädagogische Förderung im gemeinsamen Unterricht in in tegrativen Organisationsformen:*

⇒ *Einzelintegration* in Form des gemeinsamen Unterrichts einzelner Kinder mit sonderpädagogischem Förderbedarf im Bereich der Sprache in Regelklassen ist grundsätzlich als zielgleiche Integration durchzuführen; das heißt, das einzelintegrierte sprachbehinderte Kind wird nach den Rahmenplänen der allgemeinen Schule unterrichtet – wie in der Sprachheilschule. Der Umfang der sprachheilpädagogischen Förderung soll in der Regel 4 Wochenstunden nicht überschreiten. Die Klassenfrequenz soll nicht mehr als 25 betragen.

⇒ *Integrationsklassen:* Bei der Einrichtung von Integrationsklassen (1.) an allgemeinen Schulen ist die sonderpädagogische Kompetenz sicherzustellen. Sie werden nach folgenden Frequenzsätzen eingerichtet: A 18+3/ 19+2 / 19+3 oder B 10+5. Integrationsklassen nach der Frequenz A sind in der Regel mit 8 Stunden sonderpädagogischer Förderung ausgestattet. Integrationsklassen nach dem Frequenzansatz B werden grundsätzlich in der Kombination Sonderschullehrerin/Lehrerin und Erzieherin geführt. Integrationsklassen gibt es auch (2.) an Sprachheilschulen, die damit zu einer kooperativen Schulform werden. Die Vorteile liegen auf der Hand. Die sprachheilpädagogische Kompetenz ist gebündelt vorhanden. Die Sprachheillehrerinnen vereinzeln nicht, bewahren ihre berufliche Identität und haben Gelegenheit zum fachlichen Austausch. Dieses Modell erfreut sich bei Eltern großer Akzeptanz, da es sich um Schulen mit überschaubarer Größe handelt. Die sprachheilpädagogische und individuelle Zuwendung ist intensiver gegeben als in großen allgemeinen Schulen mit einzelnen Sonderpädagogen. Die Sprachtherapie kann klassenintern und nebenunterrichtlich in Einzel- und Gruppentherapie durchgeführt werden. Der Unterricht erfolgt wie in der Einzelintegration und in den Integrationsklassen an allgemeinen Schulen zielgleich. Die Schüler erhalten ein Zeugnis der allgemeinen Schule.

3. Sprachheilpädagogische Förderung in Kooperation mit allgemeinen Schulen

⇒ Schulen für Sprachbehinderte arbeiten mit allgemeinen Schulen als *kooperative Schulsysteme* eng zusammen, indem Durchlässigkeit für einzelne Schüler und Klassen in bestimmten Fächern und Lernbereichen gegeben ist. Auch werden Begegnungen und Veranstaltungen, Feste und Feiern gemeinsam durchgeführt.

⇒ *Kleinklassen für Sprachbehinderte* werden bedarfsweise in Grundschulen eingerichtet, um weite Schulwege zu vermeiden und eine außerunterrichtliche Integration aufrechtzuerhalten. Die sprachbehinderten Schüler dieser Klassen sind Grundschüler. Gefördert wird zeitlich begrenzt in einem Rahmen von bis zu 3 Jahren. Die sprachauffälligen Kinder werden bereits in die Vorklasse (5. Lebensjahr) aufgenommen und verbleiben längstens bis zum Ende der 2. Klasse. Ziel ist, nach maximal 3 Jahren die Schüler in die Regelklassen der Grundschule zurückführen zu können. Die Lerninhalte und die Stundentafel entsprechen den Rahmenplänen der Grundschule. Als Ergänzung gibt es die entsprechende sprachheilpädagogische Förderung, für die zusätzliche Förderstunden zur Verfügung stehen.

4. Sprachheilpädagogische Förderung in Sprachheilschulen bzw. Schulen für Sprachbehinderte

⇒ Wenn die Sprachbehinderung durch schulbegleitende oder zeitlich begrenzte stationäre Maßnahmen nicht behebbar und mit erheblichem subjektiven Störungsbewußtsein sowie Fehlverhalten im personalen und sozialen Bereich verbunden ist, ist die Aufnahme und Überweisung des sprachbehinderten Schülers in die Sprachheilschule bzw. Schule für Sprachbehinderte angezeigt. In der Regel handelt es sich dabei um hochgradige Entwicklungsverzögerungen bzw. Entwicklungsstörungen der Sprache mit Symptomen der multiplen oder universellen Dyslalie und/oder des Dysgrammatismus und/oder lexikalischer Erwerbsstörungen, früh erworbene Störungen der ausgebildeten Sprache wie Aphasie bzw. Dysphasie, zentrale Entwicklungsbehinderungen der Sprache, Stottern, Poltern, schwere Sprachbehinderungen als Folge krankhafter Veränderungen der Sprechorgane und schwere Stimmstörungen. Die Sprachheilschule ist ein Lernort mit intensiver sprachheilpädagogischer Förderung. Der Unterricht wird nach den Rahmenplänen der allgemeinen Schule erteilt. Dabei sollen die allgemeinen und sprachlichen Lernvoraussetzungen der Schüler berücksichtigt und die Unterrichtsgegenstände entsprechend ausgewählt werden (= *sprachtherapeutischer Unterricht*). Die Sprachheilschule ist als Durchgangsschule konzipiert. Die Schüler besuchen die Schule in der Regel nur während eines Teils ihrer Schulzeit, da bei den meisten Schülern die Sprachstörung beseitigt, vermindert oder soweit gebessert werden kann, daß sie in der Lage sind, dem Unterricht der allgemeinen Schule zu folgen. Bei Kindern mit Sprachentwicklungsstörungen dauert die Schulbesuchszeit im Durchschnitt etwa 3 bis 4 Jahre, bei Schülern mit Redestörungen 4 bis 5 Jahre. Die Sprachheilschule ist eine Schule mit sprachtherapeutischem Unterricht und mit *zusätzlicher Sprachtherapie*. Die Schüler der Eingangs- und Unterstufe erhalten meist 4, in höheren Klassenstufen 2 bis 3 Stunden Sprachtherapie pro Woche und Klasse. Aufgabe und Ziel ist es, die Sprachstörungen bzw. die Sprachbehinderungen zu korrigieren, aufzuheben oder zu kompensieren.

An der Schule für Sprachbehinderte können auch *Sonderpädagogische Förderklassen* eingerichtet werden. Ihr Konzept ist ein therapeutischer Unterricht, der die meist schwer sprachentwicklungsgestörten Kinder für den Unterricht in der allgemeinen Schule vorbereiten soll. Dazu wird in zeitlicher Dehnung auf ein Jahr nach den Rahmenplänen des Grundschule für die ersten beiden Schuljahre gearbeitet (= Dehnklasse oder auch Diagnose-Förderklasse). Die sprachbehinderten Schüler sollen mehr Zeit (3 Jahre) zum Lernen haben. Zudem beanspruchen die therapeutischen Maßnahmen einen größeren Zeitaufwand. Die Ausstattungsmerkmale der Förderklassen bestehen in einer Klassenfrequenz von 10 bis 12 Schülern, in der Unterrichtung durch zwei Pädagogen (einer ist Sprachheilpädagoge), in zusätzlichen Förder- und Sprachtherapiestunden pro Woche und in der Nichtanrechnung des Dehnungsjahres auf die Schulpflichtzeit. Die Erfolge der sonderpädagogischen Förderklassen sind beachtlich, indem nahezu drei Viertel der Schüler in die allgemeine Schule umgeschult werden.

5. *Sprachheilpädagogische Förderung im Rahmen von sonderpädagogischen bzw. sprachheilpädagogischen Förderzentren,*

⇒ die regional oder überregional multifunktional vorbeugende, integrative, kooperative und sonderschulische Fördermaßnahmen anbieten. Man unterscheidet zwei Grundtypen von sonderpädagogischen Förderzentren: fachrichtungsübergreifende und fachrichtungsspezifische Förderzentren. Fachrichtungsübergreifende Förderzentren können als Koordinations- und Kompetenzstellen für mehrere Förderschwerpunkte mit den entsprechenden sonderpädagogischen Fachkräften eingerichtet sein und folgende Aufgaben erfüllen: Beratung für Eltern und Pädagogen, Koordinierung von Integrationsmaßnahmen, Arbeit in und Koordinierung von Förderausschußverfahren, sonder- bzw. integrationspädagogische Fortbildung, Bedarfsplanung für sonderpädagogische Fördermaßnahmen in den allgemeinen Schulen, Zusammenarbeit mit Behörden und anderen Fachdiensten sowie Öffentlichkeitsarbeit. Sie werden auch als „Förderzentren ohne Schüler" apostrophiert im Unterschied zu den sonderpädagogischen Förderzentren, die in sich mehrere Förderschwerpunkte und mehrere institutionalisierte Organisationsformen enthalten. *Sprachheilpädagogische Förderzentren* bieten in der Regel die fachspezifischen schulischen, vor-, neben- und nachschulischen Förderformen an, indem sie multifunktional arbeiten, das heißt, Beratung, Diagnostik, ambulante und integrative Sprachtherapie, sprachtherapeutischen Unterricht und Kooperation mit Eltern, Behörden und Fachdiensten durchführen. Sie stellen einen organisatorischen Verbund von Beratungsstelle, Ambulanz, Einzelintegration und Integrationsklassen, Sprachheilkindergarten oder/und Vorklassen, Kleinklassen an Grundschulen, sonderpädagogischen Förderklassen und Sprachheilschule dar. Das Ziel ist, eine möglichst problemspezifische, personzentrierte, fachkompetente pädagogische Betreuung aller Kinder und Jugendlichen mit Sprachstörungen zu ermöglichen.

Literaturverzeichnis

AFFOLTER, F.: Wahrnehmung, Wirklichkeit und Sprache. Villingen-Schwenningen 1987.

AFFOLTER, F.: Wahrnehmungsprozesse, deren Störung und Auswirkung auf die Schulleistungen, insbesondere Lesen und Schreiben. Zeitschrift für Kinder- und Jugendpsychiatrie 3, 1975, 223-234.

ALTHAUS, H.P.; HENNE, H.; WIEGAND, H.E. (Hrsg.): Lexikon der Germanistischen Linguistik. Tübingen 1980.

ANDRÄ, A. und NEUMANN, H.-J.: Lippen-Kiefer-Gaumen-Spalten. Leipzig 1989.

ARENTSSCHILD VON, O. u. KOCH, A.: Sprach- und Sprechstörungen. In: BIESALSKI, P. u. FRANK, F. (Hrsg.): Phoniatrie - Pädaudiologie. Band 1: Phoniatrie. Stuttgart ^{2}1992, 62-137.

ARNDT, H.J.: Stimmstörungen. In: BIESALSKI, P. u. FRANK, F. (Hrsg.): Phoniatrie-Pädaudiologie. Band 1: Phoniatrie. Stuttgart 1994, 175-249.

ATEN, J.R.: Functional communication treatment. In: CHAPEY, R.: Language Intervention Strategies in Adult Aphasia. Baltimore 1986, 266-276.

AUSTIN, J.L.: Zur Theorie der Sprechakte. Stuttgart 1972.

BABBE, Th.: Pyrmonter Analyse phonologischer Prozesse (PAPP). Leverkusen 1994.

BAHR, B.: Schweigende Kinder verstehen. Kommunikation und Bewältigung beim elektiven Mutismus. Heidelberg 1996.

BAHR, R.: Der Beitrag einer einzelfallorientierten Sprachheilpädagogik zum interdisziplinären Verstehen elektiv mutistischer Kinder. In: Deutsche Gesellschaft für Sprachheilpädagogik (Hrsg.): Interdisziplinäre Zusammenarbeit: Illusion oder Vision? Münster 1996, 599-609.

BAHR, R.: Elektiver Mutismus: Eine systemische Perspektive für Therapie und Beratung. Die Sprachheilarbeit 43,1998, 28-36.

BAHR, R.: Therapie sprachentwicklungsgestörter Kinder aus pädagogischer Sicht. Sprache-Stimme-Gehör 18, 1994, 61-67.

BARTKE, S.: Eine psycholinguistische Charakterisierung des Dysgrammatismus. Forum Logopädie 1998, 15-19.

BARTOLOME, G. u.a.: Diagnostik und Therapie neurologisch bedingter Schluckstörungen. Stuttgart 1993.

BAUMGARTNER, S. u. FÜSSENICH, I. (Hrsg.): Sprachtherapie mit Kindern. München 1992.

BAY, E.: Aphasielehre und Neuropsychologie der Sprache. Der Nervenarzt 40, 1969, 53-61.

BECKER, K.P. u. SOVAK, M.: Lehrbuch der Logopädie. Berlin 1971, ^{2}1975.

BECKER, K.-P., BECKER, R. und Autorenkollektiv: Rehabilitative Spracherziehung. Berlin 1983, ^{2}1993.

BEUSHAUSEN, U.: Sprechangst. Erklärungsmodelle und Therapieformen. Opladen 1996.

BIENIK, R.: Akute Aphasien. Stuttgart 1993.

BIESALSKI, P. u. FRANK, F. (Hrsg.): Phoniatrie - Pädaudiologie. Band 1: Phoniatrie. Band 2: Pädaudiologie. Stuttgart ²1994.

BLANKEN, G. (Hrsg.): Einführung in die linguistische Aphasiologie. Freiburg 1991.

BLANKENHEIM, H. u. GILLEN, G.: Möglichkeiten einer gezielten Dysgrammatiker-Therapie im Sprachlabor. Die Sprachheilarbeit 1973, 13-18.

BLAUW - VON MOURIK, M. et al.: Die erworbenen Aphasien bei Kindern: eine Revision früherer Annahmen. Aphasie und verwandte Gebiete 2, 1989, 3-7.

BLOMERT, L. u. BUSLACH, D.C.: Funktionelle Aphasiediagnostik mit dem Amsterdam-Nijmegen Everday Language Test (ANELT). Forum Logopädie 1994, 3-6.

BLOOM, L. and LAHEY, M.: Language Development and Language Disorders. New York 1978.

BOENNINGHAUS, H.-G.: Hals-Nasen-Ohrenheilkunde. Berlin 1990.

BÖHME, G.: Klinik der Sprach-, Sprech- und Stimmstörungen. Stuttgart 1983.

BÖHME, G.: Methoden zur Untersuchung der Sprache, des Sprechens und der Stimme. Stuttgart 1978.

BÖHME, G.: Therapie der Sprach-, Sprech- und Stimmstörungen. Stuttgart 1980.

BONGARTZ, R.: Linguistisch-pragmatische Aphasiediagnostik. Logos Interdisziplinär 5, 1997, 98-111.

BOWERMAN, M.: The acquisition of word meaning: an investigation of some current concepts. In: JOHNSON-LAIRD, P. and WASON, P. (Ed.): Thinking: readings in cognitive science. Cambridge 1977.

BRAUN, O. et al.: Leitlinien zur spezifisch pädagogischen Förderung von Menschen mit Sprachbehinderungen. Die Sprachheilarbeit 40, 1995, 315-319.

BRAUN, O.: Der pädagogisch-therapeutische Umgang mit stotternden Kindern und Jugendlichen. Berlin 1997.

BRAUN, O.: Stottern im Schulalter. In: GROHNFELDT; M. (Hrsg.): Handbuch der Sprachtherapie. Band 5. Störungen der Redefähigkeit. Berlin 1992, 135-163.

BRAUN, O.: Strukturierung der diagnostisch-therapeutischen Praxis in Beratungsstellen für Sprachbehinderte. Villingen 1973.

BRAUN, O.; HOMBURG, G. u. TEUMER, J.: Grundlagen pädagogischen Handelns bei Sprachbehinderten. Die Sprachheilarbeit 25, 1980, 1-17.

BRAUN, U.: Unterstützte Kommunikation bei körperbehinderten Menschen mit einer schweren Dysarthrie. Frankfurt a. M. 1994.

BRECKOW, J.: Sprachtherapie mit alten Menschen. Hamburg 1995.

BREUER, U.: Zur Behandlung von Sprachentwicklungsstörungen nach G. Wyatt. Sprache-Stimme-Gehör 1, 1977, 101-106.

BROOKSHIRE, R.H.: Aphasie. Stuttgart 1983.

BRÜGGE, W. u. MOHS, K.: Therapie funktioneller Stimmstörungen. München 1994.

BRUNER, J.: Wie das Kind sprechen lernt. Bern 1987.

BÜHLER, K.: Sprachtheorie. Stuttgart 1934.

BUNDSCHUH, K.: Einführung in die sonderpädagogische Diagnostik. München ³1991.

BÜNTING, K.-D.: Einführung in die Linguistik. Hain ¹³1990.

BURHOP, U. u.a.: Mundmotorische Förderung in der Gruppe. München 1995.

CLAHSEN, H. u. HANSEN, D.: COPROF - Ein linguistisches Untersuchungsverfahren für die sprachdiagnostische Praxis. Köln 1991.

CLAHSEN, H.: Die Profilanalyse. Berlin 1986.

CLAHSEN, H.: Normale und gestörte Kindersprache. Amsterdam 1988.

CLARK, E.: Convention and contrast in acquiring a Lexicon. In: SEILER, T. and WANNENMACHER, W. (eds.): Concept development and the development of word meaning. Berlin 1983, 67-89.

CLARK, E.: What´s in a word? On the child´s acquistion of semantics in his first language. In: MOORE, T. (Ed.): Cognitive development and the acquisition of language. New York 1973.

CLAUSNITZER, R. u. K.: Analyse des Behandlungsverlaufs von 178 mit myofunktioneller Therapie betreuten Patienten. Sprachheilarbeit 34, 1989, 271-278.

COBLENZER, H.: Atem und Stimme. Wien ¹¹1992.

CODONI, S.: Ergänzende Ansätze zur myofunktionellen Therapie - eine ganzheitliche Betrachtungsweise. Sprache-Stimme-Gehör 21, 1997, 192-199.

COEN, R.: Pathologie und Therapie der Sprachanomalien. Wien 1886.

COLOMBAT DE L` ISÈRE, M.: Über das Stottern und andere Sprachgebrechen nebst den neuen Verfahrensarten zu ihrer Beseitigung. Ilmenau 1831

COOKE, U. u. WILLIAMS, D.: Therapie mit sprachentwicklungsverzögerten Kindern. Stuttgart 1995.

CRÄMER, C. u. SCHMELZELE, M.: Hilfe bei der [Pane] oder was tun, wenn für Lisa das Wort <Panne> viele verschiedene Bedeutungen hat (z.B. Tanne, Kanne, Pfanne, ...). In: dgs-Sonderpädagogische Impulse 4, 1994, 224-233.

CRICKMAY, M.C.: Sprachtherapie bei Kindern mit zerebralen Bewegungsstörungen auf der Grundlage der Behandlung von Bobath. Berlin ⁵1990.

CRYSTAL, D.: Die Cambridge Enzyklopädie der Sprache. Frankfurt a. M. – New York 1995

DAHAN, J.: Orale Stereognose und neuromuskuläre Dynamik des Kausystems. Fortschritte der Kieferorthopädie 42, 1981, 233-246.

DANNENBAUER, F.M. u. CHIPMAN, H.H.: Spezifische Sprachentwicklungsstörung und symbolische Repräsentationsschwäche. Frühförderung interdisziplinär 7, 1988, 67-78.

DANNENBAUER, F.M.: Der Entwicklungsdysgrammatismus als spezifische Ausprägungsform der Entwicklungsdysphasie. Birkach 1983.

DANNENBAUER, F.M.: Mentales Lexikon und Wortfindungsprobleme bei Kindern. Die Sprachheilarbeit 12, 1997, 4-21

DANNENBAUER, F.M.: Spezielle Probleme der Sprachtherapie bei dysphasischen Kindern. In.: Deutsche Gesellschaft für Sprachheilpädagogik (Hrsg.): Spracherwerb und Spracherwerbsstörungen. Hamburg 1987, 31-61.

DANNENBAUER, F.M.: Techniken des Modellierens in einer entwicklungsproximalen Therapie für dysgrammatisch sprechende Vorschulkinder. Der Sprachheilpädagoge 16, 1984, 35-49.

DANNENBAUER, F.M.: Wenn Kinder keine Worte finden. Forum Logopädie 1998, 12-16

DAVIS, G.A. u. WILCOX, M.J.: Adult Aphasia Rehabilitation. San Diego 1985.

DELANK, W.: Neurologie. Stuttgart ^{4}1985.

DICKMANN, CH. Et al.: Logopädische Diagnostik von Sprachentwicklungsstörungen. Stuttgart 1994.

DIJKSTRA, T. u. KEMPEN, G.: Einführung in die Psycholinguistik. Bern 1993.

DRECHSLER, R.: Sprachstörungen nach Schädelhirntrauma, Tübingen 1997.

DUUS, P.: Neurologisch-topologische Diagnostik. Stuttgart 1976.

EGGERT, D. et al.: Individueller Entwicklungs-Plan I-E-P. In: EGGERT, D.: von den Stärken ausgehen ... Dortmund 1997.

ENDERBY, P.M.: Frenchay Dysarthrie-Untersuchung. Stuttgart 1991.

ENGL, E; KOTTEN, A. u. OHLENDORF, I. et al.: Sprachübungen zur Aphasiebehandlung. Berlin 1982.

ENGL-KASPER, E.-M.: Verfahren zur Therapie der Sprechapraxie bei aphasisch-apraktischen Patienten. Neurolinguistik 7, 1993, 69-89.

FALK, K.: Die aphasischen Störungen aus der Sicht des Logopäden. Die Sonderschule 18, 1973, 2. Beiheft.

FAWCUS, M. et al.: Die Behandlung von Aphasikern. Stuttgart 1992.

FERNAU-HORN, H.: Die Sprechneurose. Stuttgart 1969.

FERNAU-HORN, H.: Über die traumatischen Symptome des Stotterns. Die Sprachheilarbeit 7, 1962, 200-203.

FERNAU-HORN, H.: Zur Übungsbehandlung funktioneller Stimmstörungen. Folia Phoniatrica 6, 1954, 239-245.

FETT, W.A.: Die Sprachgebrechen unserer Schüler. Königsberg 1889.

FIEDLER, P. u. STANDOP, R.: Stottern. Ätiologie, Diagnose, Behandlung. Weinheim ^{3}1992.

FLATAU, TH.: Arzt und Lehrer im Kampfe gegen die Sprachgebrechen. In: HASENKAMP, E. (Hrsg.): Das sprachkranke Kind. Halle a. S. 1930, 63-70.

FOERTSCH, J. u. WEIßE-ALBRECHT, A.: Wegweiser für Kehlkopflose. Köln o. J.

FRANK, J.: Praxeos medicae universae praecepta. Leipzig 1823 (deutsch von H. GUTZMANN in Medizinisch-pädagogische Monatszeitschrift 1892).

FRANKE, U. Artikulationstherapie bei Vorschulkindern. München 1996.

FRANKE; U.: Bild-Grundwortschatz für Sprach- und Sprechbehinderte. Stuttgart 1987.

FREIESLEBEN, D.: Die Myofunktionelle Therapie als unterstützende Maßnahme in der Sprachtherapie. Die Sprachheilarbeit 35, 1990, 23-29.

FREUD, S.: Zur Auffassung der Aphasien. Leipzig 1891.

FRIEDERICI, A.: Kognitive Strukturen des Sprachverstehens. Berlin 1987.

FRIEDERICI, A.: Neuropsychologie der Sprache. Stuttgart 1984.

FRIEDERICI, A.: Zeitliche Aspekte der Sprachverarbeitung nach Broca-Aphasie. In: OHLENDORF, M. et al.: Sprache und Gehirn. Freiburg 1994.

FRIEDRICH, G. u. BIGENZAHN, W.: Phoniatrie. Bern 1995.

FRÖSCHELS, E.: Chewing method as therapy. AMA Archiv Otolaryngologie 56, 1952, 122-130.

FRÖSCHELS, E.: Lehrbuch der Sprachheilkunde (Logopädie). Leipzig und Wien 1913.

FRÖSCHELS, E.: Zur Frage des kindlichen Paragrammatismus. Wiener Medizinische Wochenzeitschrift 35, 1930, 1157-1159.

FRÜHWIRTH, I. u. MEIXNER, F. (Hrsg.): Sprache und Bewegung. Wien 1998.

FÜHRING, M. et al.: Die Sprachfehler des Kindes und ihre Beseitigung. Wien ^{6}1976.

FÜSSENICH, I.: „Du hab zwei Mal mir gefragt Mal!" (Andreas 5;10 Jahre) – Zum Zusammenhang von Kognition, Pragmatik und Grammatik bei der Beschreibung gestörter Kindersprache. Der Sprachheilpädagoge 24, 1992, 1-11.

FÜSSENICH, I.: Interaktion und Prozesse beim Grammatikerwerb. In: SPRINGER, L. u. KATTENBECK, G. (Hrsg.): Kindliche Sprach- und Sprechstörungen. Band 3. München 1986, 1-20.

FÜSSENICH, I.: Semantische Fähigkeiten sprachentwicklungsgestörter Kinder. In: FÜSSENICH, I. u. HEIDTMANN, H. (Hrsg.): Kommunikation trotz Sprachstörungen. Osnabrücker Beiträge zur Sprachtheorie (OBST). Beiheft 8, 1984, 51-73.

FÜSSENICH, I.: Wider den schlechten Ruf von Sprachtherapie. Mirco erwirbt grammatische Strukturen des Deutschen. Die Grundschule 1, 1992, 36-38.

FÜSSENICH, I.: „Ich weiß nicht, was soll es bedeuten!" Die Sprachheilarbeit 35, 1990, 56-63.

FÜSSENICH, I.: Gestörte Kindersprache aus interaktionistischer Sicht. Heidelberg 1987.

FÜSSENICH, I.: Zur Diagnose und Therapie semantischer Fähigkeiten sprachentwicklungsgestörter Kinder. In: Deutsche Gesellschaft für Sprachheilpädagogik (Hrsg.): Spracherwerb und Spracherwerbsstörungen. Hamburg 1987, 113-124.

GABRIEL, P.; CHILLA, R. u. KOZIELSKI, P.: Zur sprachlichen Entwicklung des Vorschulkindes. I. Artikulationsstörungen und Zungenmotilität. II. Geschlechtsdifferenzen bei Artikulation und Zungenmotilität. Folia phoniatrica 28, 1976, 17-33.

GARLINER, D.: Myofunktionelle Therapie in der Praxis. München 1982.

GARRETT, M. F.: The analysis of sentence production. In: BOWER, G.H. (Ed.): The psychology of learning and motivation. New York. 1975, 133-177.

GARRETT, M.F.: Errors and their relevance for models of language production. In: BLANKEN et al. (eds.): Linguistic Disorders and Pathologies. Berlin 1993, 72-92.

GESCHWIND, N.: Language and the brain. Scientific American 226, 1972, 76-83.

GIESEKE, TH. (Hrsg.): Integrative Sprachtherapie. Berlin 1995.

GIESEKE, TH.: Diagnostik, Therapie und Unterricht bei sprachgestörten Kindern aus neuropsychologischer Sicht - Falldarstellung. Sonderpädagogik in Berlin 1993, 88-104.

GLEINIGER, C.: Beschreibung und Erklärung kindlicher Sprachstörungen. Logos interdisziplinär 3, 1993, 6-17.

GLINDEMANN, R. u. SPRINGER, L.: PACE-Therapie und sprachsystematische Übungen – Ein integrativer Vorschlag zur Aphasietherapie. Sprache-Stimme-Gehör 13, 1989, 188-192.

GLINDEMANN, R.: Pragmatische Ansätze in Diagnostik und Therapie zentraler Sprachstörungen. Sprache-Stimme-Gehör 19, 1995, 17-23.

GLONING; K. u. DRESSLER, W.U. (Hrsg.): Paraphasie. München 1980.

GLÜCK, C.W.: Kindliche Wortfindungsstörungen. Frankfurt a. M. 1998.

GODTFRING, O.: Behandlung der Sprachgebrechen. In: Enzyklopädisches Handbuch der Heilpädagogik. Halle a. S. 1934, Sp. 2619-2627.

GOLDSTEIN, K.: Das Wesen der amnestischen Aphasie. Schweizerisches Archiv für Neurologie und Psychiatrie 15, 1924, 163-175.

GRAAP, S.M.: Aphasische Störungen der Schriftsprache im Erklärungsrahmen neurolinguistischer Modelle. Tübingen 1998.

GRIMM, H. u. WILDE, S.: Im Zentrum steht das Wort. In.: KELLER; H. (Hrsg.): Lehrbuch Entwicklungspsychologie. Bern 1998, 445-473.

GRIMM, H.: Spezifische Störung der Sprachentwicklung. In: OERTER, R. u. MONTADA, L. (Hrsg.): Entwicklungspsychologie. Weinheim 1995, 943-953.

GRIMM, H.: Sprachentwicklungsstörung: Diagnose und Konsequenzen für die Therapie. In: GRIMM, H. und WEINERT, S. (Hrsg.): Intervention bei sprachgestörten Kindern. Stuttgart 1994, 3-32.

GROHNFELDT, M. (Hrsg.): Handbuch der Sprachtherapie.
Band 1. Grundlagen der Sprachtherapie. Berlin 1989.
Band 2. Störungen der Aussprache. Berlin 1990.
Band 3. Störungen der Semantik. Berlin 1991.
Band 4. Störungen der Grammatik. Berlin 1991.
Band 5. Störungen der Redefähigkeit. Berlin 1992.
Band 6. Zentrale Sprach- und Sprechstörungen. Berlin 1993.
Band 7. Stimmstörungen. Berlin 1994.
Band 8. Sprachstörungen im sonderpädagogischen Bezugssystem.
   Berlin 1995.

GROHNFELDT, M.: Diagnose von Sprachbehinderungen. Berlin [2]1982.

GROHNFELDT, M.: Grundlagen der Therapie bei sprachentwicklungsgestörten Kindern. Berlin [2]1995.

GROHNFELDT, M.: Störungen der Semantik als lange vernachlässigtes Teilgebiet gestörter Sprachentwicklung. In: GROHNFELDT, M (Hrsg.): Handbuch der Sprachtherapie. Band 3. Störungen der Semantik. Berlin 1991, 3-16.

GROHNFELDT, M.: Störungen der Sprachentwicklung. Berlin 1982.

GRUNWALD, A.: Ein neues Kategorisierungsmodell der Dysgrammatismen unter Berücksichtigung ätiologischer und psycholinguistischer Fragen. Die Sprachheilarbeit 27, 1982, 162-174.

GUNDERMANN, H.: Die Kommunikative Stimmtherapie. In: GROHNFELDT, M. (Hrsg.): Handbuch der Sprachtherapie. Band 7. Stimmstörungen. Berlin 1994, 157-171.

GUNDERMANN, H.: Einführung in die Praxis der Logopädie. Berlin 1982.

GÜNTHER, K.-B.: Sprachstörungen. Heidelberg 1988.

GUTZMANN, H.: Sprachheilkunde. Berlin ^{3}1924.

GUTZMANN, H.: Vorlesungen über die Störungen der Sprache und ihre Heilung. Berlin 1893.

HABERMAS, J.: Vorbereitende Bemerkungen zu einer Theorie der kommunikativen Kompetenz. In: HABERMAS, J. u. LUHMANN, N.: Theorie der Gesellschaft oder Sozialtechnologie. Frankfurt a. M. 1971, 101-143.

HACKER, D.: Eine Entdeckungsreise nach L1 oder: Wie M. sich der Phonologie der Deutschen nähert. Die Sprachheilarbeit 35, 1990, 64-72.

HACKER, D.: Phonologie. In: BAUMGARTNER, S. u. FÜSSENICH, I. (Hrsg.): Sprachtherapie mit Kindern. München 1992, 15-79.

HACKER, D.: Phonologische Störungen. In: GROHNFELDT, M. (Hrsg.): Handbuch der Sprachtherapie. Band 2. Störungen der Aussprache. Berlin 1990, 75-90.

HACKER, D. u. WEISS, K.-H.: Zur phonematischen Struktur funktioneller Dyslalien. Oldenburg 1986.

HAHN, V.: Myofunktionelle Therapie. Rieden 1988.

HANSEN, B. u. IVEN, C.: Prävention des Stotterns als interdisziplinäre Aufgabe. In: Deutsche Gesellschaft für Sprachheilpädagogik (Hrsg.): Interdisziplinäre Zusammenarbeit: Illusion oder Vision? Münster 1996, 589-598.

HANSEN, D.: Spracherwerb und Dysgrammatismus. München 1996.

HANSEN, K.: Arzt und Lehrer im Kampfe gegen die Sprachgebrechen. In: HASENKAMP, E. (Hrsg.): Das sprachkranke Kind. Halle a. S. 1930, 70-98.

HARDMEIER-HAUSER, S.: Kinder mit Sprachentwicklungsstörungen. Ein sprachtherapeutisches Konzept für die Arbeit mit Kind, Familie und Umfeld. Luzern 1992, ^{2}1996.

HARTIG-GÖNNHEIMER, M.: Entwicklung und Störungen des Selbst bei sprachbehinderten Kindern. Berlin 1994.

HARTMANN, B.: Mutismus. Berlin 1991.

HARTMANN, E.: Was leistet die Minimalpaar-Therapie bei aussprachegestörten Kindern? Die Sprachheilarbeit 41, 1996, 297-311.

HASENKAMP, E. (Hrsg.): Das sprachkranke Kind. Halle a. S. 1930.

HASSELMANN, N. u. HELLRUNG, U.: PASST FAST - die Sammlung von Minimalpaaren. Konstanz 1997.

HAUPT, U.: Kinder mit cerebralen Bewegungsstörungen und Sprechstörungen. In: FRÖHLICH, A. (Hrsg.): Kommunikation und Sprache körperbehinderter Kinder. Dortmund 1989, 100-113.

HEESE; G.: Sprachgeschädigtenpädagogik. In: JUSSEN, H. (Hrsg.): Handbuch der Heilpädagogik in Schule und Jugendhilfe. München 1967, 270-296.

HEIDTMANN, H.: Die Bedeutung der sprachlichen Kommunikation für die Sprachentwicklung – Bruners interaktionistischer Ansatz. Der Sprachheilpädgoge 22, 1990, 1-35.

HEIDTMANN, H.: Neue Wege der Sprachdiagnostik. Berlin 1990.

HELM, N.A.: Melodische Intonationstherapie. In: PEUSER, G. (Hrsg.): Studien zur Sprachtherapie. München 1979, 428-441.

HERL, S. u. SCHREY-DERN, D.: Wie lernt das Kind den Plural? Forum Logopädie 1997, 5-6.

HILLERT, D.: Sprachprozesse und Wissensstrukturen. Opladen 1990.

HINTEREGGER, F. u. MEIXNER, F. (Hrsg.): Stottern aus der Sicht der Betroffenen und der Therapeuten. Wien 1988.

HIRANO, M.: Morphological Structure of the Vocal Cord as a Vibrator and its Vasiations. Folia phoniatrica 26, 1974, 89-94.

HOFMANN-STOCKER, E.: Aphasische Störungen bei Kindern und Jugendlichen. Aphasie und verwandte Gebiete 2, 1992, 63-79.

HÖHLE, B.: Aphasie und Sprachproduktion. Opladen 1995.

HOLLAND, A.L.: Pragamtic aspects of intervention in aphasia. Journal of Neurolinguistics 6, 1991, 197-211.

HOMBURG, G.: Die Pädagogik der Sprachbehinderten - grundlegende Überlegungen. Rheinstetten 1978.

HOMBURG, G.: Konzepte und Ansatzpunkte der Dysgrammatismustherapie. In: GROHNFELDT, M. (Hrsg.): Handbuch der Sprachtherapie. Band 4. Störungen der Grammatik. Berlin 1991, 113-142.

HUBER, W. et al.: Der Aachener Aphasietest (AAT). Göttingen 1983.

HUBER, W. u. POECK, K.: Sprachstörungen. Stuttgart 1991.

HUBER, W.: Ansätze in der Aphasietherapie. Neurolinguistik 5, 1991, 71-92

IHSSEN, W.B.: Linguistik, Kindersprachforschung und Pathologie der Kindersprache. Die Sprachheilarbeit 23, 1978, 149-156.

JACKSON, J.H.: On affection of speech from diseases of the brain. Brain I, 1878-79.

JACKSON, J.H.: Selected Writings of John Hughlings Jackson (1878ff.). New York 1958.

JACOBSEN, G.: Die koordinierte Stotterkontrolle. München 1992.

JAEGER, M. u. ZIEGLER, W.: Der metrische Übungsansatz in der Sprechapraxiebehandlung. Neurolinguistik, 1993, 31-41.

JAHN, T.: Metaphon - ein Progamm zur Behandlung phonologischer Störungen bei Kindern. Forum Logopädie 1998, 5-8.

JAKOBSON, R. u. HALLE, M.: Fundamentals of Language. The Hague 1956.

JAKOBSON, R.: Kindersprache, Aphasie und allgemein Lautgesetze. Uppsala 1941.

JOHANNSEN, H.S. u. SCHULZE, H. (Hrsg.): Praxis der Beratung und Therapie bei kindlichem Stottern. Ulm 1993.

JOHANNSEN, H.S. u. SCHULZE, H.: Stottern. Tagungsbericht, Münster 1993, Phoniatrische Ambulanz Ulm 1993.

JÖRG, J. u. WILHELM, H.-H.: Praxis neurologischer Sprach- und Sprechstörungen. Stuttgart 1985.

JUSSEN, H.: Der sprachwissenschaftliche Aspekt in der Sprachheilpädagogik. Die Sprachheilarbeit 9, 1964, 195-209.

KATZ-BERNSTEIN, N.: Aufbau der Sprach- und Kommunikationsfähigkeit bei redeflußgestörten Kindern. Luzern 1986, ^{5}1992.

KATZ-BERNSTEIN, N.: Poltern - Therapieansatz für Kinder. Vierteljahreszeitschrift für Heilpädagogik und ihre Nachbargebiete 55, 1986, 413-426.

KELTER, St.: Aphasien. Stuttgart 1990.

KEMPCKE, A.: Die Assoziationsmethode von McGinnis. Ein Programm zur Behandlung zentralorganischer Sprachentwicklungsstörungen. Sprache-Stimme-Gehör 4, 1980, 165-168.

KILENS, K.: Die Behandlung von Sprachentwicklungsstörungen. In: KNURA, G. u. NEUMANN, B. (Hrsg.): Pädagogik der Sprachbehinderten. Berlin 1980, 174-208.

KITTEL, A.: Myofunktionelle Therapie. In: GROHNFELDT, M. (Hrsg.): Handbuch der Sprachtherapie. Band 2. Störungen der Aussprache. Berlin 1990, 106-120.

KLENCKE, H. Die Störungen des menschlichen Stimm- und Sprachorgans und deren rationelle Heilung. Carsel 1844.

KLOSTER-JENSEN, M.: SNAsAm. Ein Modell zur artikulatorischen Beschreibung von Stellungs- und Übergangsphasen im Redeablauf. Hamburger Phonetische Beiträger 25, 1978, 201-220.

KNURA, G.: Einige Besonderheiten des schulischen Verhaltens sprachbehinderter Kinder. Die Sprachheilarbeit 16, 1971, 111-123.

KNURA, G.: Grundfragen der Sprachbehindertenpädagogik. In: KNURA, G. u. NEUMANN, B. (Hrsg.): Pädagogik der Sprachbehinderten. Berlin 1980, 3-64.

KOTTEN, A.: Evaluation u. Aphasietherapie. Neurolinguistik 3, 1989, 83-106.

KOTTEN, A.: Lexikalische Störungen bei Aphasie. Stuttgart 1997.

KRECH, H.: Die Behandlung gestörter S-Laute. Berlin 1969.

KRECH, H.: Die kombiniert-psychologische Übungstherapie. Wissenschaftliche Zeitschrift der Universität Halle. 8, 1959, 397-430.

KROME, P.: Funktionale Kommunikationstherapie (FKT) bei globaler Aphasie. Pfaffenweiler 1989.

KRÜGER, M. u. TRÄNKMANN, J.: Myofunktionelle Therapie. Sprache-Stimme-Gehör. 21, 1997, 173-184.

KRUSE, E.: Funktionale Stimmtherapie - Therapeutisch-konzeptionelle Konsequenz der laryngealen Doppelventilfunktion. Sprache-Stimme-Gehör 15, 1991, 127-134.

KUHR, A.: Die verhaltenstherapeutische Behandlung des Stotterns. Ein multimodaler Ansatz. Berlin 1991.

KUSSMAUL, A.: Die Störungen der Sprache. Leipzig 1877.

KWINT, L.A.: Sprachanomalien bei schulpflichtigen Kindern und ihre Bekämpfung. Zeitschrift für Kinderforschung 34, 1928, 293-320.

LANG, CH.; von STOCKERT, Th.R.: Zum gegenwärtigen Stand der Aphasietherapie. Fortschritte Neurologie und Psychiatrie 54, 1986, 119-137.

LANGACKER, R.W.: Sprache und ihre Struktur. Tübingen 1976.

LANGMAN, J.: Medizinische Embryologie. Stuttgart ^{6}1980.

LEISCHNER, A.: Aphasien und Sprachentwicklungsstörungen. Stuttgart 1979.

LEVELT, W.J.M.: Speaking: From intention to articulation. Cambridge 1989.

LEVELT, W.J.M.: The architecture of normal language use. In: BLANKEN et al. (eds.): Linguistic Disorders and Pathologies. Berlin 1993, 1-15.

LICHTHEIM, L.: Über Aphasie. Deutsches Archiv für klinische Medizin 36, 1885, 204-268.

LIEBMANN, A.: Agrammatismus infantilis. Archiv für Psychiatrie und Nervenkrankheiten 24, 1901, 240-252.

LIEBMANN, A.: Vorlesungen über Sprachstörungen. 4. Heft. Poltern (Paraphrasia praeceps). Berlin 1900.

LINKE, A.; NUSSBAUMER, M.; PROTMANN, P.R.: Studienbuch Linguistik. Tübingen 1994.

LIST, G.: Sprachpsychologie. Stuttgart 1981.

LOTZMANN, G. (Hrsg.): Sprechangst in ihrer Beziehung zu Kommunikationsstörungen. Berlin 1986.

LUCHSINGER, R.: Poltern. Berlin 1963.

LUCHSINGER, R. u. ARNOLD, G.E.: Handbuch der Stimm- und Sprachheilkunde. Band 1. Die Stimme und ihre Störungen. Band 2. Die Sprache und ihre Störungen. Wien - New York 1970.

LURIA, A.R.: Die höheren kortikalen Funktionen des Menschen und ihre Störungen bei örtlichen Hirnschädigungen. Berlin 1970.

LURIA, A.R.: Traumatic Aphasia. Monton 1970.

LUTZ, L.: Das Schweigen verstehen. Über Aphasie. Berlin 1992.

MANDOWSKI, E.: Zur Ergründung des Stotterübels. Halle a. S. 1876.

MARTENS, C. u. P.: Abbildungen zu den deutschen Lauten. München ^{2}1966.

MEIXNER, F.: Das Sprachaufbauprogramm „Fritz und Franz". Der Sprachheilpädagoge 10, 1978, 47-55.

MEIXNER, F.: Poltern aus entwicklungspsychologischer Sicht. In: GROHNFELDT, M. (Hrsg.): Handbuch der Sprachtherapie. Band 5. Störungen der Redefähigkeit. Berlin 1992, 468-490.

MEIXNER, F.: Zur Behandlung des Polterns. Der Sprachheilpädagoge 4, 1972.

MERCURIALIS, H.: De puerorum morbis tractatus. Francofurti 1584.

MIDDELDORF, V.: Dynamische Stimmtherapie. In: GROHNFELDT, M. (Hrsg.): Handbuch der Sprachtherapie. Band 7. Stimmstörungen. Berlin 1994, 172-197.

MIETHE, E. und HERMANN-RÖTTGEN, M.: Wenn die Stimme nicht stimmt ... Stuttgart 1993.

MORALES, R.C.: Die orofaziale Regulationstherapie. München 1991.

MOTSCH, H.-J.: Erwerbsstörungen kommunikativer Fähigkeiten und Kommunikationstherapie. In.: FRÜHWIRTH, J. und MEIXNER, F. (Hrsg.): Sprache und Kommunikation. Wien 1994, 41-49.

MOTSCH, H.-J.: ESGRAF-Testmanuel. Evozierte Sprachdiagnose grammatischer Fähigkeiten. München 1999.

MOTSCH, H.-J.: Idiographische Logopädie. Vierteljahreszeitschrift für Heilpädagogik und ihre Nachbargebiete VHN 59, 1990, 2-13.

MOTSCH, H.-J.: Sprach- oder Kommunikationstherapie? In: GROHNFELDT, M. (Hrsg.): Handbuch der Sprachtherapie. Band 1. Grundlagen der Sprachtherapie. Berlin ^{2}1996, 73-95.

MOTSCH, H.-J.: Stottern. In: ASCHENBRENNER, H. u. RIEDER, K. (Hrsg.): Sprachheilpädagogische Praxis. Wien 1983, 31-39.

MOTSCH, H.-J.: Veränderungen verbaler Mutter-Kind-Interaktionen bei sprachentwicklungsverzögerten Kindern. Unveröffentlichtes Manuskript. Freiburg 1981.

MOTSCH, H.-J.: Zusammenarbeit mit Eltern sprachentwicklungsgestörter Kinder. In: BÄCHTOLD, A. et al. (Hrsg.): Sonderpädagogik. Handlung, Forschung, Wissenschaft. Berlin 1986, 209-226.

NADOLECZNY, M.: Kurzes Lehrbuch der Sprach- und Stimmheilkunde. Leipzig 1926.

NATION, J.E. u. ARAM, D.M.: Diagnostik von Sprech- und Sprachstörungen. Stuttgart 1989.

NELSON, K.: Concept, word and sentence: interrelations in acquisition and development. Psychological Review 81, 1974, 267-285.

NEUMANN, B.: Sprachbehindertenpädagogische Diagnostik. In: KNURA, G. u. NEUMANN, B. (Hrsg.): Pädagogik der Sprachbehinderten. Berlin 1980, 125-158.

NONDORF, H. u. BAHR, R.: Sprach-Handlungs-Spielräume in der pädagogischen Sprachtherapie. In: Deutsche Gesellschaft für Sprachheilpädagogik (Hrsg.): Sprache-Verhalten-Lernen. Rimpar 1993, 699-711.

OFFERGELD, K.: Gestörte Sprachentwicklung. Ursachen, Symptome, Behandlung. Bonn ^{2}1988.

ORTHMANN, W.: Sprachstörungen. In: HEESE, G. u. WEGENER, H. (Hrsg.): Enzyklopädisches Handbuch der Sonderpädagogik. Berlin 1969, Sp. 3413-3417.

ORTHMANN, W.: Zur Struktur der Sprachgeschädigtenpädagogik. Berlin 1969.

PADOVAN, B.: Die Schluckfehlfunktion. Ortodontia 9, 1976, Nr. 1 und 2.

PAHN, J.: Stimmübungen für Sprechen und Singen. Berlin 1968.

PAPE, U.: Erlernen neuer Sprechformen als Stottertherapie. In: GROHNFELDT; M. (Hrsg.): Handbuch der Sprachtherapie. Band 5. Störungen der Redefähigkeit. Berlin 1992, 93-100.

PAPOUSEK, M.: Vom ersten Schrei zum ersten Wort. Anfänge der Sprachentwicklung in der vorsprachlichen Kommunikation. Bern 1994

PASCHER, W. u. BAUER, H. (Hrsg.): Differentialdiagnose von Sprach-, Stimm- und Hörstörungen. Stuttgart 1984.

PASCHER, W.; JOHANNSEN, H.S. u. PETERSEN U.: Sprach- und Stimmheilkunde. In: BOCK, H.E.; GEROK, W. u. HARTMANN, F. (Hrsg.): Klinik der Gegenwart, Band V. München 1975, E 161 - E 177b.

PETERMANN, G.: Vorschulkinder lernen Sprachlaute differenzieren. Berlin [2]1986.

PÈTURSSON, M. u. NEPPERT, J.: Elementarbuch der Phonetik. Hamburg 1991.

PEUSER, G. (Hrsg.): Brennpunkte der Patholinguistik. München 1978.

PEUSER, G.: Aphasie. Eine Einführung in die Patholinguistik. München 1978.

PFEIFER, G. u.a.: Lippen-Kiefer-Gaumenspalten. München 1981.

PIAGET, J.: Sprechen und Denken des Kindes. Düsseldorf 1972.

PICK, A.: Die agrammatischen Sprachstörungen. Berlin 1913.

POECK, K.: Klinische Neuropsychologie. Stuttgart 1982.

POECK, K.: Neurologie. Berlin [2]1972.

POMPINO-MARSCHALL, B.: Einführung in die Phonetik. Berlin 1995.

PREYER, W.: Die Seele des Kindes. Leipzig 1882.

PULVERMÜLLER; F.: Aphasische Kommunikation. Grundfragen ihrer Analyse und Therapie. Tübingen 1990.

RAMGE, H.: Spracherwerb und sprachliches Handeln. Düsseldorf 1976.

REMMLER, S.: Vergleichende Untersuchungen zur Morphologie und Syntax 5-6jähriger normalsprechender und agrammatisch sprechender Kinder. Ermittlung grammatischer Fehlleistungen - Erarbeitung eine Prüfverfahrens. Berlin 1975.

RHEINWEILER, R.: Sprachstörungen und Körperbehinderungen. In: GROHNFELDT, M. (Hrsg.): Handbuch der Sprachtherapie. Band 8. Sprachstörungen im sonderpädagogischen Bezugssystem. Berlin 1995, 148-171.

RICKHEIT, G. u. STROHNER, H.: Grundlagen der kognitiven Sprachverarbeitung. Tübingen 1993.

RIEDER, K. u. RUMLER, A.: Poltern. In: ASCHENBRENNER, H. u. RIEDER, K. (Hrsg.): Sprachheilpädagogische Praxis. Wien [2]1990, 183-188.

ROBERTSON, S.J. u. THOMSON, F.: Therapie mit Dysarthrikern. Stuttgart 1992.

RODUST, H. u. SCHINNEN, M.: Aische bleibt in ihrer Klasse. Integrative Sprachtherapie in der Grundschule. Die Sprachheilarbeit 30, 1985, 285-289.

ROMONATH, R.: Phonologische Prozesse an sprachauffälligen Kindern. Berlin 1991.

ROMONATH, R.: Sprachdiagnostik bei kindlichen Aussprachestörungen aus sprachsystematischer, pädolinguistischer und sprechhandlungstheoretischer Sicht. Die Sprachheilarbeit 38, 1993, 185-198.

RÖSLER, A.: Fürsorge für sprachgebrechliche Kinder. In: HASENKAMP, E. (Hrsg.): Das sprachkranke Kind. Halle a. S. 1930, 139-148.

ROTH, V.M.: Sprachtherapie. Tübingen 1984.

ROTHWEILER, M.: Neue Ergebnisse zum fast mapping bei sprachnormalen und bei sprachentwicklungsgestörten Kindern. In: MEIBAUER, J. u. ROTHWEILER; M. (Hrsg.): Das Lexikon im Spracherwerb. Tübingen 1999, 252-277.

RUMLER, A.: Über die Behandlung des Polterns. In: ASCHENBRENNER, H. (Hrsg.): Sprachheilpädagogik. Wien 1975, 95-99.

RUMLER, A.: Über die Behandlung des Polterns. In: ASCHENBRENNER, H. (Hrsg.): Sprachheilpädagogik. Wien 1975, 95-99.

SANDER, A.: Behindertenbegriffe und ihre Konsequenzen für die Integration. In: EBERWEIN, H. (Hrsg.): Behinderte und Nichtbehinderte lernen gemeinsam. Weinheim 1988, 75-82.

SANDER, A.: Zum Problem der Klassifikationen in der Sonderpädagogik: Ein ökologischer Ansatz. Vierteljahreszeitschrift für Heilpädagogik und ihre Nachbargebiete VHN 54, 1985, 15-31.

SASSENROTH, M.: Phonologische Störungen. Vierteljahreszeitschrift für Heilpädagogik und ihre Nachbargebiete VHN 59, 1990, 46-59.

SAUSSURE, F. de: Grundfrage der allgemeinen Sprachwissenschaft. Berlin ^{2}1967.

SAUVAGES DE LACROIX, F.B.: Neurologia methodica. Amstelodami 1768.

SCHÄFER, H.: Bildwortserie zur Lautagnosieprüfung und zur Schulung des phonematischen Gehörs. Die Sprachheilarbeit 18, 1973, 83-89.

SCHÄFER, H.: Die „partielle akustische Lautagnosie" und ihre Erkennung durch ein neu entwickeltes Prüfverfahren. Unveröffentlichte Examensarbeit. Marburg 1963.

SCHIEFELBUSCH, R.L. (Ed.): Nonspeech Language and Communication Analysis and Intervention. Baltimore 1980.

SCHILLING, A. u. SCHÄFER, H.: Beitrag zur Prüfung der „partiellen akustischen Lautagnosie" bei stammelnden Kindern mit einem Agnosie-Prüfverfahren. Marburg 1962.

SCHILLING, A.: Sprech- und Sprachstörungen. In: BERENDES, J.; LINK, R. u. ZÖLLNER, F. (Hrsg.): Hals-, Nasen- Ohrenheilkunde. Band II/2. Stuttgart 1963, 1189-1259.

SCHINDLER, A.: Stottern erfolgreich bewältigen. Augsburg 1998.

SCHLENCK, C.; SCHLENCK, U. u. SPRINGER, L.: Die Behandlung des schweren Agrammatismus. Stuttgart 1995.

SCHLENKER-SCHULTE, Ch. u. SCHULTE, K.: Stammlertherapie auf phonetischer Grundlage. In:GROHNFELDT, M. (Hrsg.): Handbuch der Sprachtherapie. Band 2. Störungen der Aussprache. Berlin 1990, 21-61.

SCHMIDTKE, A. u. SCHALLER, S.: Lernen am Modell als verhaltenstherapeutische Strategie bei elektivem Mutismus. Acta Paedopsychiatrica 43, 1978, 57-71

SCHÖLER, H.; FROMM, W. u. KANY, W. (Hrsg.): Spezifische Sprachentwicklungsstörung und Sprachlernen. Heidelberg 1998

SCHÖLER, H. u. SPOHN, B.: Entwicklung des Inventars diagnostischer Informationen bei Sprachentwicklungsauffälligkeiten IDIS. Bericht Nr. 5 aus dem Forschungsprojekt Differentialdiagnostik. Heidelberg 1997.

SCHOLZ, H.-J.: Normbegriffe und Begriffsnormierung in der Sprachbehindertenpädagogik. In: Lotzmann, G. (Hrsg.): Sprach- und Sprechnormen. Heidelberg 1974, 43-52.

SCHOLZ, H.-J.: Sprachwissenschaftliche Aspekte. In: KNURA, G. u. NEUMANN, B. (Hrsg.): Pädagogik der Sprachbehinderten. Berlin 1980, 621-649.

SCHOLZ, H.J.: Von der Notwendigkeit linguodiagnostischer Verfahren für die Zeit der Sprachentwicklung. Die Sprachheilarbeit 15, 1970, 97-103.

SCHOLZ, H.J.: Zum phonologischen Aspekt des Spracherwerbs und dessen Bedeutung für die Dyslalie. Die Sprachheilarbeit 19, 1974, 145-152.

SCHOLZ, H.-J.: Zur Phonologie gestammelter Sprache. Die Sprachheilarbeit 14, 1969, 4-11.

SCHOOR, U.: Stottern im Vorschulalter. In: GROHNFELDT; M. (Hrsg.): Handbuch der Sprachtherapie. Band 5. Störungen der Redefähigkeit. Berlin 1992, 105-134.

SCHOOR, U.: Strukturierung der psychodiagnostischen Arbeit des Sonderschullehrers. Zeitschrift für Heilpädagogik 23, 1972, 527-538.

SCHÜLER, S.; KIENITZ, R. u. HILBERT, R.: Zur Diagnostik des Agrammatismus sowie zu Inhalt und Methoden seiner Überwindung. Berlin 1988.

SCHULTE, K.: Phonembestimmtes Manualsystem (PMS). Villingen-Schwenningen 1974.

SCHULTE-MÄTER, A.: Verbale Entwicklungsdyspraxie. Frankfurt a. M. 1996.

SCHULTHESS, R.: Das Stammeln und Stottern. Zürich 1830.

SCHULZE, J.: Dysphonien im Kindesalter. In: GROHNFELDT, M. (Hrsg.): Handbuch der Sprachtherapie. Band 7. Stimmstörungen. Berlin 1994, 273-293.

SCHWARZ, C.: Systematische Logopädie. Bern 1985.

SCHWECKENDIEK, W.: Spaltbildungen der Lippe, des Kiefers und des Gaumens. In: BERENDES, J.; LINK, R. u. ZÖLLNER, F. (Hrsg.): Hals-, Nasen-Ohren-Heilkunde in Praxis und Klinik. Stuttgart [2]1978, 11.1-11.52

SCHWÖRER, Ch.: Der apallische Patient. Stuttgart 1992.

SEARLE, J.R.: Sprechakte. Ein sprachphilosophischer Essay. Frankfurt a. M. 1971.

SEEMAN, M.: Sprachstörungen bei Kindern. Berlin [4]1974.

SMITH, S. u. THYME, K.: Die Akzentmethode und ihre theoretischen Voraussetzungen. Flensburg 1980.

SPIECKER-HENKE, M.: Methoden der Stimmtherapie im Überblick. In: GROHNFELDT, M. (Hrsg.): Handbuch der Sprachtherapie. Band 7. Stimmstörungen. Berlin 1994, 123-138.

SPOERRI, T.: Mutismus. In: MÜLLER, C. (Hrsg.): Lexikon der Psychiatrie. Berlin 1973, 345-346.

SPRINGER, L. u. WENIGER, D.: Aphasietherapie aus logopädisch-linguistischer Sicht.. In: BÖHME, G. (Hrsg.): Therapie der Sprach-, Sprech- und Stimmstörungen. Stuttgart 1980, 190-207.

SPRINGER, L.: Behandlungsphasen einer syndromorientierten Aphasietherapie. Sprache-Stimme-Gehör 10, 1986, 22-29.

SPRINGER, L.: Erklärungsansätze und Behandlung sprechapraktischer Störungen. Forum Logopädie 3, 1995, 3-7.

STANG, H.: Möglichkeiten zur Behandlung polternder Klienten. Die Sprachheilarbeit 29, 1984, 255-264.

STEINER, J.: PACE- Fotokarten. Systematische Anleitung des Patienten zur Nutzung aller Kommunikationskanäle. Leverkusen 1988.

STERN, C. u. W.: Die Kindersprache. Leipzig ^{1}1907, ^{4}1927.

STOCKERT von, Th.: Theorie und Praxis der Aphasietherapie. München 1984.

STOLL, A.: Sprechleistungsstufen. In: GROHNFELDT; M. (Hrsg.): Handbuch der Sprachtherapie. Band 5. Störungen der Redefähigkeit. Berlin 1992, 273-284.

SZAGUN, G.: Bedeutungsentwicklung beim Kind. München 1983.

SZAGUN, G.: Sprachentwicklung beim Kind. München 1980, ^{4}1991.

TESAK, J.: Agrammatismus. Neurolinguistik 4, 1990, 1-41.

TESAK, J.: Einführung in die Aphasiologie. Stuttgart 1997.

TEUMER, J.: Möglichkeiten zur Erfassung und Entwicklung von senso-motorischen Wahrnehmungsleistungen bei (sprachgeschädigten) Kindern im Vorschulalter. Sonderpädagogik 7, 1977, 53-73.

THEINER, Ch.: Untersuchungen zur phonematischen Differenzierungsfähigkeit. Die Sonderschule 13, 1968, 2-15.

TRAMER, M.: Elektiver Mutismus bei Kindern. Zeitschrift für Kinderpsychiatrie 1, 1934, 30-35.

TRAMER, M.: Lehrbuch der allgemeinen Kinderpsychiatrie. Basel 1949.

TRAUTNER, H.M.: Lehrbuch der Entwicklungspsychologie. Band 2: Theorien und Befunde. Göttingen 1991.

TRUBETZKOY, N.S.: Grundzüge der Phonologie. Göttingen ^{4}1967.

VAN RIPER, Ch. u. IRWIN, J.V.: Artikulationsstörungen. Berlin ^{4}1989.

VAN RIPER, Ch.: Die Behandlung des Stotterns. Solingen 1986.

VAN RIPER, Ch.: Speech Correction: Principles and methods. New Jersey 1939, ^{10}1984.

VOGEL, M.; ZIEGLER, W. u. MORASCH, H.: Sprechapraxie. In: CRAMON, von D.; ZIHL, J. (Hrsg.): Neuropsychologische Rehabilitation. Berlin 1988, 347-359.

WAGNER, I.: LOGO: Aussspracheprüfung zur differenzierten Analyse von Dyslalien. Wildeshausen 1994.

WEIGL, I.: Neuropsychologische und neurolinguistische Grundlagen eines Programms zur Rehabilitation aphasischer Störungen. In: PEUSER, G. (Hrsg.): Studien zur Sprachtherapie. München 1979, 491-515.

WEIKERT, K.: Bedingungshintergründe und Entwicklungsverlauf. In: HEAP, R. (Hrsg.): Wenn mein Kind stottert. Köln 1995, 38-44.

WEISS, D.A.: Der Zusammenhang zwischen Stottern und Poltern. Folia phoniatrica 2, 1950, 252-262.

WEISS, D.A.: Therapy of cluttering. Folia phoniatrica 12, 1960, 216-223.

WENDLANDT, W.: Non-avoidance-Prinzipien in der Therapie des Stotterns. In: GROHNFELDT; M. (Hrsg.): Handbuch der Sprachtherapie. Band 5. Störungen der Redefähigkeit. Berlin 1992, 425-445.

WENDLER, J. u. SEIDNER, W.: Lehrbuch der Phoniatrie. Leipzig [2]1987.

WENDLER, J. u.a.: Lehrbuch der Phoniatrie und Pädaudiologie. Stuttgart [3]1996.

WERNER, L.: Das sprachgeschädigte Kind in der Vorschulerziehung. Frankfurt a. M. 1974.

WERNICKE, C.: Der aphasische Symptomenkomplex. Berlin 1974.

WETZEL, M. u. BAUER, M.: Zur Kommunikation und Sprache anarthrischer Kinder unter besonderer Berücksichtigung der Bliss-Symbol-Kommunikationsmethode. Zeitschrift für Heilpädagogik 42, 1991, 746-758.

WIECHMANN, J.: Die Sprachgeschädigten. Bonn 1964.

WINKELMANN, A.: Aphasietherapie im Überblick. Forum Logopädie 1998, 11-14.

WIRTH, G.: Sprachstörungen, Sprechstörungen, kindliche Hörstörungen. Köln [2]1983.

WIRTH, G.: Stimmstörungen. Köln [3]1991.

WULFF, H.: Rhinophonie. In: ASCHENBRENNER, H. u. RIEDER, K. (Hrsg.): Sprachheilpädagogische Praxis. Wien 1983, 52-73.

WURST, F.: Sprachentwicklungsstörungen und ihre Behandlung. Wien 1973.

WURZEL, W.U.: Studien zur deutschen Lautstruktur. Berlin 1970.

WYATT, G.L.: Entwicklungsstörungen der Sprachbildung und ihre Behandlung. Stuttgart 1973.

WYGOTSKI, L.S.: Denken und Sprechen. Frankfurt a. M. 1977.

ZIEGLER, W. u. JAEGER, M.: Materialien zur Sprechapraxie-Therapie. Dortmund 1993.

ZIEGLER, W. u. VON CRAMON, D.: Die Sprechapraxie – eine apraktische Störung? Fortschritte der Neurologie und Psychiatrie 56, 1988, 198-204.

ZIEGLER, W. u.a.: Dysarthrie. Stuttgart 1998.

ZIEGLER; W.: Sprechapraktische Störungen bei Aphasie. In: BLANKEN, G. (Hrsg.): Einführung in die linguistische Aphasiologie. Freiburg 1991, 89-119.

ZOLLINGER, B.: Die Entdeckung der Sprache. Bern ³1997.

ZOLLINGER, B.: Spracherwerbsstörungen. Bern 1987, ⁵1997.

ZÖLLNER, F.: Hals-Nasen-Ohren-Heilkunde. Stuttgart 1974.

ZUCKRIGL, A.: Sprachschwächen. Der Dysgrammatismus als heilpädagogisches Problem. Villingen 1964.

ZUCKRIGL, A.: Zur Sprach- und Sprechtherapie mit dem „Language Master" und handelsüblichen Tonbandgeräten. Neue Blätter für Taubstummenbildung 20, 1966, 308-317.

Sachwortverzeichnis

Aachener Aphasietest 316

Adaptationseffekt 265

Affrizierung 117

Agrammatismus 234, 236

Akzentmethode 334

Alalie 205

Allomorphe 19

Allophone 18

Ambulante Sprachtherapie 374

Amnestische Aphasie 181

Apallisches Syndrom 175

Aphasie 162

Aphasiediagnostik 315

Aphasietheorie 165

Aphasietherapie 357

Aphasiologie 164

Aphonie 85

Artikulationsart 113

Artikulationsorgane 103

Artikulationsprüfung 298

Artikulationsschema 114, 115

Artikulationsstellen 112

Artikulationstherapie 329

Aspiration 117

Assimilation 118

Assoziationsmethode 347

Atemrhythmisch angepaßte Phonation 333

Atmungsarten 65

Atmungskapazität 68

Atmungsstörungen 69

Atmungssystem 65

Atmungstherapie 329

Atmungstypen 67

Atmungsvorgang 63

Audiogene Dyslalie 217

Audiogener Dysgrammatismus 238

Audiometrie 296

Aussprecheprüfung 308

Beginnendes Stottern 260

Bißarten 123

Bradypnoe 71

Broca-Aphasie 177

Central language imbalance 273

Chronisches Stottern 262

Deblockierungsmethode 359

Deletionstest 22

Dependenzgrammatik 21

Diagnostikmodell 292, 321

Differentialdiagnose 295

Diphthonge 110

Distinktive Merkmale 26

397

Dysarthrie 143

Dysarthriediagnostik 301

Dysarthrietherapie 340

Dysarthrophonie 143

Dysglossie 102, 119, 121

Dysgrammatismus 234

Dysgrammatismusdiagnostik 310

Dyslalie 205, 213

Dysmorphiesyndrome 133

Dysphagien 142

Dysphasischer Dysgrammatismus 239

Dysphemie 258

Dysphonie 70, 84

Dyspnoe 63

Einzelintegration 375

Entwicklungsbedingtes Stottern 266

Entwicklungsdysgrammatismus 234, 240

Entwicklungsdysphasie 200

Entwicklungsproximale Sprachtherapie 355

Entwicklungspycholinguistik 30

Ersatzstimme 99

Erwartungsphänomen 265

Fast mapping-Prozeß 252

Förderausschußverfahren 291

Förderdiagnostik 290

Form-content-use-Modell 63

Frühe Sprachtherapie 349

Funktionaler Mutismus 286

Generative Phonologie 27

Globale Aphasie 182

Glottis 74

Grammatikerwerb 244

Hemisphärenspezialisierung 195

Hörbahn 218

Hörprüfung 295

Hör-Sprach-Kreis 55

Hör-Sprech-Schema 55

Inhaltsbezogene Grammatik 15

Integrationsklassen 375

Integratives Gruppen- und Einzeltraining (IGE) 365

Interaktionsanalyse 327

Kaumethode 335

Kehlkopf 71

Kehlkopfkarzinome 93

Kelkopfoperationen 94

Klassifikation 47, 59

Koartikulation 118

Kommunikationsbehinderung 41

Kommunikationshilfen 342

Kommunikationsstörungen 61

Kommunikationstherapie 347, 349

Kommunikative Geltungsansprüche 35

Kommunikative Kompetenz 34

Kompetenz 26

Komplexe Sprachentwicklungsüberprüfung 313

Konditionierte Dyslalie 220

Konsistenzeffekt 265

Konsonanten 18, 111

Konsonantismus 229

Konstituentenstrukturanalyse 22
Konstituentenstrukturgrammtik 21
Kontextthese 46
Kontinuitätsthese 46
Kooperative Schulsysteme 376
Lähmungen 151
Lallphase 206
Laryngektomie 95
Lautagnosieprüfung 306
Lautprüfverfahren 299
Lautschwund 119
Leitungsaphasie 183
Lexem 24
Lexikalische Entwicklung 251
Lexikalische Erwerbsstörung 308
Lexikalische Struktur 24
Linguale Entwicklung 208
Linguistik 14
Linguistischer Generativismus 14, 25
Linguistischer Strukturalismus 15
Linguodiagnostik 303
Lippen-Kiefer-Gaumen-Spalten 128
Logogen-Modell 188
Logophobie 281
Lokalisationshypothese 165
Melodische Intonationstherapie 342, 360
Metrischer Übungsansatz 343
Minimalpaar-Therapie 353
Modalitätenaktivierung 360
Mogilalie 214

Morphe 19
Morpheme 19
Morphologie 19
Motorische Dyslalie 220
Mundatmung 142
Mutationsdysphonie 85
Mutationsfistelstimme 86
Mutismus 285, 318
Mutter-Kind-Interaktion 348
Myofunktionelle Therapie 338
Nachahmungsdyslalie 215
Nasalierungsmethode 334
Nasalitätsprüfung 298
Näseln 135, 139
Neck dissection 97
Neurogenes Stottern 266
Ökolinguopädische Therapie 356
Ökosystemischer Behinderungsbegriff 41
Organonmodell 33
Orofaziale Dysfunktion 139
Orofaziale Regulationstherapie 339
Ösophagusstimme 98
PACE-Therapie 361
Palatolalie 136, 337
Paralalie 214
Parazentese 135
Partielle Lautagnosie 220
Performanz 26
Permutationstest 22
Phonationstheorie 78

Phonationszyklus 79

Phone 18

Phonematische Differenzierung 305

Phonembestimmstes Manualsystem 352

Phoneme 18

Phonemsystem 26

Phonetik 17

Phonetische Entwicklungsstörungen 214

Phonologie 17, 26

Phonologische Entwicklungsstörungen 226

Phonologische Prozesse 232, 306

Phonologische Störungen 232, 306

Phononeurosen 83

Phonoponosen 83

Poltern 8, 272, 318

Poltersyndrom 278

Poltertherapie 363

Praelinguale Entwicklung 206

Pragmatische Sprachtherapie 351

Profilanalyse 312

Prompt-Methode 343

Psychogene Dyslalie 215

Psycholinguistik 29

Reduzierte-Syntax-Therapie (REST) 362

Rehabilitative Spracherziehung 346

Resonanzstörungen 337

Rhinophonie 137

Rhotazismen 226

Satzproduktionsmodell 190

Schluckvorgang 141

Schreiphase 206

Schulen für Sprachbehinderte 376

Screening 294

Selektiver Mutismus 286

Semantische Felder 24

Semantische Relationen 24

Semantisches Lernen 254

Semioseprozeß 13

Sensorische Dyslalie 219

Shuntventil 99

Sigmatismen 124, 220

S-Lautbildung 221

Sonderpädagogische Förderklassen 377

Sonderpädagogischer Förderbedarf 41

Soziolektdysgrammatismus 238

Spaltbildungen 128

Spezifische Sprachentwicklungsstörung 235

Spontansprachstichprobe 293, 303

Sprachauffassung 36

Sprachbehinderung 39, 43

Sprachbenutzermodell 31

Sprachdiagnostik 290

Sprachentwicklungsbehinderung 193, 203

Sprachentwicklungsprofile 304

Sprachentwicklungsstörung 7, 203

Sprachentwicklungstests 303

Sprachentwicklungsverzögerung 203

Spracherwerb 205

Spracherwerbstheorien 211

Sprach-Handlungs-Spielräume 351

Sprachheilpädagogik 37

Sprachheilpädagogische Förderzentren 378

Sprachmodell 62

Sprachschädigung 39, 43

Sprachstörung 37, 41

Sprachtherapeutischer Unterricht 377

Sprachtherapie 322, 325, 328

Sprachverarbeitungsmodelle 188, 191

Sprechakttheorie 34

Sprechangstreduktion 365

Sprechapraxie 156

Sprechhilfe 100

Sprechunflüssigkeiten 261

Stimmabsätze 81

Stimmbeteiligung 114

Stimmdiagnostik 297

Stimme 77

Stimmeinsätze 81

Stimmheilunterricht 336

Stimmpathologie 83

Stimmprothese 99

Stimmrehabilitation 97

Stimmstörungen 8

Stimmtherapie 332, 336

Stotterdiagnostik 320

Stottern 8, 257, 318

Stottertherapie 368

Strukturalistische Phonologie 17

Strukturanalyse 326

Systematisierung 48, 53

Systematisierungsmodelle 49

Tachyphemie 272

Tachypnoe 71

Taschenfaltenstimme 86

Teddy-Test 310

Therapeutische Wirkfaktoren 370

Tracheostoma 95

Transformationsgrammatik 27

Transkortikale Aphasie 184

Trianguläre Blickkontakt 255

Überwindungsmodus 113

Unterstützte Kommunikation 341

Verbale Entwicklungsdyspraxie 161

Verhaltensanalyse 326

Verzögerte Sprachentwicklung 205

Vokaldreieck 106

Vokale 18, 106

Vokalismus 229

Vokalviereck 107

Wernicke-Aphasie 179

Wortbedeutungsentwicklung 248

Wortfindungsstörungen 246

Wortschatzdefizite 246

Wortschatzspurt 252

Wortschatztests 309

Zerebrale Asymmetrie 197

Zerebrale Bewegungsstörungen 153, 156

Zungenpressen 140

Norbert Myschker

**Verhaltensstörungen
bei Kindern und Jugendlichen**

*Erscheinungsformen – Ursachen –
Hilfreiche Maßnahmen*
3., überarb. Auflage 1999
468 Seiten. Kart.
DM 48,90/öS 357,–/sFr 45,50
ISBN 3-17-015690-X

In der Art eines Handbuches vermittelt dieser Band den aktuellen Wissensstand zur Thematik junger Menschen mit Verhaltensstörungen. Gemeint sind Kinder und Jugendliche, die in ihrem Verhalten in unerwünschter Weise von den Erwartungsnormen der Gesellschaft abweichen, insbesondere solche, die Verwahrlosungserscheinungen, psychosoziale Störungen oder delinquentes Verhalten zeigen.

Der Autor stellt in übersichtlicher Form effektive Konzepte und Maßnahmen vor, er beschreibt und bewertet diagnostische Verfahren, zeigt bewährte und effiziente Interventionsmethoden auf und stellt Arbeit und Funktion der einschlägigen Institutionen vor.

Das Buch ist sowohl eine umfassende Einführung für Studierende als auch eine aktuelle Orientierungshilfe für Fachleute.

Kohlhammer

W. Kohlhammer GmbH · 70549 Stuttgart · Tel. 0711/78 63 · 280

Hans Stadler

Rehabilitation bei Körperbehinderung

Eine Einführung in schul-, sozial- und berufspädagogische Aufgaben
1998. 232 Seiten. Kart.
DM 44,–/öS 321,–/sFr 41,–
ISBN 3-17-013939-8

Das Buch bietet eine grundlegende Einführung in die Rehabilitation bei Körperbehinderung sowohl hinsichtlich der schulpädagogischen als auch der berufs- und sozialpädagogischen Aufgaben und verfolgt die "Rehabilitation im Lebenslauf". Erörtert werden die verschiedenen Altersstufen sowie die verschiedenen Organisationsformen der Rehabilitation: von der vorschulischen Förderung, dem Unterricht in Sonder- oder Regelschulen bis zur Berufsausbildung in Berufsbildungswerken und der Beschäftigung in Werkstätten für Behinderte.
Die Schwierigkeiten für junge Körperbehinderte beim Übergang in nachschulische Lebensformen und in die Berufs- und Arbeitswelt bilden dabei einen Schwerpunkt der Darstellung.

Prof. Dr. **Hans Stadler** lehrt Sondererziehung und Rehabilitation der Körperbehinderten und Kranken an der Universität Dortmund.

Kohlhammer

W. Kohlhammer GmbH · 70549 Stuttgart · Tel. 0711/78 63 - 280